全国普通高等教育医学类系列教材

医学免疫学

王迎伟　主编

科学出版社

北京

内 容 简 介

本书面向全国高等医学院校的学生,由长期奋战在教学一线的多位教授和骨干教师编写而成。本教材内容精炼、循序渐进、图文并茂。书中不仅设有生动的引言和对话框,而且还附有小结、参考文献和问答题。全文共23章,既系统概括了免疫学的核心内容,又反映了该学科的前沿进展。本书覆盖了执业医师考试大纲中的全部内容和知识考点,是一本易学易记、精编实用的免疫学教材。

本书适合医学、生物学、预防、药学、护理学、医学影像学和口腔学等相关专业的本科生作为教材,也可作为研究生及相关学科医药工作者的参考书籍。

图书在版编目(CIP)数据

医学免疫学/王迎伟主编.--北京:科学出版社,2013.8
全国普通高等教育医学类系列教材
ISBN 978-7-03-037745-6

Ⅰ.①医… Ⅱ.①王… Ⅲ.①医学-免疫学 Ⅳ.①R392

中国版本图书馆 CIP 数据核字(2013)第 121406 号

责任编辑:潘志坚 闵 捷 侯彩霞 / 责任校对:赵桂芬
责任印制:张 倩 / 封面设计:殷 靓

科 学 出 版 社 出版
北京东黄城根北街 16 号
邮政编码:100717
http://www.sciencep.com

中国科学院印刷厂 印刷
科学出版社发行 各地新华书店经销

2013 年 8 月第 一 版 开本:889×1194 1/16
2017 年 7 月第六次印刷 印张:16
字数:570 000
定价:50.00 元
(如有印装质量问题,我社负责调换)

《医学免疫学》编委会

主　编　王迎伟

主　审　姚　堃（南京医科大学）

副主编　许化溪　周　洪　汪晓莺

编　者（按姓氏笔画排序）

前 言
PREFACE

医学免疫学是研究机体免疫系统组成、功能及其相关疾病发生机制与防治的一门科学。免疫学既是生命科学和医学的前沿学科，又是密切联系临床实践和多学科相互渗透的应用学科。近年来，免疫学发展迅猛，知识更新速度极快，加上其又是医学生临床执业医生考试科目中的必考课程，故学好医学免疫学对于学生更好地掌握基础医学和临床医学的相关知识有着十分重要的意义。鉴于此，编者在广泛阅读国内外医学免疫学教材和相关文献的基础上，结合自身多年的教学经验，邀请了部分免疫学教授和有一定教学经验的骨干编写了这本《医学免疫学》精编版教材。

本教材分基础免疫学和临床免疫学两大篇，共 23 章。第一篇为基础免疫学（第一章～第十六章），分免疫学概论和发展史、免疫系统、抗原、免疫球蛋白、补体系统、细胞因子、白细胞分化抗原和黏附分子、固有免疫、主要组织相容性复合体及其编码分子、T 淋巴细胞、B 淋巴细胞、抗原提呈细胞及其抗原加工处理与提呈、T 细胞介导的细胞免疫应答、B 细胞介导的体液免疫应答、免疫调节及免疫耐受；第二篇为临床免疫学（第十七章～第二十三章），分超敏反应、自身免疫病、免疫缺陷病、肿瘤免疫、移植免疫、免疫学预防与治疗及免疫学检测技术。本教材最后加了 3 个附录，即细胞因子的主要来源与功能、人 CD 分子的主要特性与功能和英汉对照，以便学生学习时查找与参考。

本教材编写的特点是：每个章节的开头多用通俗易懂的语言提问，启迪学生思考，以激发学生的学习兴趣。然后切入章节由浅入深、循序渐进（如由结构到功能）地展开授课内容，同时在重点和难点之处增设对话框以拓展知识点或增强可读性和记忆性。此外，本书还适当增加了一些免疫学的新知识和新进展。总之，本教材力求图文并茂、内容精练、简明通顺，形象地阐明复杂的免疫学原理，以期为学生的易学易懂提供帮助。

本教材是在全体编委和主审专家的共同努力下完成的。在编著过程中，南京医科大学微生物与免疫学系的赵聘和邱文老师承担了部分编务和图表的修改工作，在此向上述人员表示由衷的感谢。此外，由于编写水平有限，书中难免存在不足之处，在此恳请读者多提宝贵意见，以便在今后的工作中加以改正和进一步完善。

王迎伟

2013 年 6 月

目　录
CONTENTS

第二篇　临床免疫学

第一篇

基础免疫学

第一章 CHAPTER 1 免疫学概论和发展史

大千世界，微生物无处不在，病原微生物可引起人和动物的疾病。但你可曾想过，为何漫长的几十年，你很少患病？人体防御病原体感染的保护系统是什么？当病原体入侵人体后，机体又如何将它们清除使身体得以康复？为何第一次感染某种病原微生物后会使人生病，而当再次感染相同的病原体时却表现不出感染的症状？上述诸多问题，必然将你带入一门新的学科——免疫学。而现代免疫学不仅要研究抗感染免疫，而且还要探讨机体的抗肿瘤及自身免疫病（autoimmune disease，AD）的发生机制等。免疫学已渗透到基础和临床医学的大多学科，目前，已成为生命科学和现代医学的前沿学科。

第一节 免疫学概况

一、免疫和免疫学的概念

（一）免疫的概念

1. 古老的免疫概念 古老的免疫（immunity）主要指免除疾病，即抵抗多种疾病的发生，使机体免患感染性疾病的意思。

2. 现代的免疫概念 现代的免疫指机体能够识别"自己"和"异己"，并最终排除"异己"，保护"自己"，维持机体生理功能的稳定。

（二）免疫学的概念与分类

1. 免疫学 免疫学（immunology）是研究机体免疫系统识别和排除抗原性有害异物、产生免疫应答的过程、机制与病理损伤，并探讨免疫性疾病的诊断方法与防治手段的一门学科。

2. 医学免疫学 医学免疫学（medical immunology）是专门研究人体免疫系统结构与功能，免疫性疾病的发生机制、诊断与防治的生物科学。当今医学免疫学主要分为基础免疫学和临床免疫学两大部分。前者主要研究抗原（antigen，Ag）、机体免疫系统、免疫识别应答及效应过程、免疫调节（immune regulation）与耐受等现象，以期阐明机体免疫的基本问题；后者则主要探讨免疫与临床相关疾病的关系，如超敏反应（hypersensitivity）、自身免疫病（atuoimmune disease，AD）、免疫缺陷病（immunodeficiency disease，IDD）、肿瘤免疫（tumor immunity）和移植免疫等，目的在于用免疫学的原理来揭示相关疾病的发生机制，并用于疾病的诊断与防治。临床免疫学一般根据其学科的研究方向不同，可分为神经免疫学（neuro immunology）、肿瘤免疫学（tumor immunology）、移植免疫学（transplantation immunology）、生殖免疫学（reproductive immunology）和风湿免疫学（rheumatic immunology）等不同领域。

二、免疫系统的基本功能

免疫系统主要由免疫器官、免疫组织、免疫细胞和免疫分子所组成，其基本功能在于下列4个方面。①免疫防御（immune defence）：指机体防御外界病原体入侵和清除已进入的病原体及其有害产物的功能。②免疫监视（immune surveillance）：指机体能监察出体内突变或早期肿瘤细胞并予以清除的功能。③免疫耐受（immune tolerance）：指机体对某种抗原刺激表现出低应答或无应答状态。正常情况下，免疫系统对自身组织成分不发生免疫应答，即自身免疫耐受。④免疫调节（immune regulation）：指机体的免疫系统参与整体的调节，与神经系统和内分泌系统构成网络调节系统，既调节免疫系统本身，又调节机体整体功能。

三、免疫应答的种类、特点及参与成分

根据免疫应答效应机制和作用方式与特点，可将机体的免疫分为固有免疫和适应性免疫两种类型。

（一）固有免疫

固有免疫（innate immunity）又称天然免疫（natural immunity）或非特异性免疫（nonspecific immunity），是个体出生时已具有的免疫，经遗传获得，是机体在长期种系发育和进化过程逐渐形成的一种天然防御功能。

1. 主要特点　①对各种病原体的感染或其他抗原性异物应答迅速。②作用无特异性，具有广泛性。③参与适应性免疫应答的启动与效应阶段。

2. 参与成分　有解剖学屏障如皮肤或黏膜组织，生理学屏障如胃酸、溶菌酶（lysozyme）等，固有免疫细胞如吞噬细胞（phagocyte）、树突状细胞（dendritic cell，DC）及自然杀伤细胞（natural killer cell，NK cell）等，固有免疫分子如补体（complement，C）、细胞因子（cytokine，CK）、抑菌肽等。

（二）适应性免疫

适应性免疫（adaptive immunity）又称获得性免疫（acquired immunity）或特异性免疫（specific immunity）。指个体出生后，生活中不断接触到病原微生物等多种抗原刺激后逐渐建立起来的后天获得的免疫功能，与固有免疫的比较见表1-1-1。

表 1-1-1　固有免疫与适应性免疫的比较

	固有免疫	适应性免疫
获得方式	固有性（或先天性）	获得性免疫
	不需抗原激发	需要抗原刺激
发挥效应时间	早期，快速（几分钟至几天）	4～5d 后起效
抗原识别受体	模式识别受体（如 TLR）	抗原识别受体（如 TCR、BCR）
特异性	无	有
免疫记忆	无	有（能产生记忆细胞）
举例	杀菌物质、补体、炎症因子	T 细胞——细胞免疫
	吞噬细胞、NK 细胞等	B 细胞——体液免疫

1. 主要特点　①开始应答的过程较慢，一般需要 4～5d。②作用具有特异性，只针对某种特定的抗原产生应答。③清除特定抗原异物效率较高。④有免疫记忆性和耐受性。

2. 参与成分　主要为 T 淋巴细胞（简称 T 细胞）、B 淋巴细胞（简称 B 细胞）和一些抗原提呈细胞（antigen presenting cell，APC）。

3. 两种分支　即分为 T 细胞介导的细胞免疫和 B 细胞介导的体液免疫。

第二节　免疫学发展简史及主要成就

免疫学是一门既古老又年轻的学科。从中国人有接种"人痘"预防天花记载算起，至今已有 300 多年的历史，先后经历了经验免疫学时期、科学免疫学时期、近代免疫学时期和现代免疫学时期 4 个阶段。

一、经验免疫学时期的主要成就

（一）中国明代接种人痘防治天花

天花是一种由天花病毒引起的烈性传染病。我国明代（公元 17 世纪 70 年代）已有记载接种"人痘"可预防天花。根据经验，若将沾有天花痘浆的衣服给正常儿童穿戴或将天花患者愈合后痂皮磨碎让儿童吸入均可预防天花，此项发现后被传至欧洲、朝鲜、日本及俄国等地，开创了免疫学应用的先河（图 1-1-1A）。

（二）英国 Edward Jenner 接种牛痘防治天花

1976 年，英国乡村医生 Edward Jenner 发现，奶牛患牛痘时病变与天花十分相似，挤奶女工给病牛挤奶，其手臂部亦会发生"牛痘"，但不再患天花。于是，Jenner 给一名 8 岁男童手臂接种牛痘液，2 个月后再用天花患者的痘液注射，男童仅手臂局部有疱疹，但未得天花（图 1-1-1B）。1798 年，Jenner 发表了他的论文，把接种牛痘称为"vaccination"，即接种牛痘可预防天花。这项成果曾在欧洲推广应用，Jenner 为人类预防烈性传染病——天花作出了重要的贡献。

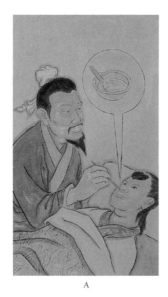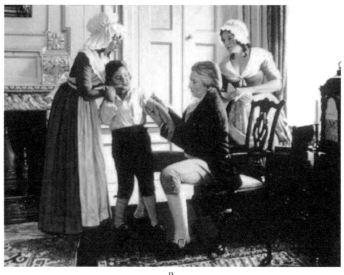

图 1-1-1　中国明代的人痘接种和欧洲早期的牛痘接种

A. 明代的种痘师为一名儿童接种人痘。B. 欧洲的医生为一名儿童接种牛痘

二、科学免疫学时期的主要成就

（一）人工免疫制剂的制备与应用

1. Pasteur 的贡献　　19 世纪中叶，由于显微镜制造成功，人们观察到了细菌的存在。之后，法国微生物学家 Pasteur（1865 年）实验证实：①培养的炭疽杆菌可感染动物导致发病，炭疽杆菌经高温灭活制备的死菌苗接种机体可预防炭疽病。②鸡霍乱杆菌在室温下长期放置能减轻其毒性，可给禽类预防接种。③狂犬病毒经兔脑传代能制备成减毒活疫苗预防狂犬病。由于 Pasteur 的科学研究成果丰硕，同时，他也使免疫学成为了一门科学，被人们誉为"科学之父"（图 1-1-2）。

2. Behring 的贡献　　1890 年，德国科学家 Behring 和他的日本同事 Kitasato 将白喉杆菌产生的外毒素进行减毒制成类毒素，免疫动物产生白喉抗毒素获得成功，给人接种白喉抗毒素后可治疗和预防白喉病。因此，1901 年，Behring 成为了第一届诺贝尔生理学或医学奖得主（图 1-1-3）。Behring 的血清被动免疫疗法为紧急防治各种传染病提供了启示，推动了当时医学的进步。

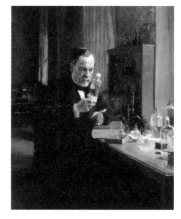

图 1-1-2　被誉为"科学之父"的著名科学家 Pasteur（1821～1895 年）

有着"科学之父"之称的 Pasteur，除了本书中提到的对人类的贡献外，还有哪些发明与创造？举举例子。

（1）创立了巴斯德消毒法。（2）提出了发酵的生物学理论。（3）找出了"蚕瘟"的病原体。（4）研究了多种传染病，如猪丹毒等。

（二）细胞免疫和体液免疫的提出与统一

1. Metchnikoff 的学说　　1885 年，俄国生物学家 Metchnikoff 发现，吞噬细胞具有清除微生物和其他异物的天然免疫功能，因此，提出了原始的细胞免疫学说，即吞噬细胞是抗感染免疫的主要细胞。之后，该学说得到了许多学者的验证。1908 年，他与德国科学家 Ehrlich 分享了诺贝尔生理学或医学奖。

2. Koch 的发现　　1891 年，德国细菌学家 Koch 不仅培养出了结核杆菌，还发现感染过结核杆菌的豚鼠，当再次皮下注射少量结核杆菌后可引发局部组织坏死，这种 Koch（郭霍）现象也给后来的细胞免疫学理论提供了实验依据。由于 Koch 对结核病研究作出的卓越贡献，1905 年被授予诺贝尔生理学或医学奖。

3. Ehrlich 的学说与理论　　1900 年，Ehrlich 用植物毒素免疫小鼠后发现，小鼠的血清中产生了具有能中和该毒素的抗毒素。据此，Ehrlich 提出机体的免疫以体液免疫为主的学说。由于他还提出抗体（antibody，Ab）产生

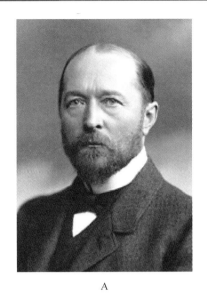 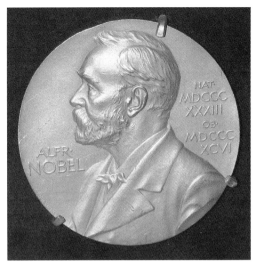

A　　　　　　　　　　　　　　　　　　B

图 1-1-3　第一届诺贝尔生理学或医学奖得主及诺贝尔奖章的照片
A. 德国科学家 Behring。B. 诺贝尔奖牌正面

的侧链理论，当时人们将 Ehrlich 尊称为"免疫血液学之父"和"免疫化学的先驱"。

4. Wright 和 Douglas 的实验　　1894 年，有学者发现了溶菌素抗体。同年，Bordet 又发现了补体，故人体免疫究竟以细胞免疫为主还是以体液免疫为主一直是个争论不休的问题。1903 年，英国 Wright 和 Douglas 实验证实，动物免疫血清能加速吞噬细胞对相应细菌的吞噬，提出了含抗体和补体的免疫血清具有调理吞噬细胞吞噬的作用。此时，两个学说有了初步的统一。

> 知道"补体"一词的来源和它的发现者吗？说说这个故事的来历。
>
> 1894 年，比利时科学家 Jules Bordet 做实验时发现，抗体能凝聚相应的细菌，但不能使细菌溶解死亡，而加入一定量的血清后，细菌可发生溶解。因此，他认为血清中有一种补充成分能杀死细菌，故命名为补体。

（三）免疫病理概念和血清学技术的建立

1. 法国科学家 Richet 过敏反应的发现　　1902 年，法国科学家 Richet 等实验用海葵触角的甘油提取液注射狗后可引起狗的死亡，但少量幸免于难的狗经 3～4 周后再用极少量的上述提取液注射，狗会立即发生死亡。据此他提出了过敏反应（anaphylaxis），即免疫病理的概念。此外，他的过继血清疗法也是对医学的重大贡献。为此，他获得了 1913 年的诺贝尔生理学或医学奖。

2. Landsteiner（血清检测）和 Bordet（补体结合实验）的建立　　1900 年，奥地利科学家 Landsteiner 发现了 ABO 血型抗原，并建立了检测血型的玻片凝集实验（获得了 1930 年的诺贝尔奖）。同年，比利时科学家 Bordet 继发现补体后又创立了补体结合实验，获得了 1919 年的诺贝尔生理学和医学奖。

三、近代免疫学时期的主要成就

（一）天然免疫耐受现象和人工诱导免疫耐受模型的建立

1. Owen 的发现　　1945 年，Owen 发现两个异卵双生的小牛因胎盘血管融合使各自含有两种不同血型的红细胞，成年后如果进行皮肤移植（transplant），双方均能接受对方的皮肤而不发生排斥反应，此种现象称为天然免疫耐受。

2. Medawar 的实验模型　　为了能建立人工诱导天然免疫耐受的模型，1953 年，英国免疫学家 Medawar 等进行了小鼠的实验，即给胚胎期小鼠注入同种异型的脾细胞，成年后再行皮肤移植则不发生排斥反应。据此，Medawar 成功建立了人工诱导免疫耐受的动物模型。

（二）抗体克隆选择学说的提出

1959 年，澳大利亚的 Burnet 提出，免疫细胞在分化成熟过程中，能随机形成多种细胞克隆（clone），而每一克隆（或称系）只表达同一特异性的抗原受体。体内有庞大针对各种抗原的相应的细胞克隆，抗原进入人体后可与相应的细胞克隆结合，并使其活化增殖，产生大量的特异性抗体（即为抗体克隆选择学说）。若在胚胎期间，某种抗原（如自身抗原）选择结合了相应的细胞克隆后，这些克隆发育过程中容易发生流产或被排除，致使机体失去了针对这种抗原的反应性，导致免疫耐受（如自身免疫耐受）。Burnet 这一学说的建立，不仅解释了自身耐受和 Medawar 人工诱导免疫耐受模型的机制，也为推动免疫耐受等研究指明了方向。1960 年，Burnet 和 Medawar 同时荣获了诺贝尔生理学或医学奖。

（三）免疫球蛋白基本结构的揭示

1937 年，有两位科学家创建了血清蛋白电泳技术，证实抗体的活性部分主要存在于丙种球蛋白组分中。1959 年，美国的 Edelman 和英国的 Porter 从多发性骨髓瘤患者血清中获得了均质性的免疫球蛋白（immunoglobulin，Ig），用酶切法和化学还原法揭示了免疫球蛋白的本质和 4 条肽链的基本结构，从而分享了 1972 年的诺贝尔生理学或医学奖。

（四）其他免疫相关领域的研究

1. 黄热病疫苗　　南非学者 Theiler 研究发现，黄热病为一种病毒所引起，该病毒经连续在小鼠和鸡胚传代后可演变成减毒株，该减毒株不具备致病性但却保留了免疫原性。由此，1951 年，Theiler 被授予了诺贝尔生理学或医学奖。

2. 抗组胺药治疗超敏反应　　瑞士生理学家 Bovet 热衷于免疫及其超敏反应的研究，发现组胺是过敏反应中最主要的因子，而 5-羟色胺及其他的一些活性因子也起一定的作用。随后，他发现了对哮喘和登革热有显著疗效的药物。1957 年，Bovet 成为了诺贝尔生理学或医学奖的得主。

四、现代免疫学时期的主要成就

20 世纪 70 年代中后期，免疫学研究进入了现代免疫学的发展时期。在此期间，免疫学家建立了放射免疫测定技术、发现了主要组织相容性复合体（major histocompatibility complex，MHC）、提出了免疫调节网络学说、研制了单克隆抗体（monoclonal antibody，mAb）、阐明了抗体多样性的产生机制等，使得免疫学成为生命科学中的前沿学科，其重要性日益显现。

（一）放射免疫测定法的建立

Yalow 是一位美国的女科学家，她的主要贡献是创立了放射免疫测定法。放射免疫抗体能使人们检测的一些抗原和半抗原达到纳克或皮克的水平，尤其是对某些激素、酶、肿瘤抗原及其病毒抗原的测定更是意义重大。而放射免疫法的建立当时也推动了其他标记技术（如酶标记抗原或抗体等）的发展。为此，1977 年，Yalow 获得了诺贝尔生理学或医学奖。

（二）免疫遗传学的研究

1. Snell 发现了小鼠的 H-2 复合体　　美国遗传学家 Snell 是创建移植免疫和免疫遗传学的主要奠基人。他提出了主要组织相容性复合体的概念、建立了研究人体组织相容性基因的新方法、发现了小鼠的 MHC（即 H-2 复合体）。

2. Dausset 揭示人类的 HLA 系统　　法国免疫学家 Dausset 是世界上第一个研究 MHC 抗原与疾病关系的科学家。他对人类的主要贡献在于 1965 年发现了人类白细胞抗原（human leukocyte antigen，HLA）系统，即 HLA 系统。1972 年，他还组织人员建立了 HLA 系统人类学分布状况的资料库。

3. Benacerraf 提出了免疫应答的遗传控制的观点　　1963 年，美国免疫学家 Benacerraf 等在 MHC 中发现了免疫应答基因（immune response gene，Ir gene），并证实 Ir 基因位于小鼠 H-2 复合体的 I 区内。之后，有 2 位科学家（1974 年）证实，在免疫应答的过程中，免疫细胞间的相互作用受到了 MHC 的控制。

鉴于以上 3 位科学家对免疫遗传学的卓越贡献，1980 年，Snell、Dausset 和 Benacerraf 被同时授予了诺贝尔生理学或医学奖。

（三）免疫调节网络学说的提出

丹麦免疫学家 Jerne 是一位卓有成就的科学家，1974 年，他提出了著名的免疫调节网络学说。该学说认为，某一抗原刺激机体产生了抗体，该抗体分子上的独特型表位在体内又可引起产生抗独特型表位的抗体，而抗独特型表位的抗体又能引起抗抗独特型表位抗体的产生。以此下去，在抗体（或淋巴细胞）中形成了一个级联的、相互调节的免疫网络，在免疫应答过程中起十分重要的作用。由于 Jerne 的免疫网络学说此后被众多学者的实验所证实，1984 年，他获得了诺贝尔生理学或医学奖。

（四）单克隆抗体的成功制备

1975 年，德国科学家 Köhler 和英国科学家 Milstein 创立了 B 细胞杂交瘤技术，并成功制备出单克隆抗体，即由一个 B 细胞杂交瘤克隆产生的针对一种抗原表位（epitope）的均一抗体。单克隆抗体的产生对免疫学研究贡献巨大。人们利用该项技术不仅可检查细胞内外及表面的多种不同的特异抗原，而且还能从事临床治疗。故 1984 年，Köhler 和 Milstein 与 Jerne 分享了当年的诺贝尔生理学或医学奖。

（五）抗体多样性形成的研究

1978 年，日本科学家 Tonegawa 等应用分子生物学技术克隆出编码免疫球蛋白（Ig）分子可变区（variable region，V 区）和恒定区（constant region，C 区）的基因，同时，用克隆的 cDNA 片段为探针揭示了 Ig 的基因结构，包括 B 细胞抗原受体（B cell receptor，BCR）的结构。由于他的实验阐明了抗体多样性的起源及基因重排的原理，荣获了 1987 年的诺贝尔生理学或医学奖。

（六）T 细胞双识别模式的阐明

来自于澳大利亚的 Doherty 和瑞士的 Zinkernagel 对医学上重要的贡献是提出了 T 细胞双识别模式（MHC 限制性）学说，即细胞毒性 T 细胞发挥作用的前提在于其识别病毒感染的细胞上的两种标志，一种来自病毒，另一种来自被感染细胞表面正常的 MHC 分子。T 细胞表面的 TCR 一方面识别靶细胞表面表达的自身 MHC 分子（自我识别），另一方面识别与 MHC 分子结合的抗原肽（特异性抗原识别）。最终，T 细胞只对由自身靶细胞膜上 MHC 分子提呈的抗原肽起反应。Doherty 和 Zinkernagel 解释了 CTL 杀伤靶细胞时存在着 MHC 的限制性，故两人共享了 1996 年的诺贝尔生理学或医学奖。

20 世纪因免疫学研究而获得诺贝尔奖的科学家及其获奖成就见表 1-1-2。

表 1-1-2　20 世纪因免疫学研究而获得诺贝尔奖的科学家及其获奖成就

年　份	学者姓名	国　家	获奖成就
1901	Behring E	德国	发现了抗毒素，开创了免疫血清疗法
1905	Koch R	德国	发现了结核杆菌等多种病原菌，建立了结核菌素实验，提出郭霍法则
1908	Metchnikoff E	俄国	发现了细胞吞噬作用，提出细胞免疫学说
	Ehrlich P	德国	提出了体液免疫和抗体产生的侧链学理论
1913	Richet C	法国	发现了过敏反应，将免疫所致的疾病称为变态反应
1919	Bordet J	比利时	发现了补体介导的细菌溶解，建立了补体结合实验
1930	Landsteiner K	美国	发现了人红细胞 ABO 血型系统
1951	Theiler M	南非	制备了黄热病疫苗
1957	Bovet D	瑞士	首创抗组胺药治疗超敏反应
1960	Medawar P	英国	建立了人工诱导免疫耐受性模型
	Burnet F	澳大利亚	提出了抗体生成的克隆选择学说，解释了获得性免疫耐受
1972	Edelman G	美国	阐明了抗体的本质
	Porter R	英国	阐明了抗体的化学结构
1977	Yalow R	美国	创建了放射免疫测定法
1980	Snell G	美国	发现了小鼠 H-2 复合体
	Dausset J	法国	发现了人类白细胞抗原
	Benacerraf B	美国	发现了免疫应答的遗传控制性

续表

年　份	学者姓名	国　家	获奖成就
			以上3人的贡献在于发现了主要组织相容性复合体
1984	Jerne N	丹麦	提出了免疫调节网络学说
	Köhler G	德国	建立了杂交瘤技术，研制出单克隆抗体
	Milstein C	英国	建立了单克隆抗体技术及 Ig 基因表达的遗传控制
1987	Tonegawa S	日本	阐明了抗体多样性的遗传学原理及产生机制
1996	Doherty P	澳大利亚	提出了 T 细胞双识别模式，即 MHC 的限制性
	Zinkernagel R	瑞士	
2011	Beutler B	美国	发现了能识别病原微生物的受体蛋白，提出了固有免疫的激活机制
	Hoffmann J	法国	
	Steinmann R	加拿大、美国	发现了树突状细胞，将固有免疫和适应性免疫联系起来，提供了疾病发病机制的新见解

第三节　21世纪现代免疫学研究的主要任务与展望

　　现代免疫学是生命科学中重要的前沿学科之一，其研究领域涉及广泛。免疫学的理论不仅能推动医学相关理论的发展，而且还能为感染性疾病、肿瘤、自身免疫病、器官移植、过敏性疾病、免疫缺陷病的诊断与防治等提供理论指导和技术支撑，并可促进整个生命科学的进步。

一、现代免疫学研究的主要任务

　　1. 抗感染　　抗感染指机体在生活中抗御病原体感染的防御功能。现代免疫学中抗感染的研究依然是首要任务。抗感染免疫包括固有免疫和适应性免疫两大方面，其研究既是免疫学发展的重要基础，也有助于预防和诊断人类重要的传染病，如结核、乙型肝炎、艾滋病等。毋庸置疑的是：在抗感染免疫的研究中，疫苗的研制较为重要。近些年来，一些新型疫苗，如亚单位疫苗、表位疫苗、核酸疫苗、载体疫苗和多肽疫苗的研究已为人类防治重要的传染病作出了贡献。

　　2. 抗肿瘤　　机体免疫系统另一强大的功能是免疫监视。因此，如何提高机体免疫监视能力、发挥强大的抗肿瘤效应是现代免疫学需要解决的另一问题。肿瘤免疫的研究不仅要寻找肿瘤特异性抗原（tumor specific antigen，TSA）、增强机体的抗肿瘤效应，还要探讨肿瘤细胞的"逃逸"机制及肿瘤的诊断与预防。未来，肿瘤的基因治疗、靶向治疗、细胞免疫治疗（immunotherapy）等将成为肿瘤治疗的新模式。

　　3. 降低器官移植的排斥反应　　移植指应用自体或异体的正常器官、组织或细胞作为供体（donor）置换受体（recipient）病变或功能缺损的器官、组织或细胞，以达到重建或维持机体生理功能的目的。移植技术已成为治疗多种终末期疾病的有效手段，故当今免疫学的任务之一是尽量降低同种异体移植的排斥反应。对于现代免疫学而言，诱导受体对移植物（graft）产生的特异性免疫耐受是防治移植排斥（transplant rejection）的理想途径。鉴于免疫耐受的机制较为复杂，有些机制目前仍不知晓，故这方面的相关研究依然任重道远。

　　4. 减少自身免疫病的发生　　自身免疫病是机体对自身细胞或成分产生免疫应答而导致的疾病状态，主要分为器官特异性和全身性自身免疫病两种。目前，已发现的自身免疫病有40余种，几乎涉及人体的所有器官和组织，属于危害人类健康且难以治愈的一大类疾病。因此，现代免疫学对自身免疫病的研究主要在于：探讨自身免疫病的病因与发病机制、阐明其发生的相关因素、寻找其防治的有效措施，以期为减少自身免疫病的发生和保护人类健康作出努力。

　　5. 防治过敏性疾病　　人类过敏性疾病种类繁多，其发病机制属于机体的超敏反应，即机体接受某种抗原刺激时，出现了生理功能紊乱和组织细胞损伤为主的特异性免疫应答，主要分为 I～IV 型。近年的研究发现，由于环境污染、微生物变异及人体接触变应原（allergen）的机会改变等，目前国内外由超敏反应引起疾病的发病率呈明显上升趋势。因此，现代免疫学已将由超敏反应引发的过敏性疾病的研究当成了一项艰巨的科学任务。

　　6. 治疗免疫缺陷和其他免疫相关疾病　　免疫缺陷病是免疫系统中任一成分因先天发育不全或后天损害而导致免疫功能障碍所引发的疾病。根据病因不同，免疫缺陷病可分为原发性和继发性两种类型。前者，发生机制主要与免疫系统遗传基因异常有关，但有些发病机制尚不明了；而后者通常与后天因素（如药物、感染、肿瘤和放射线等）有关。不论是原发性还是继发性的免疫缺陷病均涉及免疫器官、免疫细胞和免疫分子，故阐明免疫缺陷病的病因、发病机制及其致病因素等将有望为防治人类此种疾病提供靶标。

在人类其他免疫相关的疾病方面，如某些与免疫相关的肾小球肾炎、皮肤疾病、血液系统疾病和肺部疾病等，澄清其免疫病理机制，并探讨其相应的防治措施也是现代免疫学有待解决的重要问题。

二、现代免疫学展望

21世纪，现代免疫学作为生命科学的一个前沿学科和支撑学科，其重要性已日益突出，它的发展趋势主要在于以下2个方面。

（一）医学免疫学

由于现代免疫学理论和技术的快速发展并向医学多个学科不断渗透，医学免疫学的分支也不断涌现，如基础免疫学、应用免疫学、临床免疫学等。这些免疫学分支学科的研究与发展将有力加速了整体医学和生物学的向前推进。

1. 基础免疫学　　未来的发展将是深刻阐明免疫细胞及其亚群的发育分化、表型特征、组织分布与功能调控；揭示新型免疫分子的基因结构和调控、细胞定位与作用网络；认识免疫识别、免疫应答和信号传递的分子机制与调节规律；探讨记忆T细胞（memory T cell，Tm）的形成及其免疫耐受的形成机制等。

2. 应用免疫学　　应用免疫学要建立免疫学研究的新技术和新方法，并借鉴蛋白质组学、信息学、定量生物学的方法对复杂的免疫体系进行定量研究；同时构建免疫相关疾病的模式动物研究体系；开展结构免疫学、纳米免疫学、免疫示踪与体内成像及免疫学诊断、治疗和疫苗研制等的研究。

3. 临床免疫学　　临床免疫学的发展则是强调临床与基础的有机结合，开展基于临床免疫学问题的探究。从转化医学的角度去从事抗感染免疫、抗肿瘤免疫、移植免疫、生殖与避孕和自身免疫病中的免疫应答、免疫耐受及免疫病理机制的研究，如探索新的免疫分子及其信号转导与疾病的关系；探讨人类免疫相关疾病的病变规律；开展疾病相关的免疫系统与免疫应答过程的可视化研究等。

（二）免疫生物学

现代免疫学的发展推动着生物学的飞速前进，而细胞生物学、分子生物学、遗传学及生物信息学的发展又进一步促进了免疫学的研究。免疫学与生物学学科之间的交叉渗透、相互影响、共同提高已日益为人们所认识。例如，免疫应答本身涉及细胞间信号的转导、能量转换、基因的信号激活与表达调控等多种生物学事件，而一些免疫分子的生物学特征、细胞因子的产生与作用、CD分子的结构与功能、MHC及其产物特点、抗原提呈过程与关键分子等研究极大地推动了生物化学、细胞与分子生物学的迅猛发展。因此，免疫生物学（immunobiology）在免疫学和生物学之间的"桥梁"作用已日趋明显。可以预测，未来"免疫生物学"这门学科的崛起将会为促进免疫学和生物学的发展起到十分重要的作用。

小　　结

现代免疫的概念指机体能够识别"自己"和"异己"，并最终排除"异己"，保护"自己"，维持机体生理功能的稳定。医学免疫学是专门研究人体免疫系统结构与功能、免疫性疾病的发生机制、诊断与防治的生物科学，主要分基础免疫学和临床免疫学两大部分。机体的免疫系统由免疫器官、免疫细胞和免疫分子所组成，其基本功能主要涉及免疫防御、免疫监视、免疫耐受和免疫调节。免疫应答根据其效应机制、作用方式和特点可分为固有免疫和适应性免疫两种类型。前者属于先天遗传所得，主要承担天然免疫防御功能；而后者则为后天获得，担负着机体的特异性细胞免疫和体液免疫重任。

医学免疫学是人类与传染病长期抗争中逐步发展而建立的。在几百年的发展过程中，免疫学经历了经验免疫学时期、科学免疫学时期、近代免疫学时期和现代免疫学时期。在每个时期中均有杰出的免疫学家为人类健康作出了卓越的贡献，如Jenner证实牛痘苗可预防天花；Pasteur制备出炭疽杆菌、鸡霍乱杆菌和狂犬病毒的预防疫苗等。另，继Pasteur之后，还有20多位学者因免疫学的相关研究获得了诺贝尔生理学或医学奖，他们的主要成就和对医学的推动作用将永载史册。

面向21世纪，现代免疫学的发展日新月异。作为生命科学中重要的前沿和支撑学科，免疫学研究的主要任务在于：抗感染、抗肿瘤、降低器官移植的排斥反应、减少自身免疫病的发生、防治过敏性疾病、治疗免疫缺陷病和其他免疫相关疾病。展望未来，现代免疫学将在医学免疫学和免疫生物学等方面进行深入细致的探讨，并有望取得突破性的进展，从而为推动整个医学和生物学的发展作出重要贡献。

主要参考文献

高晓明. 2006. 免疫学教程. 北京：高等教育出版社.

何维. 2010. 医学免疫学. 2版. 北京：人民卫生出版社.

周光炎. 2007. 免疫学原理. 2版. 上海：上海科学技术出版社：1～25.

Murphy K，Travers P，Walport M. 2008. Janeway's Immunobiology. 7th ed. New York：Garland Science：1～38.

Peakman M，Vergani D. 2009. Basic and clinical Immunology. 2nd ed. Philadelphia：Elsevier.

Roitt I，Brostoff J，Male D. 2001. Immunology. 6th ed. Philadelphia：Mosby Publisher：1～13.

问 答 题

1. 现代免疫的概念是什么？医学免疫学分哪两大部分，其研究任务各是什么？

2. 免疫系统的基本功能有哪些？你能举例解释吗？

3. 一种病原菌入侵人体后，机体的免疫应答有哪两种？它们之间的区别是什么？

4. 你知道20世纪因免疫学的相关研究而获得诺贝尔奖的科学家吗？说说他们的获奖成果。

（王迎伟）

第一篇 基础免疫学

第二章
CHAPTER 2 免疫系统

免疫系统（immune system）肩负着免疫防御、自身稳定、免疫监视和免疫调节等诸多重要使命。作为人体中分布最广泛、最复杂的系统之一，免疫系统在器官、细胞和分子水平上包括哪些主要成分？主要的免疫器官分别行使着什么职责？作为一个整体，免疫系统的各元件（免疫细胞和免疫分子）从何而来？它们在免疫应答中是怎样协调与合作以打败外来病原体的攻击？本章将对以上问题做初步介绍。

第一节 免疫器官

免疫器官按其功能不同（图 1-2-1），可分为中枢免疫器官（central immune organ）和外周免疫器官（peripheral immune organ），两者通过血液和淋巴循环相互联系。中枢免疫器官亦称初级淋巴器官（primary immune organ），是免疫细胞发生、发育和成熟的场所，包括骨髓（bone marrow）和胸腺（thymus）。外周免疫器官又称次级免疫器官（secondary immune organ），包括淋巴结（lymph node）、脾（spleen）、扁桃体（tonsil）及皮肤黏膜相关淋巴组织（mucosal associated lymphoid tissue，MALT）等。在中枢免疫器官中分化发育的免疫细胞成熟后定居于外周免疫器官，在此接受抗原刺激产生效应物质（特异性抗体和致敏淋巴细胞），最终完成免疫应答。

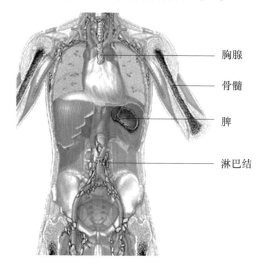

图 1-2-1 人体的免疫器官由中枢免疫器官和外周免疫器官组成

中枢免疫器官包括骨髓和胸腺，是免疫细胞发生、发育与成熟的场所；外周免疫器官包括淋巴结、脾和皮肤黏膜相关淋巴组织等，是发育成熟的免疫细胞定居和发生免疫应答的场所

一、骨髓

骨髓是几乎所有免疫细胞的发源地，也是 B 细胞发育、分化和成熟的场所，是机体重要的中枢免疫器官。

（一）骨髓的结构与造血微环境

骨髓位于骨髓腔内，分为红骨髓和黄骨髓，红骨髓具有活跃的造血功能。骨髓主要由造血干细胞（hematopoietic stem cell，HSC）和基质〔包括网状细胞、成纤维细胞、血管内皮细胞（vascular endothelial cell，VEC）、巨噬细胞和脂肪组织等〕组成。基质细胞及其分泌的各种促进造血的细胞因子和胞外基质构成了免疫细胞赖以分化和成熟的环境。骨髓既是造血器官，也是免疫细胞发育的摇篮。

（二）骨髓的功能

各类免疫细胞均由多能造血干细胞发育而来（图 1-2-2），它们在骨髓微环境中首先分化为髓样干细胞（myeloid progenitor）和淋巴样干细胞（lymphoid progenitor）。髓样干细胞进一步分化成熟为粒细胞、单核细胞（monocyte，MC）、红细胞、树突状细胞和血小板；淋巴样干细胞中的 T 细胞前体经血液迁移进入胸腺，发育成为具有免疫效能的 T 细胞，而 B 细胞前体则在骨髓内继续分化成熟为 B 细胞，然后经血液循环迁移至外周免疫器官参与体液免疫应答。骨髓也是 B 细胞发生应答的场所。初次应答产生的记忆 B 细胞（memory B cell，Bm）再次活化后，可在骨髓中分化为成熟的浆细胞（plasma cell，PC），产生大量抗体并释放至外周。

骨髓中多能造血干细胞是一类分裂增殖较快的细胞，具有自我更新和分化两种潜能。骨髓的造血过程是一个保持稳态的持续性过程，在此过程中成熟血细胞的生成与分化通过复杂的机制调节并保持平衡。例如，人体红细胞在被脾巨噬细胞吞噬和消化前可平均存活 120d，而为了维持机体的造血稳态，人类每天必须产生 3.7×10^{11} 个血细胞。血液中的中性粒细胞更新效率很高，在血液循环中平均寿命只有 5d。当造血细胞分化调节机制失控时，就会

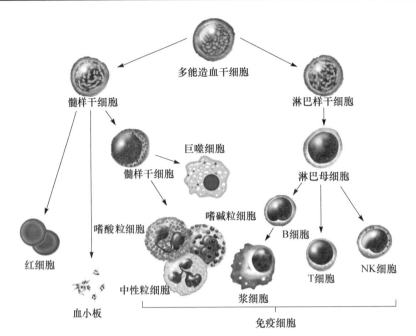

图 1-2-2　免疫细胞的发育

骨髓微环境中的多能造血干细胞首先分化为髓样干细胞和淋巴样干细胞，髓样干细胞进一步分化成熟为
嗜酸粒细胞、嗜碱粒细胞、中性粒细胞、红细胞和血小板等；淋巴样干细胞首先分化为淋巴母细胞，随
后，淋巴母细胞进一步分化为 NK 细胞、T 细胞和 B 细胞，其中 B 细胞受抗原刺激后分化为浆细胞

产生各种造血系统疾病，如霍奇金淋巴瘤（Hodgkin's lymphoma）、巨球蛋白血症、重链病、多发性骨髓瘤等。临床上常用骨髓移植对患者原有的造血干细胞系统进行置换和更新来治疗这些疾病。

> 免疫应答中执行最主要功能的固有免疫细胞（中性粒细胞和单核/巨噬细胞）和适应性免疫细胞（T 细胞和 B 细胞）的来源有何异同？
>
> 所有的天然免疫和适应性免疫细胞均来源于骨髓中多能造血干细胞，多能造血干细胞可进一步分化为髓样干细胞和淋巴样干细胞，髓样干细胞可继续分化为各种固有免疫细胞，而淋巴样干细胞则进一步分化为 T 细胞和 B 细胞。固有免疫细胞在骨髓直接分化成熟，而适应性免疫细胞还要经历在胸腺和外周进一步分化成熟的过程。

二、胸腺

胸腺（thymus）是 T 细胞分化发育和成熟的主要场所。

（一）胸腺的结构

胸腺位于胸腔内胸骨后方，分左右两叶。胸腺表面覆盖的结缔组织被膜可伸入胸腺实质，将胸腺实质分隔为许多胸腺小叶（图 1-2-3），每个胸腺小叶分为两层，外层为皮质（cortex），含有大量未成熟的胸腺细胞；内层为髓质（medulla），含有相对成熟的胸腺细胞。胸腺主要由胸腺细胞（发育过程中的 T 细胞）和胸腺上皮细胞（thymic epithelial cell，TEC）组成。胸腺上皮细胞和巨噬细胞、树突状细胞及成纤维细胞等其他细胞共同组成了 T 细胞发育分化的胸腺微环境。胸腺细胞和胸腺上皮细胞及其表达的胞外基质之间的相互作用是胸腺细胞分化发育的基础。胸腺上皮细胞表面的黏附分子、MHC 分子与胸腺细胞之间的相互作用可以传递信号，引导胸腺细胞向不同方向分化。此外，胸腺上皮细胞分泌的可溶性因子（包括细胞因子和胸腺激素）也有助于胸腺细胞的分化和成熟。

（二）胸腺的功能

来源于骨髓的 T 细胞前体由胸腺皮质-髓质交界处（含有大量血管）进入胸腺，经过一系列复杂地筛选和分化过程后，成为 CD4+ 或者 CD8+ 的成熟 T 细胞，由髓质迁移出胸腺后进入外周免疫器官，执行免疫应答。胸腺是 T 细胞发育成熟的主要器官。DiGeorge 综合征患者由于染色体 22q11 区域缺失累及胸腺发育不全或缺失，可导致 T 细胞免疫功能缺陷。患儿常因先天性胸腺发育不全或缺陷，出生后 3～4 个月可发生各种严重的病毒和真菌感染，

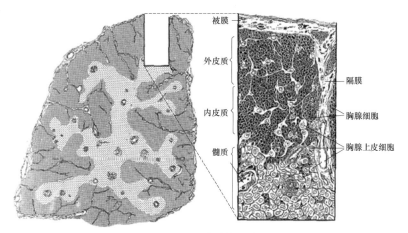

图 1-2-3 胸腺的组成

胸腺是实质性器官，主要由胸腺细胞和胸腺上皮细胞组成，表面有结缔组织被膜包裹，被膜
伸入实质内形成隔膜将胸腺分为若干个小叶，小叶的外层为外皮质和内皮质，其中含有大量
未成熟的胸腺细胞；内部为髓质，含有散在分布且相对成熟的胸腺细胞

甚至导致死亡。

此外，胸腺分泌的各类细胞因子，如白细胞介素（interleukin，IL）和淋巴细胞移动抑制因子（lymphocyte migration inhibition factor，LIF），释放到外周后对免疫细胞的分化和免疫应答也具有调节作用。

三、淋巴结

（一）淋巴结的结构

淋巴结（lymph node）全身有 500～600 个，常成簇分布于血管交汇处，如颈部、腋下、腹股沟和肠系膜等部位，是结构完整的外周免疫器官。淋巴结分为皮质和髓质两部分（图 1-2-4），其中皮质又分为浅皮质区和深皮质区。浅皮质区为 B 细胞定居的场所，亦称为胸腺非依赖区（thymus independent area）；深皮质区又名副皮质区，即成熟 T 细胞定居的场所，所以也称为胸腺依赖区（thymus dependent area）。髓质中富含巨噬细胞和成熟的 B 细胞。

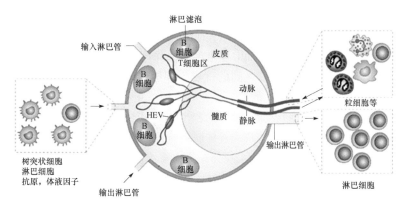

图 1-2-4 淋巴结的结构

皮质区可见由初始 B 细胞组成的淋巴滤泡，受抗原刺激后淋巴滤泡出现生发中心，内含大量增殖分
化的 B 细胞。副皮质区富有高内皮微静脉，是淋巴细胞由血液循环进入淋巴结的重要通道。髓质区
由髓索和髓窦组成，并有静脉和动脉通过

（二）淋巴结的功能

淋巴结富含各种类型的免疫细胞，是免疫应答的良好场所。由于淋巴结常分布于易受病原体侵入的部位，所以抗原提呈细胞接受病原体刺激、捕捉内化抗原后，能够迅速地通过输入淋巴管进入淋巴结，传递抗原信息并促进淋巴细胞地活化和增殖。T 细胞可在淋巴结内被激活分化成为致敏的淋巴细胞；而 B 细胞受抗原刺激后也可分化成为浆细胞，合成抗体参与免疫应答。从这个意义上说，淋巴结是成熟淋巴细胞定居的家园，也是免疫应答发生的场

所。淋巴结对循环中侵入机体的病原体和其他异物有滤过作用。淋巴结肿大在临床上通常提示局部感染或免疫增生性疾病，前者是由于抗感染应答中 T 细胞和 B 细胞的大量增殖引起了局部淋巴结的肿大，而后者则是因为淋巴细胞的增生和分布失调所致。

四、脾

脾（spleen）结构类似淋巴结，是人体最大的外周免疫器官，其表面有结缔组织被膜，实质分为白髓和红髓两部分（图 1-2-5）。白髓是淋巴细胞聚集之处，富含 T 细胞，相当于淋巴结的副皮质区。白髓中还有淋巴小结，是 B 细胞的居留之处，受抗原刺激后可出现生发中心。红髓位于白髓周围，分为脾索和血窦。

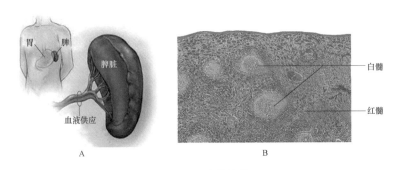

图 1-2-5 脾的结构
A. 脾位于左上腹部，胃的后方，横膈膜的下方；B. 内部可分为红髓及白髓。红髓的主要功能是过滤和储存血液，由脾索及血窦组成；而白髓的主要功能则为对抗外来微生物的感染

脾是 T 细胞和 B 细胞定居的场所，其中 B 细胞约占脾淋巴细胞总数的 60%，T 细胞约占 40%。白髓是免疫细胞定居和发生免疫应答的场所；红髓中的巨噬细胞具有清除抗原异物、免疫复合物（immune complex，IC）和自身衰老细胞的作用。此外，脾是储存红细胞的血库，且脾合成的补体（complement，C）、干扰素（interferon，IFN）等生物活性物质对外周免疫应答也有一定的调节作用。

五、皮肤和黏膜相关淋巴组织

免疫细胞不仅存在于有完整结构的实质器官，如淋巴结和脾，还广泛分布于皮肤和黏膜组织。人体的物理屏障由表皮和黏膜组成。人体表面的表皮细胞排列紧密，阻止了外来病原体地入侵。黏膜物理屏障作用则相对较弱，但可通过呼吸道黏膜上皮纤毛的定向摆动及黏膜表面分泌液的冲洗作用等机制清除表面的病原体。

皮肤是机体最大的器官，也是机体与外环境之间的重要生理屏障。皮肤相关淋巴组织（skin associated lymphoid tissue，SALT）是表皮和真皮层中免疫细胞的总称。在表皮中有角质形成细胞、朗格汉斯细胞和表皮间质细胞，它们均可不同程度地参与免疫应答。角质形成细胞可分泌若干细胞因子，介导局部的炎症反应。而位于表皮浅层的朗格汉斯细胞是未成熟的树突状细胞，能有效捕获入侵皮肤的抗原并迁移至真皮，经淋巴管归巢到淋巴结参与抗原的提呈。真皮包含 CD4+ T 细胞和 CD8+ T 细胞，主要分布在血管周围，这些 T 细胞大多是已激活的 T 细胞或记忆 T 细胞，真皮还可见散在分布的巨噬细胞。

黏膜相关淋巴组织（mucosal associated lymphoid tissue，MALT）是无被膜的淋巴组织，主要指呼吸道、肠道及泌尿生殖道黏膜上皮下方散在的淋巴样组织。黏膜是病原体经呼吸道、消化道等内腔入侵机体的必由之路。

皮肤和黏膜构成了机体抵御病原体的主要屏障，同时也是免疫应答发生的重要部位。黏膜中的 B 细胞在受到抗原刺激后可产生大量分泌型免疫球蛋白 A（secretory immunoglobulin A，sIgA），经黏膜上皮细胞分泌至黏膜表面，成为黏膜局部抵御病原微生物感染的主要机制；而皮肤中的朗格汉斯细胞和巨噬细胞均能有效捕获入侵皮肤的病原体，并启动免疫应答。由于皮肤黏膜面积大，其中淋巴细胞存在的数量远大于淋巴结和脾。从这个意义上，可视为人体内最大的免疫器官。

六、淋巴细胞归巢与再循环

1. 淋巴细胞归巢与再循环 自然界中存在着大量对人体有害的病原体，而人体内针对某一特定病原体产生应答的免疫细胞数量则相对有限。淋巴细胞通过血液和淋巴液循环不停地在外周淋巴组织和器官之间循环周转，使得相对有限数量的特异性免疫细胞可以最大限度地识别入侵的病原体并及时对其产生应答，这种淋巴细胞在人体外周免疫系统中不同器官之间循环移动的过程称为淋巴细胞再循环（lymphocyte recirculation）。成熟的免疫细胞离开中枢后，经血液循环迁移并定居于外周免疫组织的特定部位，而在淋巴细胞再循环的过程中，也存在着免疫细胞在不同组织之中的特定分布，这种现象称为淋巴细胞归巢（lymphocyte homing）。

2. 淋巴细胞再循环的通路　　参与淋巴细胞再循环的免疫细胞主要为 T 细胞。定居在外周免疫器官（淋巴结）的成熟淋巴细胞，可由输出淋巴管经胸导管或右淋巴导管进入血液循环。淋巴细胞随血液循环到达外周淋巴结后，副皮质区有许多内皮细胞组成的高内皮细胞小静脉（high endothelial venule，HEV）呈非连续性，允许淋巴细胞穿过，是沟通血液循环与淋巴循环的重要通路，也是淋巴细胞再循环的重要通路。淋巴细胞可穿越毛细血管后微静脉（post-capillary venule，PCV），也称高内皮细胞小静脉，进入淋巴循环重新分布于全身淋巴器官和组织。淋巴细胞再循环的途径如图 1-2-6 所示。

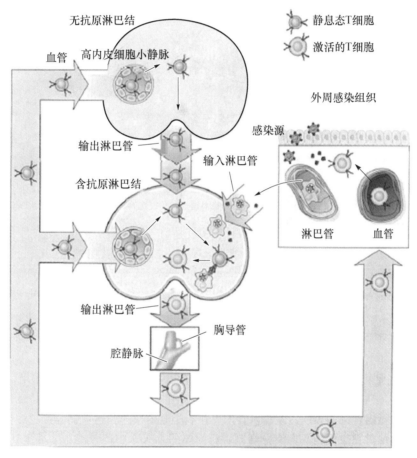

图 1-2-6　淋巴细胞再循环

血液循环中的淋巴细胞（T 细胞、B 细胞）离开血液经 HEV 进入相应淋巴结区域定居，在淋巴结内识别抗原发生活化后，经输出淋巴管汇入胸导管，最终由左锁骨下静脉返回血液循环。效应细胞和记忆细胞会离开血流通过静脉进入感染部位；黏膜等部位的淋巴细胞受抗原刺激活化后随淋巴液回流入局部淋巴结进入淋巴循环

3. 淋巴细胞再循环的意义　　淋巴细胞在血液、淋巴液、淋巴器官或组织间的反复迁移和流动是免疫系统功能执行的重要条件。一方面，体内的 T 细胞、B 细胞和记忆细胞，通过淋巴细胞再循环，增加了与抗原接触和活化的机会，使有限的特异性淋巴细胞能够及时识别病原微生物而产生免疫应答；另一方面，通过淋巴细胞再循环，淋巴细胞在体内得到了合理的分布，而淋巴组织内的淋巴细胞也得到了不间断的补充。在这个意义上可以说，淋巴细胞再循环过程将人体的中枢免疫器官和外周免疫器官联系成为了一个有机的整体，从而动态地平衡着各项免疫功能。

第二节　免疫细胞

免疫细胞分为固有免疫细胞和适应性免疫细胞两大类（图 1-2-7）。固有免疫细胞包括粒细胞、单核/巨噬细胞、肥大细胞、树突状细胞和 NK 细胞等；适应性免疫细胞包括 T 细胞和 B 细胞。不过，人体的其他细胞，如上皮细胞、内皮细胞甚至神经胶质细胞，也可以直接或间接地参与免疫细胞的分化和免疫应答的调节。

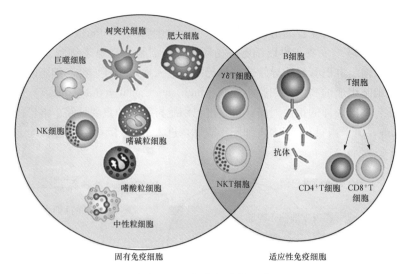

图 1-2-7　免疫细胞的组成

包括固有免疫细胞和适应性免疫细胞。固有免疫细胞包括肥大细胞、树突状细胞、巨噬细胞、NK 细胞和粒细胞（又分为中性粒细胞、嗜碱粒细胞、嗜酸粒细胞）；适应性免疫细胞包括 T 细胞和 B 细胞。T 细胞受抗原刺激后可分化为 CD4+ T 细胞或 CD8+ T 细胞，B 细胞受抗原刺激后可分化为浆细胞而产生抗体。γδT 细胞和 NKT 细胞属于固有淋巴样细胞，按其发育应属于适应性免疫细胞，但它们的功能更像固有免疫细胞，主要参与固有免疫应答，也对适应性免疫应答起一定的调节作用

骨髓造血微环境是造血干细胞发育分化的必要条件。多能造血干细胞最初分化为定向干细胞，其中髓样祖细胞最终分化为红细胞（red blood cell，RBC）、嗜酸粒细胞（eosinophil）、嗜碱粒细胞（basophil）、肥大细胞（mast cell）、巨核细胞（megakaryocyte）、中性粒细胞（neutrophil）、单核/巨噬细胞（mononuclear phagocyte）和一部分树突状细胞（dendritic cell，DC），淋巴样祖细胞最终分化为 T 细胞、B 细胞、NK 细胞和一部分树突状细胞。

一、中性粒细胞

中性粒细胞来源于髓样祖细胞，胞核呈分叶状，是外周血中最丰富的免疫细胞群体，占成人外周血白细胞总数的 60%～70%，是人体主要的天然免疫细胞。中性粒细胞具有较强的趋化作用和吞噬作用，在机体对细菌和真菌感染的防御中起重要作用。在炎症状态下，中性粒细胞具有较强的趋化功能，它们往往是最先到达炎症部位的细胞群体，该细胞能黏附于血管内皮细胞表面，穿越血管内皮在数小时内快速到达炎症部位。吞噬作用是中性粒细胞杀灭病原体的主要武器，其他机制也促进了中性粒细胞对病原体的杀灭。中性粒细胞表面表达多种受体，如 Toll 样受体，可以在感染状态下快速、直接地识别病原体进而被激活，通过胞吞、脱颗粒等方式对入侵的病原体发挥吞噬杀伤和清除作用，其机制在于产生和释放活性氧物质及抗微生物的裂解颗粒来杀灭病原体。

二、单核/巨噬细胞和树突状细胞

1. 单核/巨噬细胞发挥吞噬杀菌和抗原加工提呈的双重作用　　单核/巨噬细胞包括血液循环中的单核细胞和组织器官内名称各异的巨噬细胞。它们来源于髓样祖细胞，但胞核不分叶。单核细胞主要存在于血液和脾中，有进一步分化的潜能，可以进入表皮，迁移入外周组织演变成各式各样的定居细胞（residential cell），如肝脏的库普弗细胞和脑部的小胶质细胞。巨噬细胞胞质内富含溶酶体和线粒体，具有强大的吞噬、杀菌、清除凋亡（apoptosis）细胞及其他异物的能力。炎症反应中，一方面，巨噬细胞可以通过胞吞作用对病原体进行清除；另一方面，巨噬细胞也可以通过释放调节性细胞因子参与免疫应答。

2. 树突状细胞是免疫应答的启动者　　树突状细胞（DC）因具有许多分枝状突起而得名，广泛分布于全身组织和脏器，血液中数量较少，约占人外周血单个核细胞（peripheral blood mononuclear cell，PBMC）的 1%。不同部位的 DC 具有不同的功能，但它们均表达高水平的 MHC Ⅱ 类分子和共刺激分子。DC 是启动 T 细胞免疫应答的主要抗原提呈细胞。未成熟的 DC 具有很强的抗原摄取和加工能力，而成熟的 DC 则具有很强的抗原提呈能力，能

够快速地向多个 T 细胞提呈抗原，启动适应性免疫应答。详细内容将在第十二章介绍。

三、T 细胞和 B 细胞

T 细胞和 B 细胞负责识别和应答特异性抗原。T 细胞通过表面表达的 T 细胞抗原受体（T cell receptor，TCR）特异性识别由抗原提呈细胞加工、并由 MHC 分子提呈的抗原多肽。T 细胞识别抗原后细胞发生活化增殖，分化为效应 T 细胞，即 CD4$^+$T 细胞和 CD8$^+$T 细胞。CD4$^+$T 细胞主要合成和分泌一些细胞因子，对免疫应答起辅助和调节作用，称为辅助性 T 细胞（helper T cell，Th）；CD8$^+$T 细胞主要通过细胞毒作用特异性杀伤病毒等感染的靶细胞和体内突变的细胞，故称为细胞毒性 T 细胞（cytotoxic T lymphocyte，CTL）。

B 细胞可通过表面的 B 细胞抗原受体（B cell receptor，BCR）特异性直接识别相应抗原表位后，活化增殖，分化为浆细胞，合成并分泌可溶性免疫球蛋白，在体液中发挥结合和清除抗原的作用。

四、自然杀伤细胞

自然杀伤细胞（natural killer cell，NK 细胞）是不表达特异性抗原受体的第三类淋巴细胞，来源于骨髓淋巴样干细胞，属于固有免疫细胞。因无需抗原预先致敏即可直接发挥杀伤作用而得名。NK 细胞杀伤的靶细胞主要包括肿瘤细胞和病毒感染的细胞，其主要通过分泌可溶性细胞因子，如干扰素、IL-2、肿瘤坏死因子（tumor necrosis factor，TNF）等发挥免疫调节作用。同时，这种杀伤也受到严格的调节和控制，如 NK 细胞抑制性受体可识别正常体细胞表面 MHC I 类分子，从而启动对其细胞毒性的抑制作用，导致 NK 细胞对正常细胞不产生杀伤作用。由于肿瘤细胞表面的 MHC I 类分子表达缺失，不能经抑制性受体向胞内有效地传递抑制信号，有利于 NK 细胞细胞毒性的发挥。

> 作为第三类淋巴细胞，NK 细胞和 T 细胞、B 细胞在功能特点上有哪些异同？
>
> 异：NK 细胞无需特异性抗原致敏可以快速激活，而 T 细胞、B 细胞的激活依赖抗原特异性受体，也较为缓慢；NK 细胞对靶细胞主要是非特异性的杀伤作用，而 T 细胞、B 细胞产生应答后主要通过细胞间分子相互作用和分泌可溶性因子参与免疫调节，只有一部分 T 细胞可以特异性地杀伤靶细胞。
>
> 同：NK 细胞、T 细胞和 B 细胞均由淋巴样干细胞分化而来；NK 细胞、T 细胞和 B 细胞均可在抗感染和抗肿瘤免疫中发挥作用；它们的激活均受到相应的调控。

五、肥大细胞和嗜碱粒细胞

肥大细胞一般位于浆膜层或血管内皮细胞之下，易遭遇入侵的病原体，但吞噬作用相对较弱。嗜碱粒细胞因胞质内含嗜碱性颗粒而得名，外周血中数量通常低于 1%。两类细胞表面表达的 C3a/C5a 和 IgE Fc 段的高亲和力（affinity）受体，能通过识别相应的配体而处于致敏状态。在炎症或 I 型超敏反应中，变应原与致敏细胞的表面特异性 IgE 抗体结合，通过交联高亲和力的 IgE Fc 受体使肥大细胞和嗜碱粒细胞被活化，进而脱颗粒释放胞内预先储存的组胺、白三烯（leukotriene）、前列腺素等生物活性介质，发挥趋化、激活补体和致炎等效应。此外，肥大细胞在抗感染、抗肿瘤和免疫调节中也发挥了一定的作用。

六、其他免疫细胞

γδT 细胞被认为属于一类较"原始"的 T 细胞，主要分布于皮肤、肠道、呼吸道及泌尿生殖道的黏膜和皮下组织，占外周血淋巴细胞的 2%~7%。NKT 细胞因同时表达 NK 细胞（NK1.1）和 T 细胞（TCR、CD3）的表面标志而得名，主要定居于肝脏和骨髓。这两类细胞抗原识别谱较窄，主要参与固有免疫应答，同时也对特异性免疫应答有一定的调节作用。

第三节　免疫分子

免疫分子按其存在的方式分为分泌型分子和膜型分子。分泌型分子是细胞合成并分泌于胞外参与免疫应答的效应分子，包括抗体、补体和细胞因子等。膜型分子是表达于免疫细胞表面介导细胞间信息传递的分子，包括 MHC

分子、CD 分子、TCR、BCR 及黏附分子等。免疫分子之间的相互作用构成了免疫细胞之间通讯的具体手段，是免疫应答的主要分子基础，贯穿于免疫应答的全过程。

一、抗菌肽和溶菌酶

病原体入侵人体前后首先会遭遇一些固有免疫分子，如急性反应蛋白、抗菌肽（antimicrobial peptide，AMP）和溶菌酶等。抗菌肽是具有抗菌活性的短肽，已在动物、植物、昆虫体内发现数百种，其中以防御素（defensin）最具代表性。哺乳动物体内的防御素 α 属阳离子多肽，表达于中性粒细胞、小肠 Paneth 细胞和精子的表面，主要作用于某些细菌和有包膜病毒。防御素对病原微生物具有非常广谱的效应，是哺乳动物对抗病原体入侵的重要防御机制。溶菌酶是一种碱性蛋白质，由吞噬细胞分泌，存在于血液、唾液、乳汁和尿液等体液中。溶菌酶可水解革兰阳性菌（G^+ 菌）细胞壁的关键组分肽聚糖，从而使细菌溶解，并可激活补体和促进吞噬。

二、趋化因子和黏附分子

当病原体一旦突破皮肤的防御屏障在局部造成炎症时，固有免疫应答即刻启动。中性粒细胞往往是最先到达感染部位的细胞群体，而中性粒细胞的快速招募依赖于趋化因子和黏附因子的协助。在此过程中，首先中性粒细胞表面的黏附分子与内皮细胞上的 E-选择素结合介导中性粒细胞的滚动和结合，然后中性粒细胞经过内皮细胞表面表达的黏附分子激活后，黏附分子及其配体结合引起中性粒细胞的紧密黏附和爬行，最终组织中的趋化因子引导中性粒细胞穿越血管内皮进入组织内的炎症部位进一步杀伤病原体。

三、MHC 分子和抗原受体

如果固有免疫应答不足以清除病原体，机体则进一步动员适应性免疫细胞（T 细胞和 B 细胞）启动特异性免疫应答，T 细胞和 B 细胞的激活过程涉及 TCR、BCR 和 MHC 等多种免疫分子。如 B 细胞的激活过程需要 Th 的协助。首先 B 细胞表面的 BCR 识别抗原表位获得 B 细胞活化的第一信号，而 Th 的 TCR 识别由 B 细胞提呈的抗原肽-MHC Ⅱ 类分子复合物，诱导 T 细胞表达 CD40L，CD40L 再与 B 细胞表面的 CD40 结合，提供 B 细胞活化的第二信号。在此过程中，黏附分子间的相互作用也使得 T-B 细胞间的结合更加牢固，以促进细胞的激活。

四、抗体和补体

当病原体进入机体，B 细胞活化增殖，且分化成浆细胞产生抗体。一方面，抗体可以中和病原体产生的毒素，起到阻断致病的作用；另一方面，抗体与抗原分子结合后还可以其他机制协助免疫效应的进一步发挥。

抗体与抗原结合后，可通过经典途径激活补体，形成膜攻击复合物，导致病原体裂解。在应答的早期，补体还可通过经典激活途径（classical pathway，CP）、甘露聚糖结合凝集素（mannan-binding lectin，MBL）激活途径及旁路激活途经（alternative pathway，AP）被激活。三条补体激活途径具有共同的最终效应，即攻膜复合物（membrane attack complex，MAC）介导的细胞溶解。另，抗体与病原体结合后，通过抗体的 Fc 段与巨噬细胞表面的 Fc 受体结合使之易被吞噬，称为调理作用（opsonization）。此外，IgG 抗体的 Fab 段能与病毒感染细胞或肿瘤细胞表面的抗原结合，其 Fc 段又与具有杀伤功能的细胞，如 NK 细胞的 Fc 受体结合，导致 NK 细胞被活化，释放穿孔素、颗粒酶等发挥细胞毒作用，即抗体依赖细胞介导的细胞毒作用（antibody dependent cell mediated cytotoxicity，ADCC）。

五、细胞因子

细胞因子是由免疫系统细胞及其他类型细胞主动分泌的一类小分子质量的可溶性蛋白，是免疫细胞间及免疫细胞与其他类型细胞间联络的主要信使。细胞因子包括白细胞介素（IL）、干扰素（IFN）、肿瘤坏死因子（TNF）、趋化因子、集落刺激因子（CSF）和生长因子（GF）等，在调控免疫应答、刺激造血、直接杀伤靶细胞、诱导细胞凋亡和促进组织修复等方面发挥重要的作用。例如，在 B 细胞应答中，Th2 分泌的 IL-4 和 IL-10，主要参与 B 细胞的分化和抗体形成；在抗体生成的类别转换中，IL-4 诱导 B 细胞产生 IgE 和 IgG1，IL-5 促进 IgA 的产生；而 IFN-γ 促进 IgG2a 和 IgG3 的产生。TNF-α 和淋巴毒素-α（LT-α）可直接杀伤病毒感染的细胞或肿瘤细胞；而 IL-2 在促进组织修复和伤口愈合中有重要的作用。

小 结

　　淋巴细胞在中枢免疫器官发育成熟后经淋巴细胞归巢进入外周免疫器官，在受到外源性抗原的刺激时可产生免疫应答；免疫细胞在外周免疫器官之间的循环，又为免疫细胞动员、抗原接触部位的免疫细胞招募及抗原提呈细胞携带抗原至淋巴组织等免疫应答的产生和发展提供了必要的条件。当病原体进入机体后，免疫系统将对其发起一系列有次序的免疫应答，首先，外周免疫组织内的固有免疫分子会发挥天然杀菌的免疫效应；其次，固有免疫细胞能快速到达感染部位发挥杀菌和吞噬作用；再次，特异性免疫细胞识别抗原，分化为特异性的免疫效应细胞，启动特异性免疫应答，最终达到控制清除病原体的目的。

主要参考文献

高晓明. 2006. 医学免疫学. 北京：高等教育出版社.

周光炎. 2007. 免疫学原理. 2版. 上海：上海科学技术出版社.

Murphy K，Travers P，Walport M. 2008. Janeway's Immunobiology. 7th ed. New York：Garland Science.

Rabson A，Roitt I，Delves P. 2005. Really Essential Medical Immunology. 2nd ed. Massachusetts：Wiley-Blackwell.

问 答 题

1. 中枢免疫器官和外周免疫器官的组成和功能有何异同？
2. 免疫应答中，各类固有免疫细胞和适应性免疫细胞是如何被依次激活参与免疫应答的？
3. 淋巴细胞再循环是如何联系中枢和外周免疫器官使它们在功能上成为一个整体的？

（周　洪）

第二章　免疫系统

第三章
CHAPTER 3　抗　原

淋巴细胞一刻不停地在机体内四处巡逻，它们是在寻找机体突变和衰老的细胞，还有外界环境中入侵机体的各种各样的病原微生物。在淋巴细胞眼里，这些突变的细胞及病原生物有一个共同的名称——抗原，而淋巴细胞的职责就是清除抗原，保证机体的健康。那么，究竟什么样的物质是抗原？抗原又有哪些生物学特性？本章将对抗原作一全面的介绍。

第一节　抗原的概念和特性

一、抗原的概念

抗原（antigen，Ag）是随着德国科学家 Behring 发现抗体之后衍生出来的一个概念，指能够诱导机体产生抗体的物质。但随着对抗原和免疫应答认知的逐步加深，目前把能刺激机体免疫系统产生体液免疫或（和）细胞免疫，并能与相应的免疫应答产物，即抗体或（和）致敏淋巴细胞在体内外发生特异性结合的物质称为抗原。

二、抗原的特性

抗原一般具备两个重要特性：一是免疫原性（immunogenicity），即能刺激机体产生抗体或（和）致敏淋巴细胞的能力；二是抗原性（antigenicity），即能与刺激产生的抗体（见第十六章）或（和）致敏淋巴细胞在体内外发生特异性结合的能力。抗原刺激机体也可引起负应答，即免疫耐受。

三、半抗原和载体

同时具有免疫原性和抗原性的物质称为完全抗原（complete antigen），即通常所称的抗原。仅具备抗原性的物质称为不完全抗原（incomplete antigen），又称半抗原（hapten antigen）。一般而言，具有免疫原性的物质均同时具备抗原性，即属于完全抗原。半抗原通常分子质量小于 4000Da，如某些多糖、氨基酸、类脂、芳香族化合物和药物等，这些物质只有与蛋白质偶联在一起时才能刺激机体产生针对这些物质的特异性抗体。而这种赋予了半抗原免疫原性的蛋白质又被称为载体（carrier）（图 1-3-1）。

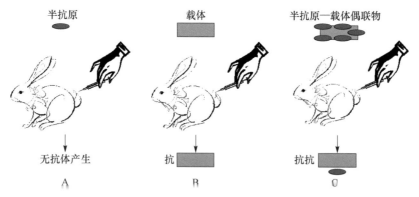

图 1-3-1　载体赋予半抗原免疫原性
A. 半抗原单独不能诱导机体产生抗体。B. 载体可诱导机体产生针对载体的抗体。
C. 半抗原-载体偶联物可诱导机体产生针对半抗原和针对载体的抗体

第二节　影响抗原免疫原性的因素

抗原免疫原性的强弱主要取决于抗原本身的性质及其与机体之间的相互作用。影响抗原免疫原性的因素可概述为以下 3 个方面。

一、抗原因素

（一）异物性

机体免疫系统对世界的"认识"具有"非己即异"的特点。一般来说，免疫系统常将胚胎期或未成熟免疫细胞发育时所遇到的所有抗原物质均视为自身成分，而将化学结构与机体自身成分有差异或机体免疫细胞在胚胎期和发育的微环境中从未接触过的物质视为异物或非己。通常认为，抗原与机体之间的种属关系越远、组织结构差异越大，其免疫原性越强。例如，各种病原微生物、异种动物血清等对人就是强抗原。反之，种属关系越近，则其免疫原性越弱，如非人灵长类（猴或猩猩）组织成分对人就是弱抗原。异物性不仅存在于不同的种属之间，也存在于同种异体之间（如人体红细胞表面的血型抗原、白细胞及一切有核细胞表面的组织相容性抗原等）。自身成分一般无免疫原性，但是自身成分如果发生了改变，也可被机体视为异物。有时，即使自身成分未发生改变，但在胚胎期从未与淋巴细胞接触过的一些自身物质（如精子、眼晶状体蛋白等，在正常情况下被相应的屏障所隔离）在外伤或感染等情况下释放出来，淋巴细胞可视其为异物。因此，异物性不是专指体外物质，而是以免疫系统在胚胎或淋巴细胞发育的微环境中是否曾接触过来决定的。

（二）理化性质

1. 化学性质　　天然抗原多为大分子有机物。一般来说，蛋白质是良好的抗原。糖蛋白、脂蛋白和多糖类、脂多糖（lipopolysaccharide，LPS）均有免疫原性。脂类和哺乳动物的细胞核成分，如DNA、组蛋白等在正常情况下一般难以诱导免疫应答。

2. 分子质量大小　　凡是具有免疫原性的物质，其分子质量通常都较大（一般在10kDa以上，个别超过100kDa）。在一定范围内，分子质量越大，免疫原性越强。小于10kDa者呈弱免疫原性，低于5000Da者一般不具有免疫原性。但也有例外，如鲱精蛋白分子质量为5kDa，因有一定化学基团，具有免疫原性，可产生抗体。

3. 结构的复杂性　　相对分子质量大小并非决定免疫原性的绝对因素。例如明胶蛋白，相对分子质量虽高达100kDa，但免疫原性却很弱，原因在于其主要成分为直链氨基酸，在体内易被降解，稳定性差。实验证明，如果在分子中引入芳香族氨基酸（如酪氨酸或苯丙氨酸），即可大大增强其免疫原性。

4. 分子构象　　分子构象是指抗原分子中一些特殊化学基团的三维立体结构，它决定着抗原分子是否能与相应淋巴细胞表面的抗原受体互相结合，从而启动免疫应答。抗原分子构象发生细微的变化就可能导致其免疫原性发生改变。

5. 易接近性　　易接近性是指抗原分子中特殊的化学基团与淋巴细胞表面相应的抗原受体互相接触的难易程度。抗原分子中氨基酸残基所处侧链位置的不同可影响抗原与抗原受体的结合，从而影响抗原的免疫原性（图1-3-2）。

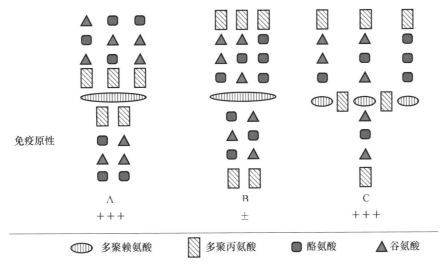

免疫原性

A	B	C
+++	±	+++

◯ 多聚赖氨酸　　▨ 多聚丙氨酸　　■ 酪氨酸　　▲ 谷氨酸

图1-3-2　氨基酸残基的位置和间距与抗原免疫原性的关系
A. 酪氨酸和谷氨酸残基连接于多聚丙氨酸的外侧时免疫原性强。B. 连接于内侧则无免疫原性。
C. 将抗原侧链间距扩大则又表现出免疫原性

6. 物理状态　　一般聚合状态的蛋白质较其单体有更强的免疫原性，颗粒性抗原的免疫原性强于可溶性抗原。因此，可将免疫原性弱的物质吸附在某些大颗粒物质表面来增强其免疫原性。

为什么一般大分子蛋白质抗原的免疫原性相对较强？你能给予解释吗？
主要原因：（1）大分子蛋白质抗原的化学结构复杂，免疫原性较强；（2）大分子蛋白质含抗原表位（起决定作用的化学基团）相对较多、较复杂；（3）大分子蛋白质抗原在体内降解时间长，容易接触淋巴细胞等。

二、机体因素

1. 遗传背景　　机体对抗原的免疫应答能力是受基因控制的。个体遗传基因的不同，对同一抗原的免疫应答类型及其应答的程度也不相同。已有实验表明，不同遗传背景的小鼠对特定抗原的应答能力不同，对某一抗原呈高反应性的小鼠品系对其他抗原可能呈低反应性。在诸多遗传因素中，MHC是控制个体免疫应答质和量的关键因素。

2. 免疫状况　　宿主（host）的年龄、性别和健康状态均会对免疫应答产生影响。正常情况下，青壮年比幼年和老年人的免疫应答能力强，雌性比雄性动物产生抗体的能力强，但怀孕动物的应答能力受到显著抑制。感染或免疫抑制剂的使用均能干扰和抑制免疫系统对抗原的应答。

三、抗原进入机体的方式

抗原剂量、免疫途径、免疫次数、两次免疫的间隔时间及免疫佐剂等均可明显影响机体对抗原的免疫应答。一般来说，抗原剂量要适中，太高或太低均易诱导免疫耐受。免疫途径以皮内免疫最佳，皮下免疫次之，腹腔和静脉注射效果较差，口服则可能诱导免疫耐受。在数周内反复注射同一抗原比一次性注射效果好，但免疫的间隔时间要适当，过频或间隔时间太长均不利于获得良好的免疫效果。

第三节　抗原的特异性

特异性指物质之间的相互吻合性或针对性、专一性。特异性是免疫应答最重要的特点，也是免疫学诊断和免疫学防治的理论依据。抗原的特异性既表现在免疫原性方面，也表现在抗原性上。前者是指抗原只能激活具有相应受体的淋巴细胞，产生针对该抗原的特异性抗体或（和）致敏淋巴细胞；后者则是指抗原只有与其相应的抗体或（和）致敏淋巴细胞特异性结合方能发挥生物学效应。决定抗原特异性的结构基础是存在于抗原分子中的抗原表位。严格地说，特异性是针对抗原表位而不是针对完整的抗原分子。

一、表位的概念

抗原分子中决定抗原特异性的特殊化学基团，称为抗原表位（epitope），又称抗原决定簇（antigenic determinant）。它是抗原分子中真正与淋巴细胞抗原受体或抗体特异性结合的基本结构单位。表位的大小与淋巴细胞表面抗原受体或抗体的抗原结合部位相当。通常由5～17个氨基酸残基、5～7个多糖残基或6～8个核苷酸残基组成。

抗原分子中能与抗体分子结合的抗原表位的总数称为抗原结合价（antigenic valence）。每一种半抗原可以理解为一个抗原表位（即一价）。而天然抗原一般是大分子，由多种和多个抗原表位组成（即多价）。

二、表位的类型

根据表位的结构特点和识别特征，可分为：

（一）顺序表位和构象表位（图1-3-3）

1. 顺序表位　　顺序表位（sequential epitope）是指一段连续性线性排列的短肽或糖基，又称线性表位，可位于抗原分子的任意部位。

2. 构象表位　　构象表位（conformational epitope）是指序列上不相连的多肽或多糖残基在空间构象上相邻形成特定的表位，又称非线性表位，一般位于抗原分子的表面。

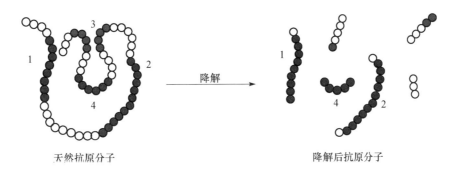

图 1-3-3 抗原分子中的不同表位

蓝色为顺序表位，1 和 2 为抗原分子表面的顺序表位；4 为抗原分子内部的顺序表位。红色为构象表位（即 3），一般位于抗原分子的表面。抗原分子被降解后容易消失的是构象表位

（二）B 细胞表位和 T 细胞表位

1. **B 细胞表位**　　B 细胞表位是指抗原分子中能被 B 细胞表面的抗原识别受体或抗体所识别的抗原表位类型，主要位于抗原分子表面，既可以是构象表位，也可以是顺序表位。

2. **T 细胞表位**　　T 细胞表位是指抗原分子中能被 T 细胞表面的抗原识别受体所识别的抗原表位类型，可位于抗原分子任意部位，主要是顺序表位。

B 细胞表位和 T 细胞表位特性的比较见表 1-3-1。

表 1-3-1　B 细胞表位和 T 细胞表位特性的比较

	B 细胞表位	T 细胞表位
表位受体	BCR	TCR
MHC 分子	无需	必需
表位性质	天然化合物、有机化合物	线性短肽
表位类型	构象表位、顺序表位	顺序表位
表位位置	抗原分子表面	抗原分子任意部位

三、影响抗原特异性的因素

抗原与抗体或淋巴细胞抗原识别受体结合时，抗原表位的数量、性质、位置和空间构象都决定了抗原表位的特异性。例如，在苯胺的对位上分别连接甲酸基团、磺酸基团、砷酸基团形成 3 种化合物，分别免疫动物后所产生的抗血清只能与相应化合物起反应，表明化学基团的性质决定了抗原表位的特异性（表 1-3-2）。另外，在苯胺的不同位置上连接甲酸基团，发现邻位、间位和对位 3 种异构体只能与其相应的抗血清发生强的免疫反应，而与不同异构体的抗血清只能产生微弱的免疫反应，说明化学基团的位置决定着抗原表位的特异性（表 1-3-3）。再者，抗左旋、抗右旋和抗消旋酒石酸的抗体只能与相应旋光性的酒石酸起反应，表明化学基团的空间构象也决定了抗原表位的特异性（表 1-3-4）。

表 1 3 2　化学基团的性质对抗原表位特异性的影响

免疫血清（抗体）	半抗原		
	对氨基苯甲酸 NH_2 〔苯环〕 $COOH$	对氨基苯磺酸 NH_2 〔苯环〕 SO_3H	对氨基苯砷酸 NH_2 〔苯环〕 AsO_3H_2
对氨基苯甲酸抗体	++++	—	—
对氨基苯磺酸抗体	—	++++	—
对氨基苯砷酸抗体	—	—	++++

表 1-3-3　化学基团的位置对抗原表位特异性的影响

免疫血清（抗体）	半抗原		
	邻位氨基苯甲酸	间位氨基苯甲酸	对位氨基苯甲酸
	NH₂ COOH	NH₂ COOH	NH₂ COOH
邻位氨基苯甲酸抗体	+++	+/−	+/−
间位氨基苯甲酸抗体	+/−	++++	+/−
对位氨基苯甲酸抗体	+/−	+/−	++++

表 1-3-4　化学基团的空间构象对抗原表位特异性的影响

免疫血清（抗体）	半抗原		
	右旋酒石酸	左旋酒石酸	消旋酒石酸
	COOH HO—CH HC—OH COOH	COOH HC—OH OH—CH COOH	COOH HC—OH HC—OH COOH
右旋酒石酸抗体	+++	−	+/−
左旋酒石酸抗体	−	+++	+/−
消旋酒石酸抗体	−	−	+++

四、共同抗原和交叉反应

　　由于天然抗原常由多种、多个抗原表位组成，因此不同抗原物质之间可能存在着相同或相似的抗原表位。将具有相同或相似抗原表位的两种不同抗原分子称为共同抗原或交叉反应抗原。一种抗体能够结合具有相同或相似抗原表位的不同抗原分子，产生的免疫反应称为交叉反应（图 1-3-4）。

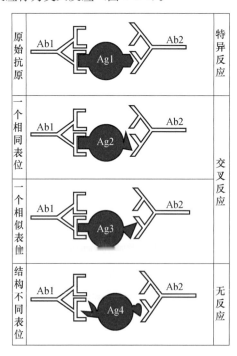

图 1-3-4　共同抗原和交叉反应

Ag1 上有两个结构完全不同的表位，能够与相应的特异性抗体 1（Ab1）和抗体 2（Ab2）发生反应；Ag2、Ag3 和 Ag1 有共同的抗原表位，可以与 Ag1 和 Ag2 发生交叉反应；Ag4 和 Ag1 无共同抗原表位，与 Ag1 和 Ag2 不发生反应

第四节　抗原的分类

抗原种类繁多，分类方法也呈现多样化，常见的分类方法有以下几种。

一、根据诱导抗体是否需要 T 细胞辅助分类

1. 胸腺非依赖性抗原　　胸腺非依赖性抗原（thymus independent antigen，TI-Ag）诱导 B 细胞产生抗体时不依赖 T 细胞的辅助，又称 T 细胞非依赖性抗原。TI-Ag 的结构特点是抗原分子中含有多个重复的 B 细胞表位。TI-Ag 又可分为 TI-1 Ag 和 TI-2 Ag。前者多为脂多糖类，如细菌脂多糖（lipopolysaccharide，LPS），含有单一重复的 B 细胞表位和 B 细胞丝裂原（mitogen），是 B 细胞多克隆激活剂，能诱导成熟与未成熟的 B 细胞产生低亲和力 IgM 抗体，但不引起免疫记忆。后者是多糖类或多聚糖，如细菌荚膜多糖、聚合鞭毛素等，该抗原表面只有单一重复的 B 细胞表位，仅作用于成熟的 B 细胞，一般只产生 IgM 抗体，不引起细胞免疫和免疫记忆。

2. 胸腺依赖性抗原　　胸腺依赖性抗原（thymus dependent antigen，TD-Ag）诱导 B 细胞产生抗体时依赖 T 细胞的辅助，故又称 T 细胞依赖性抗原。TD-Ag 多为蛋白质抗原，诱导机体产生多种免疫球蛋白（主要为 IgG），还可诱导机体产生细胞免疫和免疫记忆。病原微生物、血细胞和血清蛋白等均属此类抗原。

TI-Ag 与 TD-Ag 的区别详见表 1-3-5。

表 1-3-5　TI-Ag 与 TD-Ag 的特性比较

	TI-Ag	TD-Ag
表位组成	重复 B 细胞表位	B 细胞和 T 细胞表位
T 细胞辅助	无需	必需
免疫应答类型	体液免疫	体液免疫、细胞免疫
抗体类型	IgM	多种（IgG 为主）
免疫记忆	无	有

二、根据抗原与机体的亲缘关系分类

1. 异种抗原　　异种抗原（xenoantigen）指来自不同物种的抗原物质。各种微生物及其代谢产物、用于治疗的动物免疫血清、植物蛋白和异种器官移植物等，对人而言均属异种抗原。

2. 同种抗原　　同种抗原（alloantigen）指来自相同物种而基因型不同的个体间所存在的抗原，又称同种异型抗原或同种异体抗原。常见的人类同种异型抗原有血型（红细胞）抗原和主要组织相容性（白细胞）抗原。

3. 自身抗原　　自身抗原（autoantigen）指能引起自身免疫应答的自身组织成分。正常情况下，机体对自身组织成分不会产生免疫应答，即自身耐受。但是在感染、外伤、药物和电离辐射等因素影响下，隔离部位的抗原释放或自身组织成分发生改变，就能诱导机体对其产生免疫应答，应答强烈者可能导致自身免疫病。

4. 异嗜性抗原　　异嗜性抗原（heterophile antigen）是一类与种属特异性无关，存在于不同种属动物、植物、微生物之间的共同抗原。它由 Forssman 首先发现，故又称为 Forssman 抗原。共同抗原的存在使得异嗜性抗原之间有广泛的交叉反应性。例如，溶血性链球菌的表面成分和人肾小球基底膜及心肌组织之间具有共同抗原，即异嗜性抗原。因此，在链球菌感染后，其诱导机体产生的抗体可与具有共同抗原的肾小球基底膜、心肌组织发生交叉反应，导致肾小球肾炎或心肌炎。有些异嗜性抗原可以协助疾病的诊断，如斑疹伤寒立克次氏体与变形杆菌菌株之间有异嗜性抗原，故可用变形杆菌代替斑疹伤寒立克次氏体进行交叉凝集实验来辅助诊断斑疹伤寒。

三、根据抗原是否由抗原提呈细胞合成分类

1. 外源性抗原　　外源性抗原（exogenous antigen）指并非由抗原提呈细胞合成，而是来源于抗原提呈细胞以外的抗原，如感染机体的细菌、寄生虫等。抗原提呈细胞对此类抗原所做的工作主要是抗原的加工和表位提呈。

2. 内源性抗原　　内源性抗原（endogenous antigen）指由抗原提呈细胞新合成的抗原，如病毒感染细胞合成的病毒抗原及肿瘤细胞合成的肿瘤抗原等。抗原提呈细胞合成这些抗原并完成加工和表位提呈。

四、其他分类方法

根据抗原性能不同可分为完全抗原和不完全抗原（即半抗原）；根据制备来源和方法不同可分为天然抗原和人工抗原；根据化学性质不同可分为蛋白质抗原、脂类抗原和多糖类抗原等；根据物理状态不同可分为颗粒性抗原和可溶性抗原；根据诱导免疫应答的不同可分为移植抗原（transplantation antigen）、肿瘤抗原、变应原和耐受原等。

> 你知道医学上有哪些重要的抗原吗？请举出5种。
> （1）病原微生物及其代谢产物；（2）异种动物血清（如马血清）；（3）血型抗原和主要组织相容性抗原；（4）肿瘤抗原；（5）变应原或自身抗原等。

第五节　非特异性免疫细胞刺激剂

一、超抗原

常规的蛋白质抗原只能诱导机体T细胞总库中百万分之一至万分之一的T细胞克隆活化。然而某些物质只需要极低浓度（$1\sim10$ng/ml）即可激活$2\%\sim20\%$的T细胞克隆，产生极强的免疫应答，这类抗原被称为超抗原（superantigen，SAg）。常规抗原结合在MHC分子抗原肽结合槽内，被相应TCR所识别，形成经典的"MHC-抗原肽-TCR"三元体。而超抗原是附着于MHC分子抗原肽结合槽的外侧，一端与TCR的β链结合，另一端与抗原提呈细胞表面的MHC分子结合，形成另一类"MHC-SAg-TCR"三元体（图1-3-5），因而SAg不涉及TCR的识别，也不受MHC分子的限制。

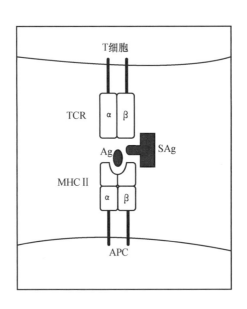

图 1-3-5　SAg 与 MHC 及 TCR 的结合模式

SAg 附着于 MHC Ⅱ类分子和 TCR 抗原肽结合槽的外侧，一端与 TCR 的 β 链结合，另一端与抗原提呈细胞表面的 MHC Ⅱ类分子的 β 链结合，形成 "MHC-SAg-TCR" 三元体。结合在 MHC Ⅱ类分子的抗原肽结合槽内的是常规抗原

超抗原的作用特点是使表达TCRβ链的某些T细胞克隆激活，而不涉及这些克隆在抗原识别上的特异性。高比例T细胞的激活，可引起大量细胞因子分泌，常导致十分严重的免疫病理损伤，如引起全身性中毒反应和对免疫应答的抑制作用等。因此，超抗原本质上属于一类多克隆激活剂。

超抗原可分为外源性超抗原和内源性超抗原两类。前者主要是细菌毒素，如金黄色葡萄球菌肠毒素 A～E（staphylococcus enterotoxin A～E，SEA～SEE），后者是一些逆转录病毒编码的蛋白质，如小鼠乳腺肿瘤病毒蛋白。

二、佐剂

佐剂（adjuvant）属于非特异性免疫增强剂，当其预先或与抗原同时注入机体时，能够增强机体对该抗原的免疫应答或改变免疫应答类型。佐剂的种类很多，一般包括：①生物佐剂，如卡介苗、短小棒状杆菌、脂多糖和细胞因子等；②无机佐剂，如氢氧化铝、明矾等；③合成佐剂，如双链多聚肌苷酸：胞苷酸（poly I：C）和双链多聚腺苷酸：尿苷酸（poly A：U）等；④油剂，如弗氏佐剂、矿物油和植物油等；⑤纳米佐剂，即利用纳米技术制备的纳米粒，为粒径尺度在0.1～100nm的聚合物胶体。目前用于人体的佐剂主要包括氢氧化铝、明矾、poly I：C和细胞因子等。

弗氏佐剂是目前动物实验中最常用的佐剂，包括弗氏不完全佐剂（Freund's incomplete adjuvant，FIA）和弗氏完全佐剂（Freund's complete adjuvant，FCA）两种。FIA是将抗原和液体石蜡或花生油混合，再加入乳化剂羊毛脂或吐温-80，使之形成油包水乳液；FCA是在FIA基础上加入灭活的分枝杆菌。

佐剂的作用机制可能与下列一种或几种明显相关，即①改变抗原物理性状，延长抗原在体内潴留时间。②增强免疫细胞活化所需要的协同刺激信号。③促进吞噬细胞对抗原的加工处理。④刺激淋巴细胞的非特异性增殖等。

三、有丝分裂原

有丝分裂原又称丝裂原（mitogen），指它们可导致细胞发生有丝分裂。丝裂原和淋巴细胞表面的相应受体结合，诱导静止淋巴细胞转化为淋巴母细胞，表现为细胞体积增大、胞质增多、DNA合成增加和出现有丝分裂等。凡是细胞表面表达相应丝裂原受体的淋巴细胞克隆均可被丝裂原诱导，因而认为丝裂原是一种非特异性的淋巴细胞多克隆激活剂。大部分丝裂原为凝集素（lectin），是植物种子中提取的糖蛋白或细菌的结构成分或产物。

T细胞、B细胞表面表达多种丝裂原受体（表1-3-6），能被相应丝裂原诱导产生有丝分裂而增殖，此种特性已被广泛应用于体外机体免疫功能的检测之中。

表 1-3-6 诱导人和小鼠 T 细胞、B 细胞的丝裂原

	人		小鼠	
	T 细胞	B 细胞	T 细胞	B 细胞
刀豆蛋白 A	+	−	+	−
植物血凝素	+	−	+	−
美洲商陆	+	+	+	+
脂多糖	−	−	−	+
葡萄球菌蛋白 A	−	+	−	−

小 结

抗原指能够刺激机体免疫系统产生体液免疫或（和）细胞免疫，并能与相应的抗体或（和）致敏淋巴细胞在体内外发生特异性结合的物质，具有免疫原性和抗原性两个重要的特性。

抗原免疫原性的强弱可受抗原本身的性质、机体因素和抗原进入机体的方式三方面的影响，抗原本身的性质包括异物性、化学性质、分子量大小、结构的复杂性、分子构象、易接近性和物理状态；机体因素包括遗传背景、年龄、性别和健康状态等；抗原进入机体的方式包括抗原剂量、免疫途径、免疫次数、间隔时间及免疫佐剂等。

抗原特异性是抗原刺激机体产生免疫应答及其与免疫应答产物发生反应所显示的专一性，其结构基础是抗原表位。抗原分子中决定抗原特异性的特殊化学基团称为抗原表位，可分为顺序表位和构象表位、B细胞表位和T细胞表位。抗原表位的数量、性质、位置和空间构象决定了抗原表位的特异性。

抗原的分类方法很多，主要根据诱导抗体是否需要T细胞辅助分为胸腺非依赖性抗原和胸腺依赖性抗原，两者在抗原表位的组成、免疫应答的类型和免疫记忆的形成等方面均不相同。根据抗原与机体的亲缘关系分为异种抗原、同种抗原、自身抗原和异嗜性抗原。根据抗原是否由抗原提呈细胞合成分为外源性抗原和内源性抗原。

超抗原能以极低浓度激活大量的T细胞克隆；佐剂与抗原联合作用于机体，可增强机体免疫应答或改变应答类型；丝裂原与淋巴细胞表面相应受体结合，能诱导静止淋巴细胞转化为淋巴母细胞，进行有丝分裂。

主要参考文献

高晓明. 2006. 医学免疫学. 北京：高等教育出版社.

何维. 2010. 医学免疫学. 2版. 北京：人民卫生出版社.

金伯泉. 2008. 医学免疫学. 5版. 北京：人民卫生出版社.

Delves P J，Martin S J，Burton D，et al. 2006. Roitt's Essential Immunology. 11th ed. Massachusetts：Wiley-Blackwell.

Murphy K，Travers P，Walport M. 2008. Janeway's Immunobiology. 7th ed. New York：Garland Science.

问 答 题

1. 影响抗原免疫原性的因素有哪些？如何才能获得高效价的抗体？

2. 怎样理解抗原的特异性与交叉反应？

3. 根据抗原与机体的亲缘关系，抗原可分为哪几种？

4. 超抗原和常规抗原有何区别？

5. 何谓佐剂？简述其影响免疫应答的可能机制。

（谢芳艺）

第四章
CHAPTER 4　　免疫球蛋白

1890 年，Behring 和 Kitasato 首次描述了抗体对白喉毒素及破伤风痉挛毒素的抵抗作用，提出了血清中存在某种可以与外来抗原反应的物质假设，这将体液免疫理论向前推进了一大步。

抗体（antibody，Ab），是由 B 细胞活化后分化成的浆细胞产生的，具有特殊折叠方式的球蛋白，且为体液免疫应答的重要效应分子。免疫球蛋白（immunoglobulin，Ig），是指具有抗体活性或化学结构上与抗体相似的球蛋白。免疫球蛋白有膜型和分泌型两种形式，膜型 Ig 就是 B 细胞抗原受体（BCR），而分泌型 Ig 主要存在于脊椎动物的血清等组织液中。本章主要介绍分泌型 Ig 的结构特点及其主要的生物学功能。

第一节　免疫球蛋白的结构

一、免疫球蛋白的基本结构

Ig 单体是一个"Y"型的大分子。美国科学家 Edelman 打开了 Ig 的二硫键，而英国科学家 Porter 用酶把 Ig 降解成了小片段，从而使 Ig 的基本结构为人们所认识。

（一）重链和轻链

免疫球蛋白是由 2 条完全相同的重链（heavy chain，H 链）和 2 条完全相同的轻链（light chain，L 链）组成，重链和轻链之间及重链和重链之间均由二硫键连接，形成"Y"型的四肽链，构成了 Ig 的基本结构（图 1-4-1A）。

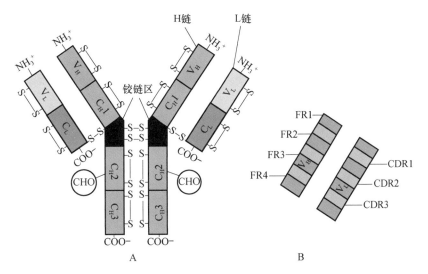

图 1-4-1　免疫球蛋白单体结构示意图

A. 免疫球蛋白单体是由 2 条相同的重链和 2 条相同的轻链以二硫键连接而成的"Y"型结构。轻链含 1 个可变区（V_L）和 1 个恒定区（C_L），重链含 1 个可变区（V_H）和 3 个或者 4 个恒定区（C_H）。某些免疫球蛋白分子的 C_H1 和 C_H2 区之间还有铰链区（修改自 Kindt et al，2006）。
B. 免疫球蛋白的可变区分为 3 个高变区（又称互补决定区），即 CDR1、CDR2 和 CDR3 及 4 个支架区 FR1、FR2、FR3 和 FR4

1. **重链（H 链）**　　重链的分子质量约 50kDa，根据氨基酸组成和排列顺序的不同，将其分成 5 种类型或 5 个同种型（isotype），分别是 IgM、IgG、IgA、IgD 和 IgE，相应的重链分别用 μ(Mu)、γ(Gamma)、α(Alpha)、δ(Delta) 和 ε(Epsilon) 表示。

2. **轻链（L 链）**　　轻链的分子质量约为 25kDa，可以分成两种型（type），分别为 κ（Kappa）型和 λ（Lambda）型，对应的链称为 κ 链和 λ 链。

（二）可变区和恒定区

Ig 重链和轻链均可折叠成数个球形结构单元，称为结构域（domain）。每个结构域大小相似，约由 110 个氨基酸组成。轻链有 2 个结构域，不同种类 Ig 重链结构域数目不同。IgG、IgA 和 IgD 的重链有 4 个结构域，IgM 和 IgE 的重链有 5 个结构域。

对不同 Ig 氨基酸序列分析发现，靠近 N 端的一个结构域氨基酸序列的变化比较大，称为可变区（variable region，V 区），而其余的结构域氨基酸序列相对保守，称为恒定区（constant region，C 区）。

1. 可变区（V 区）　　轻链 V 区（V_L）和重链 V 区（V_H）的氨基酸序列分析发现，可变区氨基酸序列的变化主要集中在 3 个区域，称为高变区（hypervariable region，HVR）或者互补决定区（complementary determining region，CDR）。3 个区域分别为 CDR1、CDR2 和 CDR3，其中 CDR3 变化最甚。高变区是 Ig 与抗原表位特异性识别的结构基础，而高变区的多样性则赋予了 Ig 与自然界中千差万别的抗原表位相结合的能力。

轻链和重链 V 区的其余氨基酸序列相对保守的区域称为支架区（framework region，FR），被高变区分成 4 段，分别是 FR1、FR2、FR3 和 FR4（图 1-4-1B）。

2. 恒定区（C 区）　　重链 C 区简称 C_H，长度随 Ig 种类的不同而不同。IgG、IgA 和 IgD 各有 3 个 C 区，分别为 C_H1、C_H2 和 C_H3；IgM 和 IgE 除了 C_H1、C_H2 和 C_H3 外，还多了个 C_H4。轻链的恒定区为 C_L，κ 型和 λ 型的 Ig 其 C_L 长度变化不大。

1972 年，Porter 和 Edelman 用木瓜蛋白酶将 Ig 水解成 3 个片段（图 1-4-2）来研究其结构和功能，发现"Y"型的两个臂区（包含 V_H、V_L、C_H1 和 C_L）是与抗原结合的区域，称抗原结合片段（fragment of antigen binding，Fab），含有抗原结合位点；另一个是可结晶片段（fragment crystallizable，Fc），能与带有 Fc 受体或补体受体（complement receptor，CR）的细胞结合，激发免疫细胞产生免疫效应。

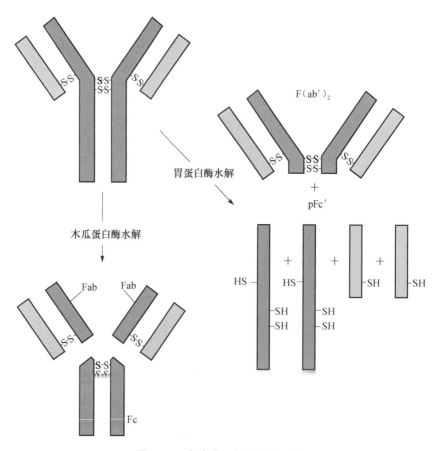

图 1-4-2　免疫球蛋白的水解片段

木瓜蛋白酶将 Ig 水解成 2 个 Fab 段和 1 个 Fc 段；胃蛋白酶将 Ig 水解成 1 个 F（ab'）₂ 和碎片 pFc' 片段（修改自 Kindt et al.，2006）

用胃蛋白酶水解 Ig 后，两个 Fab 连在一起，称为 F（ab'）₂，仍能与抗原结合。但大部分的 Fc 段却被降解成了碎片，形成了不完整的 Fc 段，称为 pFc'（图 1-4-2），其功能大多已丧失。

二、免疫球蛋白含有的特殊组分

1. J链   J链（joining chain）是富含半胱氨酸的多肽链，由浆细胞合成。J链可以将2个IgA单体连接成二聚体，5个IgM单体通过二硫键与J链连接成五聚体；而无J链的IgG、IgD和IgE则为单体。

2. 分泌片   分泌片（secretory piece，SP）是分泌型Ig（如二聚体IgA）与黏膜上皮细胞表达的多聚Ig(poly-Ig)受体结合并被转运到黏膜表面后，poly-Ig受体被水解，留在IgA上的片段。分泌片还能保护黏膜表面的Ig不被蛋白酶降解。

3. 铰链区   在IgG、IgA和IgD这3种类型的Ig中，Fab与Fc片段之间有一段富含脯氨酸的区域，称为铰链区（hinge region）。铰链区弹性较大，可使Ig两臂之间的距离变化自如，以便两个Fab同时结合抗原。但IgM和IgE没有铰链区。

三、免疫球蛋白的血清型

Ig是糖蛋白，可以作为免疫原诱导异种、同种异体甚至自体B细胞活化产生抗体，也就是Ig的血清型。根据血清型的不同将Ig上的抗原表位分为3种：同种型（isotype）、同种异型（allotype）和独特型（idiotype），如图1-4-3所示。

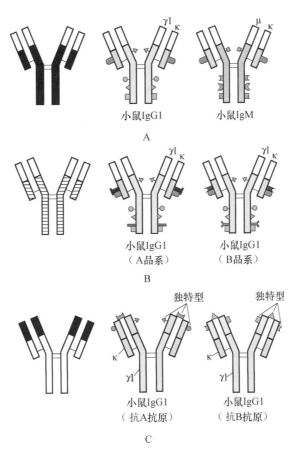

图1-4-3　免疫球蛋白的血清型

A. 免疫球蛋白的同种型存在于C区，是同一物种区分类和亚类的依据。B. 同种异型也存在于C区，是同一品系物同一类型Ig的不同氨基酸序列。C. 独特型存在于V区，针对不同抗原的氨基酸序列（修改自Kindt et al.，2006）

1. 同种型   同种型是指存在于同一物种的Ig所具有的抗原表位，是同一种属内所有健康个体共有的抗原性标志，主要集中在重链和轻链的C区。用某种动物的Ig免疫另一种动物就能获得针对该Ig的同种型抗体，如羊抗兔IgG。

2. 同种异型   同种异型是Ig上存在于同一种属不同个体之间的抗原表位，是同一种属不同个体的遗传标志，主要集中在C区。用Ig免疫同一种属的不同个体，诱导的针对该Ig的抗体称为抗同种异型抗体，如抗人类白细胞抗原（HLA）的抗体。

3. 独特型　　每一个 Ig 的重链和轻链的 V 区均有独特的氨基酸序列，它不仅是抗原的结合位点，也是自身独特的抗原表位，称为 Ig 的独特型。每一个 Ig 分子有多个独特型。不同个体甚至同一个体自身能对这些独特的抗原表位发生应答，产生的抗体称之为抗独特型抗体（anti-idiotype antibody，AId）。

第二节　免疫球蛋白的功能

作为体液免疫应答的效应分子，Ig 有多种生物学活性，但如果 Ig 仅仅是结合病原体则通常并不能将其杀灭并清除。事实上，Ig 不仅能识别抗原，而且还能激发其他免疫细胞和免疫分子的效应功能，从而杀死并清除抗原。Ig 的 V 区担负着结合抗原的功能，而 C 区的 Fc 段则负责和其他免疫分子、免疫细胞和组织的相互作用。由于不同种类的 Ig 重链有所不同，故不同种类的 Ig 功能也有所不同。

一、免疫球蛋白 V 区的功能

Ig 通过 V 区中的高变区可特异性结合抗原表位。Ig 结合抗原表位的个数称为 Ig 的结合价。Ig 单体可以结合 2 个抗原表位（属于二价）；五聚体的 IgM 则是五价。

Ig 的 V 区通过与病原微生物的表位结合可阻断病原微生物与靶细胞上的受体结合所引发的靶细胞感染；与细菌产生的毒素结合能阻断毒素与靶细胞结合所引发的毒性作用（图 1-4-4）。特异性抗体结合了病原体或毒素后，封闭了其与细胞受体的结合位点，阻止了对靶细胞的感染和破坏，这种效应被称为中和作用（neutralization）。具有中和作用的抗体称为中和抗体。只有 Ig 与抗原结合后才能激发相应免疫细胞和免疫分子发挥相应的功能。

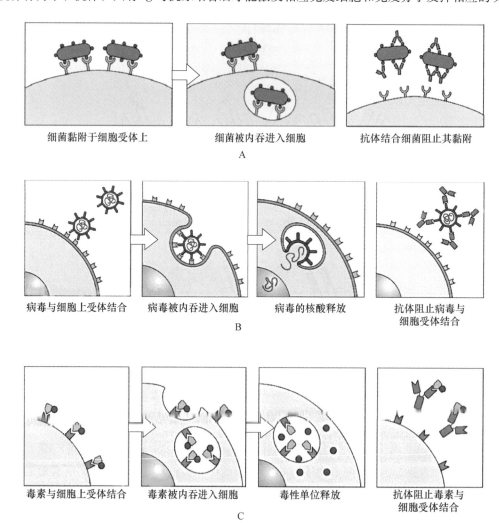

图 1-4-4　抗体 V 区特异性结合抗原
A. 抗体结合了细菌，阻止其黏附于细胞表面。B. 抗体结合了病毒，阻止其黏附于细胞表面。C. 抗体结合了毒素，阻止其对细胞产生毒性作用

二、免疫球蛋白 C 区的功能

（一）激活补体

抗体中只有 IgM 和 IgG 的亚类（IgG1、IgG3）具有补体的结合位点，可以通过经典激活途径激活补体，具体过程详见补体（第五章）所述。

（二）结合免疫细胞上的 Fc 受体，促使免疫效应的产生

IgG、IgA 和 IgE 的 Fc 段可以与细胞上相应的 Fc 受体结合，介导细胞发挥生物学效应。

1. 调理作用　抗体 IgG 的 Fc 段与巨噬细胞等细胞上的 IgG Fc 受体（FcγR）结合，能增强巨噬细胞的吞噬作用，称为调理作用（opsonization）。调理作用是抗原与抗体结合后被清除的方式之一（图 1-4-5）。抗体是一类重要的调理素。

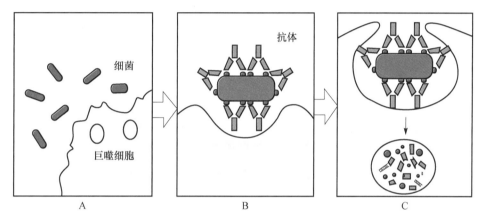

图 1-4-5　特异性抗体的调理吞噬作用
A. 没有特异性抗体时，巨噬细胞吞噬细菌的效率较低。B. 特异性抗体 Fab 段特异性结合细菌，Fc 段结合到巨噬细胞的 Fc 受体上。
C. 细菌与抗体被巨噬细胞内吞、消化

2. 抗体依赖的细胞介导的细胞毒作用（ADCC）　特异性抗体 IgG 结合了靶细胞的膜表面抗原后，其 Fc 段可以与具有杀伤作用的细胞（如 NK 细胞和巨噬细胞等）表面的 Fc 受体结合，致使细胞被激活，释放穿孔素和颗粒酶发挥杀伤作用。这是机体清除被抗体 IgG 结合的细胞性抗原的一种重要方式（图 1-4-6）。

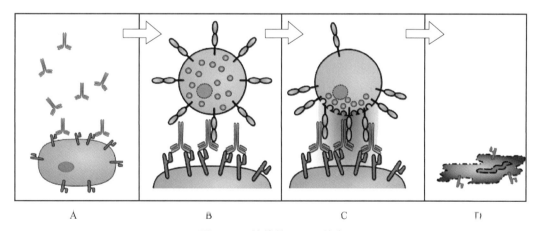

图 1-4-6　抗体的 ADCC 效应
A. 抗体与靶细胞上的抗原结合。B. 抗体的 Fc 段与 NK 细胞上的 Fc 受体结合。C. 受体交联使 NK 细胞
活化，释放颗粒（如穿孔素和颗粒酶等）。D. 靶细胞发生凋亡（修改自 www.wikipedia.org）

3. 通过胎盘　IgG 的 Fc 段可以与胎盘母体面滋养层细胞上的新生儿 Fc 受体（neonatal Fc receptor，FcRn）结合，然后被转移到滋养层细胞内，并被转运到滋养层细胞的胎儿面，随后 IgG 与 FcRn 解离，最终进入胎儿血液，继续发挥免疫学效应。目前已知，IgG 是唯一可以通过胎盘的抗体。

4. 穿越黏膜　分泌型二聚体 IgA（secretory IgA，sIgA）可以与黏膜上皮细胞表达的多聚 Ig 受体（poly-Ig receptor，pIgR）结合，并被内吞进入上皮细胞，再通过细胞的胞吐作用将其分泌到黏膜腔，同时带上了分泌片（图 1-4-7），可抵抗酶的分解破坏。

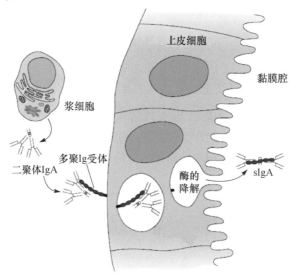

图 1-4-7　分泌型 IgA（sIgA）通过黏膜上皮细胞的过程

二聚体 IgA 与黏膜下层上皮细胞表面的 poly-Ig 受体结合，被内吞到上皮细胞内，在转运到黏膜表面时 poly-Ig 受体被酶解，酶解片段与 IgA 二聚体结合，分泌至黏膜腔（修改自 Kindt et al.，2006）

5. 介导Ⅰ型超敏反应　　IgE 的 Fc 段能与肥大细胞和嗜碱粒细胞表面的 IgE 的 Fc 受体（FcεR）结合，并使其致敏，最终引发Ⅰ型超敏反应（详见第十七章超敏反应）。

第三节　各类免疫球蛋白的主要特性

5 种类型 Ig 因其各有不同的结构组成（图 1-4-8），导致各类 Ig 功能也有所不同。

一、IgM

IgM 没有铰链区，柔韧性较差，每条重链含 4 个 C 区。其主要特性在于：①机体中的 IgM 主要以五聚体形式存在于血液中，分子质量最大，同时也可以像 IgA 一样通过 pIgR 跨细胞转运到黏膜表面；而表达在细胞膜表面的 IgM 是单体，与 IgD 一起表达在成熟的 B 细胞上，构成 B 细胞抗原受体。②IgM 是个体发育过程中最早产生的抗体，胎儿在胚胎发育晚期就可以产生 IgM，所以脐血中 IgM 升高常提示胎儿在宫内感染了病原体。③IgM 是初次免疫应答（primary immune response）中最早合成的抗体，在早期感染中发挥着重要的免疫防御作用，故检测到血清中 IgM 升高常提示有新近感染。④IgM 还可以由 B-1 细胞在病原体表面糖类成分的诱导下活化并产生。⑤五聚体的 IgM 有 10 个抗原结合位点，有较强的抗原结合能力。⑥作为五聚体，IgM 激活补体的能力也在所有抗体中最强。

二、IgG

IgG 仅以单体形式存在，人类的 IgG 按其铰链区的长度和二硫键的位置不同可分 4 种亚类，分别是 IgG1、IgG2、IgG3 和 IgG4。IgG 的主要特性有：①IgG 是血液和组织液的主要 Ig，占血清总 Ig 的 75％～80％，含量最高，分布广泛。②IgG 是再次应答的主要抗体，与抗原结合的亲和力较高。③能激活补体（IgG4 除外），并能介导调理作用和 ADCC，对病原体的清除有重要作用。④IgG 能借助 FcRn 穿越胎盘进入胎儿体内，而初乳中的 IgG 可以与新生儿肠道中的 FcRn 结合，因此在新生儿抗感染免疫中起重要作用。⑤IgG 的 Fc 段可以与金黄色葡萄球菌 A 蛋白（SPA）非特异性结合，而不影响 Fab 段活性，在有适量的相应抗原存在时，可以使出现的凝集现象更易于观察，称为协同凝集。⑥IgG 是某些自身免疫病中产生的主要抗体。

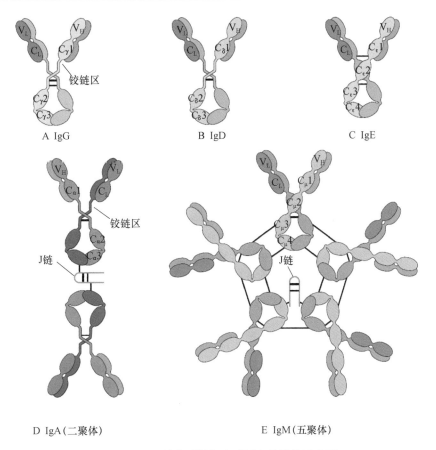

A IgG　　　　　　B IgD　　　　　　C IgE

D IgA（二聚体）　　　　　　E IgM（五聚体）

图 1-4-8　5 种类型的免疫球蛋白的结构示意图
J 链将 IgM 连接成五聚体，将 IgA 连接成二聚体，IgG、IgD 和 IgE 均为单体（修改自 Kindt et al.，2006）

三、IgA

IgA 有两个亚类，即 IgA1 和 IgA2。存在于血清中的 IgA 以单体为主，黏膜固有层浆细胞产生的 IgA 大多是由 J 链连接而成的二聚体，能通过 pIgR 转运至黏膜表面，称为 sIgA。其主要特性是：①能阻止病原体黏附并定居到黏膜细胞表面，是黏膜免疫的主要组分。②有中和抗体活性，能防止病原体和毒素进入细胞。③新生儿可以通过初乳从母体获得 sIgA，从而抵抗病原体通过黏膜入侵机体。

四、IgD

IgD 以单体形式存在。血清中含量较少，常与 IgM 一起表达于成熟的 B 细胞膜上，共同作为 B 细胞的抗原识别受体。

五、IgE

IgE 重链有 4 个恒定区，没有铰链区。主要由上皮下的浆细胞分泌。其特性和功能在于：①在健康人血清中含量极少，而在 I 型超敏反应患者血清中水平明显升高。②IgE 可以与肥大细胞和嗜碱粒细胞上的 Fc 受体结合，介导 I 型超敏反应（见第十七章超敏反应）。③参与抗某些寄生虫感染的免疫反应。

表 1-4-1 是 5 类 Ig 在人体血清中的正常值，比比看，谁多谁少？

表 1-4-1　5 类 Ig 在人体血清中的正常值

	IgM	IgG	IgA	IgD	IgE
占血清总 Ig 的百分率	5%～10%	75%～85%	10%～15%	0.3%	0.02%
血清含量/(mg/ml)	0.7～1.7	9.5～12.5	1.5～2.6	0.03	0.0003

第四节 人工制备抗体

随着抗体应用范围的扩展，现在已经能用人工方法制备符合要求的多种抗体。常用的人工制备的抗体有 3 类：多克隆抗体（polyclonal antibody）、单克隆抗体（monoclonal antibody）和基因工程抗体（genetic engineering antibody）。

一、多克隆抗体

天然抗原有多个不同表位，可以激活体内多个 B 细胞克隆，产生针对多种不同表位的抗体，称为多克隆抗体。获得多克隆抗体的方法主要有抗原直接免疫动物获得的抗血清、免疫接种人群和恢复期患者的血清。

多克隆抗体有以下特点：①多克隆抗体容易制备，作用全面，可直接输给其他个体用于快速获得短期的免疫力。②多克隆抗体针对多个抗原表位，容易与其他抗原产生交叉反应，影响检测结果。这一缺点限制了多克隆抗体在临床检验和实验室研究中的应用。

二、单克隆抗体

为了获得针对单一表位的抗体，Köhler 和 Milstein 建立了杂交瘤技术，即将能分泌抗体的 B 细胞和不能产生抗体却可以长期存活的骨髓瘤细胞融合，获得了既能长期存活又能分泌抗体的杂交瘤细胞。每个杂交瘤细胞包含一个 B 细胞，能产生针对单一抗原表位的均一抗体，此抗体称为单克隆抗体（图 1-4-9）。

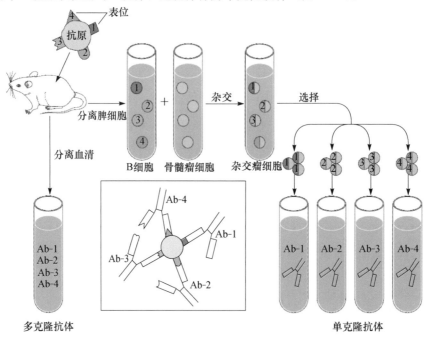

图 1-4-9 单克隆抗体的制备

直接用抗原免疫小鼠可以得到传统的多克隆抗体，它是单克隆抗体的混合物，分别针对 4 种抗原表位。取小鼠的脾细胞（含 B 细胞）与小鼠骨髓瘤细胞杂交，选择杂交瘤细胞，该细胞既能大量扩增又能分泌抗体，而且这种抗体由单一的 B 细胞克隆增殖后产生，只针对单一的抗原表位，是单克隆抗体（修改自 Kindt et al.，2006）

与多克隆抗体相比，单克隆抗体有不可替代的优点：①产生单克隆抗体的细胞株一旦获得便可以长期培养，分泌抗体，且纯度极高。②可以挑选出不与其他抗原发生交叉反应的单克隆抗体，特异性较高。

因此，目前单克隆抗体已经广泛用于临床检验、蛋白质结构和功能的研究。

三、基因工程抗体

用基因重组技术制备的抗体称为基因工程抗体。

多克隆抗体和单克隆抗体均存在一个共同的问题，即动物源性，直接应用于人体会诱导抗体产生。而基因工程抗体要解决的问题一是去除其鼠源性，实现人源化；二是改进抗体的功能，用于临床治疗。

对抗体进行人源化改造的基因工程抗体主要有：①嵌合抗体（chimeric antibody），由鼠源性抗体的 V 区与人抗体的 C 区拼接而成。②人源化抗体（humanized antibody），是将人抗体的 CDR 代之以鼠源性单克隆抗体的 CDR，鼠源性只占极少部分。③完全人源化抗体，是采用基因敲除技术将小鼠 Ig 基因敲除，代之以人 Ig 基因，然后用抗原免疫小鼠，再经杂交瘤技术制备出完全人源化抗体。

此外，改进了抗体功能的基因工程抗体有单链抗体、双特异性抗体等。

现在已经上市并应用于临床的抗体药物属于哪些类型？

目前应用于临床的抗体药物均为人工制备的抗体，有鼠源化的抗体，更多的是改造过的人源化的抗体，详情请参见表 1-4-2。

表 1-4-2　美国 FDA 批准上市的抗体药物

抗体类型	目标抗原	产品	适应证	批准年份
鼠源抗体	CD3	Othoclone	异体移植	1986
嵌合抗体	ⅢαⅢβ	Reopro	心血管疾病	1994
鼠源抗体	17-1A	Panorex	肿瘤	1995
嵌合抗体	CD20	Rituxan	非霍奇金淋巴瘤	1997
人源化抗体	CD25	Zenapax	肾脏移植	1997
嵌合抗体	CD25	Simulect	肾脏移植	1998
抗体融合蛋白	TNF-α	Enbrel	类风湿关节炎	1998
人源化抗体	Fprotein	Synagis	呼吸道感染	1998
人源化抗体	HER2/neu	Herceptin	乳腺癌	1998
嵌合抗体	TNF-α	Remicade	类风湿关节炎	1999
人源化抗体	CD33	Mylotarg	白血病	2000
人源化抗体	CD52	Campath	淋巴瘤	2001
鼠源抗体	CD20-Y90	Zevalin	淋巴瘤	2002
人源化抗体	TNF-α	Humira	类风湿关节炎	2002
人源化抗体	IgE	Xolair	中度至严重的因过敏引起的哮喘	2003
抗体融合蛋白	CD2	Alefacept	银屑病	2003
鼠源抗体＋放射素标记抗体	CD20	Bexxar	非霍奇金淋巴瘤	2003
人源化抗体	CD11a	Raptiva	银屑病	2003
人源化抗体	EGFR	Erbitux	结肠癌	2004
人源化抗体	VEGF	Avastin	结肠癌（2004）、非小细胞肺癌（2006）、乳腺癌（2008）	2004
人源化抗体	α4-整合素	Tysabri	多发性硬化（2004）克隆氏病（2008）	2004
人源化抗体	VEGF	Lucentis	老年黄斑病变	2006
全人源化抗体	EGFR	Vectibix	结肠直肠癌	2006
人源化抗体	C5	Soliris	阵发性睡眠性血红蛋白尿症	2007

小　　结

免疫球蛋白的结构包括 2 条相同的轻链和 2 条相同的重链，轻链和重链之间由二硫键连接。每条链都有结构域，分为可变区和恒定区。可变区的氨基酸变化集中在高变区（也称 CDR）；恒定区氨基酸组成较稳定。木瓜蛋白酶可以将 Ig 水解成 2 个 Fab 段和 1 个 Fc 段，而胃蛋白酶则将其水解成 1 个 $F(ab')_2$ 片段和碎片 pFc' 片段。

抗体的功能：V 区可特异性结合抗原，阻止病原体的入侵和中和外毒素的毒性作用。C 区的 Fc 段与不同细胞上的 Fc 受体结合能介导不同的功能，如与巨噬细胞 Fc 受体结合可以调理吞噬；与 NK 细胞等有杀伤能力的细胞 Fc 受体结合可以激发 ADCC；与胎盘滋养层细胞 FcRn 结合介导 IgG 通过胎盘；与黏膜上皮细胞上的 poly-Ig 受体结合能让 IgA 穿越上皮细胞，并从黏膜表面分泌出来；IgE 与肥大细胞和嗜碱粒细胞上的 Fc 受体结合则能介导 Ⅰ 型超敏反应等。

Ig 有 5 种类型，其结构和功能各有特点：IgM 是初次应答的主要抗体；IgG 是再次应答的主要抗体；sIgA 是黏膜免疫的主要抗体；以上 3 种抗体在抗感染免疫中发挥重要作用。IgD 与 IgM 主要参与 BCR 的组成；IgE 则是介导 Ⅰ 型超敏反应的主要抗体。

人工制备的抗体主要有多克隆抗体、单克隆抗体和基因工程抗体。目前这 3 种抗体已经广泛应用于临床诊断、治疗及其相关的实验研究之中。

主要参考文献

何维. 2010. 医学免疫学. 2 版. 北京：人民卫生出版社.

金伯泉. 2008. 医学免疫学. 5 版. 北京：人民卫生出版社.

Firan M，Bawdon R，Radu C，et al. 2001. The MHC class I-related receptor，FcRn，plays an essential role in the maternofetal transfer of γ-globulin in humans. International Immunology，13（8）：993～1002.

Kindt T J，Goldsby R A，Osborne BA. 2006. Kuby Immunology. 6th ed. New York：W. H. Freeman & Co Ltd.

Murphy K，Travers P，Walport M. 2008. Janeway's Immunobiology. 7th ed. New York：Garland Science.

问 答 题

1. CDR 在抗体分子的什么位置？有哪些功能？

2. IgG 与 IgM 相比，各有什么特点？

3. 你能画图说明 Ig 分子的基本结构吗？

（孙可一）

第五章
CHAPTER 5　补体系统

19世纪末，比利时的 Bordet 等在研究机体防御细菌感染机制时，发现血清中有一种物质能辅助抗体溶解细菌，并将其命名为补体（complement，C）。之后证实，补体是存在于人和动物血清、组织液和细胞膜表面的一组不耐热，且活化后具有酶活性的糖蛋白（也称其为酶蛋白），可介导免疫应答和炎症反应。目前已知，补体并非单一分子，而是由30多种可溶性蛋白和膜结合性蛋白组成。1968年WHO命名委员会将补体相关蛋白统一命名为补体系统（complement system）。现已发现，补体系统可经3条途径激活，即经典激活途径（classical pathway，CP）、旁路激活途径（alternative pathway，AP）和凝集素激活途径。而补体活化后的产物可介导溶解细胞（或细菌）、调理吞噬、清除免疫复合物和炎症反应等，在免疫防御和免疫调节中发挥了重要的生物学效应。补体是机体固有免疫和适应性免疫应答中的重要组成成分，当补体成分缺陷或功能障碍时易引起多种疾病。

第一节　补体概述

一、补体系统的组成

补体系统由补体固有成分（complement component）、补体调节蛋白（complement regulatory protein）和补体受体（complement receptor，CR）等三部分组成。

1. 补体固有成分　补体固有成分指存在于体液中、参与补体激活酶促连锁反应的补体成分，包括经典激活途径的 C1q、C1r、C1s、C4、C2；旁路激活途径的 B 因子（factor B）、D 因子（factor D）和备解素（properdin，P）；甘露糖结合凝集素（mannan-binding lectin，MBL）激活途径的 MBL 及 MBL 相关丝氨酸蛋白酶（MBL-associated serine protease，MASP）；补体活化后共同末端通路的 C3、C5～C9。

2. 补体调节蛋白　补体调节蛋白主要指存在于血浆、体液和细胞膜表面，通过调节补体激活途径中的关键酶而控制补体活化强度和范围的蛋白质分子。其中存在于血浆或体液中的 C1 抑制物（C1 inhibitor，C1IHN）、C4 结合蛋白（C4 binding protein，C4bp）、H 因子（factor H）、I 因子（factor I）、S 蛋白（S protein，SP）、血清羧肽酶 N 等，以及表达于细胞表面的膜辅助蛋白（membrane cofactor protein，MCP）、衰变加速因子（decay accelerating factor，DAF）和 CD59 等。

3. 补体受体　补体受体指存在于细胞表面、能与补体激活过程中所产生的活性片段结合且介导多种生物效应的受体分子，包括 CR1、CR2、CR3、CR4、CR5 及 C1qR、C3aR、C4aR、C5aR、H 因子相关蛋白受体（HR）等。

二、补体系统的命名

补体以 C 表示。补体经典激活途径和共同末端通路的固有成分按其被发现的先后，依次命名为 C1、C4、C2、C3、C5、C6、C7、C8、C9，其中 C1 由 3 个亚单位组成，分别称为 C1q、C1r、C1s。活化后的补体成分或复合物，在其符号上划一横线表示，如 $\overline{C1}$、$\overline{C3bBb}$；补体的灭活成分，则在其符号前加 i 表示，如 iC3b。

三、补体的理化性质及生物合成

1. 理化性质　补体多数组分是糖蛋白，且大多属 β 球蛋白。多数补体成分的性质很不稳定，加热 56℃、30min 即被灭活。许多理化因素，如紫外线、强酸、强碱、乙醇及蛋白酶等均能破坏补体的活性。另外，补体系统的活性与 pH（最宜为 7.2～7.4）、温度（最佳为 30～37℃）及 Ca^{2+} 和 Mg^{2+} 的存在均有关。

2. 血清中的含量　血清中补体各成分含量相差悬殊，其中以 C3 为最高，可达 $1300\mu g/ml$，其次为 C4、S 蛋白和 H 因子，各约为 C3 含量的 1/3；其他成分的含量仅为 C3 的 1/10 或更低。不同动物血清的补体含量也有差异，因豚鼠血清中补体含量丰富，故实验用补体多取自豚鼠新鲜血清。人类胚胎发育早期即可合成补体各成分，出生后 3～6 个月达到成人水平。

3. 合成部位　血清中补体成分主要由肝脏合成，少数成分由肝脏以外的细胞合成。例如，C1 由肠上皮细胞和单核/巨噬细胞产生；其他器官和细胞（如内皮细胞、淋巴细胞、神经胶质细胞及肾脏上皮细胞等）也能合成补体的某些成分。感染、组织损伤及炎症状态下，补体产生增多，血清补体含量升高。

第二节　补体系统的激活

在生理情况下，补体固有成分以无活性形式存在，当受到某些激活物（如某些抗原-抗体复合物及进入体内的病原体等）作用后，补体各成分按一定的顺序，通过级联酶促反应依次被激活，产生多种补体成分的水解片段和具有酶活性的复合分子，从而发挥多种不同的生物学效应。目前已发现 3 条补体激活途径，即经典激活途径（classical pathway，CP）、旁路激活途径（alternative pathway，PA）和 MBL 激活途径。3 条激活途径具有共同的末端通路过程（图 1-5-1）。

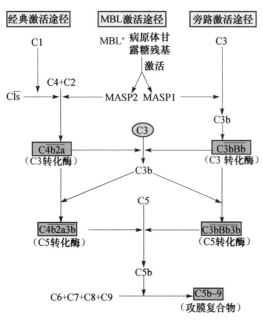

图 1-5-1　补体 3 条激活途径全过程示意图

一、经典激活途径

经典激活途径（CP）主要由抗原-抗体复合物与 C1q 结合而启动的一系列的级联酶促反应过程。又称传统途径或 C1 激活途径。

（一）激活物

激活物主要是免疫复合物（immune complex，IC），IC 中抗体分子的 Fc 段与 C1q 结合是经典激活途径的始动环节。其中抗体类型为 IgG1、IgG2、IgG3 亚类和 IgM。与抗原结合的 IgM 一个分子即可激活补体，而 IgG 则需两个或两个以上紧密相邻的分子才能激活补体的经典途径。

（二）激活过程

整个激活过程分为识别阶段和活化阶段。

1. 识别阶段　　抗原和抗体结合后，抗体发生构象改变，使 Fc 段的补体结合部位暴露，补体 C1 分子的 C1q 与之结合并被激活，在 Ca^{2+} 作用下随后顺序激活 C1 分子中 C1r 和 C1s，形成 C1 酯酶。

C1 是由 C1q、C1r 和 C1s 分子组成的多聚体复合物。C1q 为六聚体，呈球形，其每一亚单位的头部是与 Ig 补体结合位点结合的部位。C1r 和 C1s 与 C1q 相连（图 1-5-2）。当两个以上的 C1q 头部被 IC 中 IgM 或 IgGFc 段结合固定后，C1q 六个亚单位的构象即发生改变，随之激活 C1r，C1r 裂解 C1s 并使之活化。

2. 活化阶段　　C1s 依次裂解 C4、C2，形成具有酶活性的 C3 转化酶，后者进一步裂解 C3 并形成 C5 转化酶。

C1s 作用于 C4，裂解成小片段 C4a 和大片段 C4b，其中 C4a 释放入液相；C4b 可与胞膜或 IC 结合。在 Mg^{2+} 存在下，C2 与 C4b 形成 Mg^{2+} 依赖性复合物，被 C1s 裂解后，裂解成大片段 C2a 和小片段 C2b，其中，C2b 释放入液相；C2a 可与 C4b 结合形成 C3 转化酶（即 C4b2a）。

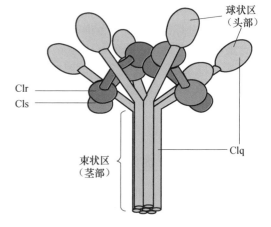

图 1-5-2　C1 分子结构示意图

C1 分子由 1 分子的 C1q 和 2 分子的 C1r 及 2 分子的 C1s 连接而成

C4b2a 中的 C4b 可与 C3 结合，C2a 可裂解 C3，产生小片段 C3a 和大片段 C3b，其中 C3a 释放入液相；大部分 C3b 与 H_2O 反应从而失去活性，不再参与补体级联反应，约 10% 的 C3b 分子可与细胞表面的 C4b2a 结合形成 C5 转化酶（即 C4b2a3b）。

此外，C3b 也可在 H 因子和 I 因子的作用下，水解为无活性的 iC3b，iC3b 再经 I 因子裂解为 C3c 和 C3dg。在炎性细胞所产生的丝氨酸蛋白酶作用下，C3dg 进一步被裂解为 C3d 和 C3g，这些 C3b 的裂解片段可分别参与免疫应答的效应过程与调节。

二、旁路激活途径

旁路激活途径（AP）又称替代激活途径或 C3 激活途径，是指由微生物或外源异物直接激活 C3，在 B 因子、D 因子和备解素的参与下，形成 C3 转化酶和 C5 转化酶的级联酶促反应过程。旁路激活途径不需要依赖抗体，在种系发生上，是最早出现的补体激活途径，在感染早期发挥重要的防御作用。

1. 激活物　　激活物主要是某些细菌、脂多糖、酵母多糖、葡聚糖、凝聚的 IgA 和 IgG4 等，这些成分实际上是为补体激活提供了保护性的环境和接触表面。

2. 激活过程　　C3 是启动旁路激活途径并参与其后级联反应的关键分子。天然 C3 与水分子形成 C3（H_2O），在 Mg^{2+} 存在下，与 B 因子结合形成 C3bB 复合物；D 因子继而将结合状态的 B 因子裂解成小片段 Ba 和大片段 Bb。Ba 释放入液相，Bb 仍附着于 C3b，形成旁路激活途径 C3 转化酶（即 $C\overline{3bBb}$），其中 Bb 片段具有蛋白酶活性，可裂解 C3。$C\overline{3bBb}$极不稳定，可被血清中的 H 因子和 I 因子迅速灭活，而血清中备解素可与 $C\overline{3bBb}$结合，并使之稳定。

$C\overline{3bBb}$裂解 C3 产生更多的 C3b，部分的 C3b 又可与 $C\overline{3bBb}$结合形成 $C\overline{3bBb3b}$（或称 $C\overline{3b_nBb}$，$n\geqslant2$），此即旁路激活途径 C5 转化酶；其后的级联酶促反应过程与经典激活途径完全相同。另外，旁路激活途径产生的部分 C3b，以及经典激活途径和 MBL 激活途径中产生或自发产生的 C3b，形成旁路激活途径的正反馈放大效应或称正反馈环（图 1-5-3）。

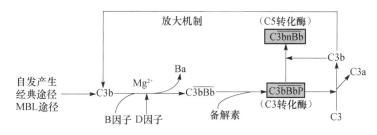

图 1-5-3　补体旁路激活途径示意图

三、甘露糖结合凝集素激活途径

甘露糖结合凝集素（MBL）激活途径又称凝集素（lectin pathway，LP）途径，是由血浆中甘露糖结合凝集素直接识别多种病原微生物表面的甘露糖（mannose）和 N-氨基半乳糖等，进而激活 MASP 介导的级联酶促反应过程。

MBL 激活途径的主要激活物为表面含有甘露糖、岩藻糖（fucose）和 N-氨基半乳糖的病原微生物。MBL 是一种钙依赖性糖结合蛋白，属凝集素家族，可识别和结合病原微生物表面的甘露糖（mannose）、岩藻糖和 N-乙酰葡糖胺（N-acetyl-glucosamine，GlcNAc）等糖结构。MBL 与 C1q 虽无氨基酸序列上的同源性，但二者分子结构类似。在 Ca^{2+} 存在的条件下，MBL 与病原微生物的糖类配体结合后，发生构象改变，导致 MASP 活化。

MASP 有 3 类，即 MASP1、MASP2 和 MASP3。活化的 MASP2 具有与 $C\overline{1s}$ 类似的生物学活性，顺序裂解 C4、C2 分子，生成类似经典激活途径的 C3 转化酶 $C\overline{4b2a}$，此后活化过程与经典激活途径相同；活化的 MASP1 则可直接裂解 C3 生成 C3a 和 C3b，参与并加强旁路激活途径的正反馈环路。MASP3 目前功能尚不清楚。此外，血清纤维蛋白胶凝素（ficolin，FCN）亦能直接识别 N-乙酰葡糖胺，继而激活 MASP，启动 MBL 激活途径。

四、补体激活的共同末端过程

参与补体 3 条激活途径末端过程的组分及激活过程相同。其主要过程是：3 条补体激活途径所形成的 C5 转化酶（$C\overline{4b2a3b}$或 $C\overline{3bBb3b}$），均可裂解 C5 产生 C5a 和 C5b。C5a 游离于液相，是重要的炎症介质；C5b 则结合于细胞表面，依次与 C6、C7 结合为 C5b67 复合物并插入脂质双层中，然后与 C8 结合为 C5b678 复合物，插入膜内较深，细胞膜有轻度损伤。在 C5b678 复合物的催化下，促进 12～15 个 C9 分子在细胞膜表面聚合，形成 C5b～9 复合物，即膜攻击复合物（membrane attack complex，MAC）。MAC 贯穿整个靶细胞膜，形成内径约 11nm 的亲水性跨膜孔道（图 1-5-4），可使小的可溶性分子、离子及水分子自由透过细胞膜，但蛋白质等大分子难以从细胞质中逸

出，最终导致胞内渗透压降低，细胞溶解

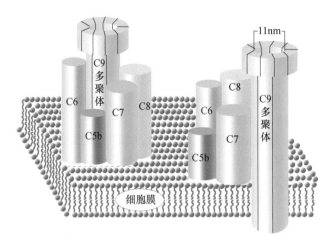

图 1-5-4　MAC 示意图

补体膜攻击复合物（MAC）由 C5b6789 组成，即 C5b~9 复合物，可导致靶细胞溶解

补体 3 条激活途径在抗病原微生物感染中作用时间及其相互关系是什么？

当病原微生物侵入机体后，特异性抗体产生之前数天内，由旁路激活途径和 MBL 激活途径通过识别微生物表面或其糖链组分而触发级联酶促反应，发挥抗感染早期效应；在特异性抗体产生之后，主要通过经典激活途径识别免疫复合物而触发级联酶促反应，发挥抗感染中晚期效应。经典激活途径和 MBL 激活途径中产生的 C3b，与旁路激活途径中 C3 正反馈环路协同作用，可形成更为有效的抗感染防御机制。

补体是一种相对独立的免疫防御系统。经典激活途径、旁路激活途径和 MBL 激活途径起点虽然各异，但存在相互交叉，并具有共同的终末反应过程（表 1-5-1）。

表 1-5-1　补体三条激活途径比较

	经典激活途径	旁路激活途经	凝集素激活途径
主要激活物质	免疫复合物（抗原-抗体复合物）等	脂多糖、酵母多糖、葡聚糖、凝聚的 IgA 等	甘露糖、岩藻糖和 N-氨基半乳糖等
起始分子	C1q	C3b	MBL 或 FCN
参与补体成分	C1~C9	C3、C5~C9、B 因子、D 因子、备解素（P 因子）	MBL、MASP、C2~C9
所需离子	Ca^{2+}、Mg^{2+}	Mg^{2+}	Ca^{2+}、Mg^{2+}
C3 转化酶	$\overline{C4b2a}$	$\overline{C3bBb}$	$\overline{C4b2a}$、$\overline{C3bBb}$
C5 转化酶	$\overline{C4b2a3b}$	$\overline{C3bBb3b}$	$\overline{C4b2a3b}$、$\overline{C3bBb3b}$
作用	参与特异性体液免疫效应阶段	参与固有免疫，在感染早期起重要作用	参与固有免疫，在感染急性期起作用

第三节　补体受体

补体受体（CR）是指表达于细胞表面能与某些补体成分或补体片段特异性结合的糖蛋白分子。补体系统激活后所发挥的一系列生物效应大多是由补体受体介导的。目前补体受体主要有 CR1、CR2、CR3、CR4 和 CR5，以及 C1qR、C3aR、C4aR、C5aR、H 因子受体等其他补体成分受体。

CR1 亦称为 C3b 受体或 C3b/C4b 受体，在体内分布广泛，表达于红细胞、粒细胞、单核/巨噬细胞、B 细胞、T 细胞等。CR1 的免疫功能可能有以下几方面：①吞噬细胞通过 CR1 间接识别（indirect recognition）C3b 或 C4b 包被颗粒及微生物，从而增强其吞噬作用。②红细胞通过 CR1 结合被 C3b 包被的 IC，以便将 IC 运送至肝脏、脾进行处理。③可作为 I 因子的辅助因子，裂解 C3b，产生 C3d，C3d 为 B 细胞上 CR2 的配体，C3d 与 CR2 结合能促进 B 细胞活化。

CR2 亦称 C3d 受体，主要分布在 B 细胞、单核细胞、树突状细胞等表面。其配体为 C3dg、C3d 和 iC3b 中的 C3d 部分。同时 CR2 也是 EB 病毒的受体，但 CR2 与 C3d 结合的部位和 EB 病毒受体结合部位不是同一部位。CR2

的主要免疫功能对 B 细胞的活化、增殖和分化，以及 Ig 的产生和记忆起重要的调节作用。

CR3 和 CR4 均能与 iC3b 特异性结合，故又称 iC3b 受体。主要表达于中性粒细胞、单核/巨噬细胞和 NK 细胞等表面。CR3 通过与 iC3b 的结合促进吞噬细胞的吞噬作用和 NK 细胞的杀伤作用。CR4 的功能主要是增强 Fc 受体介导的吞噬作用。

C3aR 或 C4aR 表达于肥大细胞、嗜碱粒细胞、平滑肌细胞和淋巴细胞等表面，与配体 C3a 或 C4a 结合主要介导肥大细胞分泌血管活性介质，调节前列腺素和 5-HT 产生，促进中性粒细胞分泌溶菌酶，有利于增强机体的抗感染防御机制。C5aR 表达于肥大细胞、嗜碱粒细胞、中性粒细胞、单核/巨噬细胞和内皮细胞等表面，与配体 C5a 结合可产生致痉挛作用、趋化作用、过敏毒素作用等多种生物学效应。

第四节　补体系统的调节

补体系统是一个有着精密调控机制的复杂蛋白质反应系统。补体一旦被激活，在严格、准确的调控机制作用下，使之发挥适度的生物学效应，以防补体过度消耗和对自身组织细胞造成损伤。补体系统的调控包括补体的自身调控及补体调节蛋白的作用。

一、补体的自身调控

补体激活过程中生成的某些中间产物极不稳定，成为级联反应的重要自限因素。例如，不同激活途径的 C3 转化酶（$\overline{C4b2a}$ 和 $\overline{C3bBb}$）极易衰变，从而限制 C3 裂解及其后的酶促反应；与细胞膜结合的 C4b、C3b 及 C5b 也易衰变，可阻断补体级联过程。此外，只有结合于固相的 C4b、C3b 及 C5b 才能触发经典激活途径，而旁路激活途径的 C3 转化酶仅在特定的细胞或颗粒表面才具有稳定性，故人体血循环中一般不会发生过强的自发性补体激活反应。

二、补体调节蛋白的作用

补体调节蛋白可与不同补体成分相互作用，使补体的激活与抑制处于精细的平衡状态，从而既能防止对自身组织造成损害，又能有效地杀灭外来微生物。目前已发现的可溶性或膜结合补体调节蛋白有 10 余种，按其作用特点可分为三类：①防止或限制补体在液相中自发激活的抑制剂。②抑制或增强补体对底物正常作用的调节剂。③保护机体组织细胞免遭补体破坏作用的抑制剂。

（一）经典激活途径的调节

1. C1 抑制物　　C1 抑制物（C1 inhibitor，C1INH）是可溶性蛋白，可与 C1r 或 C1s 和 MASP 以共价键结合成稳定的复合物，使之不能裂解 C4 和 C2，从而阻断 $\overline{C4b2a}$ 的形成。另外，C1INH 还能抑制 XIa 和 XIIa 因子、激肽释放酶和纤溶酶，从而在调节凝血、激肽及纤溶系统中发挥重要作用。

2. 抑制经典激活途径 C3 转化酶形成

（1）C4 结合蛋白：C4 结合蛋白（C4 binding protein，C4bp）是可溶性蛋白，与 C4b 结合后能抑制 C4b 与 C2a 结合，从而阻止经典激活途径 C3 转化酶的形成；另外 C4bp 可作为辅助因子，促进 I 因子对 C4b 的裂解（图 1-5-5）。

（2）I 因子：旧称 C3b 灭活因子，是一种具有丝氨酸蛋白酶活性的可溶性蛋白，在 C4bp、H 因子等辅助因子的协同下，可将 C3b 裂解为 C3dg、C3c，亦可将 C4b 裂解为 C4c、C4d，由此而控制补体的活化。

（3）膜辅助蛋白：膜辅助蛋白（membrane cofactor protein，MCP）分布广泛，表达于粒细胞、血小板、淋巴细胞、上皮细胞和成纤维细胞等的表面，作为重要的辅助因子，可与 C3b 和 C4b 结合而促进 I 因子对 C3b 和 C4b 的裂解，从而保护自身宿主细胞免遭补体介导的破坏。

（4）衰变加速因子：衰变加速因子（decay-accelerating factor，DAF）表达于所有外周血细胞、内皮细胞和各种黏膜上皮细胞等表面，可诱导 C2a 裂解，并可与 C4b 结合，从而抑制 C3 转化酶形成并促进其裂解（图 1-5-6）。

（二）旁路激活途径的调节

1. 抑制旁路激活途径 C3 转化酶形成　　H 因子、CR1 和 MCP 均可作为辅助因子，促进 I 因子裂解 C3b；CR1 和 DAF 可竞争性抑制 B 因子与 C3b 结合，从而干扰旁路激活途径 $\overline{C3bBb}$ 的形成。

2. 对旁路激活途径的正调节作用　　备解素（即 P 因子）与 C3bBb 结合后发生构象改变，可使 C3bBb 半衰

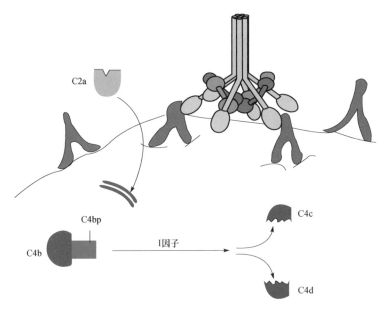

图 1-5-5　C4bp 和 I 因子抑制 C3 转化酶形成

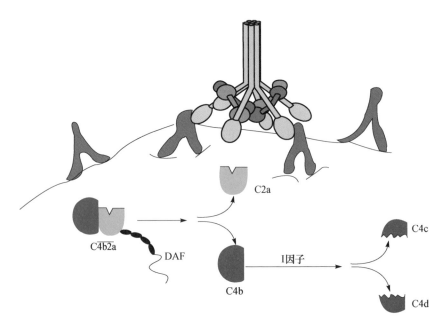

图 1-5-6　DAF 和 I 因子抑制 C3 转化酶形成

期延长 10 倍，从而加强 C3bBb 裂解 C3 的作用。另外，某些疾病（如膜增生型肾小球肾炎）患者血清中存在一种 C3 肾炎因子（C3 nephritic factor，C3Nef），它实际上是抗 C3 转化酶的自身抗体，与 C3bBb 特异结合后，可直接稳定 C3bBb，并使其半衰期延长 10～30 倍。

I 因子或 H 因子缺乏容易引起哪些疾病？

机体内 I 因子或 H 因子缺乏易导致反复感染，并常伴有肾小球肾炎等 IC 性疾病。其机制在于：I 因子或 H 因子均造成 C3b 不能降解，致使补体旁路激活途径 C3 转化酶生成失控，C3 过度激活则可导致继发性 C3 缺陷，这不仅阻碍了抗感染效应，而且还降低了循环 IC 的清除能力，致使循环 IC 易沉积在肾小球等部位，导致相应的炎症反应。

（三）膜攻击复合物形成的调节

CD59 亦称膜反应性溶解抑制物（membrane inhibitor of reactive lysis，MIRL），分布广泛，可表达于皮肤、肝脏、肺、肾脏、神经系统、胎盘及各种血细胞，其作用是阻碍 C7、C8 或 C9 与 C5b6 结合，阻止 MAC 组装，从而限制补体系统对自身或同种细胞的溶解作用。

第五节　补体的生物学作用

补体激活的共同终末效应是在细胞膜上组装 MAC，介导细胞溶解效应。同时，补体激活过程中生成多种裂解片段，通过与相应受体结合而介导多种生物学功能，见表 1-5-2。

表 1-5-2　补体成分及其裂解产物的生物学作用

补体成分或裂解产物	生物学作用	作用机制
MAC（C5b～9）	溶菌、杀菌与细胞毒作用	嵌入细胞膜的脂质双层结构中，使细胞膜穿孔，细胞内容物渗出及致死量 Ca^{2+} 内流等
C3b、C4b、iC3b	调理作用	与细菌或细胞结合，使之易被吞噬细胞吞噬
C3b	免疫黏附	与 IC 结合成复合物后，黏附于红细胞或血小板，有利于复合物被吞噬细胞吞噬
C2a	激肽样作用	增强血管通透性
C3a、C4a、C5a	过敏毒素	与肥大细胞或嗜碱粒细胞等结合，使之释放生物活性介质，致使毛细血管扩张等
C3a、C5a、C567	趋化因子	吸引中性粒细胞及单核/巨噬细胞向炎症部位聚集，发挥吞噬作用

一、溶解细胞、细菌和病毒的细胞毒作用

补体系统被激活后，可在靶细胞表面形成攻膜复合物，从而导致靶细胞溶解，这种补体介导的细胞溶解是机体抵抗病原生物感染的一种防御机制（图 1-5-7）。在无抗体存在的情况下，某些微生物及寄生虫可"激活"补体旁路

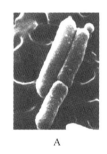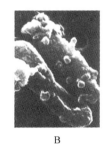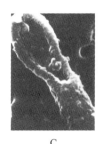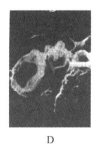

A　　　　　　　　B　　　　　　　　C　　　　　　　　D

图 1-5-7　补体攻击大肠杆菌（扫描电镜，3 万倍）

A. 大肠杆菌。B 和 C. 补体攻击大肠杆菌。D. 补体和溶酶体联合杀伤大肠杆菌（Schreiber RD et al.，1979）

激活途径及 MBL 激活途径，最终被溶解致死，故该机制对防止微生物及寄生虫感染具有重要意义。

但是，在某些病理情况下，补体系统可引起宿主细胞溶解，并导致组织损伤与疾病。例如，针对细胞表面自身抗原的抗体可固定补体，形成攻膜复合物，引起正常细胞溶解。

二、调理作用

补体激活过程中产生的 C3b、C4b 和 iC3b 均是重要的调理素，它们可结合中性粒细胞或巨噬细胞表面相应受体，如 CR1（C3bR 或 C4bR）、CR3（iC3bR）和 CR4。因此，在细胞表面发生的补体激活，能促进微生物与吞噬细胞黏附，并被吞噬及杀伤，这种依赖 C3b、C4b 和 iC3b 的吞噬作用，可能是机体抵御全身性细菌等病原生物感染的主要防御机制（图 1-5-8）。

三、引起炎症反应

补体活化过程可产生多种具有炎症介质作用的活性片段，如 C3a、C4a 和 C5a 等。C3a、C4a 和 C5a 又被称为过敏毒素，它们作为配体与肥大细胞、中性粒细胞等细胞表面相应受体结合，激发细胞脱颗粒，释放组胺等血管活性介质，从而增强血管通透性，并刺激平滑肌收缩（图 1-5-9）。3 种过敏毒素中，以 C5a 的作用最强。

上述由补体介导的急性炎症反应，在正常情况下仅发生于外来抗原侵入的局部。某些情况下，也可能对自身组织成分造成损害而引起超敏反应。

四、清除免疫复合物

体内中等分子质量的循环 IC 可沉积于血管壁，通过激活补体而造成周围组织损伤。补体成分可促进循环 IC 的

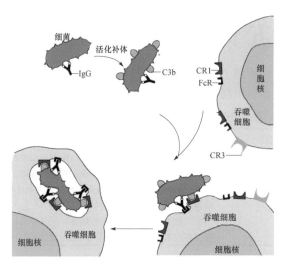

图 1-5-8　补体的调理作用

抗体与细菌结合后激活补体，补体活化后的产物（如 C3b）可与细菌结合，再与吞噬细胞表面补体受体（如 CR1）结合，促进吞噬细胞的吞噬作用

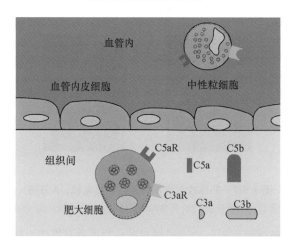

图 1-5-9　补体介导的炎症反应

补体活化片段，如 C3a、C5a 与肥大细胞、中性粒细胞表面相应的受体结合，刺激细胞脱颗粒，释放活性介质，参与炎症反应

清除，其机制为：①补体与 Ig Fc 段结合，一方面，可改变 Ig 的空间构象，抑制其结合新的抗原表位，继而抑制新的 IC 形成；另一方面，补体可借此插入 IC 的网格结构，在空间上干扰 Fc 段之间的相互作用，从而溶解已沉积的 IC。②循环 IC 激活补体，产生的 C3b 与 IC 中的抗体结合，而 IC 则借助 C3b 与表达 CR1 和 CR3 的血细胞结合，并通过血流运将 IC 送至肝脏和脾后再被吞噬清除（图 1-5-10）。由于表达 CR1 的红细胞数量巨大，故它是清除 IC 的主要参与者。

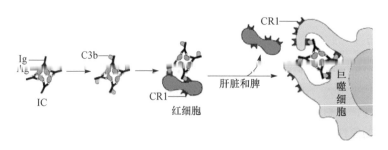

图 1-5-10　补体参与清除免疫复合物（IC）

循环 IC 借助 C3b 与红细胞表面的补体受体 CR1 结合，被运送到肝脏和脾中，再与吞噬细胞上的补体受体结合，有利于 IC 的清除

五、清除凋亡细胞

在生理条件下，机体经常产生大量凋亡细胞，这些细胞表面能表达多种自身抗原，若不能及时有效地清除，可能引发自身免疫病。多种补体成分（如 C1q、C3b 和 iC3b 等）均可识别和结合凋亡细胞，并通过与巨噬细胞表面相应受体结合而参与对这些凋亡细胞的清除（图 1-5-11）。

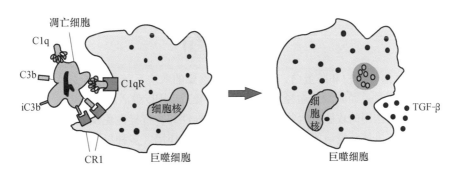

图 1-5-11　补体参与清除凋亡细胞

补体活化片段（如 C1q、C3b、iC3b 等）结合凋亡细胞后，再与巨噬细胞上的补体受体（如 C1qR、CR1 等）结合，
有利于巨噬细胞清除凋亡细胞，并促使巨噬细胞释放 TGF-β 等抑制性细胞因子，抑制炎症应答

第六节　补体系统与疾病

正常情况下，机体内补体系统各成分含量相对稳定，适时、适度地被激活而发挥生物学功能。但在某些情况下，补体异常能参与某些疾病的发生发展。例如：遗传性补体成分缺陷，导致补体激活障碍，从而引发严重的病理后果；而补体激活异常，也可导致某些免疫性疾病（如超敏反应及自身免疫病）。

一、遗传性补体缺陷与疾病

（一）补体固有成分的缺陷

C1q、C1r、C1s、C4、C2、C3、P 因子、D 因子等补体固有成分均可能出现遗传性缺陷。由于补体成分缺陷，使补体系统不能激活，导致患者对病原体易感，并因体内 IC 清除障碍而出现 IC 相关的自身免疫病。例如：C3 缺乏可导致严重的、甚至是致死性的化脓性细菌感染，其机制在于 C3 缺乏的患者吞噬细胞的吞噬、杀菌作用明显减弱。C2 和 C4 缺乏与自身免疫病有关，其机制可能是由于经典激活途径激活受阻，导致循环 IC 不能被有效地清除所致。

（二）补体调节蛋白的缺陷

1. C1INH 缺陷　　C1INH 缺陷可引起遗传性血管神经性水肿（hereditary angioedema，HAE），属常染色体显性遗传。C1INH 缺陷导致 C1 活化失控，促使 C4 和 C2 裂解增多，产生大量的 C2a，C2a 具有激肽样作用，能使血管扩张、毛细血管通透性增高，导致皮肤黏膜水肿。

2. 膜结合补体调节蛋白缺乏　　阵发性睡眠性血红蛋白尿症（paroxysmal nocturnal hemoglobinuria，PNH）患者的红细胞和其他细胞不能表达膜结合调节蛋白（DAF 和 CD59 等），以致自身细胞表面 C3 转化酶及 MAC 的形成失控，导致细胞膜失去保护，易遭补体攻击而破坏。红细胞对膜结合调节蛋白的缺乏特别敏感，故 PNH 患者易出现血管内溶血、静脉血栓形成等，常伴反复发作的血红蛋白尿和持久性贫血。

（三）补体受体缺陷

红细胞表面 CR1 表达减少可导致循环 IC 清除障碍，从而引起某些自身免疫病，如系统性红斑狼疮（systemic lupus erythematosus，SLE）的发生。另外，白细胞黏附缺陷患者 CR3、CR4 的 β 链基因突变，导致 CR3、CR4 缺失，临床表现为反复的化脓性感染。

二、补体激活异常与疾病

补体激活异常参与了炎症性疾病的发生发展。C3a、C5a 是重要的炎症介质，可促进肥大细胞等细胞活化并释放炎症介质，使炎症反应进一步扩大，从而直接、间接导致组织细胞损伤。补体激活异常参与的疾病有：肾小球肾炎、系统性红斑狼疮、类风湿关节炎（rheumatoid arthritis，RA）等自身免疫病，以及重症肌无力（myasthenia gravis，MG）、老年性痴呆等神经系统的疾病。

小　结

补体系统包括 30 余种可溶性蛋白和膜蛋白，是体内一个重要的效应系统和效应放大系统。补体的各种固有成分在不同激活物作用下，分别通过经典激活途径、旁路激活途径或 MBL 激活途径被顺序活化，然后通过共同的末端通路，最终形成具有溶细胞作用的攻膜复合物，参与机体特异性和非特异性免疫效应机制。补体激活过程中还产生多种活性片段，可参与调节机体免疫应答，并发挥相应的生物学作用。多种可溶性蛋白和膜蛋白对补体的激活发挥了严格、精密的调控作用。如果补体激活异常或缺陷均可导致补体功能的紊乱，并引发相应的疾病。

主要参考文献

金伯泉. 2008. 医学免疫学. 5 版. 北京：人民卫生出版社.

Ross G D. 1986. Introduction and history of complement research//Ross G D. Immunobiology of the complement system. London：Academic Press.

Schreiber R D，Morrison D C，Podack E R，et al. 1979. Bactericidal activity of the alternative complement pathway generated from 11 isolated plasma proteins. J Exp Med，149（4）：870～882.

Takahashi M，Mori S，Shigeta S，et al. 2007. Role of MBL-associated serine protease（MASP）on activation of the lectin complement pathway. Adv Exp Med Biol，598：93～104.

问　答　题

1. 补体系统的概念和主要成分是什么？
2. 补体激活的 3 条途径中有哪些关键的异同点？
3. 补体的生物学功能有哪些？
4. 补体系统可通过什么方式产生炎症反应？
5. CD59 和 C5b～9 之间是怎样的一种关系？请予解释。

（汤仁仙）

第六章
CHAPTER 6　细胞因子

美国德克萨斯州有一个名叫 David 的小男孩，不幸的是由于体内 IL-2 受体 γ 链的缺陷，从一出生就必须生活在无菌箱里，在度过了漫长的 12 年后，最终因骨髓移植失败而死亡（图 1-6-1）。这一具有令人致死的小分子属于细胞因子（cytokine，CK）。

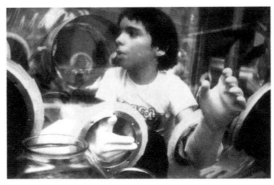

图 1-6-1　美国男孩 David 因细胞因子缺陷只能在无菌箱内生活

1971 年生于美国德克萨斯的 David，在无菌箱里度过了 12 年，后因骨髓移植失败而死亡。发病机制：IL-2 受体 γ 链缺陷

第一节　概述和特点

一、细胞因子的概念

细胞因子是由免疫原、丝裂原或其他因素刺激免疫细胞所产生的低分子质量可溶性蛋白，为生物信息分子，具有介导和调节免疫应答、促进造血、参与炎症发生和创伤愈合等功能。自 1957 年发现第一种细胞因子，即干扰素（IFN）以来，现已有 200 余种人类细胞因子被发现，包括淋巴细胞产生的淋巴因子（lymphokine）、单核吞噬细胞（mononuclear phagocyte）产生的单核因子（monokine），还有根据其免疫调节和促进免疫细胞增殖等功能进行命名的，如白细胞介素（IL）、干扰素（IFN）、肿瘤坏死因子（TNF）、集落刺激因子（CSF）、多肽生长因子（multipeptide growth factor）、转化生长因子 β（TGF-β）等，它们是在免疫功能中不可缺少的一类生物活性介质，在异常情况下也会导致病理反应。

二、细胞因子的共同特性

尽管细胞因子种类很多，每种细胞因子又有其独特的、起主要作用的生物学功能，但众多的细胞因子还是具有以下共同的特性。

（一）细胞因子的理化特性

细胞因子为低分子质量的可溶性蛋白，多数以单体形式存在，常被糖基化。分子质量大小不等，为 8～80kDa，大多数为 15～30kDa。细胞因子之间缺乏明显的同源性。

（二）细胞因子的产生特点

天然细胞因子由免疫细胞和相关细胞产生。正常静息或休止状态的细胞必须经过抗原、丝裂原或其他刺激物激活后才能合成和分泌细胞因子。

细胞因子的合成与分泌是一种自我调控的过程，具有短时自限性。通常情况下，细胞因子极少储存，即不是以前体的形式储存在细胞内，而是经过适当刺激后迅速合成，一旦合成后便分泌至细胞外发挥生物学作用，刺激消失后合成亦较快停止并被迅速降解。因此，其合成和分泌是一个短暂的、自我限量的过程。

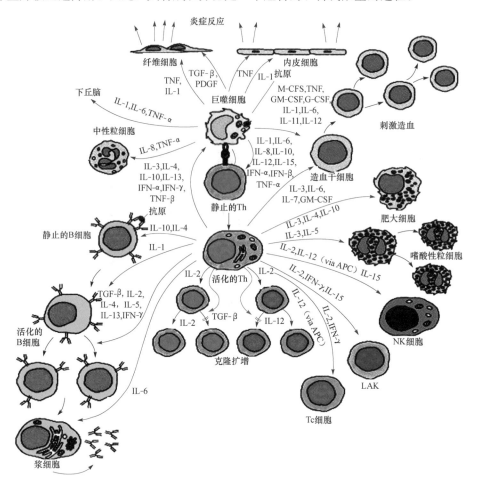

图 1-6-2　细胞因子作用的网络性

众多细胞因子在体内相互促进或相互制约，形成十分复杂的细胞因子调节网络，如巨噬细胞摄取抗原后进行加工、处理，提呈给 Th，激活的 Th 能分泌各种细胞因子分别活化 B 细胞、CTL、NK 细胞、巨噬细胞、粒细胞和造血干细胞，由此启动了完整的细胞因子作用网络

细胞因子具有多相性网络效应（图 1-6-2）。单种细胞因子可具有多种生物学活性，而许多细胞因子常常具有相同或相似的生物学活性。细胞因子的产生具有多源性和作用多效性（pleiotropism）的特点。抗原刺激、疫苗等可使一种细胞分泌多种细胞因子，而一种细胞因子又可由多种不同类型的细胞产生，作用多种不同类型的细胞。

（三）细胞因子的作用特点

1. 三种分泌方式　　细胞因子以自分泌（autocrine，即分泌后作用于自身细胞）、旁分泌（paracrine，即分泌后作用于邻近的细胞）、内分泌（endocrine，即通过血液循环被运送组织细胞）等三种方式发挥作用（图 1-6-3）。细胞因子通常在内质网中合成，经高尔基体糖基化，大多通过自分泌和旁分泌方式短暂地产生，并在局部发挥作用。

2. 与受体结合发挥作用　　细胞因子需与靶细胞上的特异性的、高亲和力的受体结合后才能发挥生物学效应。靶细胞依赖其细胞膜上的特异性受体与细胞因子结合，细胞因子与其受体亲和力很高，解离常数 $KD \approx 12^{-12} \sim 10^{-10}$ mol/L。

大部分细胞因子以非特异性方式发挥生物学作用，且不受组织相容性抗原（MHC）限制，它们既不与抗原反应，也不表现出抗原特异性。作用不受 MHC Ⅰ、Ⅱ类分子的限制，也不与 MHC 分子、抗免疫球蛋白抗体和抗独特型抗体相互作用。

3. 生物学活性的表现形式　　细胞因子有很强的生物学活性，在极微量（$10^{-12} \sim 10^{-11}$ mol/L）水平就能发挥明显的生物学作用，具有高效性。

细胞因子的生物学活性表现为多效性、重叠性、协同性和拮抗性（图 1-6-4），且在一些情况下表现出级联诱导

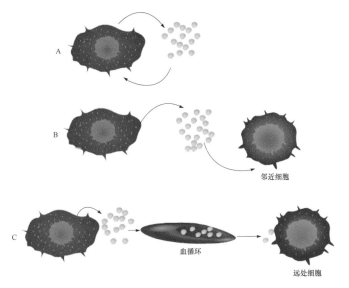

图 1-6-3　细胞因子的 3 种作用方式

A. 自分泌：细胞产生的细胞因子作用于分泌细胞自身。B. 旁分泌：细胞产生的细胞因子作用于邻近细胞。

C. 内分泌：细胞产生的细胞因子通过血液循环作用于远处细胞，发挥远距离作用

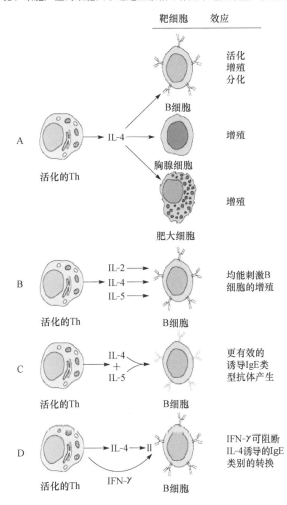

图 1-6-4　细胞因子的作用特点

A. 多效性：一种细胞因子可作用于不同的靶细胞，产生不同的生物学活性，如活化的辅助性 T 细胞（Th）分泌的 IL-4 能刺激 B 细胞的活化、增殖和分化，也能刺激胸腺细胞及肥大细胞的增殖。B. 重叠性：几种不同的细胞因子可作用于同一种靶细胞，产生相同或相似甚至是相反的生物学活性，如活化的 Th 分泌的 IL-2、IL-4、IL-5 均具有刺激 B 细胞增殖的作用。C. 协同性：一种细胞因子可增强另一种细胞因子的功能，如Th 分泌的 IL-5 能增强 IL-4 的功能，且能更有效的诱导 B 细胞发生 IgE 抗体类别转换。D. 拮抗性：一种细胞因子可抑制其他细胞因子的功能，如 IFN-γ 能抑制 IL-4 诱导的 B 细胞发生 IgE 类别转换

性。同一种细胞因子具有多种生物学活性，可作用于多种不同类型的靶细胞，但多种细胞因子也常具有某些相同或相似甚至是相反的生物学活性。

细胞因子种类繁多、产生细胞和作用细胞多样、生物学活性广泛、发挥作用的机制不同，那这一群体有何共同特性呢？
①绝大多数细胞因子属于低分子质量的糖蛋白。②一种细胞可产生一种或多种细胞因子，一种细胞因子亦可由多种细胞产生。③细胞因子通过与其相应的受体高亲和力的结合而发挥作用，具有高活性、高效性，极微量的水平即可发挥强大的生物学作用。④细胞因子具有多相性网络效应。⑤通常以自分泌和旁分泌方式作用于自身或邻近细胞，少数以内分泌方式作用于远处组织细胞发挥效应。⑥细胞因子具有多效性、重叠性、协同性和拮抗性等生物学活性。

第二节　细胞因子的分类

根据结构和功能的不同，以免疫调节为主的细胞因子主要有白细胞介素、干扰素、肿瘤坏死因子、集落刺激因子和趋化性细胞因子；以促进免疫细胞增殖为主的多肽生长因子主要有转化生长因子β（TGF-β）、肝细胞生长因子（HGF）、血管内皮细胞生长因子（vascular endothelial growth factor，VEGF）、表皮生长因子（epidermal growth factor，EGF）等。它们在免疫系统中起着非常重要的调控作用，但在异常情况下也会导致病理反应。本章主要介绍以免疫调节为主的细胞因子。

一、白细胞介素

最初是将在免疫应答过程中白细胞间相互作用的细胞因子统一命名为白细胞介素（IL），以发现的先后来排序，在名称后加阿拉伯数字编号以示区别，如 IL-1、IL-2……新确定的因子依次命名。后来人们发现 IL 也可由其他细胞产生，且能作用于其他细胞，不过这一名称至今仍被使用。现在的 IL 是指一类分子结构（包括基因和蛋白质）的性质和生物学活性已基本明确、具有重要免疫调节作用的细胞因子。目前报道的 IL 有 35 种（IL-1~IL-35）。

IL 是非常重要的细胞因子家族，在促进细胞免疫、体液免疫（humoral immunity）、刺激造血和参与炎症反应等方面均发挥了作用。下面列举几种有代表性的白细胞介素作介绍。

（一）IL-1

1. 来源与结构　外周的 IL-1 主要是由单核/巨噬细胞合成。此外，几乎所有的有核细胞，如 B 细胞、体外培养的 T 细胞、NK 细胞、树突状细胞、星形细胞、成纤维细胞、中性粒细胞、内皮细胞及平滑肌细胞等均可产生 IL-1。IL-1 按其结构分 IL-1α 和 IL-1β 两种，分别含有 159 和 153 个氨基酸残基，分子质量约为 17.5kDa，两种结构亚型均以 β-折叠形式组成。人类的 IL-1α 和 IL-1β 虽然仅有 26% 的同源性，却能以同样的亲和力结合于相同的细胞表面受体，发挥类似的生物学活性。

2. 功能　IL-1 主要生物学功能为：①低浓度的 IL-1 在局部主要发挥免疫调节作用，能协同刺激 T 细胞和抗原提呈细胞的活化，促进 B 细胞增殖和分泌抗体。②经大量分泌或注射可通过血液循环引起全身反应。在炎症急性期能诱导肝脏合成和分泌大量急性期蛋白质；引起发热和恶病质。

（二）IL-2

1. 来源、结构与特征　IL-2 主要 Th1 产生，其次为单核/巨噬细胞、B 细胞和 NK 细胞。IL-2 是含有 113 个氨基酸残基的糖蛋白，分子质量为 15kDa。IL-2 具有一定的种属特异性，人类细胞只对灵长类来源的 IL-2 起反应，而几乎所有动物的细胞均对人的 IL-2 敏感。IL-2 通过其受体作用于细胞表面表达 IL-2R 的靶细胞，包括 T 细胞、B 细胞、NK 细胞及单核/巨噬细胞等，主要以自分泌或旁分泌的方式发挥作用。

2. 功能　IL-2 以自分泌或旁分泌方式参与免疫应答、抗肿瘤免疫和移植免疫反应。①IL-2 是 T 细胞生长因子（T cell growth factor，TCGF），能使 T 细胞在体外培养中长期存活，刺激 T 细胞进入细胞分裂周期。在体内，IL-2 能活化 T 细胞，诱导 T 细胞分泌产生 IL-2、IFN-γ、TNF 和 CSF 等细胞因子，增强抗原诱导的细胞毒性 T 细胞（CTL）活性。②IL-2 能诱导 B 细胞，促进抗体分泌，并诱使 B 细胞由分泌 IgM 转换为分泌 IgG2。③IL-2 可激活 NK 细胞，使 NK 细胞杀伤肿瘤谱和杀伤能力大幅度提高。

（三）IL-4

1. 来源 IL-4 主要由 Th2 产生，活化的肥大细胞和嗜碱粒细胞亦可产生 IL-4。成熟 IL-4 是分子质量为18～19kDa 的糖蛋白。

2. 功能 IL-4 主要生物学功能包括：①促进 B 细胞增殖和分化，因此曾称为 B 细胞刺激因子。②IL-4 是 Ig 重链基因类别转换的主要调节因子，能诱导 B 细胞表达和分泌 IgG1 和 IgE。③促进 Th0 向 Th2 分化。④抑制 Th1 活化、分泌 IFN-γ 等细胞因子。⑤与 IL-3 协同可维持和促进肥大细胞的增殖，在某些超敏反应性疾病的发生中具有一定的意义。

（四）IL-6

1. 来源与特性 IL-6 主要由单核/巨噬细胞、活化的 T 细胞（主要是 Th2）、B 细胞、血管内皮细胞、上皮细胞及成纤维细胞等产生，其分子质量为 21～30kDa，此差异是由于肽链的糖基化和磷酸化程度不同所致。

2. 功能 IL-6 作用的靶细胞较多，包括巨噬细胞、肝细胞、静止的 T 细胞、活化的 B 细胞和浆细胞等，其生物学活性也十分复杂。主要生物学功能包括：①刺激 T 细胞表面 IL-2R 的表达，促进 T 细胞增殖及 CTL 活化。②促进 B 细胞增殖、分化并产生抗体。③作为肝细胞刺激因子，能诱导急性期反应蛋白质的合成，并参与急性期炎症反应。④刺激破骨细胞活性和角质细胞生长，还能促进骨髓造血。⑤促进 TNF 和 IL-1 诱导的恶病质，并可促进糖皮质激素的合成。

（五）IL-10

1. 来源 IL-10 主要由 Th2 产生，也可由单核/巨噬细胞、上皮角质细胞及活化的 B 细胞产生。IL-10 的分子质量为 35～40kDa，通常为二聚体形式。

2. 功能 IL-10 主要生物学功能包括：①抑制活化的 T 细胞，特别是抑制 Th1 产生 IL-2、IFN-γ 和淋巴毒素（lymphotoxin，LT）等细胞因子，从而抑制细胞免疫应答。②抑制单核/巨噬细胞表面 MHCⅡ类分子和 B7 分子的表达，降低抗原提呈细胞的抗原提呈能力。③抑制 NK 细胞活性，干扰 NK 细胞和巨噬细胞产生细胞因子。④刺激 B 细胞分化增殖，促进抗体的生成。

（六）IL-12

1. 来源与结构 IL-12 主要由单核/巨噬细胞和 B 细胞产生。IL-12 是一种异源二聚体，由 P35 和 P40 两个亚单位通过二硫键相连而成。

2. 功能 IL-12 主要作用于 T 细胞和 NK 细胞，在抗肿瘤免疫及抗感染免疫中发挥了重要作用。①IL-12 可刺激 T 细胞增殖，促进 Th0 向 Th1 分化。②增强 CTL 的细胞毒性。③激活和增强 NK 细胞的杀伤活性，并促进其分泌 IFN-γ、TNF-α、GM-CSF 等细胞因子。④IL-12 可协同 IL-2 促进 CTL 和 LAK 的产生，发挥抗肿瘤效应。⑤抑制 Th0 向 Th2 分化和 IgE 的产生。

（七）IL-17

1. 来源 Th17 是产生 IL-17 的主要细胞。IL-17 主要是由激活的人 CD4[+]T 细胞产生。

2. 功能 IL-17 本身是一种前炎症因子，主要通过诱导细胞释放前炎症因子及动员中性粒细胞而发挥效应。IL-17 还可以诱导人成纤维细胞表达 ICAM-1 促进 T 细胞增殖。

常见的几种白细胞介素的产生细胞及主要功能见表 1-6-1。

表 1-6-1 常见的几种白细胞介素的产生细胞和主要功能

名 称	主要产生细胞	主要功能
IL-1	单核/巨噬细胞	促进 T 细胞、B 细胞活化，参与炎症反应
IL-2	Th1	刺激 T 细胞、B 细胞、NK 细胞活化和增殖
IL-4	Th2	刺激 B 细胞增殖和分化，促进 Th0 向 Th2 分化
IL-6	单核/巨噬细胞、Th2 等	促进 T 细胞、B 细胞增殖和分化，参与炎症反应

续表

名　称	主要产生细胞	主要功能
IL-10	Th2	抑制 Th1、单核/巨噬细胞和 NK 细胞等活化
IL-12	单核/巨噬细胞和 B 细胞	促进 Th0 向 Th1 分化，增强 NK 细胞的杀伤活性
IL-17	Th17	促进多种细胞释放炎症因子、趋化因子等，招募中性粒细胞
IL-23	DC 和吞噬细胞	维持 Th17 增殖和扩增

二、干扰素

干扰素（IFN）是由多种细胞产生的具有广泛的抗病毒、抗肿瘤和免疫调节作用的可溶性糖蛋白。干扰素本身并不能直接灭活病毒，是通过激活细胞基因来发挥活性，也就是说干扰素作用细胞后，使其产生多种其他蛋白质来阻断病毒的增殖，具有广谱的抗病毒活性。干扰素有天然干扰素（nature IFN，nIFN）和由基因工程生产的重组干扰素（recombinant IFN，rIFN）。

1. 干扰素的性质及类型　　根据结构、来源和理化性质不同，可将干扰素分为 α、β 和 γ 三种类型（表 1-6-2）。IFN-α 和 IFN-β 主要由白细胞、成纤维细胞和病毒感染的组织细胞产生，也称为 Ⅰ 型干扰素，其活性以抗病毒为主。IFN-γ 主要由活化 T 细胞和 NK 细胞产生，也称为 Ⅱ 型干扰素，其主要活性是参与免疫调节。

表 1-6-2　干扰素的分类和主要功能

名　称	主要产生细胞	诱生剂	主要功能
IFN-α（Ⅰ型干扰素）	单核/巨噬细胞、B 细胞	病毒等微生物，dsRNA，有机聚合物	抗病毒，促进 MHCⅠ类分子表达；增强 NK 细胞对病毒感染细胞和肿瘤细胞的杀伤活性；免疫调节
IFN-β（Ⅰ型干扰素）	成纤维细胞	病毒等微生物，PolyⅠ：C，dsRNA	
IFN-γ（Ⅱ型干扰素）	活化 T 细胞、NK 细胞	抗原，丝裂原	活化巨噬细胞，促进 MHCⅠ、MHCⅡ类分子表达和抗原提呈；促进 B 细胞分化增殖，诱导 Th1 活化，抑制 Th2；抗病毒和抗肿瘤

2. 干扰素的诱导与产生　　IFN 是在某些特定因素的作用下诱导细胞产生分泌的。Ⅰ 型干扰素的主要诱生剂是病毒及 polyⅠ：C（人工合成的双链 RNA）。此外，某些细菌和原虫感染及某些细胞因子也能诱导 Ⅰ 型干扰素的产生。Ⅱ 型干扰素是在免疫应答中，由活化的 CD8+CTL、Th1 和 NK 细胞受到抗原或丝裂原刺激后合成分泌的。

3. 干扰素的生物活性　　Ⅰ 型干扰素以抗病毒活性为主，而 Ⅱ 型干扰素则具有较强的抗肿瘤和免疫调节作用。①诱导宿主细胞产生抗病毒蛋白质，具有抑制病毒增殖的作用。②抑制细胞分裂，作用于细胞分裂期的 G_1 期，处于 G_0/G_1 边缘和 G_1 早期。③提高受病毒感染细胞和肿瘤细胞表面 MHCⅠ、MHCⅡ 类分子的表达，增强 NK 细胞、CTL 和单核/巨噬细胞的活性，具有免疫调节作用。④干扰素能抑制某些 RNA 或 DNA 肿瘤病毒在感染细胞的转化作用，其中调节癌基因表达，调动和介导免疫系统杀伤肿瘤细胞是干扰素抗肿瘤特性的一个重要机制。

三、肿瘤坏死因子

1. 来源和特性　　1975 年，Gawell 等发现一种能造成肿瘤组织出血坏死的细胞因子，故命名为肿瘤坏死因子（TNF）。根据其来源和结构不同，可分为 TNF-α 和 TNF-β 两种类型。TNF-α 主要由细菌脂多糖活化的单核/巨噬细胞产生，可引起肿瘤组织出血坏死，也称恶病质素（cachectin）。TNF-β 主要由抗原或丝裂原刺激的活化 T 细胞产生，具有杀伤肿瘤细胞及免疫调节功能，又称淋巴毒素（lymphotoxin，LT）。

2. 生物学效应　　肿瘤坏死因子的生物学功能主要有：①抗肿瘤作用。低浓度的 TNF 主要在局部发挥作用，诱导炎症反应，引起肿瘤组织缺血坏死，并能促进 MHCⅠ 类分子表达，增强 CTL 对靶细胞的杀伤作用。高浓度的 TNF 可以进入血流，可引起全身性反应，如发热、诱导急性期蛋白质合成、介导内毒素致弥漫性血管内凝血（disseminated intravascular coagulation，DIC）及导致恶病质等。②抗病毒作用。对 DNA 病毒和 RNA 病毒均有抑制作用。③免疫调节作用。TNF 能够增强 T 细胞产生 IL-2，提高 IL-2R 的表达水平，从而促进 T 细胞的增殖。另外，TNF 还具有促进 B 细胞增殖、分化和产生抗体的效应。

四、集落刺激因子

集落刺激因子（CSF）是一类能够选择性刺激骨髓造血干细胞分化发育成某一细胞谱系的细胞因子的统称，

因其可使骨髓造血干细胞在半固体软琼脂中形成细胞集落而得名。目前发现的集落刺激因子有 4 种：①粒细胞-巨噬细胞集落刺激因子（granulocyte-macrophage colony-stimulating factor，GM-CSF），主要来源于活化的 T 细胞、B 细胞、单核/巨噬细胞、成纤维细胞和血管内皮细胞，能作用于造血干细胞，促进其分化成熟为粒细胞、单核/巨噬细胞和早期红细胞等。②巨噬细胞集落刺激因子（macrophage colony-stimulating factor，M-CSF），由单核/巨噬细胞、血管内皮细胞和成纤维细胞产生，其功能主要是刺激骨髓单核/巨噬细胞的前体细胞分化成熟，形成单核细胞集落。③粒细胞集落刺激因子（granulocyte colony-stimulating factor，G-CSF），由活化的 T 细胞、单核/巨噬细胞、内皮细胞和成纤维细胞产生，能刺激粒细胞前体细胞的分化成熟、增强成熟粒细胞的吞噬杀伤功能，并延长其存活时间。④红细胞生成素（erythropoietin，EPO），主要由肾小管内皮细胞合成，也可来源于肝细胞和巨噬细胞，可促进骨髓红细胞前体分化为成熟的红细胞。此外，干细胞因子（stem cell factor，SCF）、FMS 样酪氨酸激酶 3 配体（fms-like tyrosine kinase 3 ligand，Flt$_3$ 或 FL）和促血小板生成素（thrombopoietin，TPO）也是重要的造血刺激因子。其主要作用见图 1-6-5。

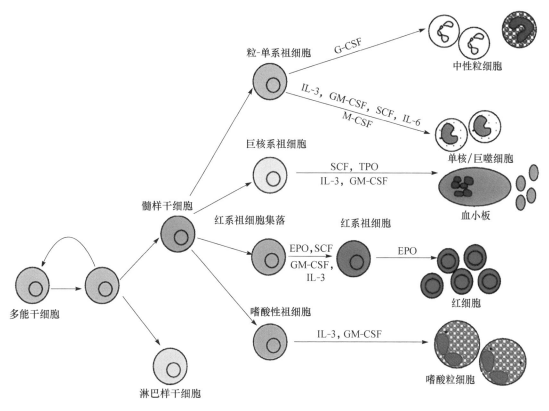

图 1-6-5　集落刺激因子的作用

IL-3 可协同多种集落刺激因子（CSF）刺激造血干/祖细胞的分化和成熟。如 IL-3 和干细胞因子（SCF）等可作用于多能造血干细胞分化为髓样干细胞和淋巴样干细胞；GM-CSF 作用于多种髓样谱系细胞；G-CSF 主要促进中性粒细胞生成并增强其功能；M-CSF 促进单核/巨噬细胞的分化和活化；红细胞生成素（EPO）促进红细胞生成；血小板生成素（TPO）和 SCF 促进血小板生成等

五、趋化因子

趋化因子（chemokine）是一种能吸引白细胞向一定方向移行，也可刺激白细胞活化的小分子蛋白质家族，主要由白细胞与造血微环境中的基质细胞分泌，各成员之间结构有 20%～50% 的同源性。这些蛋白质在氨基端多含有 1 个或 2 个半胱氨酸残基（C），按照半胱氨酸残基排列的不同，可分为 4 个亚家族（表 1-6-3）。①C 亚族（γ亚族）：只含有 1 个半胱氨酸残基。淋巴细胞趋化蛋白（lymphotactin）为其代表，对淋巴细胞有趋化作用。②CC 亚族（β亚族）：2 个半胱氨酸残基相邻。单核细胞趋化蛋白-1（monocyte chemotactic protein-1，MCP-1）为主要代表，能趋化并活化单核细胞。③CXC 亚族（α亚族）：两个半胱氨酸残基之间被其他任一氨基酸残基分开。IL-8 为主要代表，能趋化中性粒细胞，介导炎症反应。④CX$_3$C 亚族（δ亚族）：2 个半胱氨酸残基之间被其他任意 3 个氨基酸残基隔开。分形趋化因子（fractalkine）为其代表，能趋化淋巴细胞和巨噬细胞。

表 1-6-3　根据半胱氨酸残基排列基序不同将趋化因子划分的亚类

亚家族分类	结构特征	举　例
C 亚族（γ-亚族）	Cys	淋巴细胞趋化蛋白
CC 亚族（β-亚族）	Cys　Cys	单核细胞趋化蛋白-1
CXC 亚族（α-亚族）	Cys　X　Cys	IL-8
CX$_3$C 亚族	Cys　X　X　X　Cys	分形趋化因子

Cys 为半胱氨酸残基，X 为任一氨基酸残基

第三节　细胞因子的生物学活性

细胞因子具有非常广泛的生物学活性，不仅作用于免疫系统和造血系统，还广泛作用于神经系统、内分泌系统，对促进细胞间相互作用、细胞的增殖分化和效应功能的发挥，以及促进炎症过程等均有重要的调节作用。

一、介导天然免疫

细菌可刺激感染部位的巨噬细胞释放 IL-1、TNF-α、IL-6、IL-8 和 IL-12，促进炎症细胞的聚集、活化和炎症介质的释放。IL-1 还能直接作用于下丘脑体温调节中枢，引起发热。病毒感染后诱生的 IFN 可干扰各种病毒在细胞内的复制，从而防止病毒扩散。因此，这些细胞因子均参与介导了天然免疫，在感染的早期即能发挥清除病原体的作用。

二、参与和调节适应性免疫

参与和调节适应性免疫主要表现在以下几个方面：①参与调节免疫细胞的激活、生长、分化和效应发挥。如 IL-1、IL-2、IL-4、IL-5、IL-6、IL-7 和 IL-12 均可刺激 T 细胞和 B 细胞的活化、增殖和分化，进而合成分泌抗体或形成致敏的淋巴细胞，促进体液或细胞免疫应答。②传递免疫细胞之间的相关信号。如 T 细胞产生 IL-2、IL-4、IL-5、IL-6、IL-10、IL-13 和 IFN-γ 等细胞因子能刺激 B 细胞增殖、分化和产生抗体，而 B 细胞也可产生 IL-12 调节 Th1 和 CTL 的活性。③参与免疫细胞的相互作用。如 Th1 细胞通过产生 IFN-γ，抑制 Th2 分泌的细胞因子，而 Th2 又可通过 IL-4、IL-10 和 IL-13 抑制 Th1 的细胞因子产生。④属于免疫应答效应分子。例如，IFN-γ 可活化 NK 细胞，增强其杀伤活性；也能作用于 B 细胞，使其分泌抗体。⑤某些细胞因子具有免疫抑制功能。例如，TGF-β 是典型的免疫抑制因子，可抑制多种免疫细胞，如造血干细胞、T 细胞和 B 细胞的增殖，并能抑制巨噬细胞和 NK 细胞的吞噬和杀伤活性。另外，IL-4 和 IL-10 通过抑制巨噬细胞的活化和抗原提呈，抑制 Th1 产生 IL-2、IFN-γ 和 TNF-β，从而抑制细胞免疫功能。

三、刺激造血功能

骨髓多能造血干细胞和（或）各系不同分化阶段前体细胞的分化发育均需要细胞因子的参与。如 IL-3 又称多重集菌刺激因了（multi-COD），可刺激骨髓多能干细胞向多种造血祖细胞定向分化和增殖。EPO 作用于红系造血细胞，刺激红细胞前体的分化成熟；SCF 能刺激多能造血干细胞发育；IL-7 则可作用于淋巴系造血细胞等。

四、抗肿瘤作用

TNF 可直接抑制肿瘤细胞的生长，引起肿瘤组织的出血和坏死。IL-1 能促进肿瘤细胞 MHC I 类分子的表达，使其更容易被细胞毒性 T 细胞（CTL）识别并杀伤。IL-2、IL-12、TNF 和 IFN 可增强 NK 细胞、CTL 和巨噬细胞对肿瘤细胞的杀伤活性。活化 T 细胞表达的 Fas 配体（factor associated suicide ligand，FasL）可通过膜型或可溶型形式结合靶细胞上的 Fas，诱导肿瘤细胞的凋亡。

五、促进损伤修复

多种 CXC 趋化性细胞因子和成纤维细胞生长因子均可促进血管的新生，如 IL-8 具有促进新生血管形成的作用。M-CSF 可刺激破骨细胞和软骨细胞的生长。

尽管细胞因子具有广泛的生物学功能，但需要指出的是，细胞因子和其他免疫分子一样，是一把"双刃剑"，在一定条件下也可参与多种疾病的发生。如白细胞介素和 TNF 等在促进机体发挥抗感染免疫作用的同时，还可以造成组织细胞的损伤，引起休克、肾功能不全和弥散性血管内凝血（DIC）等并发症。TGF-β 和 IL-4 等还可引起结缔组织过度增生的瘢痕化过程。

第四节 细胞因子的受体及其种类

细胞因子需通过与靶细胞膜表面的受体结合并将信号传递到细胞内部才能发挥广泛多样的生物学活性。因此，认识细胞因子受体的结构和功能对于研究细胞因子的生物学活性十分必要。细胞因子受体（cytokine receptor，CK-R）主要以膜结合细胞因子受体（membrane-bound cytokine receptor，mCK-R）和存在于血清等体液中可溶性细胞因子受体（soluble cytokine receptor，sCK-R）两种形式存在。细胞因子受体均为跨膜分子，可分为 3 个功能区，即胞外区（与细胞因子结合区）、跨膜区（富含疏水性氨基酸区）和胞质区（信号转导区）。

一、细胞因子受体的分类和结构

细胞因子受体根据胞外区氨基酸序列和结构特征可分为免疫球蛋白超家族（immunoglobulin superfamily，IgSF）受体、Ⅰ类细胞因子受体家族、Ⅱ类细胞因子受体家族、肿瘤坏死因子（tumor necrosis factor receptor，TNFR）受体超家族和趋化因子受体家族等类型。

1. 免疫球蛋白超家族（IgSF）受体　　其结构特点是胞外区具有一个或数个免疫球蛋白（Ig）样结构域。成员包括 IL-1 受体和 IL-6 受体、M-CSF 受体和 SCF 受体等。

2. Ⅰ类细胞因子受体家族（造血因子受体超家族）　　大多数白细胞介素和集落刺激因子的受体均属于这一类。其结构特点是胞外区由细胞因子受体结构域和Ⅲ型纤连蛋白（Fn3）结构域组成，近氨基端有数个保守的半胱氨酸残基（Cys），其羧基端存在一个 Trp-Ser-X-Trp-Ser（WSXWS，X 代表任一氨基酸残基）基序。其成员主要包括 IL-2～IL-7、IL-9、IL-11～IL-13、IL-15、GM-CSF、G-CSF、EPO、TPO 的受体等。

3. Ⅱ类细胞因子受体家族（又称干扰素受体家族）　　其结构特点是胞外区由 Fn3 结构域组成，近氨基端含有 4 个不连续保守 Cys，无 WSXWS 基序。主要成员包括 IFN-α 或 IFN-β 受体、IFN-γ 受体、IL-10 受体和组织因子（tissue factor，TF）。

4. 肿瘤坏死因子受体超家族（TNFRSF）　　多以同源三聚体发挥作用。其结构特点是胞外区含有数个富含半胱氨酸残基的结构域。主要成员包括 TNF 受体、神经生长因子受体（NGFR）、CD40 分子和 Fas 分子等。

5. 趋化因子受体　　属于 G 蛋白偶联受体（G-protein coupled receptor，GPR）。其结构特点是含有 7 个疏水性跨膜区，胞质区与 G 蛋白（结合 GTP 的蛋白）结合发挥生物学活性。主要分为 CXCR、CCR、CR 和 CX₃CR 等亚家族受体。CXCR 即结合 CXC 型趋化因子，如 IL-8R；CCR 即结合 CC 型趋化因子，如 MCP-1R（图 1-6-6）。

二、细胞因子受体介导的信号转导

　　细胞因子的种类很多，其表现出的生物学活性各不一样，但为何多种细胞因子也常具有某些相同或相似的生物学活性呢？
　　这是由于多种细胞因子所结合细胞表面的相应受体往往具有共同的信号链。

细胞因子与其受体结合后可诱导受体形成二聚体（或三聚体），使二聚体（或三聚体）胞质部分相互作用，通常包括一个细胞因子特异性结合的 α 链和一个信号传递的 β 链，由于不同细胞因子受体结构上的差异，可引起不同途径的信号转导。大多数的细胞因子受体介导的信号转导与酪氨酸激酶的活化及细胞内蛋白质的酪氨酸磷酸化有关，但另有一些需通过信号转导链介导。

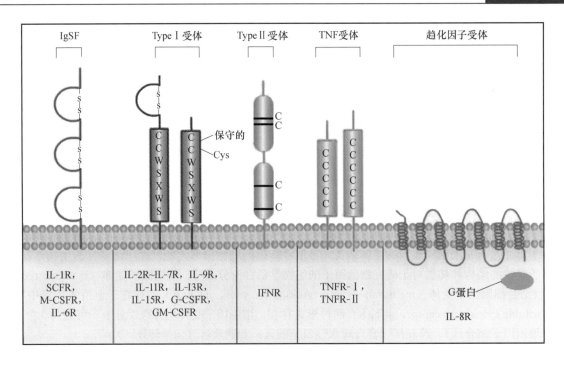

图 1-6-6　细胞因子受体家族结构示意图

在细胞因子受体中存在着不同细胞因子受体共用一条相同的与信号转导有关的肽链现象，称为共同信号链（或共同亚单位）。细胞因子功能的相似性在很大程度上与它们具有细胞因子受体共用信号链有关。目前发现的主要共同信号链有：①γ 链（γc）为 IL-2、IL-4、IL-7、IL-9、IL-15 和 IL-21 的受体所共有，有刺激 T 细胞或（和）B 细胞增殖的作用。②β 链为 IL-3、IL-5、GM-CSF 的受体所共有，它们均可作用于造血系统，促进造血干细胞或定向干细胞的增殖。③gp310 为 IL-6、IL-12 的受体所共有，能作用于 T 细胞等发挥相似的生物学作用。

三、可溶性细胞因子受体

绝大多数细胞因子受体在体液中存在着游离形式，即可溶型细胞因子受体（sCK-R），如 sIL-4R～sIL-7R、sG-CSFR、sGM-CSFR、sIFN-γR、sTNFR。sCK-R 主要来自 mCK-R 的脱落，也可由细胞分泌产生。大多数 sCK-R 氨基酸序列与 mCK-R 胞外区同源，只缺少跨膜区及胞质区，但仍可特异性与 mCK-R 竞争性地结合相应的配体，抑制 mCK-R 所介导的生物学反应。sCK-R 与相应的细胞因子结合后，能作为载体转运细胞因子至机体的有关部位，增加局部细胞因子的浓度，充分发挥其生物学活性。此外，sCK-R 还有利于处于活化状态的细胞恢复至正常水平，参与正常的代谢途径。

第五节　细胞因子的临床意义

一、细胞因子及其受体水平与临床疾病

正常情况下，细胞因子的表达和分泌受机体严格调控，参与机体多种重要的生理功能。在病理状态下，调控细胞因子和细胞因子受体表达的复杂调控网络中的缺陷，细胞因子会出现异常性表达，表现为细胞因子及其受体的缺陷、细胞因子表达过高，以及可溶性细胞因子受体的水平增加等，能导致临床上多种疾病的发生。以 IL-2 受体 γ链缺陷为主要特征的先天性 X 连锁重症联合免疫缺陷病（XSCID）患者出生后必须在无菌罩中生活，往往在幼儿期因感染而夭折。由于这一细胞因子受体缺陷，使 IL-2、IL-4 和 IL-7 的功能障碍，导致 T 细胞发育异常，T 细胞的缺乏或数量明显减少，从而造成免疫功能严重受损。感染、肿瘤等也可导致细胞因子继发性的缺陷，如获得性免疫缺陷综合征（acquired immune deficiency syndrome，AIDS）患者因体内辅助性 T 细胞被人类免疫缺陷病毒（human immunodeficiency virus，HIV）感染破坏，导致其产生的各种细胞因子缺陷，最终引起免疫功能全面降低。

在炎症、自身免疫病、变态反应（allergy）和移植排斥反应等疾病时，某些细胞因子的表达量常出现明显增加。例如，IL-17 具有促炎症反应的作用。IL-3、IL-4、IL-5、IL-10、IL-13、GM-CSP 等多种细胞因子水平明显升

高，可参与支气管哮喘的发病过程。

sCK-R 水平的变化与自身免疫病、病毒性感染、恶性肿瘤及创伤等疾病的病情、病程密切相关。如多发性骨髓瘤患者血浆中 sIL-6R 水平明显升高。肝脏感染性腹水及癌性腹水中亦可检出高水平的 sTNFR。临床上，检测某些 sCK-R 的水平有助于某些疾病的诊断及其病程发展和转归的监测。

二、细胞因子相关制剂的临床应用

目前临床上已利用重组的细胞因子对肿瘤、造血障碍、感染等多种疾病进行治疗，且疗效显著、不良反应小。已批准生产的细胞因子约物包括 IFN-α、IFN-β、IFN-γ、EPO、GM-CSF、G-CSF 和 IL-2 等。如 IFN-α 对于病毒性肝炎及疱疹病毒感染等有较好疗效，对于血液系统恶性疾病，如毛细胞白血病治疗的有效率可达 80% 以上。用抗 TNF 单克隆抗体可以减轻甚至阻断感染性休克的发生。此外，用抗 IL-2 抗体或 IL-2 受体拮抗剂亦可以抑制同种移植物的排斥。

小　结

细胞因子是由免疫原、丝裂原或其他因素刺激多种细胞产生的低分子质量可溶性蛋白。具有介导和免疫调节、抗肿瘤、促进造血、参与炎症发生及损伤组织修复等多种功能。

细胞因子以自分泌、旁分泌和内分泌等方式发挥作用，具有多效性、重叠性、协同性和拮抗性，并能形成复杂的、开放式的细胞因子网络。

细胞因子种类超过 200 种，可分为白细胞介素、干扰素、肿瘤坏死因子、集落刺激因子、趋化因子和生长因子等。

细胞因子通过结合细胞表面的细胞因子受体而发挥生物学活性。这些受体大多属于免疫球蛋白超家族受体、Ⅰ类细胞因子受体家族、Ⅱ类细胞因子受体家族、TNF 受体超家族成员和趋化因子受体家族等。主要以膜结合细胞因子受体（mCK-R）和存在于血清等体液中的可溶性细胞因子受体（sCK-R）两种形式存在。

细胞因子功能具有双面性，既可调节机体多种重要的生理功能，又可参与组织的病理损伤。目前，基于细胞因子及其受体的疗法已获得了广泛的临床应用。

主要参考文献

金伯泉. 2008. 医学免疫学. 5 版. 北京：人民卫生出版社.
吴敏毓，刘恭植. 2002. 医学免疫学. 4 版. 合肥：中国科学技术大学出版社.
Janis K. 1994. Immunology. 2nd ed. New York：W. H. Freeman & Co Ltd.
Virella G. 2001. Medical Immunology. 5th ed. New York：Marcel Dekker Inc.

问　答　题

1. 大多数细胞因子的产生是短暂且有自限性的过程，这一特点有何重要意义？
2. 在正常机体内，细胞因子是如何调节固有免疫和适应性免疫应答的？
3. 细胞因子用于临床治疗有何优点？目前应用于临床治疗的细胞因子有哪些？

（陈　云）

第七章
CHAPTER 7　白细胞分化抗原和黏附分子

免疫应答过程有赖于免疫系统中多种细胞间的相互作用，即细胞间直接接触和通过分泌细胞因子或其他活性分子介导的作用。不过，你知道细胞间相互识别的物质基础是什么吗？在医学书籍中常见的 CD 分子是何含义？T 细胞和 B 细胞上又有哪些重要的 CD 分子和黏附分子？上述这些问题本章将加以介绍。

第一节　人白细胞分化抗原

一、人白细胞分化抗原的概念

白细胞分化抗原（leukocyte differentiation antigen）是指造血干细胞在分化成熟为不同谱系（lineage）、分化不同阶段及细胞活化过程中，出现或消失的细胞表面标记。白细胞分化抗原除表达在白细胞外，还表达在红系和巨核细胞或血小板谱系，并且分布于非造血细胞，如血管内皮细胞、成纤维细胞、上皮细胞和神经内分泌细胞等。白细胞分化抗原大多是跨膜蛋白，含胞外区、跨膜区和胞质区。有些白细胞分化抗原是以糖基磷脂酰肌醇（glycosyl-phosphatidylinositol，GPI）连接方式锚定在细胞膜上。少数白细胞分化抗原属于糖类。

二、分化群的概念

应用以单克隆抗体鉴定为主的方法，将来自不同实验室的单克隆抗体所识别的同一种分化抗原称为分化群（cluster of differentiation，CD）。目前，人 CD 的编号已从 CD1 命名至 CD350（参见附录），表 1-7-1、表 1-7-2 和表 1-7-3 列举了 T 细胞、B 细胞和 NK 细胞表面常见 CD 分子的来源及其主要功能。

表 1-7-1　T 细胞表面重要的与免疫功能相关的 CD 分子

CD	主要表达细胞	主要功能
CD2	T 细胞	与 LFA（CD58）和 CD48 结合，介导 T 细胞活化
CD3	T 细胞	形成 TCR-CD3 复合物，参与 T 细胞信号转导
CD4	T 细胞	与 MHC II 类分子结合，参与信号转导，HIV 受体
CD8	T 细胞	与 MHC I 类分子结合，参与信号转导
CD28	T 细胞	与 CD80（B7-1）、CD86（B7-2）互为配体，提供 T 细胞协同刺激信号
CD152（CTLA-4）	活化的 T 细胞	与 CD80（B7-1）、CD86（B7-2）结合，下调 T 细胞的活化
CD154（CD40L）	活化的 T 细胞	CD40 的配体，属于协同刺激分子，可为 B 细胞活化提供第二信号

　　T 细胞表面的 CD28 及 CD152（CTLA-4）分子均可与抗原提呈细胞表面的 CD80（B7-1）、CD86（B7-2）结合，两者对 T 细胞的活化有何作用？

　　T 细胞表面的 CD28 与抗原提呈细胞表面的 CD80（B7-1）、CD86（B7-2）结合后为 T 细胞活化提供协同刺激信号（即第二信号），使 T 细胞充分活化；而 CD152（CTLA-4）与 CD80（B7-1）、CD86（B7-2）结合，则是向活化的 T 细胞传导抑制信号，阻止 T 细胞的过度活化。

表 1-7-2　B 细胞表面重要的与免疫功能相关的 CD 分子

CD	主要表达细胞	主要功能
CD19	B 细胞	与 CD21、CD81 组成复合物，增强 B 细胞活化
CD20	B 细胞	Ca^{2+} 通道，调节 B 细胞活化与增殖
CD21	B 细胞	C3d、C3dg、iC3b 和 EBV 的受体，与 CD19、CD81 组成复合物参与信号转导，调节 B 细胞发育及活化

续表

CD	主要表达细胞	主要功能
CD40	B细胞	可促进B细胞生长、分化和记忆细胞产生，配体为CD14（CD40L），促进T细胞和B细胞相互作用
CD79a（Igα）	B细胞	BCR复合物组成部分，参与信号转导
CD79b（Igβ）	B细胞	BCR复合物组成部分，参与信号转导
CD80（B7-1）	B细胞，树突状细胞	CD28、CTLA-4的配体，提供T细胞活化协同刺激信号
CD86（B7-2）	B细胞，树突状细胞	CD28、CTLA-4的配体，提供T细胞活化协同刺激信号

表 1-7-3　NK细胞表面重要的与免疫功能相关的CD分子

CD	主要表达细胞	主要功能
CD16	NK细胞	具有促进吞噬细胞、ADCC、NK细胞活化和参与信号转导的作用
CD56	NK细胞	具有黏附、诱导杀伤活性和神经细胞黏附分子的作用
CD94	NK细胞	与NKG2家族组成复合物，识别HLA-E分子，调节NK细胞杀伤活性
CD158（KIR）	NK细胞	识别HLA-C，NK细胞被抑制或激活
CD161	NK细胞，T细胞	促进NK细胞介导溶细胞活性

第二节　黏附分子

细胞黏附分子（cell adhesion molecule，CAM）是一类介导细胞间或细胞与细胞外基质（extra cellular matrix，ECM）间相互接触、结合和作用的分子。通常黏附分子以受体-配体结合的形式发挥作用，使细胞与细胞间、细胞与基质间或细胞-基质-细胞间发生黏附，参与细胞的识别、活化、信号转导、增殖与分化和移动等，是免疫应答、炎症发生、凝血、肿瘤转移及创伤愈合等一系列生理和病理过程的分子基础。

黏附分子的种类很多，根据其结构特点可分为整合素家族、选择素家族、免疫球蛋白超家族、钙黏蛋白家族、黏蛋白样血管地址素等。此外，还有一些尚未归类的黏附分子。本节简要介绍整合素家族、选择素家族和免疫球蛋白超家族。

一、整合素家族

整合素家族（integrin family）最初是由于该类黏附分子主要介导细胞与细胞外基质的黏附，使细胞得以附着形成整体（integration）而得名。整合素分子在体内分布十分广泛，一种整合素可分布于多种细胞，同一种细胞也可有多种整合素的表达。整合素的表达水平可随细胞分化和生长状态的不同而发生相应的变化。

整合素分子是由α、β两条链（或称亚单位）经非共价键连接组成的异源二聚体。α、β链共同组成识别配体的结合点（图1-7-1）。

整合素家族中至少有17种α亚单位和8种β亚单位，根据β亚单位将其分为8个组，同一组成员中的β链相同，而α链不同。大部分α链结合一种β链，有的α链可分别结合两种或两种以上的β链。整合素家族某些成员的结构、分布和相应的配体见表1-7-4。

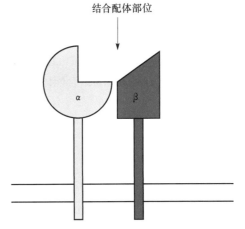

结合配体部位

图 1-7-1　整合素分子的基本结构

整合素分子由α亚单位和β亚单位组成，在胞外区氨基端共同组成了识别配体的部位

表 1-7-4　整合素家族成员的结构、分布和相应的配体（举例）

分　组	成员举例	α/β亚单位分子质量/kDa	亚单位结构	分布	配　体
VLA组（β1组）	VLA-4	150/130（CD49d/CD29）	α4β1	淋巴细胞，胸腺细胞，单核细胞，嗜酸粒细胞	FN，VCAM-1，OPN，MadCAM-1
白细胞黏附受体组（β2组）	LFA-1	180/95	αLβ2	淋巴细胞，髓样细胞	ICAM-1，ICAM-2，ICAM-3

续表

分　组	成员举例	α/β亚单位分子质量/kDa	亚单位结构	分　布	配　体
血小板糖蛋白组 （β3组）	gpⅡbⅢa	125＋22/105 （CD41/CD61）	αⅡbβ3	血小板，内皮细胞，巨核细胞	Fg, FN, vWF, TSP
β4组	α6β4	125＋30/220 （CD49f/CD104）	α6β4	表皮细胞，上皮细胞，内皮细胞，施万细胞	LN, Epiligrin
β6组	αvβ6	125＋24/106 （CD151/-）	αvβ6	某些肿瘤细胞	FN

FN(fibronectin)，纤连蛋白；LN(laminin)，层粘连蛋白；TSP(thrombospondin)，血小板应答蛋白；VLA(very late antigen)，极迟抗原；Fg(fibrinogen)，血纤蛋白原；vWF(von Willebrand factor)，冯·维勒布兰德因子；OPN(osteopontin)，骨桥蛋白；LFA-1 (lymphocyte function associated antigen-1)，淋巴细胞功能相关抗原1；ICAM-1 (2，3) [intercellular adhesion molecule-1 (2，3)]，细胞间黏附分子1 (2，3)；Mad-CAM-1 (mucosal addressin cell adhesion molecule-1)，黏膜地址素细胞黏附分子1

二、选择素家族

选择素家族（selectin family）成员包括 E-选择素（CD62E）、L-选择素（CD62L）和 P-选择素（CD62P）3 个成员。E、L 和 P 表示这 3 种选择素最初发现分别表达在血管内皮细胞、白细胞和血小板。选择素主要在白细胞与内皮细胞黏附、炎症发生及淋巴细胞归巢中发挥重要作用。3 种选择素的分布、配体及其主要功能见表 1-7-5。

表 1-7-5　选择素的分布、配体和主要功能

选择素	分　布	配　体	主要功能
E-选择素（CD62E）	活化的内皮细胞	CD15s（sLe^x）、CD15、PSGL-1、ESL-1	白细胞与内皮细胞黏附，参与炎症、肿瘤细胞转移
L-选择素（CD62L）	白细胞	CD15s（sLe^x）、外周淋巴结 HEV 上 CD34 或 GlyCAM-1	白细胞与内皮细胞黏附，参与炎症、淋巴细胞归巢到外周淋巴结
P-选择素（CD62P）	血小板、巨核细胞、活化的内皮细胞	CD15s（sLe^x）、CD15、PSGL-1	白细胞与内皮细胞和血小板黏附

sLe^x，唾液酸化的路易斯寡糖；PSGL-1，P-选择素糖蛋白配体-1；ESL-1，E-选择素配体蛋白-1；GlyCAM-1：糖基化依赖的细胞黏附分子

选择素成员具有相似的结构，均为跨膜分子，胞外区含有 3 个类似的结构域，从 N 端起依次为 C 型凝集素（CL）样结构域、表皮生长因子（EGF）样结构域和补体调节蛋白（CCP）重复序列（图 1-7-2）。其中 CL 重复序列可结合某些糖类，是选择素结合配体的部位。

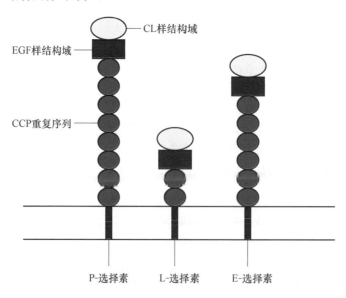

CL样结构域

EGF样结构域

CCP重复序列

P-选择素　　L-选择素　　E-选择素

图 1-7-2　选择素分子的结构

选择素为跨膜分子，胞外区由 CL 样结构域、EGF 样结构域和数目不等的 CCP 重复序列组成

与多数黏附分子所结合的配体不同，选择素识别的配体是一些寡糖基团，主要是唾液酸化的路易斯寡糖（sia-lyl-Lweis^x，sLe^x 即 CD15s）或类似的结构分子，这些配体主要表达在白细胞、内皮细胞和某些肿瘤细胞表面。例如，L-选择素可识别外周淋巴血管地址素（peripheral lymphonode addressin，PNAd），主要位于外周淋巴结高内皮细胞小静脉（high endothelial venule，HEV）。

三、免疫球蛋白超家族

免疫球蛋白超家族（IgSF）成员中许多分子具有一个或数个 Ig 样结构域，广泛分布于各种细胞，如 T 细胞、B 细胞、NK 细胞及巨噬细胞等，可识别同型 IgSF 中的黏附分子和其他成员、整合素或其他膜分了等。该类黏附分子参与多种免疫细胞间的黏附、机体的免疫应答和淋巴细胞的分化发育等，并为免疫细胞活化和抑制提供刺激信号。表 1-7-6 列举了常见的 IgSF 的种类、分布、配体和主要功能。

表 1-7-6　常见 IgSF 黏附分子的种类、分布、配体及其主要功能

IgSF 黏附分子	主要分布细胞	配　体	主要功能
CD4	Th，Thy	MHCⅡ（IgSF）	Th 的辅助受体，HIV 受体
CD8	CTL，Thy	MHCⅠ（IgSF）	CTL 的辅助受体
CD28	Tsub	CD80（B7-1），CD86（B7-2）（IgSF）	提供 T 细胞协同刺激信号（第二信号）
CD152（CTLA-4）	Ta	CD80（B7-1），CD86（B7-2）（IgSF）	抑制 T 细胞的活化
ICAM-1	DC，En，Ep，B，T，MC	LFA-1，Mac-1（整合素）	细胞间黏附，鼻病毒的受体
MadCAM-1	HEV	α4β1，α4β7（整合素）、L-选择素	淋巴细胞归巢
NCAM（CD56）	NK，Tsub，Neur	NCAM（IgSF）	免疫细胞与神经细胞的黏附
PTA-1（CD226）	NK，Ta，MC，Pt	CD115，CD112（IgSF）	细胞分化、黏附、杀伤，血小板活化
VCAM-1（CD106）	En，Ep，DC，Mac	α4β1，α4β7（整合素）	淋巴细胞黏附、活化和协同刺激

　　CTL，细胞毒性 T 细胞；DC，树突状细胞；EC，内皮细胞；Ep，上皮细胞；HEV，高内皮微静脉；ICAM，细胞间黏附分子；MC，单核细胞；Mac，活化的单核细胞；MadCAM-1，黏膜地址素细胞黏附分子 1；NCAM，神经细胞黏附分子；Neur，神经细胞；NK，自然杀伤细胞；Pt，血小板；PTA-1，血小板 T 细胞活化抗原 1；Ta，活化 T 细胞；Th，辅助性 T 细胞；Thy，胸腺细胞；Tsub，T 细胞亚群；VCAM-1，血管细胞黏附分子 1

四、黏附分子的功能

黏附分子在机体的生理、病理过程中发挥着多方面的作用，以下仅举例加以介绍。

（一）免疫细胞识别中的共受体和协同刺激信号

共受体（co-receptor），也称辅助受体，以及协同刺激信号是指免疫细胞在接受抗原刺激的同时，还必须有共受体提供协同刺激信号才能被活化。在 T 细胞介导的免疫应答过程中，T 细胞/APC 识别时需要多种黏附分子的参与来提供协同刺激信号，如 CD4/MHCⅡ类分子、CD8/MHCⅠ类分子、CD28/CD80 或 CD86、CD2/CD58、LFA-1/ICAM-1 等。T 细胞识别 APC 提呈的抗原后，还需专职 APC 上的 CD80（或 CD86）与 T 细胞上的 CD28 结合才能活化 T 细胞，如 APC 上无 CD80 或 CD86，则 T 细胞缺乏 CD28/CD80（或 CD86）提供的协同刺激信号，使其免疫应答处于无能（anergy）状态（见第十三章）。

（二）炎症过程中白细胞与血管内皮细胞的黏附

多种黏附分子在白细胞穿越血管内皮细胞向炎症部位移行的过程中起重要作用。以中性粒细胞穿出血管内皮细胞为例，在炎症发生初期，中性粒细胞表面的唾液酸化的路易斯寡糖（sLe^x）与内皮细胞表面表达的 E-选择素相互作用，可介导中性粒细胞沿血管壁的滚动和最初的结合。随后，中性粒细胞 IL-8 结合内皮细胞表面膜型 IL-8，刺激中性粒细胞表面 LFA-1 和 Mac-1 等整合素分子表达上调并活化，并与内皮细胞表面诱导表达的 ICAM-1 结合，对中性粒细胞与内皮细胞的黏附和穿出血管内皮细胞到达炎症部位均发挥了关键的作用（图 1-7-3）。

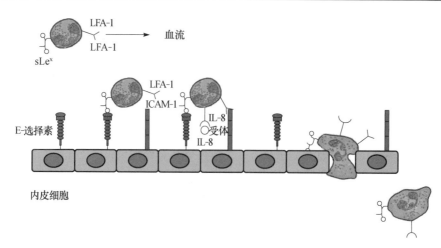

图 1-7-3　中性粒细胞参与炎症与黏附分子相互作用的关系

中性粒细胞表面的 sLe^x 和内皮细胞表面的 E-选择素结合介导中性粒细胞沿血管壁的滚动和最初的结合；内皮细胞表面膜型
IL-8 与中性粒细胞表面 IL-8 受体结合刺激中性粒细胞使其 LFA-1 活化；LFA-1 与内皮细胞 ICAM-1 结合导致中性粒细胞
与内皮细胞紧密黏附，随后穿出血管壁到达炎症部位。

（三）淋巴细胞归巢

　　淋巴细胞归巢（lymphocyte homing，LH）是淋巴细胞的定向游动，包括成熟淋巴细胞向外周淋巴器官的归巢、淋巴细胞再循环及淋巴细胞向炎症部位的迁移。其分子基础是淋巴细胞表面的淋巴细胞归巢受体（lymphocyte homing receptor，LHR）与高内皮微静脉（HEV）上相应的血管地址素（vascular addressin）的相互作用，淋巴细胞可有选择性地定向进入各种淋巴结。图 1-7-4 显示了初始 T 细胞与淋巴结中的高内皮微静脉（HEV）结合，并穿出血管内皮细胞进入淋巴结的过程。

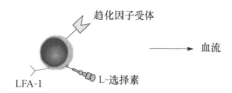

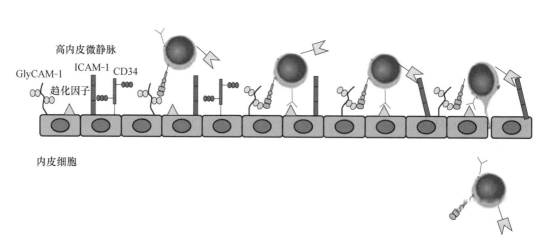

图 1-7-4　初始 T 细胞进入淋巴结与黏附分子相互作用的关系

初始 T 细胞表面 L-选择素与高内皮微静脉外周淋巴结地址素（GlyCAM-1 和 CD34）结合介导黏附；
血管内皮细胞上趋化因子刺激初始 T 细胞相应趋化因子受体使 LFA-1 活化；LFA-1 与内皮细胞上
ICAM-1 结合导致淋巴细胞穿出血管内皮细胞进入淋巴结

第三节　CD 和黏附分子及其单克隆抗体的临床应用

目前，CD 和黏附分子及其相应的单克隆抗体已在临床上得到十分广泛的应用，具体见本书第二十二和二十三章。本节仅就其在疾病的发病机制、诊断、预防和治疗中的应用举例加以说明。

一、在阐明发病机制中的作用

人类免疫缺陷病毒（HIV）感染后临床表现是获得性免疫缺陷综合征（AIDS）。HIV 主要感染 $CD4^+T$ 细胞，原因是 CD4 分子胞外区第一个结构域是 HIV 包膜糖蛋白 gp120 识别的部位。因此，CD4 分子是 HIV 的主要受体。HIV 感染 $CD4^+T$ 细胞后，可选择性使 $CD4^+T$ 细胞数量锐减和功能降低。由于 $CD4^+T$ 细胞是免疫系统中重要的免疫效应细胞和调节细胞，产生多种细胞因子，故 HIV 感染后患者以 $CD4^+T$ 细胞减少为主要特征，临床表现则以反复感染和恶性肿瘤为特点。

白细胞黏附缺陷症（leukocyte adhesion deficiency，LAD）是一种严重的免疫缺陷病，其原因是 CD18（β2 整合素）基因缺陷而导致 LFA(CD11a/CD18)、Mac-1(CD11b/CD18) 等整合素分子功能不全，白细胞不能黏附和穿过血管内皮细胞，难以进入炎症区，患者常发生反复严重的感染。

二、在疾病诊断中的应用

检测 HIV 患者外周血 $CD4^+T$ 细胞的绝对数量，对于辅助诊断和判断艾滋病病情有重要的参考价值。当 HIV 感染者外周血 $CD4^+T$ 细胞数量降至 200 个/μl 以下时，则是疾病变化的先兆。

此外，CD 分子的单克隆抗体为白血病、淋巴瘤的免疫学分型提供了精确的手段，用单克隆抗体免疫荧光染色和流式细胞术（flow cytometry，FCM）分析可进行白血病和淋巴瘤的常规免疫学分型。

三、在疾病防治中的应用

抗 CD3 单克隆抗体作为免疫抑制剂在临床上用于防治移植排斥反应，已取得明显的疗效。体内注射一定剂量抗 CD3 单克隆抗体后，该单克隆抗体能与 T 细胞结合，通过活化补体溶解 T 细胞，抑制细胞免疫功能，从而达到防治移植排斥反应的目的。抗 B 细胞表面标记 CD20 单克隆抗体靶向治疗来源于 B 细胞的非霍奇金淋巴瘤，已显现出较好的疗效。

小　结

白细胞分化抗原和黏附分子是免疫细胞表面重要的功能分子。许多白细胞分化抗原以 CD 命名，现被命名的 CD 分子已达 350 个。黏附分子根据结构特征可分为整合素家族、选择素家族、IgSF 和钙黏蛋白家族等，在参与免疫应答、炎症发生、淋巴细胞归巢等方面发挥了一定的作用。CD 分子和黏附分子及其单克隆抗体的应用十分广泛，主要包括免疫性疾病发病机制的阐明、疾病的免疫学诊断及移植排斥反应和肿瘤等疾病的防治。

主要参考文献

何维. 2005. 医学免疫学. 北京：人民卫生出版社.

金伯泉. 2008. 医学免疫学. 5 版. 北京：人民卫生出版社.

Barclay A N, Brown M H, Law S K, et al. 1997. The leucocyte antigen FactsBook. 2nd ed. London：Academic Press.

Isacke C M, Horton M A. 2000. The adhesion molecule Factsbook. 2nd ed. London：Academic Press.

www. HLDA8. org

问　答　题

1. 何谓 CD 分子？谈谈 T 细胞、B 细胞和 NK 细胞表面重要 CD 分子的名称和功能。
2. 淋巴细胞归巢的分子基础是什么？

（刘英霞）

第八章

CHAPTER 8　固有免疫

我们生存的环境中存在着病原微生物和一些有害物质，是谁像一道长城守卫着机体抵抗它们的入侵？是固有免疫的屏障结构。在一定条件下病原微生物及有害物质突破此屏障后，又是谁最先做出快速反应去杀灭和清除它们？是固有免疫的细胞和分子组成的防御体系。在此期间，固有免疫系统能启动适应性免疫应答，使机体能特异、高效地清除这些病原微生物及其有害物质。除此之外，固有免疫系统还能区分和清除体内多种有害成分，如凋亡细胞、衰老细胞和肿瘤细胞等。

第一节　固有免疫系统的组成

一、屏障结构

（一）皮肤和黏膜屏障

1. 物理屏障　　由致密上皮细胞组成的皮肤和黏膜组织具有机械屏障作用，在正常情况下可有效阻挡病原体侵入体内。黏膜组织中黏膜上皮细胞的迅速更新、呼吸道黏膜上皮细胞纤毛的定向摆动及黏膜表面分泌液的冲洗作用，均有助于清除黏膜表面的病原体。

2. 化学屏障　　皮肤和黏膜分泌物中含有多种杀菌、抑菌物质，主要包括：皮脂腺分泌的不饱和脂肪酸、汗腺分泌的乳酸、胃液中的胃酸及唾液、泪液、呼吸道、消化道和泌尿生殖道黏液中的溶菌酶、抗菌肽和乳铁蛋白等，在皮肤黏膜表面形成抵抗病原体的化学屏障。

3. 微生物屏障　　微生物屏障指寄居在皮肤和黏膜表面的正常菌群能通过与病原体竞争结合上皮细胞和营养物质的作用方式，或通过分泌某些杀菌、抑菌物质对病原体产生抵抗作用。例如，正常菌群可对局部细菌的生长产生拮抗作用。临床不适当地大量和长期应用广谱抗生素，可因消化道正常菌群大部分被杀死，致使耐药性金黄色葡萄球菌和白色念珠菌大量生长，引发葡萄球菌性肠炎和白色念珠菌性肠炎；口腔中的唾液链球菌能产生 H_2O_2，对白喉杆菌和脑膜炎奈瑟菌具有杀伤作用；肠道中大肠埃希菌产生的细菌素对某些厌氧菌和 G^+ 菌具有抑制和杀伤作用。

（二）体内屏障

1. 血-脑屏障　　由软脑膜、脉络丛的毛细血管壁和包在壁外的星形胶质细胞形成的胶质膜组成。此种组织结构致密，能阻挡血液中的病原体和其他大分子物质进入脑组织及脑室，从而对中枢神经系统产生保护作用。婴幼儿血-脑屏障尚未发育完善，故易发生中枢神经系统感染。

2. 血-胎屏障　　由母体子宫内膜的基蜕膜和胎儿的绒毛膜滋养层细胞共同构成。血-胎屏障不妨碍母子间营养物质的交换，而能防止母体内病原体和有害物质进入胎儿体内，从而保护胎儿免遭感染，使之正常发育。妊娠早期（3个月内）血-胎屏障发育尚未完善，此时孕妇若感染风疹病毒和巨细胞病毒等，常导致胎儿畸形、流产或早产。

3. 血-胸腺屏障　　位于胸腺皮质，由连续的毛细血管内皮、上皮网状细胞及内皮外完整基膜、血管间隙和巨噬细胞等组成。主要功能是限制大分子抗原物质进入胸腺实质。

二、固有免疫分子

1. 补体系统　　多种病原微生物逾越屏障侵入机体后，可通过旁路途径和 MBL 途径迅速激活补体系统，当特异性抗体产生后，也可通过经典途径激活补体，由此而产生溶菌或病毒溶解作用。同时，某些补体裂解产物（如 C3a、C5a）具有趋化和致炎作用，有些（如 C3b、C4b）具有调理和免疫黏附作用，可吸引吞噬细胞发挥吞噬杀菌作用和引起炎症反应（详见第五章）。

2. 细胞因子　　多种细胞因子，如趋化因子、促炎细胞因子和干扰素等发挥致炎、致热、激活免疫细胞、抑制病毒复制和细胞毒作用等免疫功能（详见第六章）。

3. 防御素　　防御素是一组能耐受蛋白酶的一类富含精氨酸的小分子多肽，对细菌、真菌和某些有包膜病毒具有直接杀伤作用。人和哺乳动物体内存在的 α-防御素为阳离子多肽，可通过以下作用机制杀伤某些细菌和有包膜病毒：①通过与病原体带负电荷的成分作用产生静电，使病原体膜屏障破坏而死亡。②诱导病原体产生自溶酶，干扰 DNA 和蛋白质合成。③具有致炎和趋化作用，可增强吞噬细胞对病原体的吞噬杀伤和清除作用。

4. 溶菌酶　　溶菌酶（lysozyme）是一种不耐热的碱性蛋白质，广泛存在于各种体液、外分泌液和吞噬细胞溶酶体中。溶菌酶能够裂解 G^+ 菌细胞壁中 N-乙酰葡萄糖胺与 N-乙酰胞壁酸之间的 β-1,4 糖苷键，使细胞壁的肽聚糖破坏，从而导致菌体的溶解破坏。革兰阴性菌（G^- 菌）由于在其肽聚糖外还有脂多糖和脂蛋白包裹，所以对溶菌酶不敏感，但在相应抗体和补体存在条件下，G^- 菌也可被溶菌酶溶解破坏。

5. 乙型溶素　　乙型溶素（β lysin）是血清中一种对热较稳定的碱性多肽，在血浆凝固时由血小板释放，故血清中乙型溶素的浓度显著高于血浆中的水平。乙型溶素可作用于 G^+ 菌的细胞膜，产生非酶性破坏效应，但对 G^- 菌无效。

三、固有免疫细胞

执行固有免疫作用的细胞主要包括：单核吞噬细胞（mononuclear phagocyte）、中性粒细胞（neutrophil）、树突状细胞（DC）、NK 细胞、NKT 细胞、$\gamma\delta$T 细胞、B1 细胞、嗜酸粒细胞、嗜碱粒细胞和肥大细胞等。

第二节　固有免疫细胞

一、吞噬细胞

（一）分类

吞噬细胞（phagocyte）主要包括单核吞噬细胞和中性粒细胞。单核吞噬细胞属大吞噬细胞，包括血液中的单核细胞（monocyte，MC）和组织器官中的巨噬细胞（macrophage，Mϕ）。单核细胞约占血液中白细胞总数的 3%～8%。单核细胞在血液中仅停留 12～24h，然后进入组织器官或表皮层。在表皮棘层，发育分化为郎格汉斯细胞（未成熟 DC）；进入结缔组织或器官，发育成熟为巨噬细胞，其体积数倍于单核细胞，寿命较长，在组织中可存活数月以上。

巨噬细胞分为定居的巨噬细胞和游走的巨噬细胞两大类。定居的巨噬细胞广泛分布于全身，可因所处部位的不同而有不同的形态和名称，如在肝脏中称库普弗（Kupffer）细胞；脑中称小胶质细胞；骨中称破骨细胞。游走的巨噬细胞可在组织间隙中自由移动，该种巨噬细胞胞质内富含溶酶体及线粒体，具有强大的吞噬杀菌和吞噬清除体内凋亡细胞及其他异物的能力。巨噬细胞可被不同的方式所激活，并分化为不同的功能亚群，如经典活化的 Mϕ（classically activated macrophage）、创伤愈合的 Mϕ（wound healing macrophage）和调节性的 Mϕ（regulatory macrophage）等。

中性粒细胞占血液白细胞总数的 60%～70%，是白细胞中数量最多的一种。中性粒细胞来源于骨髓，产生速率高（每分钟约为 1×10^7），但存活期短，为 2～3d。当病原体在局部引发感染时，中性粒细胞可迅速穿越血管内皮细胞进入感染部位，对侵入的病原体发挥吞噬杀伤和清除作用。

树突状细胞（DC）属体内最重要的专职抗原提呈细胞，具有吞噬功能，故也属吞噬细胞。位于表皮和胃肠上皮组织中的朗格汉斯细胞和位于实体器官结缔组织中的间质 DC 属未成熟 DC，其吞噬功能较强。这些未成熟 DC 在接受抗原或炎性介质等刺激后，可迁移至淋巴组织中发育分化为成熟的 DC，其主要功能是提呈抗原，启动特异性免疫应答。

（二）细胞表面的受体及其作用

1. 非调理性受体　　非调理性受体为模式识别受体（pattern recognition receptor，PRR）（详见后叙述）。

2. 调理性受体　　调理性受体主要包括 IgG Fc 受体（FcγR）和补体受体（C3bR/C4bR）。

（1）IgG Fc 受体介导的调理作用：IgG 抗体为中间桥梁，可通过其抗原结合部位与病原体表面相应抗原表位结合，再通过其 Fc 段与巨噬细胞表面相应 IgG Fc 受体结合，使病原体与巨噬细胞相互靠近进而产生促进吞噬和激活效应。

（2）补体受体介导的调理作用：补体激活后，以其裂解产物 C3b 或 C4b 为中间桥梁，通过其氨基端与病原体等抗原性异物结合，再通过其羧基端与巨噬细胞表面相应 CR1（C3bR 或 C4bR）结合，使病原体与巨噬细胞相互作用可产生促进吞噬的作用。

（三）主要生物学功能

1. 吞噬作用　　吞噬细胞具有强大的吞噬功能，其整个吞噬杀菌过程包括：

（1）迁移和募集：感染发生时，在局部某些细菌或其产物（如 LPS）、某些补体裂解片段（如 C3a、C5a）和促炎细胞因子（如 IL-1、IL-8 和 TNF 等）作用下，血液中的中性粒细胞、单核细胞可穿越血管内皮细胞，组织中的巨噬细胞可穿越组织间隙，迁移募集至感染炎症部位。

（2）识别：上述聚集在炎症部位的吞噬细胞可通过表面模式识别受体与病原体表面相应配体，即病原相关分子模式（pathogen associated molecular pattern，PAMP）结合；或通过表面调理性受体与被抗体或补体成分包裹的病原体结合，使病原体黏附在细胞表面而迅速被吞噬。

（3）吞噬：吞噬细胞与病原体等异物结合后，经吞噬或吞饮作用将病原体摄入胞内形成吞噬体，继而与胞质中的溶酶体融合为吞噬溶酶体（图 1-8-1）。

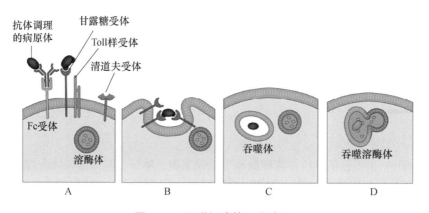

图 1-8-1　吞噬细胞的吞噬过程

A. 病原体与吞噬细胞表面受体结合。B. 吞噬细胞膜内陷包绕病原体。C. 病原体进入细胞内形成吞噬体。D. 溶酶体与吞噬体融合形成吞噬溶酶体

（4）杀菌：在吞噬溶酶体内，通过氧依赖和氧非依赖杀菌系统杀伤病原体。氧依赖性杀菌系统包括反应性氧中间物（reactive oxygen intermediate，ROI）和反应性氮中间物（reactive nitrogen intermediate，RNI）的作用。ROI 是指在吞噬作用激发下，吞噬细胞内膜结合型细胞氧化酶（还原型烟酰胺腺嘌呤二核苷酸和还原型烟酰胺腺嘌呤二核苷酸磷酸）活化，催化氧分子生成超氧阴离子（O_2^-）、游离羟基（OH^-）、过氧化氢（H_2O_2）和单态氧（$^1O_2$）等物质。上述产生 ROI 的过程中伴随着耗氧量大幅度增加，亦称为呼吸爆发（respiratory burst）。ROI 具有很强的氧化作用和细胞毒作用，可有效杀伤病原微生物，同时对机体组织细胞也有一定的损伤作用。RNI 是指巨噬细胞活化后产生的诱导型一氧化氮合酶（inducible nitric oxide synthetase，iNOS）在还原型烟酰胺腺嘌呤二核苷酸磷酸或四氢生物蝶呤存在条件下，催化精氨酸与氧分子反应，生成一氧化氮（nitric oxide，NO），NO 产生杀菌作用。氧非依赖杀菌系统指不需氧分子参与的杀菌系统，主要包括①酸性环境：吞噬体或吞噬溶酶体形成后，其内糖酵解作用增强，乳酸累积可使 pH 降至 3.5～4.0，此种酸性条件具有杀抑菌作用。②溶菌酶：能使 G^+ 菌胞壁肽聚糖破坏而杀死细菌。③防御素：可使细菌细胞膜裂解破坏。上述过程中产生的杀菌成分也可释放或分泌至细胞外，对胞外菌产生杀伤作用（图 1-8-2）。

（5）消化和清除：病原体和抗原性异物被杀伤或破坏后，在吞噬溶酶体内被多种水解酶，如蛋白酶、核酸酶、脂酶和磷酸酶等进一步消化降解，其产物大部分通过胞吐作用排出胞外，有些产物被加工处理为具有免疫原性的小分子肽段，提呈给 T 细胞识别。

2. 加工提呈抗原　　吞噬细胞可将摄入的抗原加工处理为具有免疫原性的小分子肽段，并以抗原肽-MHC 分子复合物的形式表达于细胞表面，提供 T 细胞活化的第一信号；同时通过表面 B7 和 ICAM-1 等黏附分子提供 T 细胞活化的第二信号，启动特异性的免疫应答。

3. 参与和促进炎症反应　　炎症部位产生的一些细胞因子，如单核/巨噬细胞趋化因子蛋白-1（monocyte/

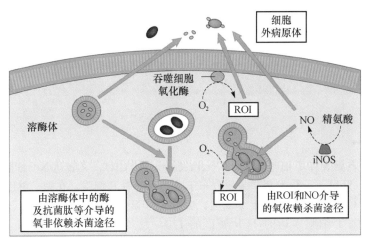

图 1-8-2 吞噬细胞的杀菌过程
两条途径杀菌：①氧依赖杀菌途径，产生反应性氧中间物（ROI）和一氧化氮（NO）杀菌；
②氧非依赖杀菌途径，溶酶体中的酶（溶菌酶）及抗菌肽（防御素）等杀菌

macrophage chemokine protein-1，MCP-1）、GM-CSF 和 IFN-γ 等可与吞噬细胞表面相应受体作用，借此细胞被募集到感染部位并被活化，使其吞噬杀菌能力显著增强。活化吞噬细胞通过分泌巨噬细胞炎症蛋白-1α/β（macrophage inflammatory protein-1α/β，MIP-1α/β）、MCP-1 和 IL-8 等趋化性细胞因子，募集、活化更多的巨噬细胞、中性粒细胞和淋巴细胞；另分泌多种促炎细胞因子，如 IL-1β、TNF-α、IL-6 和其他炎性介质，如前列腺素、白三烯、血小板活化因子（platelet activating factor，PAF）和多种补体成分等参与和促进炎症反应。此外，还分泌一系列胞外酶，如溶菌酶、胶原酶、尿激酶、弹性蛋白酶等增强清除作用，但亦可导致机体组织细胞发生损伤。

4. 对肿瘤和病毒感染等靶细胞的杀伤作用　　静止吞噬细胞本身杀伤作用微弱，但被细菌脂多糖或 IFN-γ 和 GM-CSF 等细胞因子激活后，能有效杀伤肿瘤和病毒感染的组织细胞。吞噬细胞活化后，其表面调理或非调理性受体表达增加，胞内溶酶体数目及其 ROI、RNI 和各种水解酶浓度显著增高，分泌功能增强。当活化的吞噬细胞与无法吞噬的肿瘤和病毒感染的组织细胞结合后，可将胞内活性氧、活性氮和酶类物质释放至胞外，这些细胞毒性分子能使肿瘤等靶细胞发生损伤和破坏，产生抗肿瘤、抗病毒效应。此外，活化的吞噬细胞还可分泌大量 TNF-α，诱导肿瘤或病毒感染等靶细胞凋亡，也能通过 ADCC 杀伤肿瘤和病毒感染的细胞。

5. 免疫调节作用　　活化的吞噬细胞可分泌多种细胞因子参与免疫调节，如 IL-1β、TNF-α、IL-6、IL-12 和 IFN-γ 等能促进 T 细胞、B 细胞活化、增殖和分化；促进造血干细胞增殖，诱导粒细胞和巨噬细胞成熟；促进 CTL、NK 细胞杀伤活性等上调免疫应答。而 IL-10 可通过抑制单核/巨噬细胞、NK 细胞功能下调免疫应答。

二、自然杀伤细胞

自然杀伤细胞（natural killer cell，NK cell）是不同于 T、B 细胞，具有直接杀伤靶细胞效应的一类淋巴细胞。在形态上，NK 细胞胞质中富含颗粒，又称为大颗粒淋巴细胞（large granule lymphocyte，LGL）。

1. 一般特性　　NK 细胞来源于骨髓淋巴样干细胞，存在骨髓或胸腺两条发育成熟途径，主要分布于外周血（占血液中淋巴细胞总数的 5%～7%）、脾和肝脏，在淋巴结和其他组织中也有少量存在。NK 细胞不表达特异性抗原识别受体，是不同于 T 细胞、B 细胞的一类淋巴样细胞。NK 细胞可表达多种表面标志，目前临床将 TCR−、mIg−、CD56+、CD16+ 淋巴样细胞鉴定为 NK 细胞。

2. 功能　　NK 细胞表面具有多种与其杀伤活化或杀伤抑制有关的受体，可直接识别和杀伤某些肿瘤和病毒感染等异常细胞，也能在特异性抗体存在条件下，通过其表面 IgG Fc 受体（FcγRⅢ）介导，定向杀伤肿瘤或病毒感染的靶细胞（即 ADCC）。因此，NK 细胞在机体抗肿瘤和早期抗病毒或胞内寄生菌感染的免疫过程中起重要作用。NK 细胞可被 IFN-α、IFN-β、IL-12、TNF-α 等细胞因子激活，活化后能通过分泌 IFN-γ、IL-2 和 TNF-α 等发挥免疫调节作用。

3. 杀伤特点　　NK 细胞杀伤靶细胞的作用机制与 CTL 相似，可释放穿孔素和颗粒酶，另细胞表面表达 FasL 和分泌 TNF-α 也产生细胞杀伤作用。但杀伤特点不同于 CTL，其特点是：无需抗原预先刺激；发挥作用快（4h 内）；非特异性，针对所有异常细胞；无 MHC 限制性而具备广谱杀伤作用。

正常人 NK 细胞或 CTL 经体外激活后回输给不同的肿瘤患者，两者是否均能杀伤患者体内的肿瘤细胞？

正常人 NK 细胞能杀伤，而 CTL 不能。原因是：CTL 杀伤特点具有 MHC 限制性和特异性，这就意味着 CTL 只能杀伤具有相同 MHC 遗传背景和带有特定肿瘤抗原的靶细胞；NK 细胞杀伤因无 MHC 限制性和特异性，而具备广谱的杀伤作用。

三、NKT 细胞

NKT 细胞是一群细胞表面既有 T 细胞受体（T cell receptor，TCR），又表达 NK 细胞受体的淋巴细胞。此类 T 细胞可在胸腺内或胸腺外（胚肝）分化发育，主要分布于骨髓、肝脏和胸腺，在脾、淋巴结和外周血中也有少量存在。NKT 细胞绝大多数为 $CD4^-CD8^-$ 双阴性 T 细胞，少数为 $CD4^+$ 单阳性 T 细胞，其表面抗原识别受体（TCR）表达密度较低，约为外周血 T 细胞表达的 TCR 密度的 1/3，大多数由 α 和 β 链组成，即为 TCRαβ 型，少数为 TCRγδ 型。

NKT 细胞的 TCR 缺乏多样性，抗原识别谱窄，可识别不同靶细胞表面 CD1 分子提呈的脂类和糖脂类抗原，且不受 MHC 限制。NKT 细胞的主要生物学功能是：①非特异性杀伤肿瘤、病毒或胞内寄生菌感染的靶细胞，其杀伤机制与 $CD8^+$ CTL 类似；②分泌 IL-4、IFN-γ、MCP-1α 和 MIP-1β 等细胞因子参与免疫调节和介导炎症反应。

四、γδT 细胞

γδT 细胞是执行非特异免疫作用的 T 细胞，主要分布于黏膜和皮下组织，是构成表皮内淋巴细胞和黏膜组织上皮内淋巴细胞的主要成分。γδT 细胞的 TCR 由 γ 和 δ 链组成，可与 CD3 分子形成复合物（TCRγδ-CD3），抗原受体缺乏多样性，识别的抗原种类有限，主要是某些病原体或感染、突变细胞表达的共同抗原，如感染后产生或表达于感染细胞表面的热休克蛋白、CD1 提呈的脂类抗原、某些磷酸化抗原和病毒蛋白等。它们对抗原的识别也与 αβT 细胞不同，即可直接识别结合某些完整的多肽抗原，且不受 MHC 限制。γδT 细胞是皮肤黏膜局部抗病毒感染的重要效应细胞，对肿瘤细胞也有一定的杀伤作用，其杀伤机制与 $CD8^+$ CTL 基本相同。此外，活化 γδT 细胞还可通过分泌多种细胞因子参与免疫调节。

五、B1 细胞

B1 细胞是指 $CD5^+mIgM^+$ 的 B 细胞，主要存在于腹腔、胸腔和肠壁固有层，具有自我更新能力。B1 细胞抗原受体缺乏多样性，抗原识别谱较窄，主要识别某些细菌表面共有的多糖类抗原。

六、其他固有免疫细胞

1. 嗜酸粒细胞　　嗜酸粒细胞（eosinophil）占血液白细胞总数的 1%～3%，在血液中停留时间较短，仅为 6～8h，进入结缔组织后可存活 8～12d。嗜酸粒细胞胞质内含粗大的嗜酸性颗粒，颗粒内含碱性蛋白、嗜酸粒细胞阳离子蛋白、嗜酸粒细胞过氧化物酶、芳基硫酸酯酶和组胺酶等。嗜酸粒细胞具有趋化作用和一定的吞噬杀菌能力，尤见于抗寄生虫的免疫过程中。

2. 嗜碱粒细胞和肥大细胞　　嗜碱粒细胞（basophil）数量最少，约占血液中白细胞总数的 0.2%，具有趋化作用，被招募到组织中后可存活 10～15d。肥大细胞仅存在于黏膜和结缔组织中，而不存在于血循环中。嗜碱粒细胞和肥大细胞虽然形态特征和分布有所不同，但二者的功能非常相似，其表面均表达高亲和力的 IgE Fc 受体（FcεRI），被变应原激活后，使细胞脱颗粒介导 Ⅰ 型超敏反应。

第三节　固有免疫应答的识别机制

近年来，人们认为启动固有免疫应答的因素除了以病原相关分子模式为代表的感染因素（非己成分），还包括其他非感染性的自身成分和非己成分，其中涉及不同的层面和不同的识别方式。

一、病原相关分子模式与模式识别受体

以吞噬细胞为代表的固有免疫细胞通常仅针对微生物等的特定分子结构，而不是机体自身正常成分产生应答，

其识别机制主要通过病原相关分子模式与模式识别受体的相互作用。

（一）病原相关分子模式

病原相关分子模式（pathogen associated molecular pattern，PAMP）指可被固有免疫细胞的受体所识别的某些病原体或其产物所共有的高度保守的特定分子结构。PAMP主要包括：①以糖类和脂类为主的细菌细胞壁成分，如G⁻菌的脂多糖、G⁺菌的肽聚糖和磷壁酸、分枝杆菌和螺旋体的脂蛋白和脂肽、真菌的甘露糖等。②病毒和细菌的核酸成分，如细菌非甲基化寡核苷酸CpG DNA、病毒双链RNA（dsRNA）、单链RNA（ssRNA）等。另外，相对于PAMP这类外源性危险信号而言，体内组织细胞损伤所产生的某些物质，如高迁移率族蛋白B1、热休克蛋白、IL-1α和尿酸等内源性危险信号又称为损伤相关分子模式（damage associated molecular pattern，DAMP）或警报素（alarmin），也可被固有免疫细胞的受体所识别。

（二）模式识别受体

模式识别受体（pattern recognition receptor，PRR）是指单核/巨噬细胞、树突状细胞等固有免疫细胞表面或胞内器室上能够识别并结合病原体某些共有特定分子结构（即PAMP）或组织细胞损伤所产生的某些物质（即DAMP）的受体。另外，血清中还存在一些甘露聚糖结合凝集素（MBL）、C-反应蛋白等急性期反应蛋白，也可与PAMP结合，称分泌型PRR（sPRR）。膜型PRR包括：

1. 甘露糖受体 甘露糖受体（mannose receptor，MR）主要表达于巨噬细胞表面，能与病原体细胞壁糖蛋白和糖脂分子末端的甘露糖和岩藻糖残基（即相应配体）结合，介导细胞的吞噬或胞吞作用。

2. 清道夫受体 清道夫受体（scavenger receptor，SR）主要表达于巨噬细胞表面，可识别乙酰化低密度脂蛋白及G⁻菌的脂多糖（LPS）和G⁺菌的磷壁酸等阴离子聚合体（anionic polymer），也可识别凋亡细胞重要表面成分磷脂酰丝氨酸，参与对某些病原体和凋亡细胞的识别和清除。

3. Toll样受体 Toll样受体（Toll-like receptor，TLR）是一类跨膜受体，通过识别并结合相应的PAMP可启动胞内信号转导，诱导细胞表达多种免疫效应分子，在炎症反应和免疫应答中发挥重要作用。

人类Toll样受体家族成员现已确认的有14个（TLR1~TLR14）。它们分布于不同的免疫细胞（Mφ、DC、B细胞等）表面或胞内器室上，其中TLR1、TLR2、TLR4、TLR5、TLR6表达于细胞膜上，主要识别病原体表面的肽聚糖、磷壁酸、脂多糖、脂蛋白和鞭毛蛋白等，而TLR3、TLR7、TLR8、TLR9分布在吞噬体或吞噬溶酶体膜上，主要识别细胞内的病毒双链或单链RNA及细菌或病毒的非甲基化的CpGDNA序列（图1-8-3）。Toll样受体家族成员主要通过激活核因子-κB（nuclear factor κB，NF-κB）和MAPK信号转导途径而介导多种生物学效应（图1-8-4）。

4. 其他受体 NOD样受体（NOD like receptor，NLR）属胞内型PRR，包括NOD蛋白和NALP蛋白等，可在胞质溶胶中识别被内吞入细胞内的细菌细胞壁降解产物胞壁肽中的二氨基庚二酸及胞壁肽二酸，激活NF-κB从而激发炎症反应和免疫应答；RIG样受体也属胞内型PRR，包括视黄酸诱导基因1产物（RIG-1）和黑色素瘤分化相关分子（MDA-5），可在胞质溶胶中识别病毒双链RNA，诱导干扰素的产生。

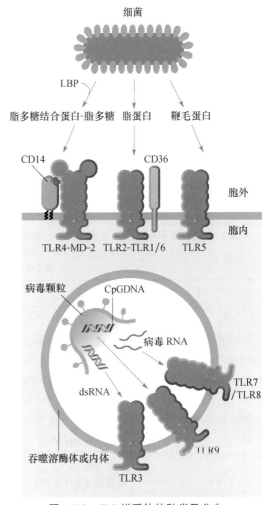

图1-8-3 Toll样受体的种类及分布

TLR 2、TLR 4、TLR 5、TLR 6表达于细胞膜上，主要识别病原体表面的脂多糖、脂蛋白、鞭毛蛋白等；而TLR3、TLR 7、TLR 8、TLR 9分布在吞噬体或吞噬溶酶体上，主要识别细胞内的病毒双链或单链RNA及细菌或病毒的非甲基化CpGDNA序列

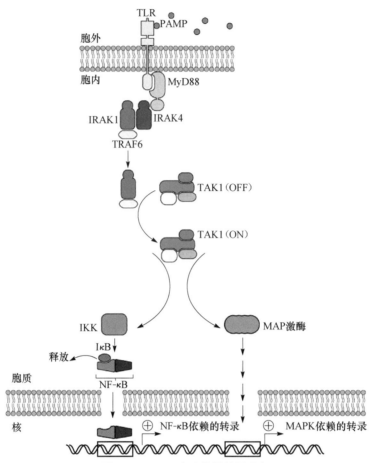

图 1-8-4　TLR 启动信号转导途径

TLR 与 PAMP 结合使衔接蛋白 MyD88 与 TLR 胞内段结合→招募 IL-1 受体相关激酶（IRAK）复合体→IRAK4 磷酸化 IRAK1，
使其与 TNF 受体相关因子 6（TRAF6）结合形成复合物→IRAK1-TRAF6 复合物脱离并激活蛋白激酶 TGF-β 活化激酶 1（TAK1）
→TAK1 激活两条信号转导通路，即 NF-κB 和 MAPK 通路

（三）PRR 与 PAMP 相互作用的生物学意义（表 1-8-1）

表 1-8-1　PRR 与 PAMP 相互作用的意义

PRR	PAMP	意　义
膜型 PRR		
甘露糖受体（MR）	病原体表面的甘露糖残基	吞噬作用
清道夫受体（SR）	G+ 菌的磷壁酸，G- 菌的脂多糖	吞噬作用
TLR2-TLR1/TLR2-TLR6 组合	G+ 菌的肽聚糖、磷壁酸，细菌和支原体的脂蛋白、脂肽，酵母菌的酵母多糖	激活 NF-κB，介导细胞活化产生炎性细胞因子和黏附分子
CD14 与 TLR4 组合	G- 菌的脂多糖、热休克蛋白	同上
TLR3	病毒的双链 RNA（dsRNA）	同上
TLR5	鞭毛素	同上
TLR7/TLR8	病毒或非病毒单链 RNA（ssRNA）	同上
TLR9	细菌的非甲基化 CpG DNA 序列	同上
分泌型 PRR		
甘露聚糖结合凝集素（MBL）	细菌的甘露糖、岩藻糖	调理作用、激活补体
C-反应蛋白（CRP）	细菌细胞壁的磷脂酰胆碱	调理作用、激活补体
脂多糖结合蛋白（LBP）	G- 菌的脂多糖	将 LPS 传递给 CD14

1. 识别作用　　由于PAMP只表达于某些特定病原体和宿主凋亡细胞表面,而不存在于正常宿主细胞表面,固有免疫细胞可经表面的PRR区分"自身"与"非己"成分,并对表达PAMP的病原体和宿主凋亡细胞发生应答反应。

2. 介导吞噬　　吞噬细胞表面的PRR与相应的PAMP结合后可介导吞噬细胞对病原体的摄取和运输,参与病原体在溶酶体中的溶解及对病原体蛋白质的加工处理。

3. 启动细胞活化　　Toll样受体等信号转导型受体与相应的配体结合后,通过触发胞内信号通路诱导免疫相关基因和促炎基因表达,产生黏附分子、细胞因子(IL-1、IL-6、IL-8、IL-12、TNF-α、IFN等)及抗菌肽等,参与固有免疫应答和适应性免疫应答。

4. 激活补体和调理作用　　分泌型PRR作为急性期反应成分,在肝脏合成后释放入血清,与PAMP结合后可激活补体(MBL途径)或直接发挥调理作用,使病原体易于清除。

二、NK细胞表面的调节性受体对杀伤功能的调节

NK细胞能够杀伤某些病毒感染的细胞和肿瘤细胞,而对宿主正常组织细胞不具细胞毒作用,表明NK细胞具有识别宿主自身正常组织细胞和体内异常组织细胞的能力,此能力依赖于NK细胞表面杀伤功能有关的调节性受体。

(一)活化性杀伤细胞受体和抑制性杀伤细胞受体

NK细胞表面具有两类功能截然不同的调节性受体,其中一类受体与靶细胞表面相应配体结合后,可抑制NK细胞产生杀伤作用,称为抑制性杀伤细胞受体(inhibitory killer receptor,IKR),其分子本身胞质区含有免疫受体酪氨酸抑制基序(immunoreceptor tyrosine-based inhibitory motif,ITIM)转导抑制性信号;另一类受体与靶细胞表面相应配体结合后,可激发NK细胞产生杀伤作用,称为活化性杀伤细胞受体(activatory killer receptor,AKR),通常借助含有免疫受体酪氨酸活化基序(immunoreceptor tyrosine-based activation motif,ITAM)的胞内分子(如DAP12)转导活化性信号。

(二)调节性受体的种类

根据NK细胞表面调节性受体所识别的配体不同可分为两类:识别HLA I类分子的受体,其配体为HLA I类分子,包括杀伤细胞免疫球蛋白样受体(killer immunoglobulin-like receptor,KIR)和杀伤细胞凝集素样受体(killer lectin-link receptor,KLR);识别非HLA I类分子配体的受体,此类受体是具有自然细胞毒作用的受体,主要包括自然细胞毒性受体(如NKp46、NKp30、NKp44)和NKG2D等。

1. 杀伤细胞免疫球蛋白样受体　　杀伤细胞免疫球蛋白样受体是免疫球蛋白超家成员,能识别经典HLA I类分子(HLA-A、HLA-B、HLA-C,主要是HLA-C),包括KIR2DL、KIR2DS、KIR3DL和KIR3DS,其中KIR2DL和KIR3DL属抑制性受体,KIR2DS和KIR3DS属活化性受体。

2. 杀伤细胞凝集素样受体　　杀伤细胞凝集素样受体属C型凝集素分子家族成员。包括CD94-NKG2A异二聚体(抑制性受体)、CD94-NKG2C异二聚体(活化性受体),两种受体均识别非经典HLA I类分子(HLA-E),但前者与HLA分子结合的亲和力更大,故在生理状况下抑制性受体的作用占优势。

3. NKG2D　　NKG2D是NK细胞重要的活化性受体,NKG2D识别的配体不是HLA I类分子,而是MHC I类链相关的A/B分子(MHC class I chain-related molecule A/B,MICA/B)。MICA和MICB在病毒感染的细胞及肿瘤细胞表达上调,而在正常组织细胞表面缺失。

4. 自然细胞毒性受体　　自然细胞毒性受体(natural cytotoxicity receptor,NCR)属AKR,包括NKp46、NKp30和NKp44,三者均为免疫球蛋白超家族(IgSF)成员,但彼此无同源性。NCR只表达于NK细胞表面,是NK细胞特有的标志,通常在抑制性受体丧失识别"自我"能力时发挥杀伤作用,其配体目前尚不明确。主要的NK细胞受体的种类及配体如图1-8-5所示。

(三)调节性受体的作用及其意义

活化性受体和抑制性受体通常共表达于NK细胞表面,二者均可识别并结合正常表达于自身组织细胞表面的

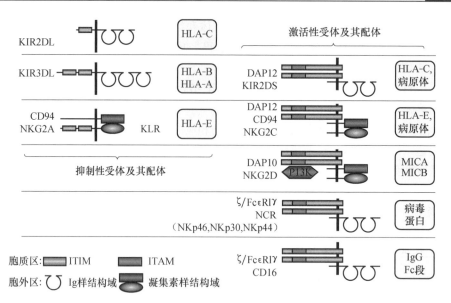

图 1-8-5　NK 细胞受体的种类及配体

带有 ITAM 的受体为活化性杀伤细胞受体；带有 ITIM 的受体为抑制性杀伤细胞受体

HLAⅠ类分子。在生理条件下，即自身组织细胞表面 HLAⅠ类分子正常表达情况下，NK 细胞表面的抑制性受体，如 KIR2DL/3DL 和 CD94-NKG2A 异二聚体的作用占主导地位，此类抑制性受体与 HLAⅠ类分子之间的亲和力高于活化性受体，导致抑制信号占优势表现为 NK 细胞对自身正常组织细胞不能产生杀伤作用。当靶细胞表面 HLAⅠ类分子表达异常，如某些病毒感染细胞和肿瘤细胞表面 HLAⅠ类分子表达下降或缺失时，抑制性受体因无配体结合而丧失负调控作用，此时表达于 NK 细胞表面的另一类杀伤活化受体，如自然细胞毒性受体和 NKG2D 等，可通过对病毒感染和肿瘤等靶细胞表面相应配体（非 HLAⅠ类分子）的结合，而发挥杀伤作用(图 1-8-6)。

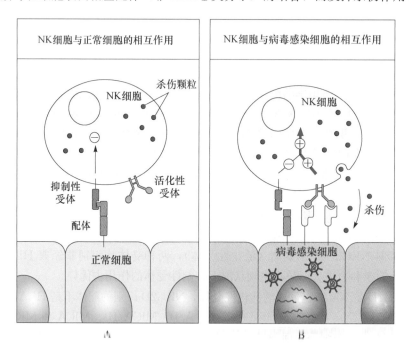

图 1-8-6　NK 细胞调节性受体的作用

A. 正常细胞表面 HLAⅠ类分子正常表达，NK 细胞表面的抑制性受体作用占主导地位，导致抑制信号占优势表现为 NK 细胞对自身正常组织细胞不能产生杀伤作用。B. 病毒感染细胞表面 HLAⅠ类分子表达下降或缺失时，抑制性受体因无配体结合而丧失负调控作用，此时表达于 NK 细胞表面的另一类杀伤活化受体，可通过对病毒感染等靶细胞表面相应配体（非 HLAⅠ类分子）的结合，而发挥杀伤作用

第四节 固有免疫应答

一、固有免疫应答的作用时相

（一）瞬时固有免疫应答阶段

瞬时固有免疫应答发生于感染的 0～4h，包括以下过程。

1. 屏障作用　皮肤黏膜及其分泌液中的抗菌物质和正常菌群作为物理、化学和微生物屏障，可阻挡外界病原体对机体的入侵，具有即刻免疫防卫作用。

2. 巨噬细胞的吞噬清除作用　当少量病原体突破机体屏障结构，进入皮肤或黏膜组织后，能被局部存在的巨噬细胞迅速吞噬清除。

3. 中性粒细胞作用　中性粒细胞是机体抗感染的主要效应细胞，中性粒细胞浸润是细菌感染性炎症反应的重要特征。在感染部位组织细胞产生的促炎细胞因子（IL-8、IL-1 和 TNF 等）和其他炎性介质作用下，局部血管内中性粒细胞可被活化，并迅速穿过血管内皮细胞进入感染部位，发挥强大的吞噬杀菌效应，通常绝大多数病原体感染终止于此时相。

4. 补体和抗菌肽的作用　有些病原体可直接激活补体旁路途径而被溶解破坏；补体活化产物 C3b/C4b 可介导调理作用；C3a、C5a 则可直接作用于组织中肥大细胞，使之脱颗粒释放组胺、白三烯和前列腺素 D2（prostaglandin D2，PGD2）等血管活性胺类物质和炎性介质，介导炎症反应。抗菌肽（防御素、溶菌酶、乙型溶素）可发挥直接的抗菌杀菌作用。

（二）早期固有免疫应答阶段

早期固有免疫应答发生于感染后 4～96h。包括以下过程。

1. 巨噬细胞募集和活化　在某些细菌成分，如脂多糖（LPS）和感染部位组织细胞产生的 IFN-γ、MIP-1α 和 GM-CSF 等细胞因子作用下，感染周围组织中的巨噬细胞被募集到炎症反应部位，并通过细胞表面 PRR 与 PAMP 结合而被激活。活化巨噬细胞吞噬清除能力增强，又可产生大量促炎细胞因子和其他低分子质量炎性介质，如白三烯、前列腺素和血小板活化因子等，进一步增强机体固有免疫应答能力，扩大炎症反应。

2. B1 细胞产生 IgM　接受某些细菌共有多糖抗原，如脂多糖、荚膜多糖等刺激后，B1 细胞可在 48h 之内产生相应以 IgM 为主的抗菌抗体，此种抗体在血清补体协同作用下，对少数进入血流的表达上述共有多糖抗原的病原体产生杀伤溶解作用。

3. NK 细胞、γδT 细胞和 NKT 细胞　NK 细胞、γδT 细胞和 NKT 细胞可对某些病毒感染和胞内寄生菌感染的细胞产生杀伤破坏作用。

（三）适应性免疫应答诱导阶段

适应性免疫应答诱导阶段发生于感染 96h 后。此时，成熟树突状细胞和活化巨噬细胞作为专职抗原提呈细胞，可将摄入的抗原加工处理为具有免疫原性的小分子多肽，并以抗原肽-MHC 分子复合物的形式表达于细胞表面，同时表面协同刺激分子（如 B7 和 ICAM 等）表达上调，然后经淋巴和血液循环进入外周免疫器官，通过与 T 细胞之间的相互作用，诱导产生特异性免疫应答。

二、固有免疫应答的特点及其与适应性免疫应答的关系

（一）固有免疫应答的特点

1. 固有免疫系统的识别特点　多数固有免疫细胞不表达特异性抗原识别受体，但也是经其细胞表面受体识别表达于病原体或细胞表面的异常分子而活化。吞噬细胞、树突状细胞等通过 PRR 与 PAMP 结合被激活；NK 细胞的 IKR 识别自身的 MHC，而 AKR 识别肿瘤或病毒感染细胞表面的异常成分，通过两类受体的调节进行识别。NKT 细胞、γδT 细胞和 B1 细胞虽然有特异性抗原识别受体，但受体缺乏多样性，识别的抗原种类有限。

2. 固有免疫细胞的应答特点　活化的固有免疫细胞与抗原特异性 T 细胞和 B 细胞不同，它们未经克隆扩

增，即可迅速产生免疫效应。但固有免疫细胞寿命较短，在对病原微生物的应答过程中不产生免疫记忆，通常也不会形成免疫耐受。

（二）固有免疫应答与适应性免疫应答的关系

1. 固有免疫应答启动适应性免疫应答　　树突状细胞、巨噬细胞在启动适应性免疫应答过程中发挥了重要作用。细胞在吞噬和杀伤清除病原体等异物的同时，也启动了抗原加工和提呈的过程，将抗原降解为小分子肽段，并以抗原肽-MHC复合物的形式表达于细胞表面，供T细胞识别，从而产生T细胞活化的第一信号；与此同时，活化的细胞表面协同刺激分子B7和ICAM等表达增加，为T细胞活化提供第二信号。在上述两种信号作用下，T细胞被活化并启动特异性免疫应答。

2. 固有免疫应答影响特异性免疫应答的类型　　固有免疫细胞通过表面PRR对不同种类病原体的识别，可启动不同类型的适应性免疫应答，原因是不同的受体接受不同的配体分子刺激后，可产生不同的细胞因子，这些不同的细胞因子能调节特异性免疫细胞的分化方向，从而决定适应性免疫应答的类型。如DC、巨噬细胞接受某种抗原刺激后，可产生以IL-12和IFN-γ为主的细胞因子，此类细胞因子可诱导Th0分化为Th1，产生细胞免疫应答；NKT细胞和肥大细胞接受某些寄生虫刺激后，可产生以IL-4为主的细胞因子，此种细胞因子可诱导Th0分化为Th2，辅助B细胞活化、增殖与分化，产生抗体介导的体液免疫应答。

3. 固有免疫应答协助适应性免疫应答发挥免疫效应　　B细胞增殖分化为浆细胞后，通过分泌抗体产生免疫效应，但抗体本身不能直接杀菌和清除病原体，只有在固有免疫细胞（如吞噬细胞和NK细胞）和固有免疫分子（如补体）参与下，通过调理吞噬、ADCC等机制，才能有效杀伤并清除病原体等异物。效应Th1通过分泌IL-2、IFN-γ、TNF-β等细胞因子和表达CD40L而活化吞噬细胞和NK细胞，使其吞噬杀伤功能增强，从而有效清除入侵的病原体。

4. 固有免疫应答和适应性免疫应答　　主要特点见表1-8-2。

表1-8-2　固有免疫应答和适应性免疫应答的主要特点

	固有免疫应答	适应性免疫应答
参与成分	皮肤、黏膜屏障，固有免疫细胞和免疫分子	抗原提呈细胞，T细胞和B细胞
作用时相	0～96h	96h后启动
识别受体	模式识别受体和NK细胞的调节性受体，胚系基因直接编码，较少多样性	特异性抗原识别受体，胚系基因片段发生重排，具有高度多样性
识别特点	无抗原特异性	有抗原特异性
作用特点	不经克隆扩增和分化，就可迅速产生免疫作用，没有免疫记忆功能	经克隆扩增和分化，成为效应细胞后发挥免疫作用，具有免疫记忆功能
维持时间	较短	较长

小　结

参与固有免疫应答的物质主要包括屏障结构、固有免疫细胞和固有免疫分子。吞噬细胞可非特异吞噬杀伤病原体；NK细胞、NKT细胞和γδT细胞能直接杀伤某些肿瘤细胞和病毒感染的细胞；上述固有免疫细胞可通过分泌不同的细胞因子产生不同的免疫调节作用或介导炎症反应。固有免疫应答可分为瞬时免疫应答、早期固有免疫应答和诱导适应性免疫应答3个阶段。吞噬细胞、树突状细胞等通过PRR与PAMP结合被激活，NK细胞通过IKR和AKR两类受体的调节区别正常细胞和肿瘤细胞或病毒感染细胞。固有免疫细胞在未经克隆扩增情况下迅速产生免疫作用，不能形成免疫记忆。固有免疫应答启动适应性免疫应答，可影响适应性免疫应答的类型，并协助适应性免疫应答发挥免疫效应。

主要参考文献

曹雪涛. 2011. 免疫学前沿进展. 2版. 北京：人民卫生出版社.

金伯泉. 2008. 医学免疫学. 5版. 北京：人民卫生出版社.

周光炎. 2007. 免疫学原理. 2版. 上海：上海科学技术出版社.

Male D，Brostoff J，Roth D，et al. 2006. Immunology. 7th ed. Philadelphia：Harcourt Publisher Limited.

Murphy K，Travers P，Walport M. 2008. Janeway's Immunobiology. 7th ed. New York：Garland Science.

问 答 题

1. 当细菌突破屏障结构进入机体后，巨噬细胞是如何清除它们的？

2. NK 细胞为什么能够杀伤病毒感染的细胞和某些肿瘤细胞，而不杀伤正常组织细胞？

3. 体内的杀伤细胞有哪些？各有何杀伤特点？

4. 单核/巨噬细胞、DC 等是如何识别病原体的？

5. 固有免疫应答和适应性免疫应答之间有怎样的相互关系？

（汪晓莺）

第九章 主要组织相容性复合体及其编码分子
CHAPTER 9

器官及骨髓移植挽救了无数生命，想知道选择供受配对的秘诀吗？世纪绝症艾滋病的肆虐、来无影去无踪的SARS、新型流感病毒的 H1N1 或 H5N2 等，它们已对人类生命造成了严重的威胁。那么，在人体内，疾病易感性差异的主要决定者是怎样勤奋工作的？人类及各物种适应多变的内外环境延续的密码又是什么？本章将作如下介绍。

主要组织相容性复合体（MHC）是脊椎动物某一染色体上（人为第 6 号，小鼠为第 17 号）编码主要组织相容性抗原，控制细胞间相互识别、调节免疫应答的一组紧密连锁的基因群。人类 MHC 又称人类白细胞抗原（human leukocyte antigen，HLA）复合体，小鼠 MHC 称 H-2（histocompatibility-2）复合体。HLA 属于基因产物。为避免混淆，现将人体的 MHC 称为 *HLA* 基因或 *HLA* 基因复合体，另将其编码产物称为 HLA 分子或 HLA 抗原。主要组织相容性复合体的生物学功能并非主宰移植物排斥，因为在自然界一般不发生个体间组织和器官的交换和移植，用"组织相容性"来为这一基因系统定名仅由于习惯及尊重历史而沿用至今。

MHC 是免疫功能相关基因最集中、基因密度最高、多态性最丰富和与疾病关联最密切的一个区域。*MHC* 基因编码的分子是免疫细胞发育、免疫突触的形成、控制 T 细胞及 NK 细胞介导免疫应答的关键分子。

第一节 人类主要组织相容性复合体结构及其多基因特性

经典的 HLA 复合体定位于第 6 号染色体短臂 6p21.31 区，长约 3.6Mb（图 1-9-1）。HLA 是由一系列紧密连锁的基因座位所组成的具有高度多态性的遗传复合体。1999 年，对 *HLA* 基因位点首次全长测序并绘制的基因图谱中发现了 224 个基因座位，其中 128 个基因位点有蛋白质的表达，表达的基因中大约有 40% 的基因能发挥免疫学功能。由于证实了 MHC 的高度连锁不平衡性，以及发现了保守的同线性（存在于同一条染色体上的基因座位，但尚

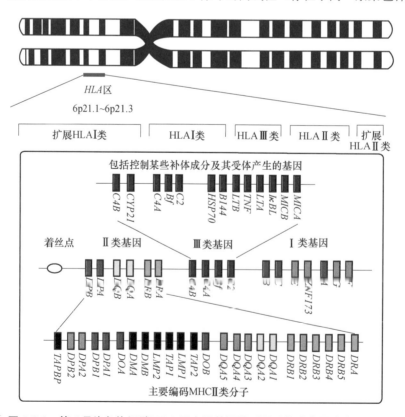

图 1-9-1 第 6 号染色体短臂 HLA 区主要基因排列图（修改自周光炎，2007）

未证明有连锁现象）证据和 MHC 相关基因的存在，故在人类的 MHC 中提出了扩展的 MHC（extended major his-tocompatibility complex，xMHC）这一概念。2003 年，作为人类第 6 号染色体测序的部分工作，xMHC 的测序也同时完成。xMHC 是一段 7.6Mb，且位于第 6 号染色体短臂的序列，包括 5 个亚区及 421 个基因座位。经典意义上的 *HLA* 复合体是指 40% 能发挥免疫学功能的这一区域，根据其编码分子的功能及分布的不同可分为 3 类基因区域。

所有基因可归纳为 4 种类型。①功能基因：有稳定的开放阅读框（ORF）和已知蛋白质产物。②候选基因：可转录成 mRNA，有不明确的 ORF，可有或无编码蛋白质的序列。③非编码基因：可转录成 mRNA，无任何 ORF，也无蛋白质的产物表达。④假基因：无 mRNA，可能是 1 个基因结构片段或 1 个交换后和未处理的 cDNA 结构。

HLA 基因根据其编码分子的分布与功能不同而分为 3 个区，即 Ⅰ 类基因区、Ⅱ 类基因区和 Ⅲ 类基因区（图 1-9-1）。

一、HLA Ⅰ 类基因区

HLA Ⅰ 类基因区集中在远离着丝粒的一端，即从端粒端的 *HCP5p15* 到 *MICB* 之间的 1.9Mb 区域，根据其编码产物的分布、功能及多态性不同又可分为经典 HLA Ⅰ 类基因和非经典 HLA Ⅰ 类基因。

1）经典 *HLA* Ⅰ 类基因包括 *HLA-B*、*HLA-C*、*HLA-A* 三个座位，具有高度多态性，如表 1-9-1 所示。截至 2012 年 7 月，*HLA-B* 座位被正式命名的等位基因（allele）数达 2605 个，是整个 HLA 区域中等位基因数最多的 1 个座位，也即多态性最丰富的 1 个基因座位。*B*、*C*、*A* 三个座位，其产物称 HLA Ⅰ 类分子。实际上，Ⅰ 类基因仅是编码 Ⅰ 类分子异二聚体中的重链，轻链为 β_2 微球蛋白（β_2m），其编码基因位于第 15 号染色体。

2）非经典 *HLA* Ⅰ 类基因包括 *HLA-E*、*HLA-F*、*HLA-G* 三个座位，其等位基因数目有限，编码产物分布局限且功能独特。

3）*MIC* 基因目前有 5 个成员，分别命名为 *MICA*、*MICB*、*MICC*、*MICD* 和 *MICE*，其中 *MICA* 和 *MICB* 为功能基因，且 *MICA* 具有高度多态性，等位基因数目已经达到 80 个（表 1-9-1）。

表 1-9-1　HLA 区域内主要基因及已经正式命名的等位基因数（2012 年 7 月）

	经典Ⅰ类基因			经典Ⅱ类基因						免疫功能相关基因		其他	合计
	A	B	C	DRA	DRB	DQA1	DQB1	DPA1	DPB1	MICA	MICB		
基因数	2013	2605	1551	7	1260	47	176	34	155	84	35	192	8159

二、HLA Ⅱ 类基因区

HLA Ⅱ 类基因区位于 *HLA* 复合体的近着丝粒一端，即从 *HLA-DRA* 到 *HLA-DPA3* 的 0.9Mb 区域。结构较为复杂，由 HLA-DP、HLA-DQ 和 HLA-DR 等 6 个亚区组成。

1）HLA-DR 亚区包括 1 个 *DRA* 基因和 9 个 *DRB* 基因。*DRA* 基因不具有多态性，编码产物为 DR 分子的 α 链。9 个 *DRB* 基因分别命名为 *DRB1*~*DRB9*。其中 *DRB1*、*DRB3*、*DRB4* 和 *DRB5* 为功能基因。*DRB1* 是 Ⅱ 类基因区域中多态性最丰富的座位基因，等位基因数目已经达到 1150 个。*DRB* 基因编码 DR 分子 β 链，与 *DRA* 基因编码的 α 链共同组成完整的 DR 分子。DR 亚区实际上有 5 个功能性基因，1 个为编码 DRα 链的 *DRA* 座位，4 个为编码 DRβ 链的 *DRB* 座位。

2）HLA-DQ 亚区有 2 个 *DQA* 基因和 3 个 *DQB* 基因，其中 *DQA1* 和 *DQB1* 为功能基因，均具有高度多态性，分别编码 DQ 分子的 α 链和 β 链。

3）HLA-DP 亚区有 2 对 *DPA* 和 *DPB* 基因，其中 *DPA1* 和 *DPB1* 为功能基因，分别编码 DP 分子的 α 链和 β 链。

4）HLA-DM 亚区包括 *DMA* 和 *DMB* 座位，分别编码 DM 分子的 α 链和 β 链。*DM* 基因具有多态性，其产物参与 APC 对外源性抗原的加工提呈，帮助溶酶体中的抗原片段进入 MHC Ⅱ 类分子的抗原结合槽。

5）TAP 和 PSMB 区域包括 1 对抗原加工相关转运体（transporter associated with antigen processing，TAP）基因 *TAP1* 和 *TAP2* 及 1 对 β 型蛋白酶体亚单位（proteasome subunit β type，PSMP）编码基因 *PSMB9* 和 *PSMB8*，旧称低分子质量多肽（low molecular weight peptide，LMP）基因 *LMP7* 和 *LMP2*。TAP 产物表达于内质网膜，负责抗原肽向内质网腔转运。*PSMB* 基因编码细胞胞质溶胶中蛋白酶体成分，使内源性抗原酶解为短肽。

6）*DOA* 和 *DOB* 基因包括 *DOA* 和 *DOB* 两个座位，分别编码 DO 分子的 α 链和 β 链。DO 分子是 DM 功能的负向调节蛋白。

三、HLA Ⅲ类基因区

HLAⅢ类基因区位于 HLA Ⅰ类和 HLA Ⅱ类区之间，长度为 0.9Mb。该区是基因密度最高的区域，其基因表达产物多与炎症反应有关，分属以下 4 个家族。

1）血清补体成分编码基因包括 *C2*、*C4*、*Bf* 基因。*C2* 和 *Bf* 基因具有多态性，其表型及基因频率在人种及地区间差异十分显著。*C4* 基因包括 *C4A* 和 *C4B*，分别编码 C4A 和 C4B 蛋白。

2）21-羟化酶基因 *CYP21A* 及 *CYP21B*，与 *C4* 基因同源性约 97%。*CYP21B* 基因编码肾上腺 21-羟化酶。约 95% 先天性肾上腺增生症的致病原因是 *CYP21B* 基因缺失、突变或蛋白质表达减少。

3）热休克蛋白（heat shock protein，HSP）基因家族，如 *HSP70* 基因，其产物参与炎症和应激反应，并在蛋白质的合成、折叠、组成和降解过程中发挥伴侣分子的作用。

4）肿瘤坏死因子基因家族包括 *TNF*（*TNFα*）、*LTA*（*TNFβ*）和 *LTB* 三个座位，其产物参与炎症、抗病毒和抗肿瘤的免疫应答。

第二节 HLA 分子的结构、功能和分布

经典 HLA Ⅰ类分子（HLA-A、HLA-B、HLA-C）和 HLA Ⅱ类分子（HLA-DR、HLA-DQ、HLA-DP）以糖蛋白形式表达在细胞膜表面。HLA Ⅰ类和 HLA Ⅱ类等位基因表达具有共显性特点。因此，1 个免疫细胞表面通常可以检测到分别来自父母双方 6 对共 12 种 HLA Ⅰ类和 HLA Ⅱ类等位基因分子（图 1-9-2）。HLAⅢ类分子以可溶性形式存在于血浆中。非经典 HLA Ⅰ类分子的表达有别于经典的 Ⅰ类分子。

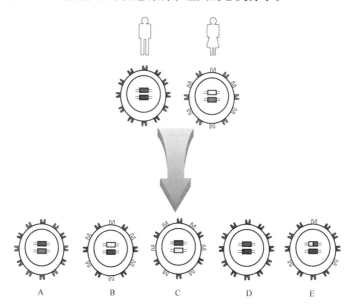

图 细胞表面呈共显性表达的 6 对 12 种经典 HLA Ⅰ类和 HLA Ⅱ类分子

亲代父本和母本免疫细胞各携带 6 对（*HLA-A*、*HLA-B*、*HLA-C*、*HLA-DR*、*HLA-DQ*、*HLA-DP*）12 种 HLA Ⅰ类和 HLA Ⅱ类等位基因分子。子一代会产生 A、B、C、D 四种配子或减数分裂同源染色体联会阶段发生同源重组产生的配子 E（Murphy，2008）

一、HLA 分子的结构

经典 HLA Ⅰ类分子由 α 重链和 β 轻链经非共价键连接成异二聚体（图 1-9-3）。α 链分别由 *HLA-A*、*HLA-B*、*HLA-C* 基因编码；β 轻链，即 β_2 微球蛋白（β_2m），编码基因位于 15 号染色体。细胞膜上的 HLA Ⅰ类分子表达需要 α 重链和 β 轻链同时存在。

α 重链由 3 个细胞外结构域（α1、α2、α3）、跨膜区和胞质区 3 部分组成。远膜端的 2 个结构域 α1 和 α2 构成抗原结合槽（图 1-9-3），而 α3 及 β_2m 属免疫球蛋白超家族（IgSF）结构域，α3 与 T 细胞表面的 CD8 受体结合。β_2m

氨基酸序列高度保守，其主要作用是稳定 HLA Ⅰ 类分子并使其能有效地表达于细胞表面。

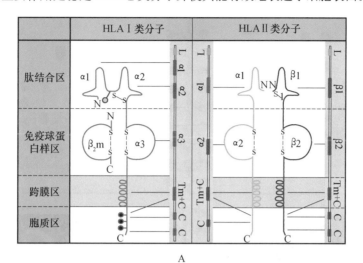

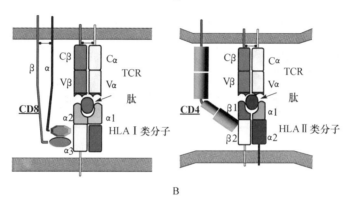

图 1-9-3   HLA Ⅰ 类及 HLA Ⅱ 类分子结构图

A. HLA Ⅰ 类分子和 HLA Ⅱ 类分子模式图。B. HLA Ⅰ 类分子和 HLA Ⅱ 类

分子与抗原肽结合模式图（修改自周光炎，2007）

HLA Ⅱ 类分子是由 α 链和 β 链通过非共价键组成异二聚体（图 1-9-3），α 链和 β 链各有 2 个胞外结构域（α1、α2 和 β1、β2）、跨膜区和胞质区，其中 α1 和 β1 共同形成抗原结合槽（图 1-9-3），α2 和 β2 为 IgSF 结构域，与 T 细胞表面的 CD4 受体结合。

HLA Ⅰ 类分子的抗原结合槽由 α 链的 α1、α2 结构域组成，每个结构域折叠成 α 螺旋及 β 片层分别形成抗原结合凹槽的壁和底。凹槽两端封闭，进入 HLA Ⅰ 类分子抗原结合槽内的抗原肽一般为 9 个氨基酸残基，该 9 肽与 HLA Ⅰ 类分子结合的亲和力比非 9 肽的抗原肽高 100～1000 倍。抗原肽与 HLA 分子凹槽相结合的特定部位，称锚定位。该位置的氨基酸残基称为锚定残基（anchor residue）。与 HLA Ⅰ 类分子相结合的锚定位从氨基端算起，一般为第 2 位和第 9 位。相应的锚定残基嵌入 HLA 分子抗原结合凹槽的"袋"（pocket）中，通过氢键与 HLA Ⅰ 类分子相结合。抗原肽中间部分有一定程度的隆起，可以作为 T 细胞表位被 TCR 识别（图 1-9-4）。

HLA Ⅱ 类分子由 α1 和 β1 共同形成抗原结合槽，HLA Ⅱ 类分子凹槽两端开放，进入槽内的抗原肽长度变化较大，为 13～18 个氨基酸残基甚至更多。抗原肽通常有一段由 9 个氨基酸残基组成的核心结合序列（core binding sequence），直接参与 HLA 分子的结合并显示供 TCR 识别的表位。该核心结合序列中与 HLA Ⅱ 类分子结合的部位达 3～4 个（图 1-9-4）。

二、HLA 分子的组织分布与功能特点

HLA Ⅰ 类分子表达于几乎所有的有核细胞表面，淋巴细胞、巨噬细胞（Mφ）和树突状细胞（DC）高表达，但肺、心、肝细胞、神经细胞、成纤维细胞和肌细胞低表达。HLA Ⅱ 类分子仅局限表达于淋巴样组织中的各种细胞表面，如专职抗原提呈细胞（包括 B 细胞、Mφ 和 DC）、胸腺上皮细胞和人的活化 T 细胞等（表 1-9-2）。

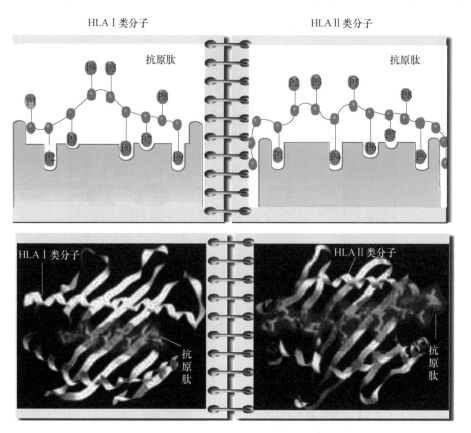

图1-9-4　HLA分子与抗原肽结合构象及相应的锚定点

抗原肽与HLA I 类分子相结合的锚定位从氨基端算起，一般为第2位和第9位；抗原肽与HLA II 类
分子相结合的锚定位从氨基端算起，一般为第1位和第9位（修改自周光炎，2007）

表1-9-2　HLA I 类和HLA II 类分子的结构、组织分布和功能特点

HLA抗原类别	分子结构	肽结合域	组织分布及表达特点	功能及作用
I 类抗原（HLA-A、HLA-B、HLA-C）	α链45kDa（β_2m链12kDa）	α1+α2	所有有核细胞表面，呈共显性表达	识别和提呈内源性抗原肽，与辅助受体CD8结合，对CTL的识别起限制作用
II 类抗原（HLA-DR、HLA-DQ、HLA-DP）	α链35kDa（β链28kDa）	α1+β1	APC、活化T细胞，呈共显性表达	识别和提呈外源性抗原肽，与辅助受体CD4结合，对Th的识别起限制作用

　　HLA分子对抗原肽的识别既有特异性也有包容性（flexibility）或混杂性（promiscuous）。特异性指特定的HLA分子可以通过锚定位选定所需要的共同基序选择性地结合抗原肽，两者结合具有一定的专一性。因此，不同的 *HLA* 等位基因产物可能提呈同一抗原分子的不同表位，造成不同个体（携带不同的 *HLA* 等位基因）对同一抗原应答强度的差异。但是，HLA分子对抗原肽的识别并非严格的一对一关系，不同的锚定位所要求的锚定残基的组成可以有变化，即一种类型的HLA分子可以识别一群带有特定共同基序（consensus motif）的肽段，活化多个抗原特异性T细胞克隆，构成了HLA分子与抗原肽相互作用的包容性或混杂性。这一特性为应用肽疫苗进行免疫预防（immunoprophylaxis）和免疫治疗（immunotherapy）提供了可行性。

三、可溶性HLA分子

　　HLA分子主要以跨膜蛋白形式表达在细胞表面，但有少量分子则以可溶性HLA（soluble HLA，sHLA）形式检出。已有研究提示，sHLA分子可以通过多种机制发挥免疫调节作用，在感染性疾病、肿瘤、器官移植排斥反应等可作为病理变化的检测指标。

第三节　HLA 基因的多态性和遗传特征

一、多态性

丰富的多态性（polymorphism）是 HLA 基因系统最重要的特点。HLA 复合体中很多基因座位的 DNA，一个基因座位上存在多个等位基因对某 1 个基因座位（图 1-9-5），1 个个体最多只能有 2 个等位基因，分别出现在来自父母方的同源染色体上。这些等位基因均得到充分表达，称为共显性（codominance）。因而 HLA 的多态性是一个群体概念，指群体中不同个体在等位基因拥有的状态上存在差别。HLA 基因系统的多基因性及多态性使每一个个体所具有的 HLA 等位基因及其产物可以成为显示该个体独特性生物特性的"身份证"。该系统的高度多态性保证了种群对各种病原体具有合适的免疫应答，赋予种群巨大的应变能力，使之能对付多变的环境条件及各种病原体的侵袭。同时也显示出不同物种、不同人群及个体对疾病易感性的差异。这也是 HLA 的生物学功能与物种生老病死息息相关的体现。

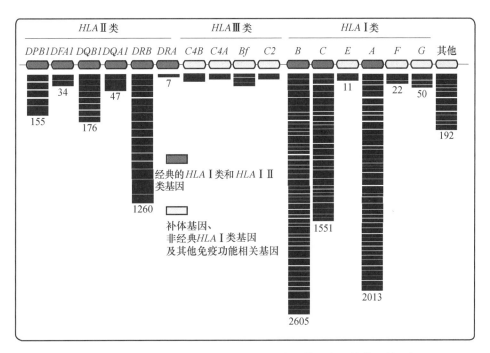

图 1-9-5　HLA 基因系统的多态性及一些主要基因座位的等位基因数

二、HLA 等位基因命名原则

由于 DNA 测序技术的广泛开展，新的 HLA 等位基因数快速增长，原有 HLA 等位基因的命名系统已不能充分显示相关信息。因此，2010 年 4 月正式启用了新的 HLA 等位基因的命名系统。星号（＊）前为基因座位，星号后为等位基因。每个 HLA 等位基因名称由冒号相隔的 4 个数字单元组成。第 1 个冒号前的第 1 个数字表示抗原的血清型，接下来 1 个数字单元表示血清亚型。前 2 个数字单元的差异表示等位基因编码蛋白质氨基酸序列不同，第 3 个数字单元表示编码氨基酸密码子的同义突变，第 4 个数字单元表示内含子区 5′ 或 3′ 非编码区的序列多态性。等位基因后面可以加上后缀表示表达状态。后缀 "N" 即 "Null"，表示等位基因不表达；后缀 "L" 即 "Low"，表示等位基因细胞表面表达水平低；后缀 "S" 即 "Secreted"，表示可溶性表达；后缀 "C" 即 "Cytoplasm"，表示细胞质表达；后缀 "A" 即 "Aberrant"，蛋白质是否表达不确定；后缀 "Q" 即 "Questionable"，表示等位基因突变影响正常表达水平，具体如图 1-9-6 所示。

三、连锁不平衡和单体型

连锁不平衡（linkage disequilibrium）指在某一群体中，分属 2 个或 2 个以上基因座位的等位基因，同时出现在 1 条染色体上的频率高于随机出现的频率。HLA 不同基因座位的各个等位基因在人群中以一定的频率出现。处于

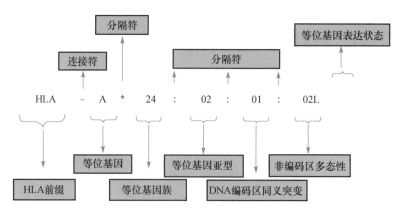

图 1-9-6　*HLA* 等位基因命名系统解析图

连锁不平衡状态中的等位基因经常地连在一起，由此引入单体型的概念。单体型（haplotype）指的是染色体上 MHC 不同座位等位基因的特定组合。连锁不平衡现象在一定程度上限制了群体中 *HLA* 单体型的多样性，某些单体型在群体中可呈现较高的频率，并较之单一座位的 *HLA* 基因型别更能显示人种和地理族的特点。检测单体型比分析单一的等位基因频率，更有助于从无血缘关系人群中寻找 HLA 相匹配的器官移植供者。

第四节　HLA 的生物学功能

HLA 的主要生物学功能如图 1-9-7 所示。

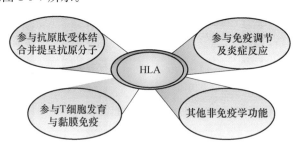

图 1-9-7　HLA 的主要生物学功能

一、作为抗原肽受体结合并提呈抗原分子

经典 HLA 分子最基本的功能是与内源性抗原肽（HLA I 类分子）和外源性抗原肽（HLA II 类分子）结合，以抗原肽（peptide）-MHC 复合物（pMHC）的形式表达在靶细胞和抗原提呈细胞表面，通过提呈抗原肽而激活 T 细胞，参与适应性免疫应答，因而 MHC 是抗原提呈分子的编码基因。T 细胞表面 TCR 对抗原肽和 HLA 分子进行双识别。CD4$^+$T 细胞识别 HLA II 类分子提呈的外源性抗原肽；CD8$^+$T 细胞识别 HLA I 类分子提呈的内源性抗原肽。由此形成了 T 细胞在抗原识别和发挥效应功能中的 MHC 限制性（MHC restriction）。

二、参与免疫调节及炎症反应

1. 参与 NK 细胞功能的调节　　NK 细胞对靶细胞的杀伤主要是以"丧失自我"（missing self）的识别方式杀伤缺乏 HLA I 抗原或 I 类抗原发生突变的靶细胞。NK 细胞表面具有 2 类功能截然不同的受体，分别称为杀伤细胞活化受体及杀伤细胞抑制受体。经典 HLA I 类基因、非经典 HLA I 类基因和 MIC 基因产物可作为配体分子，以不同的亲和力结合激活性和抑制性受体，调节 NK 细胞和部分杀伤细胞的活性。正常条件下，抑制性受体识别细胞正常表达的 HLA I 类分子，使 NK 细胞不能杀伤自身正常细胞。病毒感染细胞或肿瘤细胞，因丢失 HLA I 类抗原或 I 类抗原发生突变或上调表达活化性受体识别的分子（MICA 和 MICB），可使 NK 细胞活化。

2. 参与母胎耐受　　正常妊娠时，具有父源 HLA 分子的胎儿作为"半同体移植物"不被母体排斥并正常发育直至分娩。母胎交界局部存在复杂的免疫应答和免疫调节机制，其中非经典 HLA I 类分子起着十分重要的作用。非经典 HLA-E、HLA-F、HLA-G 共同高表达在滋养层细胞表面，特别是浸入子宫蜕膜与母体血液接触的绒毛外滋养层细胞表面，而这些细胞表面却不表达经典的 I 类分子 HLA-A、HLA-B 及经典的 II 类分子（DR、DQ、DP），但经典的 HLA-C 则表达在绒毛外滋养层细胞表面。妊娠母体蜕膜中 80% 以上的细胞均为子宫 NK 细胞（μNK），该类细胞与外周血 NK 细胞一样表达各种 NK 细胞受体，而这些受体的配体就是非经典 HLA 分子及 HLA-C 编码分子，HLA 分子在生殖免疫母胎耐受机制中发挥重要作用。已有研究表明，HLA-KIR 组合的多样性可能影响个体、群体和种系的生存状态。

3. 参与炎症反应　　经典的 *HLA*Ⅲ类基因编码补体成分，参与补体反应和免疫性疾病的发生。炎症相关基因参与启动和调控炎症反应，并在应激反应中发挥作用。

4. 参与构成自身免疫性和对非己 HLA 抗原的应答　　被 HLA 分子结合并提呈的成分，可以是自身抗原，甚至是 HLA 分子本身。

5. 决定疾病易感性的个体差异　　近年确认的多种疾病关联原发成分，都被证明是特定的 HLA 等位基因（或与之紧密连锁的疾病易感基因）或其产物，其作用机制和 HLA 分子的抗原提呈功能密切相关。

6. 参与构成种群基因结构的异质性　　由于不同 HLA 分子加工提呈的抗原肽往往不同，这一特点赋予不同个体抗病能力的差异。这在群体水平有助于增强物种的适应能力，推动生命的进化。

三、参与 T 细胞发育与黏膜免疫

经典的 HLA Ⅰ类分子及 Ⅱ类分子可通过胸腺中的阳性选择和阴性选择参与 T 细胞的分化发育，HLA-G 分子及 MICA 分子均可分别表达在胸腺树突状细胞及胸腺上皮细胞表面，也可以参与 T 细胞受体谱的发育。

MICA 及 MICB 分子主要分布在胃肠道上皮细胞及纤维母细胞表面，能与小肠上皮细胞带有 Vd1 的 γδTCR 的 T 细胞相互作用。应急反应时 MIC 分子表达升高，因而 MIC 分子可能在黏膜免疫和保持胃肠上皮的完整性中发挥作用。

四、其他非免疫学功能

近年来发现 MHC Ⅰ类分子及相关受体在多种哺乳动物发育及成年的神经系统中也有表达，并且在神经突触可塑性及运动学习中具有重要的作用。MHC Ⅰ类分子及相关受体在中枢神经系统的表达及功能研究已经成为大脑发育及神经免疫领域的热点。在脊椎动物和人的研究中同样发现，MHC 参与了配偶的选择，对生殖和行为的发生也有影响。总之，MHC 分子的新功能解析将对进一步深入理解神经发育机制、健康和疾病状态下神经-免疫相互作用的机制产生深远的影响。

中枢神经系统有无 MHC Ⅰ类分子的组成性表达？其功能是什么？

既往认为在生理情况下，脑是免疫豁免区（immunological privileged site）。在正常的神经元上不表达或者低表达 MHC Ⅰ类分子。只有在一些病理情况下，MHC Ⅰ类分子在中枢神经系统神经元中可被诱导表达。但随着检测技术的发展，目前发现部分 MHC Ⅰ类分子在发育中的正常中枢神经系统可以检测到相应的表达。已知经典 MHC Ⅰ类分子在中枢神经系统的功能与突触形成及神经冲动诱导的突触可塑性有关。发育过程中突触的可塑性往往与神经环路的形成及成年后脑的正常功能有关。此外，有报道 MHC Ⅰ类分子与孤独症、精神分裂症、阅读障碍等疾病的发生有关，但其具体的致病机制仍不明确。

第五节　HLA 和临床医学

HLA 和临床医学之间的联系如图 1-9-8 所示。

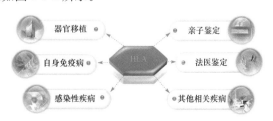

图 1-9-8　HLA 和临床医学之间的联系

一、HLA 分型与器官移植

器官移植的成败主要取决于供、受者间的组织相容性，其中 *HLA* 等位基因的匹配程度起关键作用。组织相容性程度的确定，涉及对供、受者作 HLA 分型和进行交叉配合（cross-matching）实验。*HLA* 分型技术的普及、计算机网络的应用、无亲缘关系个体造血干细胞库和脐血库的建立，皆有力地推进了 *HLA* 相匹配的供、受者选择，提高了准确性和配型效率。在 *HLA* 配型方面，主要进行 *HLA-A*、*HLA-B* 和 *HLA-DR* 三对位点的配型。目前，越来越多的中心已开始做高分辨的 *HLA* 分型。另外，测定血清中可溶性 HLA 分子的含量，有助于监测移植物的排斥危象。

二、HLA 分子的异常表达与临床疾病

所有有核细胞表面均表达 HLA I 类分子，但肿瘤细胞 HLA I 类分子的表达往往减弱甚至缺失，以致不能有效地激活特异性 CD8$^+$CTL，造成肿瘤细胞逃脱免疫监视。另有一些肿瘤细胞，如白血病、肝癌及肾癌细胞 HLA I 类分子表达没有变化或升高，反而抑制了 NK 细胞的杀伤活性。某些自身免疫病中，原先不表达 HLA II 类分子的上皮细胞，可被诱导表达 HLA II 类分子，如胰岛素依赖型糖尿病（insulin-dependent diabetes mellitus，IDDM）中的胰岛 β 细胞、乳糜泻中的肠道细胞、萎缩性胃炎中的胃壁细胞等。上述异常表达的机制及其免疫病理学意义未明，可能与其促进免疫细胞的过度活化有关。

> 为什么肿瘤细胞能够通过改变自身 HLA I 类分子的表达逃脱免疫监视？
>
> 在人体内的绝大部分有核细胞表面都表达 HLA I 类分子。一旦出现癌变，一些特别的抗原肽就可能出现在 HLA I 类分子上，这些肽通常被称为肿瘤特异性抗原或肿瘤相关抗原（tumor associated antigen，TAA）。而具有免疫监视功能的 CTL 能发现这些异常抗原肽-HLA 复合物。不过 CTL 在杀伤靶细胞前，需要识别抗原肽和 HLA I 类分子。如果说抗原肽是细胞向 CTL 传出的情报的话，HLA I 类分子就好像"接头暗号"，如果暗号对不上，CTL 会不予理睬。故很多肿瘤细胞正是通过改变抗原提呈途径中的各个环节想方设法使 HLA I 类分子表达降低、甚至缺失，使 CTL 无法顺利完成任务，从而逃脱 CTL 的杀伤。

三、HLA 与疾病关联

HLA 与疾病关联研究已经有 40 余年历史，尤其是近年来全基因组关联研究（genome-wide association study，GWAS）的广泛开展，与 HLA 连锁（linkage）或关联（association）性疾病报道逐年增多，涉及各种器官和各个系统，但主要是自身免疫病、感染性疾病、肿瘤及精神性疾病（表 1-9-3）。连锁分析通过家系资料对疾病基因进行定位，关联分析则家系及群体资料均可以利用。关联指疾病与不同抗原或等位基因之间的联系，关联程度用相对风险度（relative risk，RR）表示，以此估计带有某一 *HLA* 等位基因的个体易患或不易患某病的机会与不带此等位基因个体之间的差别。因此，疾病关联基因被分为易感基因（susceptibility gene）和抗性基因（resistant gene）2 类，代表个体易感或抵抗某些疾病的倾向，但这些基因不一定是直接引起疾病的遗传因素。

表 1-9-3　与 HLA 呈现强关联的自身免疫病

疾　病	HLA 抗原	相对风险度
发作性嗜睡症	DRB1*15、DQA1*01、DQB1*06	90
强直性脊柱炎	B*27	90
胰岛素依赖型糖尿病	DRB1*03、DRB1*04、DQA1*03、DQB1*03	25
干燥综合征	B*08、DRB1*03	3.0～20.0
寻常型天疱疮	DRB1*04	14
乳糜泻	DRB1*03	10.8
急性前葡萄膜炎	B*27	10
类风湿关节炎	DRB1*04	8
系统性红斑狼疮	A*01、B*08、DRB1*03、DQA1*05、DQB1*02	6
多发性硬化	DRB1*15、DQA1*01、DQB1*06	4
突眼性甲状腺肿	DRB1*03	3.7
重症肌无力	B*08 DRB1*03 DQA1*05 DQB1*02	2.5

四、HLA 与亲子鉴定和法医学

HLA 系统的多基因性和高度多态性，致使 2 个无亲缘关系个体之间，在所有 *HLA* 基因座位上拥有相同等位基因

的机会几乎等于零。每个人所拥有的 *HLA* 等位基因型一般终生不变。因此，特定等位基因及其共显性形式表达的产物，可以成为不同个体用以显示个体性（individuality）的遗传标志。据此，*HLA* 基因分型已在法医学上被广泛用于亲子鉴定和对死亡者"验明正身"。利用这种鉴定方法，非亲子关系的排除率为 100％，亲子关系的确认率为 99.99％。

小　　结

人类主要组织相容性复合体（HLA）是由一组高度多态性基因组成，总计 224 个基因座位中，128 个为功能性基因，表达的基因中约 40％可发挥免疫学功能。

HLA Ⅰ 类基因区由经典的 Ⅰ 类基因（即 *HLA-A*、*HLA-B*、*HLA-C*）和非经典 Ⅰ 类基因（即 *HLA-E*、*HLA-F*、*HLA-G* 等）组成。*HLA* Ⅱ 类基因区由经典的 *HLA-DP*、*HLA-DQ*、*HLA-DR* 及参与抗原加工提呈的 *HLA-DM*、*TAP* 和 *PSMB* 等基因组成。*HLA* Ⅲ 类基因区包括补体基因及参与炎症反应的基因。

HLA 分子为跨膜糖蛋白。经典 HLA Ⅰ 类分子由 α 链和 β_2 微球蛋白经非共价键连接成异二聚体，α1 和 α2 构成抗原结合槽，α3 与 T 细胞表面的 CD8 分子结合。HLA Ⅰ 类分子分布在几乎所有的有核细胞表面，主要功能是将内源性抗原肽提呈给 CD8[+] T 细胞。HLA Ⅱ 类分子由 α 链和 β 链通过非共价键组成异二聚体，其中 α1 和 β1 共同形成抗原结合槽。α2 和 β2 与 T 细胞表面的 CD4 分子结合。HLA Ⅱ 类分子分布于专职 APC 及激活的 T 细胞表面，主要功能是提呈外源性抗原肽给 CD4[+] T 细胞。

HLA 分型为器官移植前供-受对选择及器官移植的成败监测提供有效的手段。HLA 与多种临床疾病的发生关系十分密切。

主要参考文献

曹雪涛. 2009. 免疫学前沿进展. 北京：人民卫生出版社.

周光炎. 2007. 免疫学原理. 2 版. 上海：上海科学技术出版社.

Boulanger L M. 2009. Immune proteins in brain development and synaptic plasticity. Neuron，64（1）：93～109.

Kim S，Sunwoo J B，Yang L，et al. 2008. HLA alleles determine differences in human natural killer cell responsiveness and potency. Proc Natl Acad Sci USA，105（8）：3053～3058.

Murphy K，Travers P，Walport M. 2008. Janeway's Immunology. 7th ed. New York：Garland Science.

问　答　题

1. *HLA* 基因复合体的多基因性和多态性有何意义？

2. HLA Ⅰ 类和 Ⅱ 类分子的结构、组织分布和与抗原肽相互作用的特点是什么？

3. 骨髓移植供、受体配型时如何选择供体？最佳的配型方案怎样设计？

（张建琼）

第十章
CHAPTER 10　T淋巴细胞

T淋巴细胞（下称T细胞）来源于其发育成熟的部位——胸腺（thymus）。血液和组织中有诸多免疫细胞，其中什么样的细胞才是T淋巴细胞？体内众多的T淋巴细胞是否完全相同？辅助性T细胞（help T cell，Th）、调节T细胞、CD4+T细胞和CD8+T细胞等又如何区分？而一个成熟的T淋巴细胞存在着从稚嫩到成熟的成长阶段，成熟的T淋巴细胞在体内主要发挥哪些功能？这些问题将在本章得到解答。

第一节　T细胞表面分子及其作用

T细胞表面有TCR-CD3复合物、CD4、CD8分子和共刺激分子等一系列表面分子，这些分子与T细胞的分化、发育、成熟、活化及效应功能密切相关，同时也有助于识别和鉴定T细胞。

一、TCR-CD3复合物

1. TCR的结构　　TCR（T cell receptor），即T细胞受体，是存在于所有T细胞表面的特征性标志。TCR是由2条不同的肽链通过二硫键连接组成的跨膜异二聚体。其中绝大部分的T细胞表达由α链和β链组成的TCR，而有少量的T淋巴细胞表达由γ链和δ链组成的TCR。TCR属于免疫球蛋白超家族成员，TCR的N端为可变区（V区），C端为恒定区（C区），通过C区所含跨膜区锚定于T细胞膜上。TCR含有一个较短的胞质区，没有转导活化信号的功能。

2. CD3的结构　　CD3分子包括γ、δ、ε、η和ζ五种不同肽链。这些肽链以γε、δε和ζη（或ζζ）组合方式分别形成二聚体。γ、δ、ε、η和ζ链均为跨膜蛋白，其中γ、δ和ε链胞外区较长，各有一个Ig样结构域，通过这些结构域分别形成γε和δε二聚体，ζ和η链胞外区较短，不属于免疫球蛋白超家族成员，通过二硫键形式形成ζζ和ζη二聚体。CD3分子的ζ、γ、δ、ε和η链胞质区较长，均含有免疫受体酪氨酸活化基序（immunoreceptor tyrosine-based activation motif，ITAM）。ITAM由18个氨基酸残基组成，含有2个保守序列YXXL/V（Y为酪氨酸、X为任一氨基酸、L为亮氨酸、V为缬氨酸）。ITAM中的酪氨酸残基可被T淋巴细胞内酪氨酸蛋白激酶p56^{lck}磷酸化，募集和结合ζ链相关的蛋白激酶70kDa（ζ-chain-associated protein kinase of 70kDa，ZAP-70）等含有SH2结构域的酪氨酸蛋白激酶从而转导T细胞的活化信号。

3. TCR-CD3复合物　　TCR跨膜区的赖氨酸和精氨酸等氨基酸残基带有正电荷，与CD3分子的跨膜区中带有负电荷的天冬氨酸等形成离子键，进而结合形成TCR-CD3复合物（图1-10-1）。TCR通过V区与抗原肽-MHC复合物结合，但其胞质段很短且无信号转导功能。而CD3分子胞外段并不能结合抗原肽，但其胞质段较长且包含ITAM结构，参与细胞内信号转导。

二、CD4分子和CD8分子

1. CD4分子　　CD4是细胞表面的跨膜糖蛋白，与CD8分子一起被称为T细胞辅助受体。CD4于20世纪70年代被发现，称为leu-3和T4，1984年被正式命名为CD4。CD4除了表达于T细胞表面，还表达于单核细胞、巨噬细胞和树突状细胞表面。CD4属免疫球蛋白超家族成员，以单体形式存在，其胞外区有D1～D4共4个免疫球蛋白结构域。CD4作为TCR的共受体参与和抗原提呈细胞的相互作用。CD4分子通过D1结构域与MHCⅡ类分子的β2结构域结合。CD4的胞质段较短，但含有特殊的氨基酸序列通过与酪氨酸激酶Lck等放大TCR-CD3产生的活化信号，这在T细胞活化启动过程中极为重要。CD4还是人类免疫缺陷病毒Ⅰ型（human immunodeficiency virus 1，HIV-1）入侵T淋巴细胞的受体，CD4分子的D1结构域可通过HIV-1病毒的表面gp120结合，感染辅助性T细胞和巨噬细胞等。

2. CD8分子　　CD8分子是细胞表面跨膜糖蛋白，主要表达于细胞毒性T细胞表面，也表达于NK细胞、树突状细胞和皮质部位的胸腺细胞表面。CD8 分子是由 α 和 β 链通过二硫键连接的异源二聚体，α 和 β 链均属免疫球蛋白超家族成员。α 链 V 样区与 MHC Ⅰ 类分子非多态的 α3 区域结合，从而有助于 TCR 与靶细胞的抗原特异性结合。胞质区可与 p56^{lck} 相连，参与 T 细胞活化和增殖的信号转导。

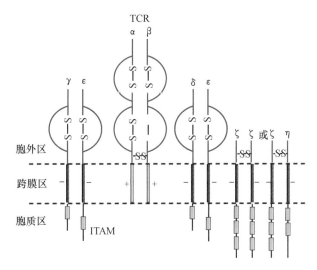

图 1-10-1　TCR-CD3 复合物模式图

TCRα 和 β（γ 和 δ）链分子胞外区为免疫球蛋白样结构域，远膜区为可变区，近膜区为恒定区，两条链在近膜区以二硫键（—S—S—）相连。TCR 分子胞质区较短，跨膜区带正电荷，与跨膜区带有负电荷的 CD3 分子形成离子键。CD3 分子以 γε、δε 和 ζη（或 ζζ）组合方式由 6 条肽链组成，其中 γ、δ 和 ε 链胞外区较长，各有一个 Ig 样结构域，ζ、γ、δ、ε 和 η 链胞质区较长，均含有免疫受体酪氨酸活化基序（ITAM）

三、共刺激分子

T 细胞的活化需要双信号激活，即除了获得抗原刺激信号（也称为第一信号）以外，尚需获得抗原信号以外的刺激，即共刺激信号（也称为协同刺激信号或第二信号）。而介导第二信号的分子统称为共刺激分子或协同刺激分子（图 1-10-2）。T 细胞通过 TCR 与抗原肽-MHC 复合物结合获得第一信号，抗原提呈细胞表面的共刺激分子与 T 细胞表面的共刺激分子结合产生共刺激信号，参与 T 细胞的活化与增殖。如果仅存在第一信号而缺乏第二信号，可导致 T 细胞的失能或凋亡。目前根据结构可将共刺激分子分为 2 类：①TNF-TNFR 超家族成员，包括 CD27、CD27 配体、CD30、CD30 配体、CD40、CD154、CD95、CD178、CD134、CD134 配体、CD137 和 CD137 配体等。②免疫球蛋白超家族成员，包括 CD28、CD80、CD86、CD152、CD274、CD279、CD278 和 CD278 配体等。

1. LFA-1　　LFA-1 即淋巴细胞功能相关抗原 1（lymphocyte function associated antigen 1，LFA-1），其 α 链称为 CD11a，β 链称为 CD18，表达于所有 T 细胞表面。可与 APC 表面细胞间黏附分子 1（intercellular adhesion molecule1，ICAM-1）结合，介导 T 细胞和 APC 的黏附。

2. CD2　　CD2 亦称 LFA-2、LFA-3 受体和绵羊红细胞（sheep red blood cell，SRBC）受体。CD2 属于免疫球蛋白超家族成员，其胞外区含有 2 个免疫球蛋白样结构域。CD2 主要表达于人外周血 T 细胞和 NK 细胞表面，作为 T 细胞最早的表面标记分子之一，表达于 95％ 以上的胸腺细胞表面。CD2 通过与人 LFA-3（CD58）和 CD48（啮齿类）的相互作用介导 T 细胞与 APC 或靶细胞之间的黏附，并为 T 细胞活化启动提供共刺激信号。CD2 可作为特异性的标记分子用于识别和分离 T 细胞和 NK 细胞。

3. CD28　　CD28 是由 2 条肽链组成的同源二聚体，表达于 T 细胞表面，为 T 细胞活化提供共刺激信号。CD28 分子的配体为 CD80（B7.1）和 CD86（B7.2）。CD80 和 CD86 可与 T 细胞表面的 CD28 分子结合，通过 CD28 分子胞质段的 ITAM 发挥作用，诱导 T 细胞表达抗凋亡蛋白 Bcl-XL 等，刺激 T 细胞产生 IL-2 和 IL-6 等一系列细胞因子，促进 T 细胞活化、增殖和分化。

4. CTLA-4（CD152）　　CTLA-4 属于免疫球蛋白超家族成员，可与 CD80 和 CD86 分子高亲和力（affinity）结合。T 细胞活化后表达 CD152 分子，与 CD28 分子竞争性结合 CD80 和 CD86 分子，CD152 分子的胞质段含有免疫受体酪氨酸抑制基序（ITIM），可介导抑制信号，下调和抑制 T 细胞活化。

5. CD40 配体　　CD40 配体（CD40 ligand，CD40L）即 CD154，属于 TNF 超家族成员，主要表达于活化的 T 细胞表面。CD154 与 APC 表面的 CD40 分子结合，产生多种生物学效应。例如，CD154 作用于 B 细胞表面的

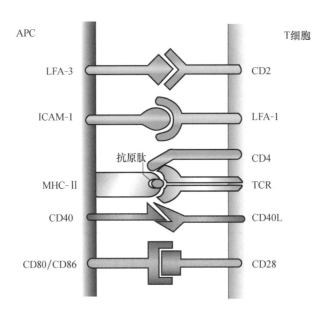

图 1-10-2　T 细胞与 APC 之间相互作用的共刺激分子

T 细胞表面 TCR 在识别抗原肽-MHC 复合物时，可获得活化所需的第一信号；APC 和 T 细胞
表面的共刺激分子相互作用，可为 T 细胞活化提供第二信号

CD40 分子，促进 B 细胞增殖、分化、抗体生成和抗体类别的转换，参与记忆 B 细胞的产生；在 CD154 的作用下，内皮细胞产生和表达趋化因子、黏附分子及一系列细胞因子，参与炎症的过程；CD154 也可作用于巨噬细胞，参与巨噬细胞活化和分泌细胞因子的过程。

6. CD278　CD278 也称为诱导性共刺激分子（inducible costimulator，ICOS），属于免疫球蛋白超家族成员，表达于活化的 T 细胞表面。在 T 细胞活化起始阶段，主要依靠 CD28 分子提供共刺激信号，而 CD278 信号则调节活化的 T 细胞产生细胞因子，促进 T 细胞增殖，并可促进 Th2 型的免疫应答。

7. CD279　CD279 也称为程序细胞死亡蛋白 1（programmed cell death protein 1，PD-1），属于免疫球蛋白超家族成员，表达于活化的 T 细胞表面，是除了 CD152 以外另一个重要的负性免疫调节分子。其配体为 PD-L1 和 PD-L2。在配体的作用下，蛋白酪氨酸磷酸酶（SHP-1 和 SHP-2）结合 PD-1 的胞质段，介导免疫抑制作用。如 CD279 信号可抑制 T 细胞增殖和 IL-2、IFN-γ 的分泌。

8. CD95　CD95 也称为 Fas 受体（factor associated suicide）。Fas 和 APO-1（apoptosis antigen 1），属于 TNF 受体超家族成员，表达于 T 细胞表面。胞质段含有死亡结构域（death domain，DD），通过与 Fas 相关死亡结构域蛋白（Fas-associated protein with death domain，FADD）的结合介导死亡信号。

9. CD178　CD178 也称为 Fas 配体（Fas Ligand，FasL），属于 TNF 超家族成员，表达于活化 T 细胞表面。FasL 与 Fas 被诱导表达于活化 T 细胞表面，通过 Fas/FasL 导致活化 T 细胞的凋亡，即活化诱导的细胞死亡（activation induced cell death，AICD），参与 T 细胞群体的动态平衡。而活化 T 细胞尚可通过 FasL 作用于表达 Fas 的靶细胞，进而诱导靶细胞的凋亡。

四、细胞因子受体

T 细胞表达一系列细胞因子受体，参与 T 细胞的分化、发育、增殖和活化过程，如 IL-1R、IL-2R、IL-4R、IL-6R、IL-7R、IL-12R、IL-18R、IL-21R 和 IFN-γR 等。

五、丝裂原受体和其他表面分子

T 细胞还表达多种丝裂原受体，可结合刀豆蛋白 A（concanavalinA，ConA）、植物血凝素（phytohemagglutinin，PHA）和美洲商陆（pokweed mitogen，PWM）等丝裂原，直接诱导静止 T 细胞活化、增殖和分化。T 细胞主要的表面分子见表 1-10-1。

表 1-10-1　T 细胞主要的表面分子

名　称	生化特性	配　体	主要功能
TCR-CD3 复合物			
TCR	αβ 或 γδ 异二聚体	抗原肽-MHC 复合物	特异性识别抗原
CD3	γε、δε 和 ζη（或 ζζ）组合方式形成六聚体	转导 TCR 识别抗原所产生的活化信号	
辅助受体			
CD4	单体	MHC Ⅱ类分子	辅助 TCR 识别抗原，参与 T 细胞活化信号转导
CD8	αβ 异二聚体或 ββ 二聚体	MHC Ⅰ类分子	辅助 TCR 识别抗原，参与 T 细胞活化信号转导
共刺激分子			
LFA-1	αβ 异二聚体	ICAM-1	介导 T 细胞与 APC 或靶细胞的黏附
CD2	单体	CD58	介导 T 细胞与 APC 或靶细胞的黏附，参与 T 细胞活化的启动
CD28	二聚体	B7	为 T 细胞活化提供共刺激信号
CTLA-4（CD152）	二聚体	B7	下调和抑制 T 细胞活化
CD40L（CD154）	三聚体	CD40	与 CD40 分子结合，活化 B 细胞、内皮细胞和巨噬细胞等
ICOS（CD278）		ICOSL	促进 T 细胞增殖，促进 Th2 型的免疫应答
CD279（PD-1）		PD-L1，PD-L2	抑制 T 细胞增殖和 IL-2、IFN-γ 分泌
CD95（Fas）	三聚体	CD178	介导 T 细胞的 AICD
CD178（FasL）	三聚体	CD95	参与 T 细胞的 AICD，诱导靶细胞凋亡
其他受体			
丝裂原受体		PHA、ConA 和 PWM 等	诱导 T 细胞非特异性活化
细胞因子受体		IL-1、IL-2、IL-6、IL-7、IL-12 和 IFN-γ 等	参与 T 细胞活化，增殖与分化等

想一想，如何从机体内分离得到 T 细胞？

由于 100% 的 T 细胞特异性表达 CD3 分子，故通过标记了磁珠或荧光素的抗 CD3 抗体可从体内分离和获得高纯度的 T 细胞。

第二节　T 细胞的发育

正常和成熟 T 细胞的标准是：第一，T 细胞要表达正常的 TCR，不同的 T 细胞克隆表达不同的抗原特异性 TCR，机体所有 T 细胞克隆组成了 T 细胞库（repertoire），使得机体获得了识别几乎所有抗原的能力；第二，T 细胞能够识别自身 MHC，这意味着 T 细胞能够有效地接受 APC 通过抗原肽-MHC 复合物提呈的抗原信息；第三，T 细胞不与自身抗原肽结合，即每一个个体的 T 细胞不识别与 MHC 分子结合的自身抗原（T 细胞对自身抗原产生耐受）。

在人体胚胎期和初生期，来自卵黄囊、胎肝及骨髓中的 T 细胞前体干细胞（也称胸腺前 T 细胞），经血流迁移到胸腺内，从胸腺浅皮质区向深皮质区、髓质区移行，在胸腺微环境的作用下分化、发育，成熟后迁移至外周血，继而定居于外周淋巴组织，并在血、淋巴和次级淋巴器官中再循环，介导细胞免疫应答和参与 T 细胞依赖性抗原产生的体液免疫应答及免疫记忆的维持。当胸腺前 T 细胞进入胸腺皮质至离开胸腺前，统称为胸腺细胞。成熟的胸腺细胞离开胸腺进入外周血液和外周淋巴组织中，称之为 T 细胞。

一、T 细胞的发育器官——胸腺

胸腺是 T 细胞分化、发育、成熟的中枢免疫器官。胸腺基质细胞、细胞外基质和细胞因子组成了胸腺微环境。胸腺基质细胞通过细胞表面的黏附分子直接与胸腺细胞相互作用，对于 T 细胞的成熟和分化可能起重要的调节作用；胸腺基质细胞分泌多种细胞因子（如 IL-6、IL-7）和胸腺激素诱导胸腺细胞分化；胸腺细胞自身分泌的多种细胞因子（如 IL-2、IL-4）对胸腺细胞本身的分化和成熟也起一定的调节作用；胸腺内上皮细胞、巨噬细胞和树突状细胞对于胸腺细胞分化过程中的自身耐受、MHC 限制及 T 细胞功能性亚群的形成则起着决定性作用。

胸腺细胞包括了胸腺中分化发育不同阶段的淋巴细胞，胸腺细胞分化、发育成为 T 细胞的过程可分为 3 个阶段。①双阴性阶段：主要分布在胸腺皮质。进入胸腺的淋巴样干细胞不表达 CD3、CD4 和 CD8 分子，成为三阴性细胞（triple negative cell，TN），在胸腺微环境的刺激下分化为 CD3^{low}CD4$^-$CD8$^-$ 双阴性细胞（double negative cell，DN）。②双阳性阶段：胸腺细胞分化发育为 CD4$^+$CD8$^+$ 双阳性细胞（double positive cell，DP）。③单阳性阶段：胸腺细胞分化发育为 CD4$^+$CD8$^-$ 单阳性细胞（single positive cell，SP）或 CD4$^-$CD8$^+$ 单阳性细胞（图 1-10-3）。

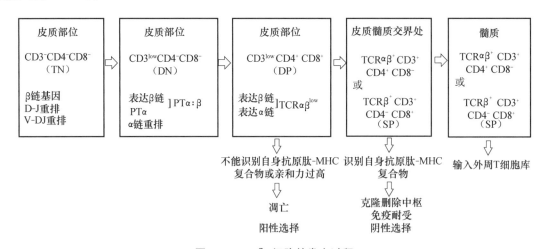

图 1-10-3 αβT 细胞的发育过程

TN. 三阴性细胞（CD3$^-$CD4$^-$CD8$^-$）；DN. 双阴性细胞（CD4$^-$CD8$^-$）；PTα. 前 T 细胞替代 α 链；DP. 双阳性细胞（CD4$^+$CD8$^+$）；TCR. T 细胞受体；SP. 单阳性细胞（CD4$^+$CD8$^-$ 或 CD4$^-$CD8$^+$）

在胸腺中，αβT 细胞占 T 细胞总数的 95%～99%，而 γδT 细胞占 1%～5%。本节主要介绍 αβT 细胞的分化发育过程。

二、T 细胞在胸腺的分化、发育过程

1. T 细胞受体的发育　　在胸腺皮质部位，进入胸腺的造血干细胞处在 CD4$^-$CD8$^-$ 双阴性阶段，在胸腺微环境因素的刺激下编码 TCRβ 链的基因发生重排表达，与前 T 细胞替代 α 链（pre-T cell α chain，pTα）组成 pTα：β 替代受体，表达于前 T 细胞（pre-T）表面，在 IL-7 等细胞因子刺激下增殖并分化为 CD4$^+$CD8$^+$ 双阳性细胞，此时 pTα·β 替代受体表达下降，细胞停止增殖，编码 TCRα 链的基因开始重排表达，α 链和 β 链异二聚体构成功能性的 TCR。

2. 阳性选择过程及意义　　在胸腺皮质中，T 细胞发育进入双阳性阶段，即 CD4$^+$CD8$^+$ 双阳性细胞（DP），CD3 表达水平逐渐升高。此时，CD4$^+$CD8$^+$ 双阳性细胞如果能够和胸腺皮质上皮表达的抗原肽-MHC 复合物以适当亲和力结合者能够继续分化发育。其中与 MHC I 类分子结合的双阳性细胞的 CD8 分子持续表达，且表达水平升高，而 CD4 分子表达下降直至消失；另与 MHC II 类分子结合的双阳性细胞的 CD4 分子持续表达，且表达水平升高，而 CD8 分子表达下降直至消失，即 T 细胞发育成为单阳性细胞（SP）。95% 的 DP 细胞因不能与抗原肽-MHC I 复合物或抗原肽-MHC II 复合物以适度亲和力结合或亲和力过高而发生凋亡。鉴于该过程中符合"与 MHC 分子

以适度亲和力结合"这一标准的胸腺细胞能够继续发育，故称之为胸腺的阳性选择（positive selection）。

3. 阴性选择过程及意义　　通过阳性选择的 DP 细胞分化发育成为 SP 细胞，使得 T 细胞获得了抗原识别过程中与自身 MHC 结合的能力，即自身 MHC 限制性。在皮髓交界处及髓质区，如 SP 细胞与胸腺树突细胞、巨噬细胞表面自身抗原肽-MHC Ⅰ 复合物或抗原肽-MHC Ⅱ 复合物发生高亲和力结合者，将发生凋亡而被删除，以使成熟后进入外周血的 T 细胞库中不含有针对自身抗原的 T 细胞。这一过程给予"不与自身抗原高亲和力结合"的 SP 细胞继续发育成熟的机会，是 T 细胞获得自身耐受的主要机制，称为胸腺的阴性选择（negative selection）。

胸腺细胞经过上述 3 个阶段的发育及阴性选择和阳性选择，发育成为成熟的 T 细胞，这些细胞表达功能性的 TCR、能够特异性识别抗原肽-MIIC Ⅰ 复合物或抗原肽-MHC Ⅱ 复合物，且具有自身 MHC 限制性和自身免疫耐受的特性。胸腺髓质区的成熟 T 细胞迁出胸腺，通过淋巴归巢进入外周淋巴器官和组织（图 1-10-3，图 1-10-4）。

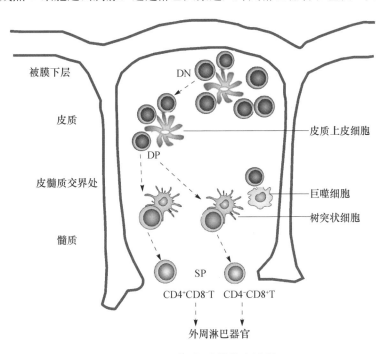

图 1-10-4　αβT 细胞的发育过程

DN. 双阴性细胞（CD4⁻CD8⁻）；DP. 双阳性细胞（CD4⁺CD8⁺）；SP. 单阳性细胞（CD4⁺CD8⁻或 CD4⁻CD8⁺）

第三节　T 细胞亚群

淋巴细胞是一个复杂的群体，从不同的角度可将 T 细胞分为不同的亚群。按表达 TCR 类型可将 T 细胞分为 αβT 细胞和 γδT 细胞。按表达 CD4 分子和 CD8 分子与否可将 T 细胞分为 CD4⁺T 细胞和 CD8⁺T 细胞。按所处活化阶段可将 T 细胞分为初始 T 细胞（naive T cell）、效应 T 细胞（effector T cell）和记忆 T 细胞（memory T cell，Tm）。按免疫功能不同可将 T 细胞分为辅助性 T 细胞（help T cell，Th）、细胞毒性 T 细胞（cytotoxic T cell，CTL）和调节 T 细胞（regulatory T cell，Treg）。

一、αβT 细胞和 γδT 细胞

1. αβT 细胞　　αβT 细胞的 TCR 由 α 链和 β 链构成，占 T 细胞群体的大多数，表达 CD2、CD3、LFA-1、CD25 和 CD45 等分子。αβT 细胞识别由 MHC 分子提呈的抗原肽，产生免疫应答。αβT 细胞识别抗原过程受 MHC 限制。

2. γδT 细胞　　γδT 细胞的 TCR 由 γ 链和 δ 链构成，表达 CD2、CD3、LFA-1、CD25 和 CD45 等分子。多数 γδT 细胞为 CD4⁻CD8⁻，少数 γδT 细胞表达 CD8 分子。γδT 细胞占 T 细胞总数的 5% 以下。γδT 细胞广泛分布于皮肤和黏膜等组织中，是上皮内淋巴细胞（intraepithelial lymphocyte，IEL）的重要组成部分。γδT 细胞的 TCR 缺乏多样性，只能识别 CD1 分子提呈的热休克蛋白（HSP）、脂类和多糖等多种病原体表达的共同抗原成分，其识别抗原无MHC 的限制性。γδT 细胞主要参与抗感染和抗肿瘤免疫应答，并可通过分泌细胞因子参与免疫调节。其与 αβT 细胞的比较见表 1-10-2。

表 1-10-2   αβT 细胞和 γδT 细胞的比较

特　征		αβT 细胞	γδT 细胞
发育场所		胸腺	胸腺和胸腺外途径
TCR		高度多态性	较少多态性
分布	外周血组织	60%～70%	1%～10%
	外周淋巴组织和器官		皮肤表皮和黏膜上皮
表型特征	CD2+CD3+	100%	100%
	CD4+CD8-	60%～65%	<1%
	CD4-CD8+	30%～35%	20%～50%
	CD4-CD8-	<5%	50%
识别抗原		8～17 个氨基酸组成的肽	HSP、脂类和多糖
抗原提呈		经典 MHC 分子	MHC 类似分子
MHC 限制性		有	无

二、CD4+T 细胞和 CD8+T 细胞

60%～65% 的 αβT 细胞表面表达 CD4 分子，30%～35% 的 αβT 细胞和 20%～50% 的 γδT 细胞表面表达 CD8 分子。因此，根据是否表达 CD4 和 CD8 分子，可将成熟 T 细胞可分为 CD3+CD4+CD8- T 细胞和 CD3+CD4-CD8+ T 细胞，简称 CD4+T 细胞和 CD8+T 细胞。通常，CD4+T 细胞接受 MHC II 分子提呈的外源性抗原肽，主要分化为 Th，少数分化为具有细胞毒性的 CD4+T 细胞或调节 T 细胞；CD8+T 细胞接受 MHC I 分子提呈的内源性抗原肽，主要分化为细胞毒性 T 细胞，可特异性杀伤靶细胞。

三、初始 T 细胞、效应 T 细胞和记忆 T 细胞

1. 初始 T 细胞　　初始 T 细胞是指未接受抗原刺激的成熟 T 细胞，处于 G0 期，存活时间短，表达 CD45RA 和高水平 CD62L（L-选择素），参与淋巴细胞再循环，主要功能是识别抗原。初始 T 细胞在外周淋巴器官内接受树突状细胞提呈的抗原信息而活化，增殖分化为效应 T 细胞和记忆 T 细胞。

2. 效应 T 细胞　　初始 T 细胞经抗原刺激后活化、增殖分化为效应 T 细胞，通过表达多种膜分子和分泌可溶性分子而发挥免疫学效应。效应 T 细胞表达高水平的 IL-2 受体、整合素、CD44 和 CD45RO 等分子。效应 T 细胞存活期短、不参与淋巴细胞的再循环，主要是向外周炎症部位和某些器官组织迁移。

3. 记忆 T 细胞　　记忆 T 细胞是指清除抗原后仍能够长期存活的抗原特异性 T 细胞亚群。记忆 T 细胞处于 G0 期，在缺乏抗原刺激的情况下，仍可长期存活，其存活时间可长达数年，且记忆 T 细胞可通过自我增殖维持一定的数量。与效应 T 细胞类似，记忆 T 细胞表达 CD45RO、整合素和 CD44，主要向外周炎症组织部位迁移。记忆 T 细胞能介导再次免疫应答（secondary immune response），即再次接触相同的抗原时，可迅速活化，分化为效应 T 细胞和记忆 T 细胞。

四、Th、CTL 和 Treg

根据免疫功能的不同，可将 T 细胞分为 Th、CTL 和 Treg，而 Th 又可依据其功能的差异分成 Th1 和 Th2 等不同的亚类。

（一）Th

Th 是 T 细胞的功能性亚群，由于对免疫细胞具有多种调节功能，称之为辅助性 T 细胞（Th）。成熟 Th 为 CD4+T 细胞，并无细胞毒性和吞噬能力，因此并不能直接杀伤病原微生物和病变细胞，但 Th 具有强大的免疫调节功能，参与活化和引导其他免疫细胞的免疫应答，如参与 B 细胞抗体类别转换和 CTL 的活化和增殖等。

初始性 CD4+T 细胞接受抗原刺激后分化为 Th0，而后继续分化为不同类型的 Th。根据其产生不同的细胞因子和发挥不同的免疫效应，将 Th 分为 Th1、Th2、Th3 和 Th17 等亚类。Th1 能分泌 IFN-γ、TNF、IL-2 和 IL-12 等；Th2 分泌 IL-4、IL-5、IL-10 和 IL-13 等；Th3 可分泌大量 TGF-β；Th17 则能分泌 IL-17。Th0 则可分泌 Th1、

Th2 和 Th3 样细胞因子。

Th0 分化过程受抗原性质、共刺激分子、微环境中的细胞因子等多种因素的调节。在免疫应答过程中，巨噬细胞、树突状细胞和 B 细胞等专职 APC 将抗原肽提呈给 Th0，同时 APC 表达的共刺激分子对 Th 分化方向起调节作用。例如，B7.1/CD28 等信号介导 Th0 向 Th1 方向分化；B7.2/CD28 和 ICOS/ICOSL 信号介导 Th0 向 Th2 方向分化。细胞因子是 Th 分化过程中的重要因素。例如，巨噬细胞通过分泌 IL-2、IL-12 和 IFN-γ 等细胞因子促进 Th0 向 Th1 方向分化；NKT 细胞、嗜酸粒细胞和嗜碱粒细胞产生 IL-4 等细胞因子促进 Th0 向 Th2 方向分化；IL-4、IL-10、TGF-β 可诱导 Th0 向 Th3 分化；TGF-β、IL-6、IL-1β 和 IL-23 可诱导 Th0 向 Th17 分化。Th 分化过程中还可通过细胞因子相互影响和调节，如 IFN-γ 可促进 Th1 方向分化而抑制 Th2 方向分化；IL-4 可促进 Th2 方向分化而抑制 Th1 方向分化。

（二）CTL

具有细胞毒性的 αβCD8+ T 细胞、γδT 细胞和 NKT 细胞等统称为 CTL。通常 CTL 是指具有细胞毒性的 αβCD8+ T 细胞。根据分泌细胞因子的不同，CTL 又可分为 Tc1 和 Tc2。其中 Tc1 分泌的细胞因子和 Th1 分泌的细胞因子类似，Tc2 分泌的细胞因子和 Th2 分泌的细胞因子类似。

（三）Treg

目前认为调节 T 细胞（regulatory T cell，Treg）是 CD4+ T 细胞群体中细胞表面高表达 IL-2α 受体（CD25）、细胞内表达 Foxp3 转录因子的，具有免疫抑制功能的 T 细胞亚群。Treg 可在胸腺分化发育成熟后迁移至外周血，也可通过外周初始 T 细胞在 TGF-β 等细胞因子诱导下分化发育而成。

1. 自然调节 T 细胞　自然调节 T 细胞（natural Treg，nTreg）主要直接来自胸腺。人 nTreg 的表型为 CD4+CD25+Foxp3+，占外周血 CD4+T 细胞的 5%～10%。nTreg 通过细胞-细胞间接触和分泌 TGF-β、IL-10 和 IL-35 等细胞因子发挥免疫抑制功能，抑制自身反应性 T 细胞应答，并参与免疫耐受的诱导。

2. 适应性调节 T 细胞　适应性调节 T 细胞（adaptive regulatory T cell，aTreg），也称诱导性调节 T 细胞（induced regulatory T cell，iTreg），是在外周由初始 CD4+T 细胞经抗原和其他多种因素诱导产生，主要包括 Tr1 和 Th3。Tr1 通过分泌 IL-10 和 TGF-β 发挥抑制作用，Th3 则借助产生 TGF-β 发挥抑制效应。Tr1 主要参与抑制炎性自身免疫反应及 Th1 介导的淋巴细胞增殖和排斥反应。Th3 主要参与诱导口服免疫耐受和抑制黏膜免疫。

3. 其他调节 T 细胞　目前的研究发现，机体内除了存在 CD4+CD25+Foxp3+Treg 群体外，尚有 CD8+ 调节 T 细胞（CD8+ Treg）。此外，在 B 细胞、Th1、Th2、NK 细胞、NKT 细胞和 γδ T 细胞中均存在着免疫抑制性亚群，发挥着免疫抑制效应，在维持机体免疫平衡的过程中发挥重要作用。

> 试问机体内的 T 细胞是一个彼此相同的淋巴细胞群体吗？
>
> 不是的。T 细胞的 TCR 不尽相同，故可识别不同的抗原肽-MHC 复合物；T 细胞表达 CD4 或 CD8 分子能成为不同亚群；而不同的 T 细胞又可处于不同的活化状态，并且 T 细胞能分化为不同的功能亚群。因此，通常体内的 T 细胞是个异质性的淋巴细胞群体。

第四节　T 细胞功能

一、Th 的功能

（一）Th1 的功能

Th1 主要分泌 IFN-γ、TNF-α、IL-2 等一系列细胞因子，增强细胞免疫应答功能。例如，这些 Th1 因子增强巨噬细胞的吞噬能力，促进 CTL 的增殖和分化。IFN-γ 还可以促进巨噬细胞和树突状细胞分泌 IL-12，而 IL-12 又可促进 Th1 分泌 IFN-γ，通过正反馈机制放大 Th1 介导的免疫应答。IFN-γ 还能促进 IgG 抗体生成，通过调理作用和激活补体系统促进吞噬细胞的吞噬和杀伤能力。IFN-γ 尚可通过抑制 IL-4 的产生抑制 Th2 免疫应答。在病理过程中，Th1 参与迟发型超敏反应、类风湿关节炎和多发性硬化等。

（二）Th2 的功能

Th2 主要分泌 IL-4、IL-5、IL-6、IL-10 和 IL-13 等细胞因子，促进机体的体液免疫应答。Th2 因子促进 B 细胞增殖、抗体的类别转换和中和性抗体生成。其中 IL-4 可正反馈促进 Th2 产生 Th2 因子，而 IL-10 可抑制 Th1 分泌 IFN-γ 和 IL-2、抑制树突状细胞和巨噬细胞分泌 IL-12，通过 IL-4 和 IL-10 的共同作用，使机体免疫应答偏向体液免疫应答。IL-4 和 IL-5 还能诱导 IgE 产生和嗜酸粒细胞的活化，在超敏反应和寄生虫感染过程中发挥作用。

Th1 和 Th2 生物学作用的比较见表 1-10-3。

表 1-10-3　Th1 和 Th2 生物学作用的比较

特　征	Th1	Th2
分泌的细胞因子		
IL-2	+++	+
IL-3	++	++
IL-4	−	++
IL-5	−	++
IL-6	+	++
IL-10	+	++
IFN-γ	+++	−
GM-CSF	+++	+++
TNF-α	+++	++
TNF-β	++	−
表达细胞因子受体		
IL-1R	−	++
IL-2R	++	++
IL-4R	+	++
主要功能		
辅助 Ig 产生	+	+++
辅助 B 细胞增生	+	+++
参与迟发型超敏反应	+++	−
介导细胞毒性	+++	−
活化单核/巨噬细胞	+++	+

二、CTL 的功能

CTL 具有特异性杀伤靶细胞的功能。CTL 激活后可作用于病毒感染或其他病变细胞，释放穿孔素（perforin）、颗粒酶（granzyme）和颗粒溶解素（granulysin）。穿孔素在靶细胞膜形成跨膜通道，水分子可进入细胞内，导致靶细胞肿胀崩解。颗粒酶可通过跨膜通道进入靶细胞激活一系列半胱天冬氨酸蛋白酶（caspase），最终诱导靶细胞凋亡。CTL 还可高表达 FasL，作用于靶细胞表面的 Fas 分子，激活半胱天冬氨酸蛋白酶-8（caspase 8），导致靶细胞凋亡。颗粒溶解素进入细胞后，可直接导致靶细胞溶解。

三、Treg 的功能

Treg 可通过分泌 TGF-β、IL-10 和 IL-35 等细胞因子抑制效应 T 细胞的功能；通过穿孔素、颗粒酶 A 和颗粒酶 B 对效应 T 细胞发挥溶细胞作用和诱导凋亡作用；通过高表达 CD25 竞争性结合 IL-2，使得邻近活化的 T 细胞失去 IL-2 作用而死亡；通过抑制树突状细胞成熟和功能间接发挥免疫抑制功能。

小　　结

T 细胞表达一系列表面标记分子，即 TCR-CD3 复合物中 TCR 可与抗原提呈细胞表面的抗原肽-MHC 复合物结合，通过 CD3 向细胞内传递抗原刺激信号；CD4 分子和 CD8 分子作为 T 细胞辅助受体可分别和 MHC Ⅱ 类分子和 MHC Ⅰ 类分子结合，参与 T 细胞的活化过程；T 细胞表面还表达多种共刺激分子，能介导 T 细胞活化的第二信号，并参与 T 细胞的活化状态。

　　胸腺细胞在胸腺微环境中经历了双阴性、双阳性和单阳性 3 个阶段，通过阳性选择和阴性选择分化发育为成熟 T 细胞，具有了功能性 TCR，能够特异性识别抗原肽-MHC 复合物，并获得了自身 MHC 限制性和自身免疫耐受。

　　按表达 TCR 类型，T 细胞分为 αβT 细胞和 γδT 细胞。按表达 CD4 分子和 CD8 分子与否，T 细胞分为 CD4+T 细胞和 CD8+T 细胞。按所处活化阶段，T 细胞分为初始 T 细胞、效应 T 细胞和记忆 T 细胞。按免疫功能不同，T 细胞分为辅助性 T 细胞、细胞毒性 T 细胞和调节 T 细胞。

　　T 细胞可介导细胞免疫和免疫调节作用。Th1 主要分泌 IL-2、IL-12、IFN-γ、TNF-α 等一系列细胞因子，增强细胞免疫应答功能。Th2 主要分泌 IL-4、IL-5、IL-6、IL-10 和 IL-13 等细胞因子，促进机体的体液免疫应答。CTL 通过释放穿孔素、颗粒酶和颗粒溶解素及表达 FasL 等机制，能特异性杀伤靶细胞。调节 T 细胞则通过接触或释放细胞因子等多种机制发挥负向免疫调节的作用。

主要参考文献

金伯泉. 2008. 医学免疫学. 5 版. 北京：人民卫生出版社.

Abbas A K，Lichtman A H，Pillai S. 2011. Cellular and Molecular Immunology. 7th ed. Philadelphia：Elsevier.

Kindt T J，Goldsby R A，Osborne B A. 2006. Kuby Immunology. 6th ed. New York：W. H. Freeman & Co Ltd.

Paul W E. 2008. Fundamental Immunology. 6th ed. Philadelphia：Lippincott Williams & Wilkins.

问　答　题

1. T 细胞的表面的有哪几种分子能帮助自身和 B 细胞的活化？
2. 胸腺细胞是如何发育为成熟 T 细胞的？
3. T 细胞可以分为哪些亚群？各亚群分别有什么重要的生物学功能？

（居颂光）

第十一章
CHAPTER 11
B淋巴细胞

作为异质性细胞群体，人们如何界定不同类型的淋巴细胞？而作为淋巴细胞的一员，B淋巴细胞（B lympho-cyte）又是怎样被定义的呢？现在人们已经发现，B淋巴细胞（下称B细胞）是在哺乳动物的骨髓或禽类的法氏囊中由淋巴干细胞分化、发育和成熟。成熟的B细胞（称为初始B细胞）迁移出骨髓后，主要定居在淋巴结皮质和脾白髓的初级淋巴滤泡中。在受到特定抗原刺激后，B细胞可发生活化、增殖并分化为浆细胞，能合成和分泌免疫球蛋白，介导机体的体液免疫（humoral immunity）应答。人类免疫系统中的B细胞可针对抗原的各种细微化学结构产生特异性的抗体，B细胞的这种特性赋予了人体产生各种抗体的能力，而这些抗体能够抵抗人们一生中可能遇到的各种病原体。此外，B细胞还能作为专职抗原提呈细胞（antigen presenting cell，APC），在获得性免疫应答中发挥重要的作用。

第一节　B细胞的分化发育过程

B细胞的分化发育过程可分为抗原非依赖和抗原依赖两个阶段（图1-11-1）。抗原非依赖阶段发生在骨髓中，细胞类型包括祖B细胞、前B细胞、未成熟B细胞和成熟B细胞，成熟B细胞可迁移至外周淋巴器官，由于该阶段B细胞分化发育不受抗原的影响，因而称为B细胞分化的抗原非依赖阶段。抗原依赖阶段发生在外周免疫器官的淋巴滤泡中，细胞类型主要包括成熟B细胞和浆细胞，B细胞接触相应抗原后活化增殖，其增殖的后代进一步分化成浆细胞或者记忆B细胞，浆细胞具有合成大量抗体的能力，而记忆B细胞在再次遇见相同抗原时能够引发更快、更强的再次免疫应答。B细胞分化发育的抗原依赖阶段将在本书的第十四章进行详细阐述。

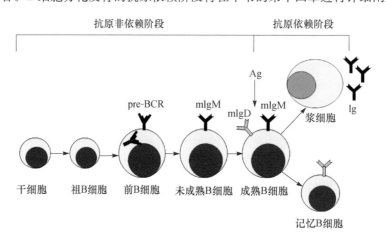

图1-11-1　B细胞分化发育过程
B细胞在骨髓中的分化发育不依赖于抗原的存在，其发育过程经历祖B细胞、前B细胞、未成熟B细胞
和成熟B细胞4个阶段；成熟B细胞迁移至外周淋巴器官接触相应抗原后发生活化增殖，进一步分化成
浆细胞或者记忆B细胞

B细胞在骨髓分化发育过程中的标志性事件是表达功能性B细胞抗原受体（B cell receptor，BCR），并在自身抗原的选择下建立自身免疫耐受。

一、BCR的基因结构及重排过程

B细胞在骨髓中的发育阶段是以BCR基因重排和表达作为其重要标志，BCR的实质是B细胞膜表面免疫球蛋白（membrane immunoglobulin，mIg），除了其H链结构羧基端增加一段跨膜的疏水性氨基酸和胞质区外，其余结构与分泌性Ig相同。编码BCR的胚系基因是以不连续的、数量众多的基因片段形式存在。在B细胞分化过程中，这些基因片段通过基因重排的方式形成数量巨大的BCR功能基因，进而转录、表达针对不同抗原的特异性BCR。

（一）BCR 的基因结构

1. Ig 的 H 链基因结构　　人类 H 链基因位于第 14 号染色体上，从着丝点 5′端起依次分为 V 区基因和 C 区基因（图 1-11-2）。

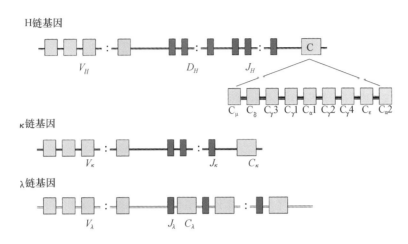

图 1-11-2　BCR 基因结构

人类 BCR 胚系基因包括重链（H 链）和轻链（L 链）基因，每条链均包含可变区（V 区）和恒定区（C 区）基因。H 链 V 区基因由 V 基因片段（V_H）、D 基因片段（D_H）和 J 基因片段（J_H）组成，L 链 V 区基因由 V 基因片段（$V\kappa$ 和 V_λ）和 J 基因片段（$J\kappa$ 和 J_λ）组成

（1）H 链 V 区基因：H 链 V 区基因是由 V 基因片段、D 基因片段和 J 基因片段经重排后组成。

1）V 基因片段：人类 V 基因片段约有 100～200 个，长度约 2500kb。每个 V 基因片段由一段前导序列、一个内含子和一个较大的外显子组成。V 基因主要编码 Ig H 链的前导序列和 V 区近 N 端包含 CDR1 和 CDR2 在内的 98 个氨基酸残基。前导序列是一种疏水肽，3′末端为重组酶信号序列。

2）D 基因片段：人类 D 基因片段大约有 20 个，主要编码 Ig H 链 CDR3 中大部分氨基酸残基。该片段仅出现在 H 链基因。

3）J 基因片段：人类 J 基因片段有 9 个，其中 6 个是功能基因。该片段连接 V 基因片段和 C 基因片段，主要编码 CDR3 剩余部分的氨基酸残基和 FR4。

（2）H 链 C 区基因：C 区基因主要由 γ、α、μ、ε 和 δ 链基因组成。人类 C 基因结构约 200kb，含有 11 个基因，第一个为 C_μ，以后依次为：C_δ、$C_\gamma3$、$C_\gamma1$、$\phi\epsilon1$、$C_\alpha1$、ϕ_γ、$C_\gamma2$、$C_\gamma4$、$C\epsilon$、$C_\alpha2$，其中 $\phi\epsilon1$（$\phi\epsilon2$ 不在 14 号染色体上）和 $\phi\gamma$ 是 2 个假基因。Ig 基因由外显子和内含子组成，外显子之间有内含子，外显子编码相应 H 链的功能区，如 C_μ 基因有 4 个外显子分别编码 μ 链 C 区上的 C_H1、C_H2、C_H3 和 C_H4。

2. Ig 的 L 链基因结构　　人类的 κ 和 λ 链基因分别位于第 2 号和第 22 号染色体上。

（1）L 链 V 区基因的结构：L 链 V 区基因由 V 基因片段和 J 基因片段经重排后组成。L 链的 CDR1、CDR2 和 CDR3 的大部分由 $V\kappa$ 或 V_λ 基因片段所编码（$V\kappa$ 编码 95 个氨基酸残基），J 基因编码近 C 端的 CDR3 的部分和 FR4。人类 $V\kappa$ 基因片段约有 100 个（其中一半以上可能是假基因），$J\kappa$ 基因片段有 5 个。目前人们对 λ 基因库所知较少，推测约有 100 个 V_λ 基因，人 λ 链确切的重排情况尚不清楚。

（2）L 链 C 区基因的结构：人类只有 1 个 $C\kappa$ 基因和至少 6 个 C_λ 基因，其中 2 个为假基因。

（二）BCR 的基因重排

1. BCR 的基因重排过程　　Ig 基因在 B 细胞分化成熟过程中进行基因重排，进而转录与翻译，表达 Ig。胚系 H 和 L 链基因均不能直接表达，需要通过重排后才能成为具有表达功能的基因。在 B 细胞分化成熟过程中，Ig 基因发生重排，其重排的过程遵循一定规律，即先由 V-J 连接（L 链）或 V-D-J 连接（H 链），然后再由 V-J 或 V-D-J 与 C 区基因连接（图 1-11-3）。

L 链的 V-J 和 H 链的 V-D-J 的重组是在 DNA 水平由重组酶（recombinase）介导下随机进行。主要的重组酶有重组激活基因（recombination activating gene，RAG）蛋白、末端脱氧核苷酸转移酶（terminal deoxynucleotidyl transferase，TdT）、DNA 内切核酸酶（DNA endonuclease）、DNA 外切核酸酶（DNA exonuclease）和 DNA 合成

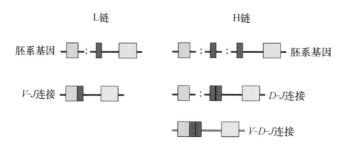

图 1-11-3 **BCR** 基因重排过程

H 链基因重排时先形成 *D-J* 连接，然后进行 *V-D-J* 连接；L 链基因重排形成 *V-J* 连接。
分别重组形成 H 链和 L 链的功能性 V 区基因

酶（DNA synthetase）。

重组酶识别的核酸序列为重组信号序列（recombination signal sequence，RSS），其位于各基因片段的两侧。RSS 包括七聚体（CACAGTG）和九聚体（ACAAAAACC）两种核苷酸序列，七聚体和九聚体之间含一间隔序列，长度为 12bp 或 23bp。这种"七聚体—间隔序列—九聚体"结构即 RSS。带有 12bp 间隔序列 RSS 的基因片段只能和带有 23bp 间隔序列的片段相结合，在重组酶识别和作用下发生重排，从而保证基因片段重组的正确性，此为 12-23 规律。

H 链基因在 V_H 的 3′端和 J_H 的 5′端的 RSS 序列都带有 23bp 间隔序列，而 D 片段在 5′和 3′端的 RSS 均带有 12bp 间隔序列，因而 D 只能和 J_H 及 V_H 相连，而 V_H 不能和 J_H 相连。H 链基因重排时首先发生 D 与 J 基因片段的连接形成 D-J，然后 V 基因片段与 D-J 基因片段连接。L 链基因在 V_L 的 3′端和 J_L 的 5′端 RSS 序列反向互补，分别带有 12bp 或 23bp 间隔序列，从而能形成 V-J 连接。

在 B 细胞分化成熟过程中，Ig 重排不是在同一时间完成，具有等级现象。在多能造血干细胞向前 B 细胞分化时，V-D-J 发生重排，开始表达 H 链，邻近 J 基因的 C_μ 首先表达，这是顺序优先的结果。由于 C_μ 和 C_δ 基因间距很短，两者可同时转录；V-D-J 在 RNA 水平可与 C_μ 和 C_δ 结合，使 IgM 和 IgD 在单个 B 细胞上共同表达。在 IgH 链基因重排后，L 链可变区基因片段随之发生重排。在 L 链重排时，κ 链基因先发生重排，如果 κ 基因重排无效，随即发生 λ 基因的重排。

2. 等位基因排斥和同型排斥现象　　Ig 基因重排时存在等位基因排斥（allelic exclusion）和同型排斥（iso-typic exclusion）现象。在 B 细胞分化发育过程中，当编码人 Ig H 链或 L 链的一对染色体中的一条染色体上的 Ig 基因得到表达，先重排成功的基因抑制同源染色体上另一等位基因的重排，表现为等位基因的排斥现象。同型排斥则是指如果一对同源染色体上的 κ 轻链基因重排均无效，才发生 λ 轻链的基因重排。

（三）BCR 多样性产生机制

BCR 的多样性是 B 细胞在分化发育过程中形成的，其机制主要包括组合的多样性、连接的多样性和体细胞高频突变（somatic hypermutation）所致的多样性。

1. 组合的多样性　　Ig 胚系基因包括多种的 V、(D)、J 基因片段，当 V、(D)、J 基因片段发生重排时，每种基因片段中的 1 个片段参与重排，可产生数量众多的组合方式。据推算，人类 Ig V 区组合的多样性多达 1.9×10^6。

2. 连接的多样性　　在 Ig 的 H 和 L 链的重排中，H 链的 V-D-J 和 L 链的 V-J 基因的连接并不十分精确，存在核苷酸插入、缺失或替换的现象，可产生新的核苷酸序列。在 H 链基因片段重排过程中，通过 TdT 在重组后的 D 基因两侧（即 V-D 或 D-J 连接处）可额外插入几个核苷酸（常称为 N 区），导致 Ig 编码基因移码突变，从而极大地增加了抗体的多样性。

3. 体细胞高频突变所致的多样性　　生发中心中成熟 B 细胞 IgCDR 基因的突变频率比其他细胞高 10^6 倍，可通过点突变形式导致 CDR 区域的改变，进一步增加了 Ig 的多样性。

如何理解 BCR 多样性的生物学意义？

BCR 的多样性机制形成数量巨大的不同 BCR 库，可保证 B 细胞特异性识别各种各样的抗原。

二、B细胞在骨髓中的分化发育过程

骨髓是哺乳动物B细胞分化发育的重要场所（表1-11-1）。B细胞来源于骨髓中的多能干细胞，B细胞系中最早出现的是祖B细胞（pro-B cell），这种前体细胞保留一部分自我更新的能力，从而能分裂得到更多的祖B细胞，并且能够进一步分化为更加成熟的B细胞。在祖B细胞阶段中首先发生的是重链基因的重排，基因重排的第一步是重链的D片段和J片段相连，第二步是重链的V片段和已经相连的D-J片段连接，这2个步骤分别发生在祖B细胞早期及祖B细胞晚期，最早出现的重链是μ链。

B细胞一旦表达μ链，表明该细胞已进入前B细胞（pre-B cell）阶段。在B细胞的发育过程中，根据其不同的成熟程度前B细胞可以分成2类：较为幼稚的大前B细胞和较为成熟的小前B细胞。前B细胞表面表达前B细胞受体（pre-BCR），pre-BCR由μ链及轻链的替代链组成，这些替代链只在前B细胞中合成。由大前B细胞分化得到的小前B细胞表面不再表达pre-BCR，其μ链仍然保留在细胞质内，并且开始Ig轻链基因的重排。轻链一旦完成合成，便和μ链结合，形成IgM分子。

当IgM分子转运到B细胞膜表面形成功能性B细胞受体，这种只表达IgM的B细胞被定义成未成熟B细胞。基因重排的随机性使一部分mIgM（BCR）可以与自身抗原肽结合，机体通过阴性选择可清除这些自身反应性B细胞，此为自身免疫耐受形成的机制之一。

通过阴性选择存活下来的B细胞，其重链基因转录产物可表达IgD，使得B细胞表面同时表达IgM和IgD，此时的B细胞被称为成熟B细胞，但是这些B细胞并没有接触过任何特异性抗原，所以被称为初始B细胞。

表1-11-1　B细胞在骨髓中的分化发育阶段

	干细胞	祖B细胞（早期）	祖B细胞（晚期）	前B细胞（大）	前B细胞（小）	未成熟B细胞	成熟B细胞
重链基因	胚系	D-J重排	V-D-J重排	V-D-J重排完成	V-D-J重排完成	V-D-J重排完成	V-D-J重排完成
轻链基因	胚系	胚系	胚系	胚系	V-J重排	V-J重排完成	V-J重排完成
Ig状态	无	无	无	重链μ链＋替代轻链，细胞表面表达前B细胞受体	μ链在内质网中	重链μ链＋轻链λ或κ链，B细胞表面表达IgM	细胞表面表达IgD和IgM

大多数B细胞能够在骨髓中分化成熟，并迁移至外周免疫器官吗？

不是。在骨髓分化过程中绝大多数B细胞（不能形成功能性BCR的B细胞及自身反应性B细胞）发生凋亡，只有少数表达抗原特异性BCR的B细胞存活并迁移至外周免疫器官介导体液免疫应答。

第二节　B细胞表面分子及其功能

B细胞表面表达多种膜分子，B细胞能通过这些表面分子介导其识别抗原、与其他免疫细胞和免疫分子相互作用，同时这些表面分子也是分离和鉴别B细胞及其亚群的重要依据（图1-11-4）。

一、B细胞抗原受体复合物

B细胞抗原受体是B细胞特异性识别抗原的受体，也是B细胞重要的特征性表面分子。BCR的本质为B细胞mIg，是由2条相同的重链（H）和2条相同的轻链（L）构成的4肽链分子，mIg均为单体结构。未成熟B细胞表达mIgM，成熟B细胞同时表达mIgM和mIgD。mIg是鉴别B细胞的主要特征分子，可用荧光素标记的抗Ig抗体进行检测。

BCR复合物由特异识别抗原的分子与信号转导分子组成，参与B细胞对抗原的识别与活化。其中抗原识别分子为BCR，信号转导分子为CD79a和CD79b（又称为Igα和Igβ），属于IgSF成员，具有胞外区、跨膜区和胞质区，其胞质区存在ITAM。当BCR识别抗原表位后，CD79a和CD79b的ITAM可将BCR结合的抗原信号向B细胞胞内传递，激活B细胞相关基因的转录与翻译，介导B细胞活化、增殖与分化。

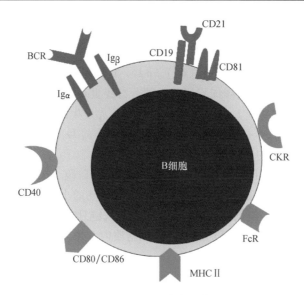

图 1-11-4　B 细胞表面分子

B 细胞表面表达多种表面分子，主要包括 BCR 复合体、共受体和其他重要分子，B 细胞
能通过这些表面分子介导其识别抗原、与其他免疫细胞和免疫分子相互作用

二、B 细胞活化共受体

在 B 细胞活化过程中，除需要 BCR 复合物与其相应抗原结合后提供的活化起始信号外，还需由其表面的共受体与其相应配体分子结合，以增强 B 细胞对抗原刺激的敏感性。这些共受体主要包括 CD19、CD21、CD81 等分子，分子相互间以非共价键偶联，形成多分子组合的 B 细胞活化共受体。其中，CD21 又称补体受体 2（CR2），补体活化后产生的 C3d 可与 B 细胞表面 CD21 结合，CD19 的胞质段可传递信号，发挥 B 细胞共受体作用，而 CD81 则起到稳定 CD19 和 CD21 的作用。CR2（CD21）也是 EB 病毒的受体，与 EB 病毒选择性感染 B 细胞有关。实验室常用 EB 病毒感染 B 细胞，使 B 细胞发生永生化来制备 B 母细胞样细胞株，用于单克隆抗体的制备。

三、其他相关的重要分子

1. CD40 分子　　CD40 分子属于 TNFR 超家族，是 B 细胞活化过程中最重要的共刺激分子。活化 T 细胞表达的 CD40L 与 B 细胞表面的 CD40 结合后，为 B 细胞活化提供共刺激信号（即 B 细胞活化的第二信号），该分子还可帮助 B 细胞完成抗体的类别转换。

2. MHC 分子　　B 细胞发育的主要阶段均表达 MHC II 类分子，包括前 B 细胞、未成熟 B 细胞和成熟 B 细胞等。当 B 细胞受抗原刺激活化后，其 MHC II 类分子表达上调。MHC II 类分子不但是 B 细胞重要的抗原提呈分子，还参与 B 细胞与 T 细胞之间的黏附和活化。

3. CD80 和 CD86 分子　　CD80（B7.1）和 CD86（B7.2）分子在活化的 B 细胞表达上调，可与 T 细胞表面的 CD28 或 CTLA-4 分子结合，为 T 细胞提供共刺激信号（即 T 细胞活化的第二信号或抑制信号）。

4. 细胞因子受体　　B 细胞可表达多种细胞因子受体，如 IL-4R、IL-5R、IL-6R、IL-10R、IFN-γR 和 TGF-βR 等。相应细胞因子可与 B 细胞膜上特定受体结合，促进 B 细胞的活化、增殖、分化及分泌抗体的类别转换。

5. Fc 受体　　大多数 B 细胞表面表达 IgG Fc 受体 II（FcγR II，CD32），能与 IgG 的 Fc 段结合，其中 FcγR II B 亚型具有负向调节 B 细胞活化及抗体产生的作用。

6. 有丝分裂原受体　　B 细胞表面能表达有丝分裂原受体，主要包括结合脂多糖（LPS）和金黄色葡萄球菌 A 蛋白（SPA）的受体，可激活 B 细胞，使 B 细胞发生增殖、分化成为 B 淋巴母细胞。此实验又称 B 淋巴细胞转化实验，可用于体外对 B 细胞功能的检测。

　　B 细胞表面有哪些重要的分子参与 B 细胞的抗原识别与活化过程？请举出 6 种。

　　主要包括 BCR 复合物、共受体（CD19、CD21、CD81）、共刺激分子（CD40、CD80 和 CD86 分子）和其他相关膜分子，如细胞因子受体等。

第三节　B 细胞亚群与功能

一、B 细胞亚群

B 细胞是一个异质性细胞群体，现有研究发现并不是所有的 B 细胞都经历前述的发育过程。在人体内有一群 B 细胞亚群在胚胎发育的早期就已经出现，与普遍意义上的 B 细胞不同的是，这群 B 细胞表面表达一种糖蛋白，即 CD5 分子。由于这一小群 B 细胞的发育先于前面所提到的（普遍意义上的）B 细胞，因此这群 B 细胞被定义为 B1（CD5+）细胞，而前面提及的 B 细胞被定义为 B2（CD5-）细胞。B1 细胞表面只表达很少或者不表达 IgD，并且其细胞表面的抗原受体也有自己特殊的组成部分。根据表型、功能及在个体发育中产生的先后，成熟的 B 细胞可分为 B1 细胞和 B2 细胞（表 1-11-2）。

表 1-11-2　B1 和 B2 细胞亚群的比较

	B1 细胞	B2 细胞
CD5 的表达	阳性	阴性
发生时间	早，胎儿期	晚，出生后
发育部位	腹腔、胸腔	免疫器官
更新方式	自我更新	骨髓造血干细胞分化发育
抗体产生	以 IgM 为主	以 IgG 为主的等多种类型
抗原特异性	低	高
抗原类型	糖类	蛋白质
亲和力成熟	无	有
免疫记忆	无或少	有

（一）B1 细胞

B1 细胞起源于胚胎期最活跃的干细胞，在个体发育过程中比 B2 细胞出现早，并且其发生不依赖骨髓。B1 细胞的发育、分化途径与 B2 细胞不同，其前体细胞分化后，可转变为有自我更新能力的细胞，以维持其细胞库的存在，这种自我更新的能力依赖于 IL-10 的产生。在胚胎期及新生儿期，脾中含有一定比例的 B1 细胞，但随着机体的成熟，B1 细胞主要分布于腹腔、胸腔、肠壁固有层等部位，约占 B 细胞总数的 5%～10%。B1 细胞表达出与 B2 细胞不同的表面分子，如 B1 细胞强表达 mIgM，弱表达 CD45R、mIgD。B1 细胞的抗原识别谱较窄，主要针对某些多糖类抗原（如细菌表面共表达的多糖抗原）。受到抗原刺激活化后，B1 细胞只产生有限的、不依赖 T 细胞的应答，其产生的抗体也无亲和性成熟与类别转换，也不形成免疫记忆，故 B1 细胞产生的抗体多为低亲和性、多反应性的 IgM 型抗体及一些天然抗体，属于天然免疫的范畴。

（二）B2 细胞

B2 细胞即通常所称的存在于外周血及外周免疫器官的成熟 B 细胞，是体内参与体液免疫应答的主要细胞。B2 细胞由造血干细胞在骨髓中分化成熟后，迁移至外周免疫器官的非胸腺依赖区定居。B2 细胞的功能主要包括：①通过细胞表面 BCR 与抗原中的 B 细胞表位特异性结合。②通过 BCR 与抗原特异性结合后，在 T 细胞辅助下 B2 细胞活化并分化为浆细胞，其中该细胞在活化过程中经历亲和力成熟（affinity maturation）、抗体类别转换后，分泌产生高亲和力的不同类型抗体。③B2 细胞在活化后，还可分泌多种细胞因子，参与机体免疫应答的调节。④B 细胞还能作为专职 APC 参与获得性免疫应答。

此外，现在已经发现一种新的、具有免疫抑制功能的 B 细胞亚群，称为调节性 B 细胞，该 B 细胞通过分泌 IL-10 等抑制性细胞因子发挥免疫调控作用。

二、B 细胞功能

一方面，B 细胞在抗原刺激下可分化为浆细胞分泌抗体，通过活化补体、调理吞噬、ADCC 及中和作用等方式参与机体的体液免疫应答（详见抗体的生物学功能）；另一方面，B 细胞可作为专职抗原提呈细胞（APC）提呈可溶性抗原，启动 T 细胞的免疫应答。

小　结

　　B 细胞的分化发育过程主要可分为抗原非依赖和抗原依赖两个阶段。抗原非依赖阶段发生在骨髓中，从造血干细胞开始，经历祖 B 细胞、前 B 细胞、未成熟 B 细胞阶段，逐渐分化为成熟 B 细胞，并迁移至外周免疫器官。在此阶段，最重要的事件是表达功能性 BCR，并在自身抗原的选择下建立自身免疫耐受。BCR 基因由多基因片段组成，经过基因重排形成功能基因并表达数量众多、抗原特异性 BCR。成熟 B 细胞表达 BCR 复合物、共受体和一些重要的膜分子，这些分子在 B 细胞识别抗原及功能执行中起重要的作用。依据细胞出现的先后及 CD5 分子的表达，B 细胞可分为 B1 细胞和 B2 细胞两个亚群，分别在天然免疫和获得性免疫中发挥不同的生物学功能。B 细胞的重要功能主要在于介导机体的体液免疫应答，同时也具有抗原提呈的作用。

主要参考文献

金伯泉 . 2008. 医学免疫学 . 5 版 . 北京：人民卫生出版社.

王胜军 . 2011. 现代免疫学 . 南京：江苏科学技术出版社.

Parham P. 2004. The Immune System. 2nd ed. New York：Garland Science.

问　答　题

1. B 细胞表面的 BCR 是如何完成基因重排的？

2. 在 T 细胞与 B 细胞相互作用时，B7 分子（CD80，CD86）能与什么分子结合而产生不同的效应？

3. B 细胞有哪些亚群？其生物学功能存在什么差异？

（王胜军）

第十二章 抗原提呈细胞及其抗原加工处理与提呈
CHAPTER 12

"知彼知己，百战不殆！"一场战斗的胜利，需要"侦察兵"收集敌情，处理情报；需要"指挥员"分析敌情并制定作战任务；需要"战斗员"到达指定位置、完成歼敌任务。机体的免疫应答也像一场战斗，需要免疫细胞和免疫分子"各负其责、协调作战"。

本章主要介绍：①免疫系统有哪些"侦察兵"？②"侦察兵"是如何收集情报，即抗原信息的？③"侦察兵"是怎样将抗原信息转递给"指挥员"（CD4$^+$T 细胞/Th）或直接提交给"战斗员"（CD8$^+$T 细胞/CTL）的？

第一节 抗原提呈细胞的种类与特点

抗原提呈细胞（antigen presenting cell，APC）是指能够加工、处理抗原并将抗原信息提呈给 T 细胞的一类细胞，是免疫系统收集敌情的"侦察兵"。

CD4$^+$T 细胞是免疫系统的"指挥员"，不仅"指挥"体液免疫应答、也"指挥"细胞免疫应答；CD8$^+$T 细胞是执行细胞免疫应答的主要"战斗员"。但 T 淋巴细胞只能接受或识别由 APC 通过 MHC 分子提呈的抗原信息（抗原多肽），因此，只要细胞表面表达 MHC I 类或 MHC II 类分子的细胞都可以被称为 APC。

通常情况下，人们将 APC 分为 2 大类。①专职性 APC（professional antigen presenting cell，pAPC）：其组成性表达 MHC II 类分子和 T 细胞活化所需的共刺激分子或黏附分子，包括树突状细胞（DC）、巨噬细胞（Mφ）和 B 淋巴细胞。②非专职性 APC（non-professional antigen presenting cell）：包括内皮细胞、上皮细胞、成纤维细胞等，其在通常情况下不表达 MHC II 类分子，但在炎症反应或细胞因子作用下，可诱导表达 MHC II 类分子、共刺激分子或黏附分子，并具有一定的抗原提呈能力。其中，效应 CD8$^+$T 细胞杀伤的靶细胞是一类特殊的非专职性 APC，此类细胞能将内源性抗原以抗原多肽-MHC I 类分子复合物形式提呈至细胞表面，被 CTL 识别和杀伤。

三类 pAPC 的组织分布、抗原摄取及表面分子的表达等特点各有差异（表 1-12-1）。

表 1-12-1 3 类 pAPC 的特点比较

APC	淋巴结定居分布	摄取抗原主要方式	MHC II 类分子	共刺激分子
DC	副皮质 T 细胞区	受体介导的内吞作用 巨胞饮	组成性表达 细胞成熟及 IFN-γ 刺激后表达增加	组成性表达；细胞成熟、IFN-γ 刺激、CD40-CD40L 作用后表达增加
Mφ	边缘窦和髓索	吞噬作用、胞饮作用、受体介导的内吞作用	低表达 IFN-γ 刺激后表达增加	LPS 和 IFN-γ 刺激 CD40-CD40L 作用后诱导表达
B 细胞	淋巴滤泡 生发中心	胞饮作用 BCR 介导的胞饮作用	组成性表达 IL-4 刺激后表达增加	BCR-抗原交联 CD40-CD40L 作用后诱导表达

1. 树突状细胞（DC）　未成熟的 DC 分布各种组织中，表达 PRR、Fc 受体，因而具有极强的抗原摄取、加工和处理能力。未成熟 DC 摄取抗原后被激活，在趋化因子和细胞因子作用下，经输入淋巴管进入淋巴结，并逐渐分化为成熟 DC，诱导初始 T 细胞活化。DC 是已知抗原提呈能力最强、唯一能够刺激活初始 T 细胞的 APC（图1-12-1）。

2. 巨噬细胞（Mφ）　具有强大吞噬能力的 pAPC。能够吞噬大的颗粒性抗原，在吞噬、提呈胞外病原体，如细菌中发挥重要作用（图 1-12-2）。

3. B 细胞　除介导体液免疫外，也是重要的 pAPC。B 细胞表面组成性表达 MHC II 类分子，IL-4 刺激后表达增加，但必须通过抗原受体与抗原交联并由 Th 提供协助之后才能激活共刺激分子的表达。在胸腺依赖抗原诱导的抗体产生中起重要作用（图 1-12-2）。

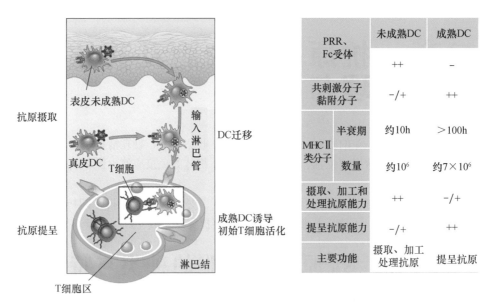

PRR、Fc受体		未成熟DC	成熟DC
PRR、Fc受体		++	-
共刺激分子黏附分子		-/+	++
MHCⅡ类分子	半衰期	约10h	>100h
	数量	约10⁶	约7×10⁶
摄取、加工和处理抗原能力		++	-/+
提呈抗原能力		-/+	++
主要功能		摄取、加工处理抗原	提呈抗原

图 1-12-1 DC迁移、成熟过程示意图

DC：树突状细胞。MHC：主要组织相容性复合体。PRR：模式识别受体

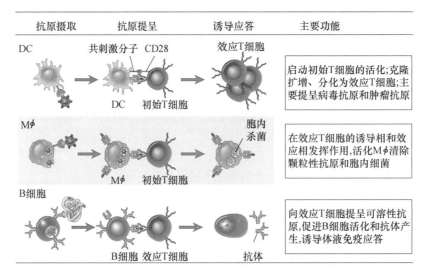

图 1-12-2 三类 APC 的主要功能示意图

3种专职APC提呈抗原的能力和种类有什么差异吗?

(1) DC：抗原提呈能力最强，可提呈多种抗原。

(2) Mφ：摄取、加工抗原能力较强，但抗原提呈能力相对较弱，可提呈多种抗原，如对细菌等颗粒性抗原效果好。

(3) B细胞：无吞噬功能，可借胞饮或BCR结合内吞抗原，能提呈可溶性抗原（如昆虫毒素、某些变应原等）。

第二节 抗原提呈

T细胞应答是通过T细胞受体（T cell receptor，TCR）识别MHC分子"提交"的抗原多肽而启动的。其中，APC是收集、加工、处理情报的"侦察兵"，MHC分子是"侦察兵"提交、传递情报的工具，抗原多肽就是经筛选、甄别后的情报——抗原信息。同时，T细胞在识别抗原信息时，必须"审查"MHC分子——该情报由谁提交的？这就是T细胞识别抗原多肽的MHC限制性。

APC最重要的功能是将摄取入胞内或胞内自身产生的抗原分子降解、加工、处理成为一定长短的多肽，并与MHC分子结合形成抗原肽-MHC分子复合物，然后被转移并表达于APC表面，该过程统称为抗原加工或抗原处理

（antigen processing）。在 APC 与 T 细胞接触过程中，抗原特异性 T 细胞识别 APC 表面的抗原肽-MHC 分子复合物，从而完成抗原信息的提呈、抗原特异性 T 细胞克隆的选择，该过程统称为抗原提呈（antigen presentation）。

根据来源不同可将被提呈的抗原分为 2 大类：来源于 APC 之外的抗原统称为外源性抗原（exogenous antigen），如被吞噬的细胞、细菌、蛋白质抗原等；细胞内合成的抗原统称为内源性抗原（endogenous antigen），包括 APC 或靶细胞合成的抗原，被病毒或细菌感染后产生的非自身蛋白质、肿瘤细胞内合成的肿瘤抗原及某些细胞内的自身蛋白质等。

APC 主要通过 4 种途径进行抗原提呈。①MHC Ⅰ 类分子途径（class Ⅰ MHC pathway），也称为内源性抗原提呈途径（endogenous antigen pathway）或胞质溶胶途径（cytosol pathway）。②MHC Ⅱ 类分子途径（class Ⅱ MHC pathway），也称为外源性抗原提呈途径（exogenous antigen pathway）或内体-溶酶体途径（endosome-lysosome pathway）。③交叉提呈途径（cross presentation），主要指 APC 摄取外源性抗原，但通过 MHC Ⅰ 类分子提呈抗原多肽。表 1-12-2 和图 1-12-3 归纳了 3 种提呈途径的差异。④脂类抗原的 CD1 分子提呈途径。

表 1-12-2　3 种主要抗原提呈途径的比较

	MHC Ⅰ 类分子途径	MHC Ⅱ 类分子途径	交叉提呈途径
处理和提呈抗原的细胞	所有有核细胞（包括 APC）	pAPC	pAPC
抗原来源	内源性抗原	外源性抗原	外源性抗原（来源于抗原供给细胞）
抗原降解	蛋白酶体	内体、溶酶体	蛋白酶体
抗原与 MHC 结合	内质网	溶酶体及内体中 MⅡC	内质网
伴侣分子	TPA、钙联素	Ii 链、钙联素	TPA、钙联素
提呈多肽的分子	MHC Ⅰ 类分子	MHC Ⅱ 类分子	MHC Ⅰ 类分子
识别、诱导应答细胞	CD8⁺ T 细胞（主要是 CTL）	CD4⁺ T 细胞（主要是 Th）	CD8⁺ T 细胞（主要是 CTL）
备注	APC 和靶细胞提呈相同的抗原		抗原供给细胞和靶细胞表达相同的抗原

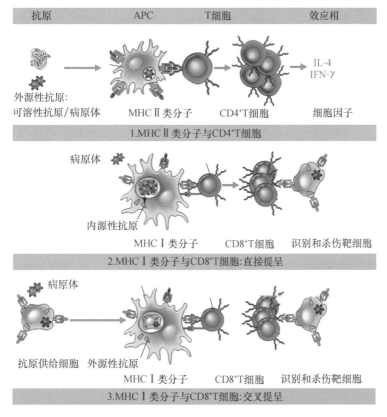

图 1-12-3　3 种主要抗原提呈途径的示意图

一、MHC I 类分子途径

真核细胞的蛋白质表达水平是被精确调控的。每一种蛋白质都有其特定的半衰期从而不断地进行降解以保持更新。某些蛋白质，如转录因子、细胞周期蛋白等，其半衰期非常短；此外，变性的、错误折叠及异常的蛋白质也会被快速降解。所有这些由自身细胞所产生的蛋白质（包括正常更新的胞内蛋白质）一般被称为内源性抗原，其降解后通过 MHC I 类分子进行提呈。由于所有的有核细胞均表达 MHC I 类分子，因此，所有的有核细胞都具有 MHC I 类分子途径加工和提呈抗原的能力（图 1-12-4）。

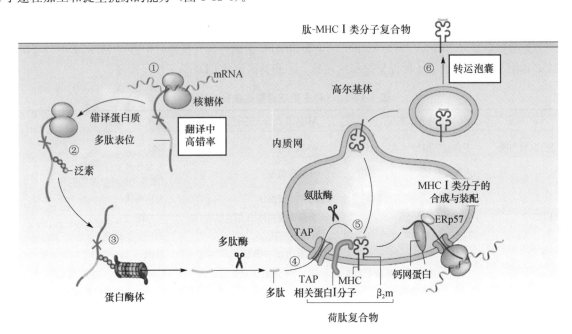

图 1-12-4　内源性抗原通过 MHC I 类分子途径进行加工处理和提呈

①细胞产生内源性错误翻译的蛋白质；②错误翻译蛋白质贴上"泛素"标签；③蛋白酶体降解泛素化蛋白质成为多肽；④多肽被 TAP 转运进入内质网；⑤多肽负载于初级 MHC I 类分子凹槽，该过程需要荷肽复合物的辅助，如 TAP 相关蛋白、钙网蛋白和 ERp57 等；⑥多肽-MHC I 类分子复合物通过高尔基体转运至细胞表面

1. 内源性抗原的加工和转运　　内源性抗原主要是通过胞内溶质的蛋白质水解系统将其降解为短肽。待降解的蛋白质会被一种叫做泛素（ubiquitin）的小分子蛋白质相连，成为泛素化蛋白（ubiquitinated protein）。这些泛素化蛋白就像被贴上了"拆"字的旧房，难逃被降解的命运。泛素化蛋白可被具有水解酶功能的蛋白酶体（proteasome）所降解。蛋白酶体主要由 4 个环形亚基组成，具有孔径为 1～2nm 的中空圆柱体结构，泛素化蛋白就是在这些孔洞中进行降解的。经蛋白酶体降解的肽段被多肽酶（peptidase）进一步降解为短肽。

降解的短肽要被转运入内质网才能和 MHC I 类分子结合。担负这一任务的转运蛋白被称作抗原加工相关转运体（transporter associated with antigen processing，TAP）。TAP 是位于糙面内质网膜（rough endoplasmic reticulum，RER）膜上的跨膜蛋白，由 TAP1 和 TAP2 两个亚单位构成。TAP1 和 TAP2 均反复跨膜 6 次，一端深入 ER 的内腔，另一端是胞质一侧的 ATP 结合位点，共同在 RER 膜上形成孔洞。在细胞质中被蛋白酶体降解的抗原肽以 ATP 依赖的方式被 TAP 转运至 RER 内。通常情况下，TAP 与 8～12 个氨基酸残基的肽段高度亲和，这些肽段长度恰好是 MHC I 类分子抗原结合槽所能容纳的最适长度。同时 TAP 会优先和羧基端疏水性或者碱性残基的肽段结合，这些残基同样也是与 MHC I 类分子结合肽的锚定残基。因此，TAP 能够最优化的运输适合与 MHC I 类分子结合的抗原肽。

2. MHC I 类分子的生成和装配　　MHC I 类分子的 α 链和 β₂m 在 RER 内进行装配，在装配的过程中，分子伴侣（chaperone）起到了至关重要的作用。MHC I 类分子的 α 链会先和一种叫做钙连蛋白（calnexin）的分子伴侣结合，从而能够被正确折叠而避免被降解。接着 α 链在另两种分子伴侣钙网蛋白（calreticulin）和 TAP 相关蛋白（TAP-associated protein，tapasin）的作用下和 β₂m 结合释放钙连蛋白，以形成完整的 MHC I 类分子（图 1-12-5）。

3. 抗原肽-MHC I 类分子复合物的形成与抗原的提呈　　TAP 相关蛋白除了促进 MHC I 类分子的形成，还能够协助 MHC I 类分子与 TAP 转运的抗原肽结合。如果 TAP 转运的抗原肽不能与 MHC I 类分子结合则很快

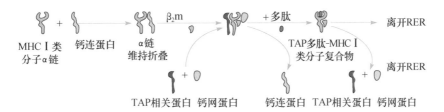

图 1-12-5　抗原肽-MHC Ⅰ 类分子复合物的形成

被降解。　且与抗原肽结合之后，MHC Ⅰ 类分子的稳定性便增强。接下来，抗原肽-MHC Ⅰ 类分子复合物将会与钙网蛋白和 TAP 相关蛋白解离，离开内质网（ER），并且由高尔基体转运到细胞膜表面，供 CD8$^+$T 细胞识别，从而完成抗原提呈的过程（图 1-12-4，图 1-12-5）。

二、MHC Ⅱ 类分子途径

外源性抗原主要是来源于各种途径进入机体的非己成分，如细菌的毒素等。需要说明的是，内源性抗原和外源性抗原的区别在于其在被加工前所处的位置是在细胞内还是在细胞外。一些自身蛋白质，如可溶性 MHC 分子或细胞膜结合的蛋白质分子，如果被 APC 摄入后加工也是外源性抗原。反之，由宿主细胞表达的病毒蛋白等虽属于非己蛋白质，但由于存在在胞质内即被称为内源性抗原。

APC 可以通过吞噬作用（phagocytosis）和内吞作用（endocytosis）摄取外源性抗原。一般来说，除了巨噬细胞，其他 APC 都缺乏吞噬作用，往往依赖受体介导的内吞作用。如 B 细胞利用 BCR 可以高效的摄取特异性抗原。

1. 外源性抗原的加工和转运　　一旦外源性抗原被 APC 摄取后，细胞膜则将抗原包裹，形成内体（endosome），通过内体-溶酶体途径进行降解。在降解过程中，内体向胞质内部移动，随着 pH 不断下降经历 3 个阶段：早期内体（early endosome，pH6.0～6.5）、晚期内体（late endosome or endolysosome，pH5.0～6.0）或内体-溶酶体和溶酶体（lysosome，pH4.5～5.0）。内体与溶酶体是抗原提呈细胞加工处理外源性抗原的主要场所，其酸性环境为多达 40 余种的水解酶类提供了良好的工作环境，如蛋白酶、糖苷酶、脂酶、核酸酶和磷脂酶等。在这些酶的作用下，抗原易被降解成 13～18 个氨基酸残基的肽段，容易与 MHC Ⅱ 类分子结合（图 1-12-6）。

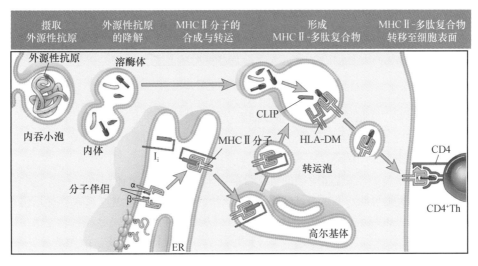

图 1-12-6　外源性抗原通过 MHC Ⅰ 类分子途径进行加工处理和提呈

2. MHC Ⅱ 类分子的合成与转运　　在内质网中，新合成的 MHC Ⅱ 类分子的 α 链和 β 链经过部分糖基化，配对形成二聚体。为了促进 MHC Ⅱ 类分子的 α 链和 β 链正确的折叠和组装，一种重要的蛋白质——Ia 相关恒定链（Ia-associated invariant chain，Ii）将先和 Ⅱ 类分子结合形成（αβIi）$_3$九聚体。内质网中的 Ii 以三聚体形式存在，可以通过被称为 Ⅱ 类分子相关恒定链（class Ⅱ associated invariant chain，CLIP）的区域与 Ⅱ 类分子的抗原结合槽结合，从而防止在 RER 中的内源性抗原先与 Ⅱ 类分子结合。同时，Ii 还能够引导 Ⅱ 类分子离开 RER，通过高尔基体外侧网络进入内体，形成 MHC Ⅱ 分子负载小室（MHC class Ⅱ compartment，M Ⅱ C）。在 M Ⅱ C 内，Ii 会在蛋白水解酶的作用下，逐渐被降解，最后仅残留 CLIP 占据 Ⅱ 类分子的抗原结合槽（图 1-12-6）。

3. 抗原肽-MHC Ⅱ 类分子复合物的形成与抗原的提呈　　为了使 M Ⅱ C 中的外源性抗原肽进入 Ⅱ 类分子的

抗原结合槽，HLA-DM 将发挥重要的作用。HLA-DM 是一种非经典 MHCⅡ类分子，由 α 链和 β 链构成。HLA-DM 能够与Ⅱ类分子发生物理性结合，从而引起Ⅱ类分子构象的改变，破坏 CLIP 与抗原结合槽形成的非共价键，使得 CLIP 从抗原结合槽解离。为了维持Ⅱ类分子的稳定性，HLA-DM 分子会继续与Ⅱ类分子结合，直到有适合的外源性抗原进入抗原结合槽。结合了抗原肽的 MHCⅡ类分子复合物将被转运至细胞膜表面，那里的中性 pH 环境能够进一步加强抗原肽与Ⅱ类分子结合的稳定性。形成稳定的抗原肽-MHCⅡ类分子复合物将在 APC 的表面供 CD4+ T 细胞识别（图 1-12-6）。

三、交叉提呈途径

交叉提呈途径是一种非经典的抗原提呈途径，是指 APC 可将某些外源性抗原（如病毒感染细胞、胞内寄生菌感染细胞和肿瘤细胞的抗原）通过 MHCⅠ类分子途径提呈给 T 细胞。在此途径中，病毒感染细胞、胞内寄生菌感染细胞和肿瘤细胞等不仅是抗原的供给细胞（antigen donor cell），也是 CTL 识别杀伤的靶细胞（target cell）（图 1-12-7）。

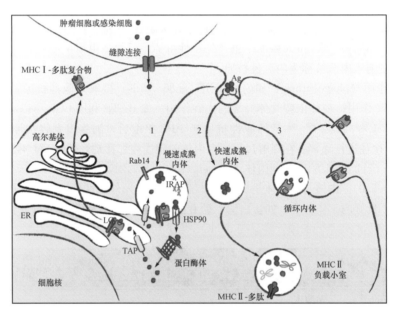

图 1-12-7　交叉提呈途径示意图

1. 参与交叉提呈的 APC　　虽然 DC、Mϕ 和 B 细胞在体外特定条件下被证明均可以进行交叉提呈，但由于 DC 具有强大的摄取抗原能力、独特的体内迁移方式和激活初始 T 细胞的能力，成为交叉提呈的主要 APC，其中 CD8+DC 是执行交叉提呈的主要 DC 亚群。

2. 交叉提呈途径的机制　　交叉提呈途径的机制目前尚未完全阐明，文献报道存在以下几种可能：①某些抗原供给细胞的胞内抗原（主要是短肽）可以通过缝隙连接（gap junction）直接进入 APC，然后遵循 MHCⅠ类分子途径完成抗原提呈。②抗原供给细胞及其释放的胞外抗原可以通过内吞等方式形成内体进入 APC，在循环内体（recycling endosome）中，抗原多肽与预先形成 MHCⅠ类分子（很可能是空载、细胞表面内吞回收的 MHCⅠ类分子）直接结合，并转运至细胞表面。③在慢成熟内体（slow maturation endosome）中，外源性抗原可在 HSP90 等分子的协助下从内体转向胞质，然后被蛋白酶体降解加工，最后遵循 MHCⅠ类分子途径完成抗原提呈（图 1-12-7）。

3. 交叉提呈途径的作用　　某些病毒仅感染局部组织细胞而非淋巴细胞（如 HBV 仅感染肝脏细胞，极少感染 DC 等 APC），机体免疫系统很难通过 MHCⅠ类分子途径诱导特异性 CTL 应答。某些病毒（如反转录病毒等）感染 DC 后可抑制 DC 的抗原提呈功能，从而使 CTL 应答受阻。借助交叉提呈途径 DC 无需感染病毒，而是主动摄取病毒抗原，然后遵循 MHCⅠ类分子途径完成抗原提呈，诱导 CTL 应答。

对于大多数肿瘤细胞，由于缺乏共刺激分子，肿瘤微环境不利于免疫应答的产生，难以通过 MHCⅠ类分子途径诱导 CTL 应答，而 DC 可以主动摄取肿瘤抗原，通过交叉提呈途径诱导 CTL 应答。

交叉提呈途径的主要特点是 APC 获得供给细胞的抗原、诱导特异性 CTL 应答，CTL 识别和杀伤与供给细胞具有相同抗原性的靶细胞。因此，交叉提呈途径在机体抗感染免疫、抗肿瘤免疫及自身耐受的维持中发挥越来越重要的作用。

四、脂类抗原的 CD1 分子提呈途径

除了蛋白质抗原之外，一些脂类物质也能够作为抗原，引起 T 细胞免疫应答。这些脂类抗原的提呈主要是通过 CD1 分子。编码 CD1 分子的基因位于 1 号染色体上而非 MHC 区域，人类有 5 个紧密连锁的 CD1 基因（CD1A～CD1E），其中只有 4 个表达（CD1a～CD1d）。表达产物分成 2 组，CD1a、CD1b 和 CD1c 属于第 1 组，CD1d 属于第 2 组。CD1 分子与微球蛋白结合后，其结构与 MHC I 类分子非常类似，所提呈的脂类抗原包括糖脂和磷脂等，主要来自于分枝杆菌胞壁成分。CD1 分子提呈脂类抗原的方式类似于内体-溶酶体加工外源性抗原的途径。外源性脂类抗原被 APC 摄取后，在内体区室中形成 CD1-脂类抗原复合物。CD1 分子的抗原结合槽高度疏水，很难容纳蛋白质抗原肽，而是适合结合双链脂肪酸。因此，CD1 分子一旦与脂类的脂肪酸结合，该分子头部的亲水基团就会暴露在 CD1 分子抗原结合槽外供 TCR 识别。CD1a～CD1c 主要是将脂类抗原提呈给特定 T 细胞以介导对病原微生物的适应性免疫应答，CD1d 分子提呈的脂类抗原主要由 NKT 细胞所识别，诱导其参与固有免疫应答（图 1-12-8）。

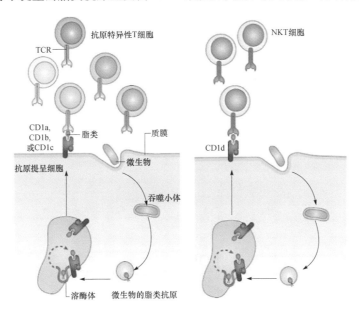

图 1-12-8　脂类抗原通过 CD1 分子进行加工和提呈

小　结

专职性 APC 就像免疫系统的"侦察兵"，专门收集并提呈抗原信息给 T 细胞；专职性 APC 主要包括 DC、Mφ和 B 细胞，其中 DC 是机体内功能最强的 APC，可以诱导初始 T 细胞的增殖活化，而 Mφ和 B 细胞仅能刺激已活化的或记忆 T 细胞。APC 主要通过 4 种途径进行抗原提呈：①MHC I 类分子途径主要是 APC 或靶细胞提呈内源性抗原，形成的多肽-MHC I 类分子复合物能被 CD8+ T 细胞识别，诱导初始 CD8+ T 细胞的活化增殖或诱导效应 CD8+ T 细胞的杀伤。②MHC II 类分子途径，主要是 APC 提呈外源性抗原，形成的多肽-MHC II 类分子复合物诱导 CD4+ T 细胞的增殖活化。③交叉提呈途径，主要指 APC 摄取外源性抗原，但通过 MHC I 类分子提呈抗原多肽，诱导初始 CD8+ T 细胞的增殖活化。④脂类抗原由 CD1 分子途径提呈。

主要参考文献

龚非力. 2009. 医学免疫学. 3 版. 北京：科学出版社：141～157.

金伯泉. 2008. 医学免疫学. 5 版. 北京：人民卫生出版社：108～115.

周光炎. 2007. 免疫学原理. 2 版. 上海：上海科学技术出版社：137～156.

Abbas A K, Lichtman A H, Pillai S. 2011. Cellular and Molecular Immunology. 7th ed. Philadelphia：Elsevier：129～138.

Jullien D, Stenger S, Ernst W A, et al. 1997. CD1 presentation of microbial nonpeptide antigens to T cells. J Clin Invest,

99（9）：2071～2074.

Kindt T J，Goldsby R A，Osborne B A. 2006. Kuby Immunology. 6th ed. New York：W. H. Freeman & Co Ltd：185～199.

Neefjes J，Sadaka C. 2012. Into the intracellular logistics of cross-presentation. Front Immunol. 3：31.

问 答 题

1. pAPC 有哪些？各自有何特征性功能？
2. 内源性抗原是如何通过 MHC I 分子途径被加工处理和提呈的？涉及哪些重要的免疫分子？
3. 外源性抗原是如何通过 MHC II 分子途径被加工处理和提呈的？涉及哪些重要的免疫分子？

（王立新 曹 萌）

第十三章 CHAPTER 13

T细胞介导的细胞免疫应答

T细胞介导的免疫应答（T cell mediated immune response）也称细胞免疫，其过程大致包括3个阶段：①T细胞特异性识别抗原的阶段。②T细胞活化、增殖和分化的阶段。③效应T细胞发挥生物学效应的阶段。在免疫应答的不同阶段，T细胞按其分化程度和功能状态分为不同的细胞亚类，胸腺内成熟的T细胞在与特异性抗原相遇前被称为初始T细胞（naive T cell），其在抗原和其他辅助因子作用下分化成担负各种调节和效应功能的独特类群，诸如Th1、Th2、Treg、Tc和Tm等，共同完成对抗原性异物的记忆和清除。在此过程中活化的具有调节作用的T细胞，可辅助B细胞的抗体应答并调节多种免疫细胞的活性，参与固有免疫与适应性免疫的网络协调。

第一节 T细胞对抗原的识别过程及T细胞的活化

初始T细胞不能识别完整的天然抗原分子，需要APC先将抗原降解为肽段并与MHC分子结合移至细胞表面。在APC表面形成的抗原肽-MHC复合物方可被T细胞膜表面TCR特异性识别。T细胞在识别抗原肽的同时识别APC表面MHC分子的多态性氨基酸残基，实现对自己和异己识别的对立统一，这一现象称为MHC限制性（MHC restriction）。MHC限制性意味着在抗原识别过程中，T细胞与APC必须具有相同的基因背景，不同个体之间这两类细胞间缺乏同源MHC的识别，则不能完成抗原的识别过程。

一、T细胞对抗原的识别

（一）T细胞接受APC提呈的抗原

APC加工并提呈抗原给T细胞有2条主要途径，即外源性抗原途径和内源性抗原途径，两条途径的过程和机制不同。

外源性抗原经APC吞噬或胞饮摄入细胞内，经APC加工、处理后，与MHCⅡ类分子结合表达在APC膜表面提呈给CD4+Th，接受抗原刺激的Th可通过合成和分泌细胞因子，发挥调节细胞或体液免疫应答的作用。内源性抗原指在APC内合成的蛋白质或其他抗原分子，如病毒感染细胞合成的病毒蛋白、肿瘤细胞内合成的肿瘤抗原等。在自身免疫病中，某些自身蛋白质也可成为内源性抗原。内源性抗原由病毒感染的宿主细胞或肿瘤细胞等有核细胞加工处理后，与MHCⅠ类分子结合并表达在其细胞膜表面提呈给CD8+T细胞。DC是摄取、处理和提呈各类抗原的重要专职APC，在淋巴组织T细胞区启动初始T细胞对抗原的识别。Mφ和B细胞分别处理和提呈其摄取的某些胞内抗原和可溶性抗原，主要与活化的CD4+Th相互作用。

（二）T细胞与APC的结合

1. T细胞与APC的非特异结合　　初始T细胞穿越内皮静脉进入淋巴结的副皮质区，T细胞与APC接触，其表面的黏附分子与配基对应黏附，发生短暂、可逆性结合。T细胞表面参与非特异结合的黏附分子有CD2、LFA-1、ICAM-3，APC表面对应分子有LFA-3、ICAM-1，树突细胞特异性细胞间黏附分子-3-结合非整合素分子〔dendritic cell-specific intercellular adhesion molecule-3（ICAM-3）-grabbing nonintegrin，DC-SIGN〕。这一过程使得TCR可以从APC表面大量的抗原肽-MHC复合物中筛选特异性成分。未能遭遇特异性抗原肽的T细胞则与APC分离，并重返淋巴细胞循环。

2. T细胞与APC的特异结合　　上述T细胞与APC短暂的结合过程中，TCR识别APC表面相应的特异性抗原肽-MHC复合物，CD3分子将T细胞识别抗原的信息传递到细胞内，导致LFA-1变构并增强其与ICAM的亲和力，从而稳定并延长APC与T细胞的接触，以便诱导抗原特异性T细胞活化和增殖。活化的T细胞仍与APC黏附，直至分化为效应T细胞。在此过程中，作为TCR识别抗原的辅助分子，CD4和CD8则分别发挥对表达于APC或靶细胞表面的MHCⅡ、MHCⅠ类分子的识别和结合作用。

3. T 细胞突触的形成   T 细胞与其他免疫细胞（APC、靶细胞）特异性结合的过程中，在细胞接触部位形成了一种特殊的结构，类似于神经细胞突触，称为 T 细胞突触（T cell synapse）或称免疫突触（immunological synapse），也称超分子黏附复合物（super molecular adhesion complex，SMAC），其结构特点为多种跨膜分子聚集在富含神经鞘磷脂和胆固醇的"筏"状结构上，并相互靠拢成簇构成细胞间相互结合的部位。在免疫突触形成的后期，其中心区为 TCR-抗原肽-MHC 三元体、CD4、CD28 及各自相应配体，中心区周围环形分布着大量的其他细胞黏附分子。T 细胞突触有助于增强 TCR 与抗原肽-MHC 复合物相互作用的亲和力和促进 T 细胞信号转导分子的相互作用、信号通路的激活及细胞内亚显微结构的极化，有助于 T 细胞的激活和细胞效应的有效发挥。T 细胞突触的结构可分为外周 SMAC 和中心 SMAC。

（1）外周 SMAC：即免疫突触的外环，主要由 T 细胞表面 LFA1 和其他免疫细胞表面的配基积聚、结合而组成，也称为黏附环（adhesion ring），在 TCR 与其辅助分子周围形成一个分子密封圈。

（2）中心 SMAC：即位于密封圈的内环，由 2 个区域组成，一是信号区，由积聚的 TCR-抗原肽-MHC 复合物、辅助分子、共刺激分子组成；二是分泌区，T 细胞所分泌的效应分子和细胞因子即被局限于此。

T 细胞突触的意义在于形成一种结构性亲合力，为相应信号转导提供足够强的动力，促进 T 细胞行使其抗原识别后的生物学功能。T 细胞突触的生物学功能可归纳为以下几方面：①稳定的超分子结构使多个 TCR 分子成簇，以平行的方式传递 T 细胞的活化信号，使 T 细胞完全活化。②在免疫突触的微结构域中，缩小了 T-APC 相互作用的空间，使 TCR 有连续被触发的机会。③TCR-抗原肽-MHC 复合物向中心移动、浓缩，而 T 细胞受力仍保持均衡。④免疫突触提供了一个生化反应的极化界面和分子间相互作用的平台，增强了 T 细胞识别抗原的能力，也增强了 APC 表面 B7-1/B7-2（CD80/CD86）与 T 细胞表面 CD28 相互作用而产生的协同刺激信号。此外，三元体聚合的同时使与之相连的胞内 Src 家族 PTK 及其他信号分子发生多聚化，全面启动了 T 细胞抗原识别信号的胞内转导，并通过促进 Src 家族的蛋白酪氨酸激酶磷酸化，迅速启动 T 细胞活化信号的转导（图 1-13-1）。

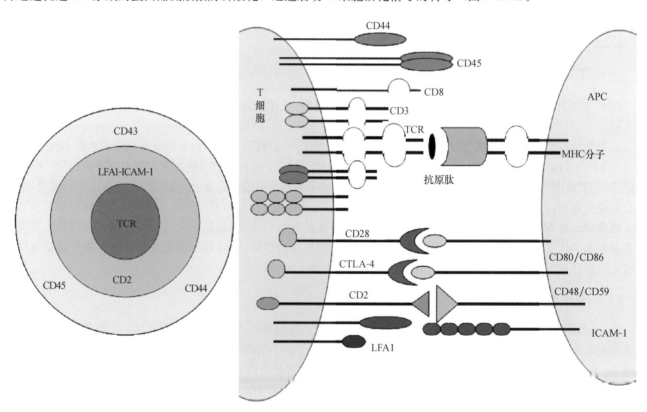

图 1-13-1   APC 通过免疫突触与 T 细胞的相互作用

免疫突触的内环：由积聚的 TCR-抗原肽-MHC、辅助分子、共刺激分子组成。免疫突触的外环：主要由 T 细胞表面 LFA-1 和其他免疫细胞表面的配基积聚、结合而组成，也称为黏附环，在 TCR 与其辅助分子周围形成一个分子密封圈（LFA-1，淋巴细胞功能相关抗原 1；TCR，T 细胞抗原受体；CTLA-4，细胞毒性 T 细胞相关抗原 4；ICAM-1，细胞间黏附分子 1；MHC，主要组织相容性复合体；APC，抗原提呈细胞）

何谓T细胞突触?

T细胞突触是T细胞与APC相互作用的过程中，在细胞与细胞接触部位形成的一种多种跨膜分子聚集成簇的特殊结构。此结构通过增强TCR与抗原肽-MHC复合物相互作用的亲和力，促进T细胞信号转导分子的相互作用、信号通路的激活和细胞内亚显微结构及其功能的变化，从而介导T细胞激活和效应的有效发挥。

二、T细胞的活化

抗原特异性T细胞活化是在非常复杂的细胞-细胞相互作用的过程中触发的。T细胞在完成对抗原肽-MHC复合结构的识别后，CD3分子将T细胞识别抗原的信号传递到细胞内，启动细胞内的活化过程。这一过程主要包括早期的信号转导、基因的活化和转录、新的膜分子表达、细胞因子的分泌、细胞进入增殖周期等，最终使T细胞分化为效应细胞，发挥细胞免疫效应。

（一）T细胞活化的双信号

1. T细胞活化的第一信号　　T细胞与APC的MHC限制性相互作用构成了T细胞活化的第一信号，即基于TCR对抗原识别的抗原刺激信号。此外，T细胞表面的CD4和CD8作为辅助分子可分别与APC表面运载抗原肽的MHCⅡ或MHCⅠ类分子的非多态性区（α2或α3功能区）结合。T细胞表面CD3分子和辅助分子CD4/CD8分子胞质段尾部聚集，并促使其胞质区免疫受体酪氨酸活化基序（ITAM）磷酸化，进而启动激酶活化的级联反应，最终通过激活转录因子诱导细胞因子、细胞因子受体等基因转录和产物表达。

2. T细胞活化的第二信号　　APC与CD4+T细胞或CD8+T细胞通过表面协同刺激分子的相互作用，产生T细胞活化的第二信号，也称协同刺激信号，是CD4+T细胞或CD8+T细胞活化必不可少的条件。APC表面的协同刺激分子包括B7-1/B7-2、LFA-3（CD58）和细胞间黏附分子1（ICAM-1）等；CD4+T细胞或CD8+T细胞表面的协同刺激分子受体有CD28、LFA-2（CD2）和LFA-1（CD11a/CD18）等。

在第二信号系统中，B7/CD28最为重要。T细胞在接受抗原信号刺激后，促进其表面CD28与APC表面B7的进一步结合，启动第二信号以增强细胞因子基因的表达（图1-13-2）。与此同时，活化的T细胞尚可表达CTLA-4（CD152），其配体也是B7，CTLA-4与B7结合力比CD28与B7的结合力高达20倍，并且向活化的T细胞传递抑制协同刺激信号，参与免疫调控。

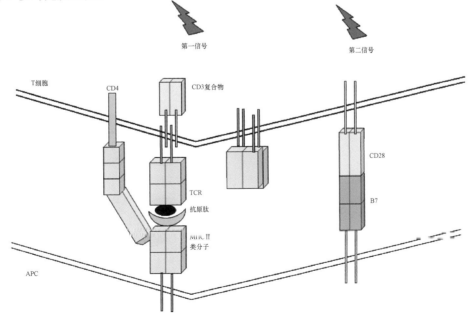

图1-13-2　T细胞活化的双信号

表达于T细胞表面的TCR-CD3复合体对APC表面嵌于MHCⅡ类分子的抗原的特异性结合和T细胞上CD4对APC表面MHCⅡ类分子的识别，共同构成抗原对T细胞的刺激信号，即第一信号。表达于T细胞的CD28与APC上B7的结合则构成了对T细胞刺激的第二信号

APC 和接受第一、第二信号刺激活化的 T 细胞，通过分泌多种细胞因子（IL-1、IL-2、IL-6、IL-12 等）进一步促进 T 细胞的充分活化。缺乏协同刺激信号，不仅不能诱导 T 细胞活化，反而可导致 T 细胞进入无反应性（anergy）状态，甚至诱导 T 细胞凋亡。

（二）T 细胞活化的信号转导

TCR 通过识别抗原肽-MHC 复合物，与 TCR 紧密相连的 CD3 借助胞质部分的 ζ 链将信号传至细胞内部，CD3 ζ 链具有 3 个 ITAM，构成 ITAM 的酪氨酸磷酸化是第一个胞内信号，这表明 T 细胞已感受到特异性抗原的刺激。ITAM 发生磷酸化后即与酪氨酸激酶 ZAP-70 结合，并在 CD4 或 CD8 与 APC 表面 MHC 分子结合的状态下，再由磷酸化的 Lck[56] 激活 ZAP-70。活化的 ZAP-70 相继使 T 细胞活化连接蛋白（linker for activating Tcell，LAT）和携带 SH2 结构域的 76kDa 白细胞蛋白（SH2-domain-con taining leukocyte protein，SLP-76）磷酸化，后者进一步结合并激活磷脂酶 C-γ（phospholipase C-γ，PLC-γ）、鸟苷酸置换因子（guanine nucleotide exchange factor，GEF）和 Tec 激酶等，并通过 PLC-γ 活化途径和丝裂原激活蛋白激酶（mitogen-activated protein kinase，MAPK）相关途径将抗原信号传递至细胞核。

1. PLC-γ 活化途径　　PLC-γ 激活后，水解二磷酸磷脂酰肌醇（PIP$_2$）产生 2 种重要的信使分子，即三磷酸

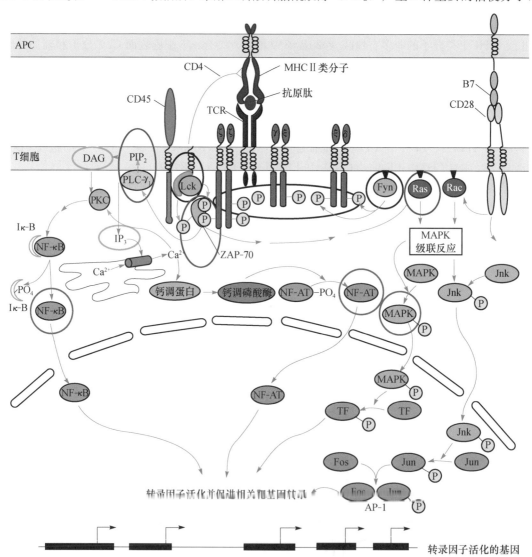

图 1-13-3　T 细胞活化信号的胞内转导途径

PLC-γ 活化途径：PLC-γ 活化后→水解 PIP$_2$→产生 IP$_3$ 和 DAG。①IP$_3$→Ca^{2+} 浓度暂时升高→活化钙调磷酸酶→NF-AT 去磷酸化→转移至细胞核；②DAG→活化 PKC→IκB 磷酸化并与 NF-κB 解离→NF-κB 转移至核内。NF-AT 和 NF-κB 分别将 T 细胞活化信号传至核内。MAPK 相关途径：蛋白酪氨酸激酶（如 Lck）接受细胞膜内表面的活化信号活化 ZAP-70→激活 MAPK→MAPK 转移至细胞核内→使转录因子磷酸化

肌醇（IP₃）和甘油二酯（DAG），激发下列 2 个并列进行且互相协调的信号转导链：①IP₃ 与 T 细胞内质网膜上的钙离子载体（即 IP₃ 受体）结合，动员胞内钙离子库释放 Ca^{2+}，同时开放的胞膜钙离子通道促进 Ca^{2+} 内流，使胞质游离 Ca^{2+} 浓度暂时升高，游离 Ca^{2+} 与钙调蛋白结合后，活化钙调磷酸酶（calcineurin），进而促使转录因子 T 细胞活化核因子（nuclear factor of activated T cell，NF-AT）去磷酸化，而由胞质转移到核内。②DAG 与胞质内非活化型的磷脂依赖性蛋白激酶（（phosphoinositide-dependent protein kinase）PKC）结合，使其成为活化型 PKC，使 κB 抑制蛋白（inhibitory κB，ⅠκB）磷酸化并与 NF-κB 解离，转录因子 NF-κB 转移至核内，将活化信号传递至细胞核。

2. MAPK 相关途径　　ZAP-70 活化后可经 Ras 触发 MAPK 级联反应。活化的 ZAP-70 使 LAT 和 SLP-76 蛋白磷酸化，再激活生长因子受体结合蛋白-2（growth factor receptor-bound protein 2，Grb-2）和 GEF，在 T 细胞中的一种鸟苷酸置换因子作用下，无活性的 Ras-二磷酸鸟苷结合物（Ras-GDP）转变为有活性的 Ras-三磷酸鸟苷结合物（Ras-GTP）。激活的 Ras 先结合丝氨酸/苏氨酸激酶 Raf，再由 Raf 顺序激活 MAPK，MAPK 进入细胞核，使转录因子发生磷酸化。此外，第二活化信号 CD28/B7 经 MAPK 途径，引起另一重要的转录因子活化蛋白-1（activator protein-1，AP-1）的组成成分 Fos 和 Jun 磷酸化，并转移至核内。

通过第一信号和第二信号的刺激，启动了 T 细胞胞内多种信号转导途径，并经级联反应（cascade）放大了初始信号，活化了 T 细胞的转录因子。T 细胞活化信号涉及的转录因子有 NF-AT、NF-κB、AP-1 和 Oct-1 等。活化的转录因子与相关基因的调控区结合，通过增强启动子的活性，促进多种细胞因子基因的转录，从而推动细胞进入分裂周期，出现克隆扩增，并向效应细胞分化。使 T 细胞活化的基因有近百种，包括细胞原癌基因、细胞因子基因和细胞因子受体基因、分化抗原基因及 MHC 分子基因。在活化初期，核转录因子（如 Fos 或 Jun、NF-AT 等）可调节 IL-2 和原癌基因 *c-myc* 表达，其后可见多种细胞因子及其受体合成，晚期见有细胞分裂相关的转铁蛋白受体、极迟抗原（very late antigen，VLA）（如 VLA-1 等）表达（图 1-13-3）。

第二节　T 细胞的增殖与分化

初始 T 细胞能够较长时间的存活，但不分裂。这些小型的静止细胞染色体浓缩、细胞质很少，几乎不合成 RNA 和蛋白质。机体在接受病原微生物或其他免疫原刺激的初期，能识别这些抗原肽的特异性 T 细胞数量非常少，但由于 T 细胞活化后的快速克隆增殖并分化产生大量的效应 T 细胞，所以能够产生巨大的生物学效应。T 细胞增殖和分化主要是由活化的 T 细胞自分泌 IL-2 所介导。静止 T 细胞表达由 β 和 γ 链组成的 IL-2R，该受体与 IL-2 结合的能力较弱，故只有当 IL-2 浓度很高时静止 T 细胞才能产生应答。而在 T 细胞特异性识别抗原并活化后，则大量表达 α、β 和 γ 三条链组成的 IL-2R，其与 IL-2 结合的亲和力大大增强。接收 IL-2 刺激的抗原特异性 T 细胞可大量增殖、分泌多种细胞因子和表达新的膜分子，发挥多样的生物学效应和调节功能。

一、CD4⁺T 细胞的增殖分化

初始 Th（G₀ 期）在识别 APC 提呈的抗原后，细胞表面表达 IL-1 受体（IL-1R），成为诱导性 T 细胞（induced T cell，Ti），并接受 APC 产生的 IL-1 信号而活化，继而表达 IL-2R 成为活化的 Th（G₁ 期）；在 IL-2（自分泌或旁分泌）作用下开始母细胞化，进入 DNA 合成的 S 期，此期细胞 DNA 成倍增加；Th 经过一个较短的 DNA 合成后期（G₂ 期），则进入有丝分裂期（M 期）。随着新分裂 Th 的继续增殖，产生更多的 IL-2，作用于 Th 及其他亚群，使其不断增殖、分化和成熟。在此过程中，一部分细胞中途停止增殖，成为记忆 T 细胞（memory T cell，Tm）。

在 Th 增殖分化过程中形成的效应或调节 T 细胞包括：Th1、Th2、Th17、Th9、Th22、Tfh 及调节 T 细胞（regulatory T cell，Treg）等亚群。

（一）Th1/Th2 的增殖分化

决定 CD4⁺T 细胞分化成 Th1 或 Th2 的因素尚不十分清楚，但 IFN-γ、IL-12 和 IL-4 等细胞因子的作用备受关注，协同刺激信号和抗原肽性质与数量也产生一定的影响。

初始 T 细胞识别抗原后分化为 Th0，Th0 若在 IL-12 和 IFN-γ 等作用下继续分化为 Th1，介导细胞免疫应答；而在 IL-4 的作用下，则分化为 Th2，辅助体液免疫应答。能够诱导 Th0 分化为 Th1 的 IFN-γ 则抑制 Th2 增殖，而 IL-4 和 IL-10 单独或协同作用也能抑制 Th1 增殖，如此相互制约维持两类细胞的动态平衡（图 1-13-4）。此外，与

MHC 结合的抗原肽密度及其与受体结合的紧密程度也关乎 Th0 的分化方向，APC 表面高密度提呈大量抗原肽，则倾向于向 Th1 极化，与 T 细胞受体结合紧密的抗原肽也有助于 Th1 的分化，反之刺激 Th2 应答。

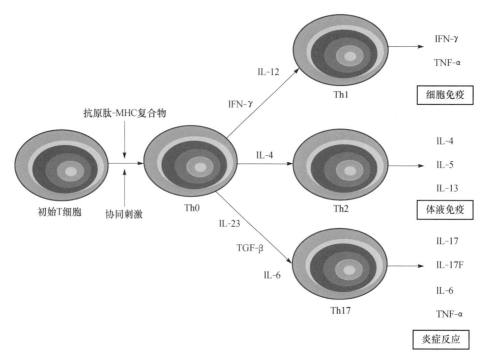

图 1-13-4　细胞因子调控 CD4⁺T 细胞的分化

初始 T 细胞受到抗原刺激后分化成 Th0，分别再在相应细胞因子的作用下，进一步分化成为具有特定功能的效应 T 细胞，即 Th1、Th2 和 Th17 等 CD4⁺T 细胞亚群。不同亚群的 CD4⁺T 细胞则通过分泌各自不同的细胞因子，分别发挥对细胞免疫、体液免疫的促进作用和对炎症的诱导作用（TGF-β、IFN-γ、TNF-α）

（二）Th17 的增殖分化

Th17 是近年来发现的一类不同于 Th1、Th2 的细胞亚群，不表达 IL-4、IFN-γ，却高水平分泌 IL-17，被命名为 Th17，是一种新型的 CD4 效应 T 细胞。IL-23 是 Th17 分化的重要因子且具有依赖性，但不是分化的必需因子。最近研究发现，TGF-β 在诱导 Th17 分化中既不依赖 IFN-γ 也不依赖 IL-23，而 IL-6 参与诱导 Th17 分化，从而确认了 TGF-β 和 IL-6 在 Th17 分化启动过程中的重要作用。孤独受体（orphan nuclear receptor，RORγt）是控制 Th17 分化的转录因子，RORγt 诱导编码 IL-17 和 IL-17F 的基因表达。Th17 主要表达 IL-17A、IL-17F、IL-6 等致炎细胞因子，介导免疫损伤，在各种超敏反应和自身免疫病中发挥重要作用。

二、CD8⁺T 细胞的增殖分化

相对初始 CD4⁺T 细胞而言，初始 CD8⁺T 细胞分化为效应细胞需要更多的协同刺激信号，可分为 CD4⁺T 细胞依赖性及非依赖性 2 种方式。①CD4⁺T 细胞依赖的方式：CD8⁺T 细胞识别了低表达协同刺激分子的靶细胞，不能被有效地激活，须依赖 APC 和活化的 CD4⁺T 细胞辅助才能增殖分化为细胞毒性 T 细胞。在此过程中，初始 CD8⁺T 细胞和 CD4⁺T 细胞必须识别同一 APC 表面提呈的抗原成分。目前认为，CD4⁺T 细胞能诱导 APC 表达高水平的协同刺激分子，发挥对细胞毒性 T 细胞 Tc（CTL）增殖分化的补偿作用；活化的 CD4⁺T 细胞分泌大量的 IL-2 更是促进 CD8⁺T 细胞增殖分化的重要因素。②CD4⁺T 细胞非依赖的方式：CD8⁺T 细胞识别高表达协同刺激分子的靶细胞表面抗原肽-MHC I 复合物后，无需 CD4⁺T 细胞辅助即可被激活并合成 IL-2，促使其增殖分化为 CTL 效应细胞。

什么是 T 细胞极化？

T 细胞极化系指从胸腺迁移出来的成熟 T 细胞一旦与抗原接触，即在周围环境的影响下，从不产生特定细胞因子的 Th0 分化为可分泌特定细胞因子的 Th1、Th2 等细胞亚群的过程。研究发现，类似的"极化"过程同样也存在于 CD8⁺T 细胞，极化后的 CD8⁺T 细胞可有 Tc1 和 Tc2 之分。

第三节 T 细胞的主要效应

一、Th 的效应

（一）Th1 的生物学效应

Th1 可通过释放 IL-2、IL-3、GM-CSF、MCP-1、IFN-γ、TNF-α 及 LT-α 等多种细胞因子发挥下列作用：①分泌造血生长因子 IL-3、GM-CSF 刺激造血干细胞分化成更多的 Mφ 和淋巴细胞。②分泌 IL-2 促进 Th1、Th2、CTL、NK 细胞等多种淋巴细胞的活化和增殖，放大免疫效应。③在感染部位分泌 TNF-α 和 TNF-β，改变内皮细胞的表面特性以利 Mφ 的黏附和集聚；分泌 MCP-1 引起 Mφ 通过血管内皮进入感染部位；分泌 IFN-γ 促进 Mφ 吞噬和杀伤病原体。④产生的 TNF-α 和 LT-α，可促进中性粒细胞对病原体的杀伤作用。

Th1 通过上述作用介导与细胞毒和局部炎症有关的免疫应答，参与细胞免疫及迟发型超敏性炎症的形成，在抗胞内病原体（病毒、细菌及寄生虫等）感染中发挥重要作用。在胞内细菌感染时，Th1 优先活化后，主要通过产生的细胞因子，活化 Mφ、NK 细胞及中性粒细胞等，介导靶细胞的清除和参与宿主防御应答。Mφ 的活化需要两种信号，除活化的 Th1 产生的 IFN-γ 刺激外，还需要通过多种方式（如 CD40L、TNF-α 或 TNF-β 等）获得另一信号，活化的 Th1 能够提供这 2 个信号，在活化 Mφ 中发挥核心作用。

（二）Th2 的生物学效应

Th2 主要分泌 IL-4、IL-5、IL-6、IL-10 等，其主要功能为刺激 B 细胞增殖并产生抗体，与体液免疫相关。在此过程中，活化的 Th2 识别的抗原表位与 B 细胞识别的表位是连锁的，其识别 B 细胞上的肽-MHC 复合物后，即可诱导自身合成膜结合型和分泌型的效应分子，如 CD40L、IL-4、IL-6 等，导致 B 细胞的增殖并分化为分泌抗体的浆细胞。

抗体的类别转换需要 Th2 表达的 CD40L 和产生的细胞因子诱导。在小鼠，IL-4 可促进浆细胞发生 μ 链向 γ 和 ε 链的转换，产生 IgG1 和 IgE，IL-5 则诱导已发生同型转换的细胞分泌 IgA。虽然 Th1 启动抗体应答的能力相对较弱，但也可通过分泌的 IFN-γ 参与 IgG2a 和 IgG3 的转换。

Th2 还参与对蠕虫感染和环境变应原的应答，过度的 Th2 应答可能在遗传易感的过敏性特应症中起重要作用。

（三）Th17 的生物学效应

Th17 主要通过其分泌的 IL-17 与相应的 IL-17R 结合发挥其生物学功能。IL-17 家族包括 6 个成员：IL-17A、IL-17B、IL-17C、IL-17D、IL-17E 和 IL-17F。γδT 细胞、NK 细胞和中性粒细胞均能产生 IL-17，Th17 产生的 IL-17 类型主要为 IL-17A 和 IL-17F。IL-17 的主要生物学功能是通过刺激非均一的细胞类群分泌多种细胞因子来实现。例如，IL-17 诱导人成纤维细胞表达的 ICAM-1，可激活靶细胞内 NF-κB 和 MAPK 信号途径；刺激上皮细胞、内皮细胞、Mφ 或成纤维细胞产生的 IL-1β、IL-6、IL-8、MCP、G-CSF、TNF-α 及 PGE-2 等效应分子，可募集、活化中性粒细胞和单核细胞，诱导局部炎症反应。此外，Th17 还可产生 IL-21、IL-22、IL-6、TNF-α 等，参与自身免疫性炎症损伤，也与肿瘤的发生、发展有着密切的关系。

二、CTL 介导的细胞毒效应

多数 CTL 为 CD8+T 细胞，可识别 MHC I 类分子提呈的抗原；也有约 10% 的 CTL 为 CD4+T 细胞，可识别 MHC II 类分子提呈的抗原。CTL 效应细胞可高效、特异地杀伤抗原靶细胞，而不损伤正常组织，在抗胞内病原微生物感染及肿瘤免疫中发挥重要作用。本章着重介绍 CD8+CTL 的效应机制。

（一）效-靶细胞结合

CD8+T 细胞在外周淋巴组织内增殖、分化为效应 CTL，在趋化因子介导下离开淋巴组织向病灶集聚。首先是效应 CTL 表面黏附分子（如 LFA-1、CD2 等）高水平表达，并与靶细胞表面的相应受体 ICAM-1、CD58 结合，使两类细胞相互接近，通常这种相互作用的时间短暂，而当 TCR 识别靶细胞表面的抗原肽-MHC I 复合物后，可直接增强效-靶细胞表面黏附分子的相互亲和力，使效-靶细胞结合的更加紧密，且维持较长时间。效-靶细胞的紧密结合使其接触部位的空间十分狭小，CTL 分泌的效应分子形成局部高浓度，有利于高效、选择性地杀伤所接触的靶细胞。

（二）细胞器重排与颗粒外吐

CTL膜表面的TCR是与一些细胞骨架成分偶联的,当其识别靶细胞表面抗原肽-MHCI类分子复合物并与之结合后,TCR及辅助受体向效-靶细胞接触部位聚集,导致CTL内亚显微结构变化,即细胞骨架系统(如肌动蛋白、微管)、高尔基复合体及胞质颗粒等均向细胞接触部位移动和重排,并在此部位直接外吐颗粒内含物质,形成定向分泌途径。细胞器的重排也可使一些可溶性效应分子集中分泌,从而保证CTL分泌的非特异性效应因子定向作用于所攻击的靶细胞。

（三）致死性攻击

效-靶细胞结合后,CTL主要借助两类效应分子杀伤靶细胞,即储存在胞质颗粒中的细胞毒素和诱导性合成的膜分子或细胞因子。

1. 穿孔素/颗粒酶途径　　穿孔素/颗粒酶途径也称胞质颗粒依赖途径。CTL释放颗粒内含物后,可在几分钟内杀伤表达特异性抗原的靶细胞,提示CTL胞内有预存的效应分子。胞质颗粒中的细胞毒素主要为穿孔素(perforin)和颗粒酶。

穿孔素是一种存在于CTL和NK细胞胞质颗粒中的糖蛋白,其作用是在靶细胞膜上形成多聚穿孔素(polyperforin)管状通道,导致靶细胞溶解。在Ca^{2+}存在下,穿孔素单体插入靶细胞膜上,并多聚化形成管状的多聚穿孔素。多聚穿孔素在靶细胞膜上形成穿膜的管状结构,内径平均16nm。这种异常的通道使Na^+和水分进入靶细胞内,K^+及大分子物质(如蛋白质)从靶细胞内流出,改变细胞渗透压,最终导致细胞溶解。其生物学效应类似于补体激活所形成的攻膜复合物(MAC),但溶解细胞过程比较迅速。

颗粒酶也存在于CTL和NK细胞的胞质颗粒,属于丝氨酸蛋白酶。这些颗粒含有颗粒酶原及其他蛋白酶原。颗粒酶原随颗粒内含物释放后,循穿孔素在靶细胞膜上形成的小孔进入靶细胞,通过激活凋亡相关酶的级联反应,使与DNA酶相结合的抑制物水解,进而引起靶细胞DNA降解,导致靶细胞凋亡。

2. Fas/FasL途径　　又称非胞质颗粒依赖途径。效应CTL膜表面表达FasL,其与靶细胞膜表面的Fas结合,通过激活caspase而诱导靶细胞的凋亡。效应CTL可分泌TNF-α和TNF-β,通过与靶细胞膜表面的TNFRI结合,激活caspase,介导靶细胞的凋亡。效应CTL还可分泌IFN-γ,能抑制病毒复制、激活Mφ、诱导感染细胞表达MHC分子,从而提高靶细胞对CTL攻击的敏感性(图1-13-5)。

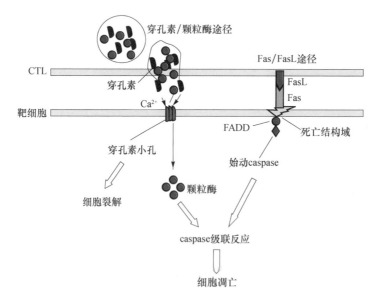

图1-13-5　CTL杀伤靶细胞的机制

FADD,Fas分子相关死亡结构域（Fas-associated with death dormain）；caspase,称为半胱天

冬氨酸酶,是一组存在于细胞质中具有类似结构的蛋白酶

三、细胞免疫应答的生物学意义

1. 抗感染　　T细胞的效应主要针对胞内寄生的病原体,包括某些细菌、病毒、真菌等病原微生物及寄生

虫。在免疫应答过程中形成的各种效应 T 细胞以不同的方式参与清除侵入的病原生物（图 1-13-6）。

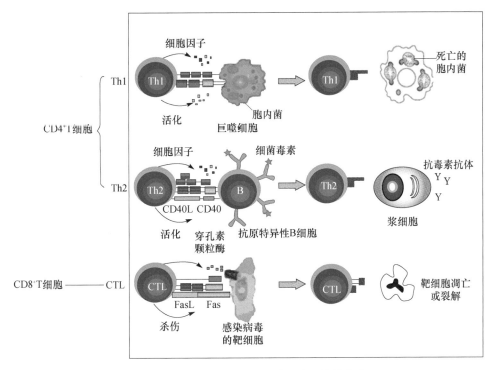

图 1-13-6　三类效应 T 细胞清除病原体的方式

三类不同的效应 T 细胞分别以不同的方式促进对入侵病原体的清除。Th1 通过增强单核/巨噬细胞吞
噬和清除病原体的活性，同时尚可上调 CTL 功能；Th2 可促进特异性抗体的产生，参与针对病原体
的特异性体液免疫应答；CTL 则通过对受感染靶细胞的识别发挥直接杀伤作用

2. 抗肿瘤　　CTL 是机体抗肿瘤最主要的效应细胞，由肿瘤抗原激活并赋予抗肿瘤的特异性。CD8+ CTL 杀伤肿瘤细胞的机制：一是通过其抗原受体识别肿瘤细胞上的特异性抗原，并在 Th 的辅助下活化后直接杀伤肿瘤细胞；二是活化的 CTL 可分泌淋巴因子，如 IFN-γ、TNF-α、TNF-β 等间接杀伤肿瘤细胞。CD4+ T 细胞可产生淋巴因子增强 CTL 的功能并可激活 Mφ 或其他 APC，从而参与抗肿瘤作用。

3. 介导免疫损伤　　　免疫损伤是免疫应答不可避免的后果，其与排除抗原的免疫保护并存，最大限度地发挥免疫保护作用而又尽量少地引起免疫损伤，有赖于免疫应答的调节。CD4+ T 细胞各亚群分化失衡，尤其是 Th1/Th2 失衡，关乎免疫损伤的发生发展。Th1 极化与接触性皮炎、新月体型肾炎、类风湿关节炎、自身免疫性甲状腺炎等密切相关；而 Th2 极化则构成支气管哮喘、自身免疫性淋巴细胞增殖综合征等疾病的免疫病理机制。

4. 参与移植排斥反应　　　Th1 应答在肾脏和干细胞移植时占有优势，一般急性移植物抗宿主反应（acute graft-versus-host reaction，aGVHR）以 Th1 应答为主，其产生的细胞因子发挥着重要作用；Th1 和 CTL 也参与急、慢性宿主抗移植物反应（host versus graft reaction，HVGR）的发生发展。

四、效应 T 细胞的转归

对靶细胞进行攻击后的 CTL 仍完整无缺，经与裂解的靶细胞分离后，又可继续攻击其他靶细胞，一个 CTL 可在几小时内杀伤数十个靶细胞。某一抗原激活的 CD4+ T 细胞，在参与其所识别的抗原特异性应答之后，对其他免疫细胞仍将产生重要的影响。

（一）T 细胞活化后诱导的细胞凋亡

当感染终止后，就不再需要活化的效应 T 细胞，而且缺乏抗原的刺激也就促使它们进入程序性细胞死亡或凋亡。活化的淋巴细胞发生凋亡有助于控制免疫应答的强度，以适时终止免疫应答和维持自身耐受。诱导凋亡的途径较多，其中通过 T 细胞上的受体分子 Fas 及其相应配体的相互作用已被人们公认。

1. 活化诱导的细胞死亡　　　T 细胞活化后引起的细胞凋亡。因为活化后的 T 细胞可高表达 FasL，通过 Fas/FasL 结合，启动 caspase 途径的级联反应，最终导致自身或相邻表达 Fas 的 T 细胞凋亡。活化诱导的细胞死亡

(activation induced cell death，AICD）有助于控制特异性 T 细胞克隆的扩增水平，从而发挥重要的负向免疫调节，对免疫应答的调控或维持自身耐受非常重要。

2. 被动细胞死亡　　免疫应答晚期，大量抗原被清除，由于 T 细胞接受抗原的刺激和生长信号减少，导致胞内线粒体释放细胞色素 C，通过激活 caspase 9 而诱导 T 细胞被动凋亡。

（二）记忆 T 细胞的形成

Tm 是指对特异性抗原有记忆能力、长寿命的 T 细胞。Tm 群中发生了一些表型的改变，虽然这种改变具有异质性，但仍在这些细胞群中持续存在。这些改变包括：上调 CD44、Ly6C、α4β1 整合素和 LFA-1，下调 CD62L 和 CD45 的 2 种可选的拼接形式 CD45RA、CD45RB。这些表型的改变并不具备必然的普遍性，并且随着抗原刺激条件的不同而有所变化。其变化的结果是，产生了一些修饰化的循环途径、提高了对抗原的应答性、降低了对共刺激信号的依赖性。

免疫记忆性有保护性记忆和反应性记忆之分。对 T 细胞应答，前者由效应性记忆 T 细胞（effector memory T cell，TEM）介导，后者由中枢性记忆 T 细胞（central memory T cell，TCM）介导。TEM 通常迁移至外周炎症组织，在二次应答中行使速发性效应功能；TCM 则定居在外周淋巴器官的 T 细胞区，不直接发挥效应，但可在抗原再次刺激时，重新分化为效应细胞，参与记忆性应答。

Tm 还可分为长期记忆和短期记忆细胞群。短期记忆细胞群是 T 细胞中的一个较大的组群，它们在抗原刺激几天或几周后增殖，从而达到一个很高比例的抗原特异性细胞，且分裂频繁，是早期抵抗病原体对非淋巴器官入侵的主要力量，但其寿命有限，而且存在对抗原的依赖性。长期记忆细胞具有一些显著不同的特点，其寿命很长，从数月到数十年，但出现频率低。这些细胞分裂缓慢、很大程度上丧失了组织归巢能力，故在早期抵抗病原体对非淋巴器官入侵的作用很有限。这些长寿细胞显示具有保存某些信息的能力，如可以保存它们在开始产生时的 Th1/Th2 极化优势信息，还可以记忆最初与抗原相遇的位置等。

小　结

T 细胞介导的免疫应答，涉及 T 细胞对特异性抗原的识别，T 细胞活化、增殖和分化，效应 T 细胞发挥生物学效应 3 个阶段。应答的 3 个阶段各有其突出的特点，如第 1 阶段 APC 参与的 MHC 分子、抗原肽的双识别，以及其与协同刺激分子共同组成的双信号；第 2 阶段免疫突触的进一步作用，CD3 分子对抗原信号的胞质传递和 IL-2 等细胞因子对 T 细胞活化、增殖、分化的刺激；第 3 阶段 Th1 分泌效应因子的作用、CTL 细胞器重排与颗粒外吐介导的靶细胞杀伤。3 个阶段呈递进式、相嵌式进行。

在免疫应答的不同阶段，T 细胞按其分化程度和功能状态分为不同的细胞亚类，胸腺内成熟的 T 细胞在与特异性抗原相遇前被称为初始 T 细胞，在抗原和其他辅助因子作用下进一步分化成担负各种调节和效应功能的独特类群，诸如 Th1、Th2、Th17、Treg、Tc（即 CTL）和 Tm 等，共同完成对抗原性异物的记忆和清除。未遇抗原刺激的 T 细胞和 Tm 则离开外周淋巴组织进入血流，回归周而复始的淋巴细胞再循环。效应 T 细胞可通过直接杀伤或介导炎症反应清除感染抗原的靶细胞。在此过程中活化的具有调节作用的 T 细胞，则可辅助 B 细胞的抗体应答并调节免疫系统中多种细胞的活性，参与固有免疫应答与适应性免疫应答、细胞免疫应答与体液免疫应答的网络协调。

细胞免疫应答的结果，包括免疫保护和免疫损伤两个方面。机体通过免疫调节发挥趋利避害的作用，若调节异常将导致免疫平衡失调，Th1/Th2 细胞失衡与免疫损伤性疾病的发生发展密切相关。

主要参考文献

龚非力. 2007. 医学免疫学. 2 版. 北京：科学出版社.
陈慰峰. 2008. 医学免疫学. 5 版. 北京：人民卫生出版社.
Murphy K，Travers P，Walport M. 2008. Janeway's Immunobiology. 7th ed. New York：Garland Science.

问　答　题

1. 初始 T 细胞的活化需要与 APC 发生相互作用，试问 T 细胞上有哪些分子参与这一过程？发生怎样的相互作用？如果这些膜分子缺陷将会导致怎样的结果？
2. CTL 杀伤靶细胞的机制及特点是什么？
3. T 细胞介导的细胞免疫应答有哪些生物学意义？

（焦志军　许化溪）

第十四章
CHAPTER 14
B细胞介导的体液免疫应答

机体的周围有许多看不见的"伴侣"，其中包括时时想以不同方式伤害我们的坏"伴侣"。机体为了能对付这些不同种类的坏"伴侣"，主要是抗原分子，就制造了一些能够应对他们的生物导弹——抗体。抗体不仅能够做到精确打击他们，而且也可清除他们。已知机体产生这些抗体的细胞是 B 细胞。那么，不同的抗原刺激 B 细胞的方式有何不同？B 细胞产生抗体时采用的"加工程序"又有何差异？请看下面对机体受到不同抗原刺激时 B 细胞介导的体液免疫应答方式及其规律的介绍。

第一节　B 细胞对 TD 抗原的免疫应答

B 细胞对 TD 抗原的应答及抗体的产生需要 T 细胞的协助，即要求 Th2 提供 B 细胞激活和分化的第二信号。这一协助发生于 T-B 细胞间的相互作用，包括 2 个方面：B 细胞从 BCR 获取抗原识别信号后作为 APC 激活 Th2；以及 Th2 表达 CD40L 和分泌细胞因子，协助 B 细胞的进一步分化。

一、B 细胞活化的第一信号

（一）BCR 识别抗原产生的信号

B 细胞表面的 BCR 与特异性抗原表位结合，启动第一信号（图 1-14-1）。与 TCR 不同，BCR 分子可变区能直接识别蛋白质抗原的天然抗原表位或识别蛋白质降解而暴露的隐蔽表位，无需 APC 对抗原的处理和提呈。BCR 在识别抗原和 B 细胞激活中有 2 个相互关联的作用：①抗原与 BCR 的可变区特异结合，产生刺激 B 细胞活化的第一信号。②作为抗原提呈细胞，B 细胞通过胞吞作用将与 BCR 结合的抗原内化，并进行加工处理，抗原降解后产生的抗原肽与 MHC Ⅱ类分子结合后可表达于 B 细胞表面并提呈给 CD4$^+$ T 细胞。

需要指出的是，B 细胞以其 BCR 识别的抗原表位不同于它提呈给 T 细胞识别的表位，两者可分别来自半抗原和与之结合的载体蛋白，也可以来自同一抗原分子的 B 表位和 T 表位。而且 B 细胞与其他 APC 相比，有以下特点：①对抗原的识别和结合显示特异性，这保证了 B 细胞激活后最终产生的抗体能与相应的抗原发生特异性结合（其他 APC 摄取外源性抗原并无特异性）。②可提呈低剂量抗原。③在再次免疫时起重要作用，因为活化或记忆 B 细胞表达高亲和力 BCR，并兼有 MHC Ⅱ类分子高表达，故有很强的抗原提呈能力。

BCR 与特异性抗原表位结合，启动第一信号。但由于其胞质区短，故信号转导功能依赖 BCR Igα/Igβ 复合物中的 Igα/Igβ。通过 Fyn、Lyn 及 Blk 等蛋白酪氨酸激酶（PTK），使 Igα/Igβ 胞质区的 ITAM 磷酸化，继而激活 Syk（类似于 TCR 信号转导中的 ZAP-70）。活化的 Syk 通过一系列接头蛋白激活 PLC-γ 和小 G 蛋白（Ras 和 Rac）；经 PKC、MAPK 及钙调蛋白 3 条途径激活转录因子（NF-κB、NF-AT 和 AP-1），参与并调控 B 细胞激活增殖相关基因的表达（图 1-14-2）。

（二）B 细胞共受体的作用

B 细胞表面 CD19/CD21/CD81 形成 B 细胞活化的共受体（图 1-14-1），可使 B 细胞对抗原刺激的敏感性明显增

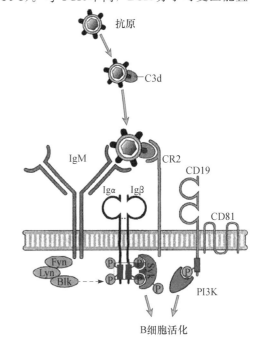

图 1-14-1　B 细胞激活的第一信号

抗原与 BCR 的可变区特异结合，产生刺激 B 细胞活化的第一信号

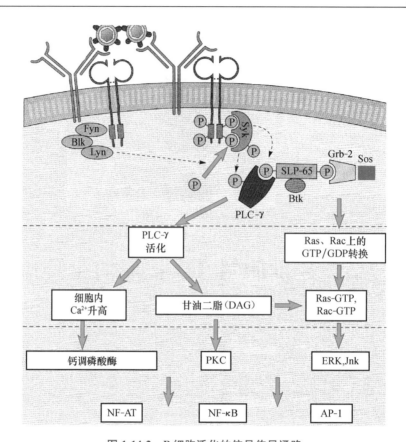

图 1-14-2　B 细胞活化的信号传导通路

BCR 与特异性抗原表位结合，启动第一信号。通过蛋白酪氨酸激酶，激活 Syk、PLC-γ、
Ras 和 Rac，并经 PKC、MAPK 及钙调蛋白 3 条途径激活转录因子

强。其中 CD19 是酪氨酸激酶的底物，并能与包括 Lyn 酪氨酸激酶在内的很多胞内蛋白质相连，从而加强膜信号转导；CD21（CR2）分子胞外区与附着抗原的补体片段（如 C3d）结合，而抗原可与 BCR 结合，借此使共受体复合物与 BCR 交联，使 CD19 胞质段相连的酪氨酸激酶和 Igα/Igβ 相关的酪氨酸激酶发生磷酸化，通过一系列级联反应，促进相关基因表达，使 B 细胞激活并增殖。共受体能使 B 细胞活化信号增强 1000～10 000 倍。

（三）B 细胞抑制性辅助受体的作用

CD32、CD22、CD72 对第一活化信号的转导起负调节作用，能防止 B 细胞过度激活。

B 细胞表达 CD32，即低亲和力的 FcγRⅡB1，其胞质区有酪氨酸相关的免疫受体酪氨酸抑制基序（ITIM）。含 IgG 的免疫复合物借助 FcγRⅡB1 与 B 细胞结合，导致 BCR 和 FcγRⅡB1 共聚集。ITIM 中磷酸化的酪氨酸募集蛋白质酪氨酸磷酸酶 SHP-1，使 Igα/Igβ 胞质区的酪氨酸残基去磷酸化，或使参与 Igα/Igβ 相互作用的其他信号分子中的酪氨酸残基去磷酸化，抑制 BCR 介导的信号转导，从而抑制 BCR 介导的细胞增殖和抗体产生。

CD22 是Ⅰ型跨膜蛋白，属于 IgSF 中唾液黏附素家族的一个成员，特异表达于 B 细胞，活化的 B 细胞 CD22 表达上调。CD22 识别的配体是唾液酸聚糖分子，广泛地表达在体内多种细胞表面及某些血浆蛋白分子上。当自身反应性 B 细胞通过 BCR 识别结合自身细胞表面的自身抗原后，CD22 通过与其配体结合，使 BCR 与 CD22 发生交联，激活蛋白酪氨酸激酶 Lyn，使 CD22 胞质区 ITIM 中的酪氨酸残基磷酸化，抑制 B 细胞活化。

CD72 是Ⅱ型跨膜蛋白，表达于除浆细胞外的各分化阶段的 B 细胞。与 CD22 作用机制相似，当 BCR 与特异性抗原结合后，激活蛋白酪氨酸激酶 Lyn，使 CD72 胞质区 ITIM 中的酪氨酸残基磷酸化，募集并活化 SHP-1，进而抑制了 B 细胞的活化。

二、B 细胞活化的第二信号

B 细胞活化的第二信号由 B 细胞和 Th 表面多个黏附分子对的相互作用所提供，其中最重要的是 CD40 与 CD40L（图 1-14-3）。CD40 主要表达在 B 细胞、单核细胞和 DC 表面；CD40L 主要表达在活化的 CD4+Th 和肥大细胞表面。

Th 的 TCR 特异性识别并结合 B 细胞表面抗原肽-MHC II 类分子复合物（T 细胞、B 细胞识别同一抗原的不同表位），诱导性表达多种膜分子，其中最重要者为 CD40L，它能与 B 细胞表面 CD40 结合，向 B 细胞提供共刺激信号（第二信号）。同时，效应 Th 与 B 细胞表面多个黏附分子对（如 CD2/LFA3、LFA1/ICAM-1 或 ICAM-3 和 CD4/MHC II 类分子等）相互作用，使 T 细胞与 B 细胞的特异性结合更为牢固。B 细胞表达的 B7 分子与 T 细胞上的 CD28 结合为 T 细胞的活化提供第二信号，进一步活化的 T 细胞则能更多地表达 CD40L 和分泌细胞因子（图 1-14-4）。

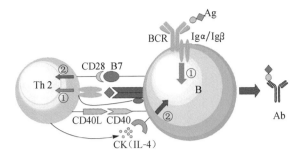

图 1-14-3 B 细胞活化的第二信号
CD40 与 CD40L 的结合提供了 B 细胞活化的第二信号

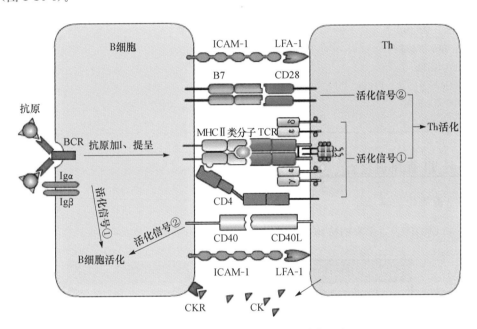

图 1-14-4 B 细胞与 Th 间相互作用的表面分子
B 细胞对 TD 抗原的应答必需要有 Th 的辅助，活化的 Th 为 B 细胞提供活化第二信号

CD40 与 CD40L 的结合，导致 CD40 分子的寡聚化，使胞质中的 TNF 受体相关因子（TNF receptor-associated factor，TRAF）与 CD40 的胞内结构域结合。TRAF 参与启动的酶催化级联反应，最终导致转录因子 NF-κB 和 AP-1 等活化。CD40/CD40L 参与的活化信号转导高度依赖于 B 细胞的类型，它可诱导静止期 B 细胞进入细胞增殖周期，能介导 B 淋巴瘤细胞凋亡，也可抑制生发中心的 B 细胞发生凋亡。共刺激信号（第二信号）在 B 细胞活化、针对 TD 抗原的抗体产生、Ig 类别转换、记忆 B 细胞和生发中心的产生和阻断 B 细胞凋亡等方面均发挥了关键作用。

三、细胞因子的作用

细胞因子的参与是 B 细胞充分活化和增殖的必要条件。例如，巨噬细胞分泌的 IL-1 和 Th2 分泌的 IL-4、IL-5 及 IL-6 等参与诱导 B 细胞依次表达 IL-2R 及其他细胞因子受体，能促进 B 细胞活化。

在细胞因子促进 B 细胞激活过程中，"极化"现象有助于保证细胞因子作用的选择性。Th2 的 TCR 可特异性结合 B 细胞提呈的抗原，使 Th2 骨架系统和分泌装置均向与 B 细胞接触的部位积聚，黏附分子也对环绕在抗原特异性结合部位的周围，从而在 Th2 和 B 细胞间形成免疫突触，使 Th2 分泌的细胞因子被局限在二者接触的狭小空间，以维持局部的高浓度。

第二节　B 细胞对 TI 抗原的免疫应答

脂多糖及多糖类抗原能诱导无胸腺裸鼠或无 T 细胞动物产生抗体，属 T 细胞非依赖性抗原（TI 抗原）。B 细胞对 TI 抗原的抗体应答无需 Th 辅助，一般不出现二次记忆性反应，也没有抗体的亲和力成熟和类别转换。TI 抗原激发的抗体主要为 IgM。

一、TI 抗原的分类与主要特性

TI 抗原因结构和作用机制不同，分为 1 型和 2 型。区别在于：①TI-1 抗原主要是细菌细胞壁成分，其中的 LPS 属 B 细胞多克隆激活剂；而 TI-2 抗原是具有许多重复表位的分子，如细菌荚膜多糖和葡聚糖，一般无丝裂原活性。②TI-1 抗原作用于成熟与未成熟 B 细胞，而 TI-2 抗原仅作用于成熟的 B1 细胞（表 1-14-1）。

表 1-14-1　TD、TI-1 和 TI-2 抗原主要特性的比较

特　性	TD 抗原	TI-1 抗原	TI-2 抗原
无 T 细胞鼠	不应答	应答	不应答
对 T 细胞致敏作用	有	无	无
激活多克隆 B 细胞的能力	无	有	无
类别转换和亲和力成熟	有	无	少数有
记忆 B 细胞	有	无	个别有
重复抗原表位	不需要	不需要	需要
化学性质和类别	蛋白质	脂多糖	多糖、葡聚糖
活化的 B 细胞克隆	B、寡克隆	B1 和 B、多克隆	B1、寡克隆

二、B 细胞对 TI 抗原的应答

（一）TI-1 抗原诱导的抗体应答

LPS 作为 TI-1 抗原的代表，引发的抗体应答可以有以下 2 种不同的机制（图 1-14-5）。

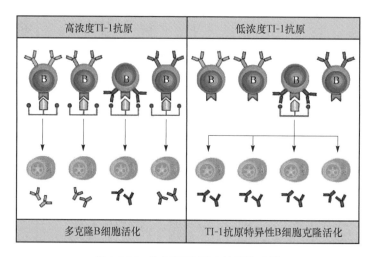

图 1-14-5　B 细胞对 TI-1 抗原的应答

高浓度 TI-1 抗原能够与 B 细胞表面的 LPS 受体结合，非特异性地激活 B 细胞。而 TI-1 抗原剂量
低时，B 细胞的 BCR 可从低浓度抗原中竞争性结合到足以激活自身的抗原量

1. 对 B 细胞多克隆的非特异性激活　　对 B 细胞多克隆的非特异性激活见于抗原浓度高时，通过 B 细胞表面 LPS 受体的结合，激活多克隆 B 细胞，产生低亲和力的 IgM 类抗体。LPS 具有多克隆激活剂的功能，常被称为 B 细胞丝裂原。

2. 对特异性 B 细胞克隆的激活　　当抗原浓度低时，其多糖类表位与特异性 BCR 结合，其丝裂原基团与丝裂原受体结合，可激活特异性的 B 细胞克隆，但产生的抗体仍为低亲和力的 IgM。

成熟或不成熟的 B 细胞均可被 TI-1 抗原激活。B 细胞针对低浓度 TI-1 抗原产生应答，使机体在胸腺依赖性免疫应答发生前（即感染初期），即可产生特异性抗体，而不需辅助性 T 细胞致敏和扩增，其效应的产生早于对 TD 抗原的应答。但是，TI-1 抗原单独不足以诱导 Ig 类别转换、抗原亲和力成熟及记忆 B 细胞形成。

（二）TI-2 抗原诱导的抗体应答

TI-2 抗原主要是多糖类大分子，有大量重复抗原表位，能激活补体旁路途径和 MBL 途径，刺激成熟 B1 细胞和边缘区（mantle-zome）B 细胞。TI-2 抗原通过其重复性抗原表位使 BCR 发生交联而激活 B 细胞，使 B 细胞同时获取第一和第二信号。合适的表位密度对 B 细胞活化是重要的。密度过低受体交联不足，不能有效激活 B 细胞；密度过高使受体过度交联，可致 B 细胞无应答或无能。针对 TI-2 抗原的应答一般只产生 IgM 抗体，不发生 Ig 类别转换，也没有记忆 B 细胞生成。

B 细胞对 TI 2 抗原的应答具有重要生理意义。某些胞外细菌的荚膜多糖是细菌抵御吞噬细胞吞噬的保护层，B 细胞针对此类 TI-2 抗原所产生的抗体，可发挥调理作用，促进吞噬细胞吞噬病原体，并有利于巨噬细胞将抗原提呈给特异性 T 细胞。

如果抗原（如病毒）侵入了细胞内部，抗体能否进入细胞发挥作用清除它们？

不能。因为抗体存在于细胞外的体液中，并且抗体是大分子的蛋白质，不能通过细胞膜。抗体的作用只能通过激活补体溶破细胞发挥作用，而对于胞内的抗原机体则主要是通过细胞免疫加以清除。

第三节　B 细胞的增殖分化与生发中心的形成

B 细胞的增殖与分化在外周淋巴组织中进行。其中，包括 B 细胞进入 B 细胞区、识别抗原、与 T 细胞发生相互作用、出现增殖性原发灶、形成生发中心，并在生发中心完成抗体亲和力成熟及类别转换，最终形成浆细胞和记忆 B 细胞（图 1-14-6）。

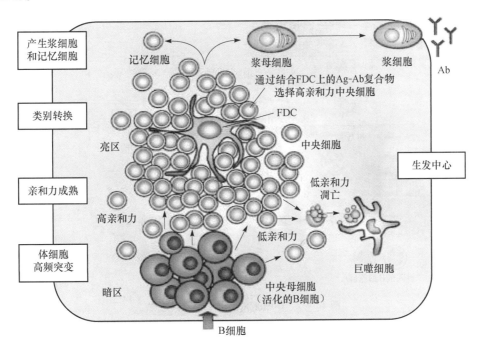

图 1-14-6　B 细胞增殖分化过程与生发中心的形成

B 细胞在淋巴组织中通过体细胞高频突变，完成亲和力成熟和类别转换，最终产生浆细胞和记忆 B 细胞（修改自周光炎，2007）

一、B 细胞在淋巴结中的定居与激活

（一）活化 B 细胞的分化途径

抗原特异性 B 细胞活化和增殖后，循 2 条途径分化：①部分 B 细胞迁移至淋巴组织髓质，继续增殖分化为可产生抗体的浆细胞，后者多在 2 周内凋亡，此途径产生的特异性抗体提供即刻防御效应。②部分 B 细胞迁移至附近的

B 细胞区（即初级淋巴滤泡），继续增殖并形成生发中心（次级淋巴滤泡），此途径在慢性感染或宿主再次感染中提供更为有效的应答。

（二）生发中心的发育与结构

生发中心主要由 B 细胞组成，其中也有部分（大约 10%）抗原特异性 T 细胞（有利于继续为 B 细胞分化提供辅助）及 Mϕ。在光镜下，由淋巴结的内层向外层（图 1-14-7 中为从下到上），生发中心的结构依次为暗区（dark-zone）、亮区（light-zone）和边缘区（mantle-zone）。

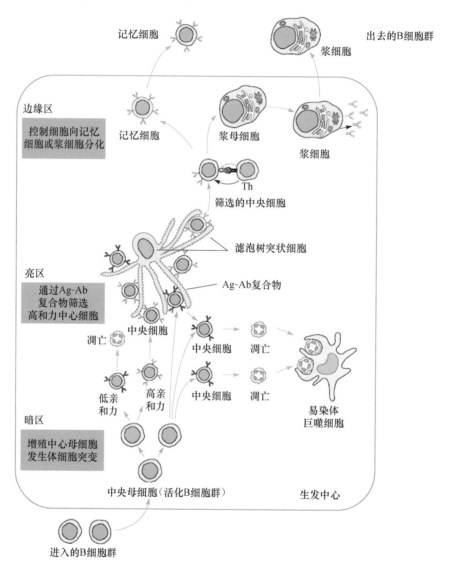

图 1-14-7 B 细胞在生发中心发育成熟
B 细胞在生发中心先后经过暗区和亮区，分化为中央母细胞、中央细胞，进一步转化为浆细胞和记忆细胞

生发中心的发育和形成经历 3 个阶段，即①中央母细胞阶段：进入淋巴滤泡的 B 细胞每 6～8h 分裂一次，呈指数方式作克隆扩增。发生这一有丝分裂的 B 淋巴母细胞称为中央母细胞，其 mIg 尤其是 mIgD 的表达降至极低。增殖的中央母细胞多居于淋巴滤泡的内侧，因为细胞密集而有暗区之称，并可推挤周围的小淋巴细胞向周边形成月牙状的边缘区。②中央细胞阶段：随着时间的推移，中央母细胞的分裂速度降低或停止，形成的子细胞形态较小，再度表达高水平的 mIg，称为中央细胞。中央细胞向生发中心外侧区移动形成亮区。经抗原选择而发生亲和力成熟，此区中绝大多数中央细胞会发生凋亡，并为该区中的 Mϕ 所吞噬，仅留下少量高亲和力的中央细胞。亮区往往也含有较多的 CD4＋T 细胞。③记忆 B 细胞和浆细胞阶段：少数经体细胞突变和抗原选择后免于凋亡的中央细胞，在滤泡树突状细胞（FDC）和 Th2 的协同下分化为记忆 B 细胞或寿命较长的浆细胞，离开生发中心进入外周循环。

（三）B 细胞在生发中心的分化成熟

生发中心的重要性在于为 B 细胞提供一个合适的发育环境。①生发中心的 FDC 通过其表面 Fc 受体和补体受体，将抗原和免疫复合物长期滞留在其表面，可持续向 B 细胞提供抗原信号。②B 细胞摄取、处理和提呈抗原，使 Th 激活。③活化的 Th 通过其表面 CD40L 及所分泌的多种细胞因子，辅助 B 细胞增殖和分化。

B 细胞在抗原诱导下分化为分泌抗体的浆细胞是一个复杂的过程，依赖于树突状细胞（DC）、Th 和 B 细胞 3 者间复杂的相互作用。B 细胞在活化、增殖和分化过程中，相继表达多种细胞因子受体，可接受抗原提呈细胞及 Th 所分泌的细胞因子作用。最近，发现了一个 B 细胞活化因子（B cell activating factor of the tumor necrosis factor family，BAFF），属于肿瘤坏死因子超家族成员。BAFF 由巨噬细胞、单核细胞和 DC 产生，可促进 B 细胞分化成熟和 B 细胞的免疫应答。BAFF 基因敲除小鼠的 B 细胞不能成熟。

二、体细胞高频突变与抗体的亲和力成熟

生发中心微环境中进入中央母细胞阶段的活化 B 细胞，重链和轻链的可变区基因可发生高频率的点突变，称为体细胞高频突变（somatic hypermutation）。突变后产生的各种 B 细胞克隆，BCR 亲和力各不相同。然后在中央细胞阶段，经过 FDC 捕获抗原的选择，凡是 BCR 不能与抗原高亲和力结合者，均发生凋亡而被清除；极少数能与抗原高亲和力结合的 B 细胞，则可进入下一轮增殖和突变。经历如此反复选择，最终存活的是表达高亲和力 BCR 的抗原特异性 B 细胞。这些存活下来的 B 细胞摄取 FDC 所携带的抗原，并加工、提呈给生发中心周围或"侵入"生发中心的活化的 Th，并在 Th 辅助下增殖分化，产生高亲和力的抗体，此即抗体的亲和力成熟（affinity maturation），使所分泌的抗体可更有效地保护机体免受外来抗原的再次侵袭。

B 细胞发生高频突变的特点是：①通常出现在生发中心且在抗原刺激下的抗体应答中才能产生。②主要发生在重排过的 B 细胞 V 区基因，一般不发生在 C 区基因中。③突变主要是点突变，偶见发生基因缺失和重复。④抗原致敏时间越长，或致敏次数越多，突变检出率越高。⑤突变频率很高，每一次细胞分裂约在 1000bp 中发生一个点突变，比一般的体细胞自发性突变高 1000～10 000 倍。

抗原对带有结构各异 BCR 的 B 细胞克隆进行选择是亲和力成熟的关键（图 1-14-8）。在初次应答时，大量抗原的出现可使带有不同亲和力 BCR 的各种 B 细胞克隆被选择和激活，所产生的抗体（包括高、中、低亲和力），是一种混合物。当大量抗原被清除或二次应答仅有少量抗原出现时，该抗原会优先挑选高亲和力的 BCR 与之结合，仅仅使相应 B 细胞发生克隆扩增，其结果是该克隆 B 细胞分泌的所有抗体分子对该抗原皆呈高亲和力。

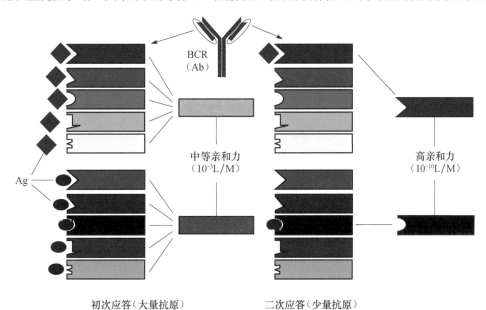

图 1-14-8　抗体亲和力成熟中抗原对受体结构多样性 B 细胞克隆的选择

初次应答时，抗原可使带有不同亲和力（高、中和低）BCR 的各种 B 细胞克隆被选择和激活，而二次应答时，该抗原会优先挑选高亲和力的 BCR 与之结合（修改自周光炎，2007）

三、抗体的类别转换

（一）类别转换的特点

抗体类别转换（class swith）是指抗体可变区不变，但其重链类型，即恒定区发生改变，主要由抗体恒定区基因重组或其重链 mRNA 的不同拼接所致。

类别转换不涉及抗体的抗原结合特异性，即不改变抗体的独特型。在分子水平，类别转换仅针对免疫球蛋白重链 C 区基因的重排，即通过 $C\mu$ 转换为 $C\gamma$、$C\alpha$ 或 $C\varepsilon$ 而实现类别的改变。抗体类别转换发生在外周免疫器官 B 细胞的激活过程中，主要发生在生发中心。不同类别抗体的出现对发挥不同的免疫功能意义重大，这是免疫球蛋白基因发生类别转换的结果，由此形成了包括 IgM、IgG、IgA、IgD 和 IgE 在内不同类别的抗体。

（二）影响类别转换的因素

1. 抗原的性质　　B 细胞对 TI-1 抗原的应答不引起抗体类别转换，一般只诱导 IgM 类抗体；对 TI-2 抗原的应答主要产生 IgM，也可产生 IgG。对 TD 抗原的应答则能发生类别转换。一般而言，病毒及细菌主要诱导抗体向 IgG 转换；寄生虫及变应原主要诱导抗体向 IgE 转换。

2. 免疫途径与免疫佐剂　　口服抗原涉及黏膜免疫，产生 IgA 为主的抗体；而皮内、皮下免疫则主要产生 IgG。用弗氏佐剂进行免疫产生 IgG，而用铝佐剂易诱导 IgE 的产生。

3. Th　　T-B 细胞相互作用不仅决定 B 细胞的激活和对 TD 抗原的抗体应答，也与抗体的类别转换有关。Th 若缺失 CD40L 或 B 细胞缺失 CD40，则均不发生抗体类别的转换。

（三）细胞因子直接调节抗体类别转换

细胞因子是影响抗体类别转换最直接的因素。图 1-14-9 是关于几种主要类别的抗体及其产生与细胞因子的关系。需要指出的是，增加一些细胞因子有时并不影响抗体类别的转换，但不能缺少，缺少则能改变抗体的类别。

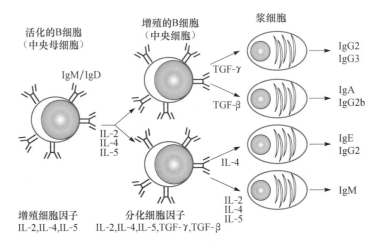

图 1-14-9　抗体的类别转换与细胞因子
不同的细胞因子能直接调节抗体的类别转换

四、生发中心成熟 B 细胞的转归

B 细胞在生发中心经历上述增殖和突变过程，最终可分化为两类细胞：浆细胞和记忆 B 细胞。

（一）浆细胞

生发中心大部分 B 细胞分化为抗体形成细胞，即浆细胞（plasma cell，PC），其离开生发中心后一部分迁移至骨髓，并从骨髓基质细胞获得生存信号。这些细胞停止分裂，但可高效合成和分泌抗体，成为长时间、持续性提供高亲和力抗体的来源。

与初始 B 细胞相比，浆细胞的特性已发生较大变化。浆细胞的主要特点是能够高效地分泌抗体，而不能再与抗原起反应，也失去与 T 细胞发生相互作用的能力，因为浆细胞表面不再表达抗原受体及 MHC II 类分子。

（二）记忆 B 细胞

生发中心的部分 B 细胞可分化为记忆 B 细胞（memory B cell，Bm）。记忆 B 细胞为长寿命、低增殖细胞，其表达 mIg，但不能大量产生抗体。它们离开生发中心后可参与淋巴细胞再循环，一旦再次遭遇同一特异性抗原，即迅速活化、增殖和分化，产生大量高亲和力的特异性抗体。抗原持续存在可能是维持记忆 B 细胞存活的重要条件。与初始 B 细胞相比，记忆 B 细胞显示了不同的特性（表 1-14-2）。

表 1-14-2　初始 B 细胞与记忆 B 细胞的特性比较

特点	初始 B 细胞	记忆 B 细胞
表面标志（分泌 Ig）	IgM	IgM、IgD、IgG、IgA、IgE
补体受体	低表达	高表达
解剖部位	脾	骨髓、淋巴结、脾
生存期	短寿	长寿
再循环	有	有
受体亲和力	低	高（亲和力成熟）
ICAM-1 表达	低	高

机体对 TD 抗原诱导的体液免疫应答的大致过程总结如图 1-14-10 所示。

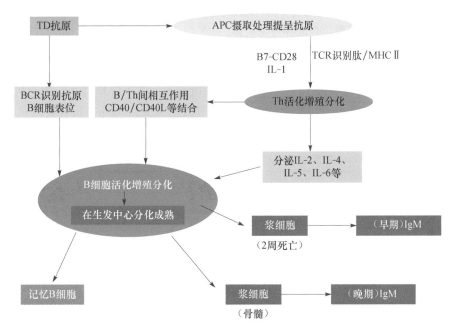

图 1-14-10　TD 抗原诱导的体液免疫应答过程

TD 抗原诱导的体液免疫应答包括 BCR 识别抗原表位、与 T 细胞发生相互作用、出现增殖性原发灶、形成生发中心，并在生发中心完成抗原亲和力成熟及类别转换，最终形成浆细胞和记忆 B 细胞

第四节　体液免疫应答的一般规律

一、初次应答和再次应答的规律

特定抗原初次刺激机体所引发的应答称为初次免疫应答（primary immune response）。在初次应答的晚期，随着抗原被清除，多数效应 T 细胞和浆细胞均发生死亡，同时抗体浓度逐渐下降。但是，应答过程中所形成的记忆 T 细胞和记忆 B 细胞具有长寿命而得以保存，一旦再次遭遇相同的抗原刺激，记忆淋巴细胞可迅速、高效、特异地产

生应答,即为再次免疫应答(secondary immune response),也称回忆应答(anamnestic response)。

(一)初次免疫应答

机体初次接受抗原刺激后产生抗体的过程,可分为以下阶段。

1. 潜伏期(lag phase) 指抗原刺激后至血清中检出特异性抗体前的阶段。此期持续数小时至数周,取决于抗原性质、抗原进入机体途径、所用佐剂类型和机体状况等。

2. 对数期(log phase) 抗体水平呈指数增长。抗原剂量及其性质等是决定抗体水平增高速度的重要因素。

3. 平台期(plateau phase) 抗体水平相对稳定。到达平台期所需时间及平台期的抗体水平和持续时间,依抗原不同而异。

4. 下降期(decline phase) 由于抗体被降解或与抗原结合而被清除的阶段。此期抗体合成速度小于降解速度,体内抗体水平逐渐下降。

初次应答主要产生 IgM 类抗体,后期可产生 IgG,所产生的抗体总量及其与抗原结合的亲和力均较低,抗体的维持时间短。

(二)再次免疫应答

同一抗原再次侵入机体,免疫系统可迅速、高效产生特异性应答。由于记忆 B 细胞表达高亲和力 BCR,可竞争性结合低剂量抗原而被激活,故很低抗原量即可有效启动再次免疫应答。再次应答过程中,记忆 B 细胞作为APC摄取、处理抗原,并将抗原提呈给记忆性 Th。激活的 Th 所表达的多种膜分子和大量细胞因子又作用于记忆B细胞,使之迅速增殖并分化为浆细胞,合成和分泌抗体。

由于记忆 B 细胞在初次应答时已经历增殖、突变、选择、抗体类别转换及亲和力成熟等过程,故其应答过程及所产生的抗体具有如下特征(表 1-14-3)。①潜伏期短,约为初次应答潜伏期的一半。②抗体合成快速到达平台期,其平台期抗体水平可比初次应答高 10 倍以上,且持续时间长。③下降期持久,因为机体会长时间合成抗体。④诱发再次应答所需抗原剂量小。⑤再次应答所产生的抗体主要为 IgG 类抗体,且抗体亲和力高,均一性好。

表 1-14-3 B 细胞对 TD 抗原的初次免疫应答与再次免疫应答的比较

特点	初次免疫应答	再次免疫应答
免疫应答场所	胸腺依赖区	生发中心
抗体生成潜伏期	5～10d	1～3d
抗体峰值(生成量)	低	高
持续时间	短	长
抗体亲和力	低	高
免疫剂量	高	低
抗体生成场所	淋巴结髓质	骨髓、黏膜淋巴组织
B 细胞库	正常、同中枢免疫	易发生高频突变

再次应答的强弱取决于两次抗原刺激间隔时间的长短。间隔过短则应答弱,因为初次应答后存留的抗体可与再次刺激的抗原结合,形成抗原-抗体复合物而被迅速清除;间隔过长则应答也弱,因为记忆细胞并非永生。再次应答的免疫学效应可持续数月或数年,故机体一旦被病原体感染后,可在相当短的时间内具有抵御相同病原体感染的免疫力(图 1-14-11)。

抗体产生的一般规律有何生物学意义?

①证明适应性免疫应答具有记忆性;②是疫苗接种的理论基础;③用疫苗预防接种,最好接种 2 次以上。

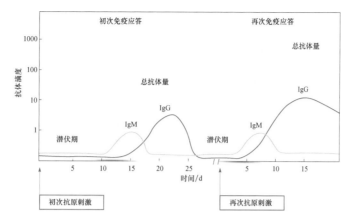

图 1-14-11　初次与再次免疫应答的一般规律
初次免疫应答与再次免疫应答在潜伏期长短、抗体种类、抗体生成量等方面均有明显不同

二、体液免疫应答的效应

体液免疫应答的效应主要由抗体所介导。在机体抗感染免疫机制中，抗体主要参与清除胞外微生物，防止胞内感染的播散，其作用机制包括：中和作用、调理作用、激活补体、抗体依赖细胞介导的细胞毒作用（ADCC）及分泌型 IgA 的局部抗感染作用等（详见第四章）。

B 细胞应答所产生的抗体除上述对机体有利的作用外，在一定条件下也可能导致某些病理过程的发生，如抗体参与超敏反应与自身免疫病的发生、抗体参与移植排斥反应和抗体促进肿瘤生长等。

小　结

体液免疫应答是由 B 细胞产生的抗体介导的一种免疫反应。B 细胞接受抗原刺激后，发生活化、增殖并分化为浆细胞，通过产生和分泌抗体发挥免疫效应。体液免疫应答可由 T 细胞依赖性（TD）抗原和 T 细胞非依赖性（TI）抗原诱发，由于这 2 类抗原分子在结构组成和特征上的不同，它们刺激机体产生体液免疫应答所需的免疫细胞种类也有很大差异。针对 TD 抗原的应答必须有 Th 的辅助，对 TI 抗原则可直接产生应答。生发中心是 B 细胞增殖分化成熟的场所，经抗原诱导的 B 细胞可发生抗体的类别转换和亲和力成熟，产生二次记忆性应答。与 T 细胞介导的免疫应答类似，B 细胞介导的体液免疫应答可分为抗原识别，B 细胞活化、增殖与分化，抗体合成分泌并发挥效应的 3 个阶段。体液免疫应答产生抗体遵循初次免疫应答和再次免疫应答的规律。

主要参考文献

何维. 2005. 医学免疫学. 北京：人民卫生出版社：258～272.

周光炎. 2007. 免疫学原理. 2 版. 上海：上海科学技术出版社：179～189.

Abbas A K，Lichtman A H. 2004. Celluar and molecular immunology. 5th ed.（原版影印版）. 北京：北京大学医学出版社：189～215.

Doan T，Melvold R，Viselli S，et al. 2007. Lippincott's illustrated reviews：immunology. 5th ed. Philadelphia：Lippincott Williams & Wilkins：121～138.

Kawasaki N，Rademacher C，Paulson J C. 2011. CD22 regulates adaptive and innate immune responses of B cells. J Innate Immun，3（4）：411～419.

Mackay F，Figgett W A，Saulep D，et al. 2010. B-cell stage and context-dependent requirements for survival signals from BAFF and the B-cell receptor. Immunol Rev，237（1）：205～225.

问　答　题

1. T 细胞在 B 细胞介导的体液免疫应答中起何种作用？

2. 如想疫苗接种预防感染，一般最好间隔接种 2 次以上，其原因是什么？

3. 记忆 B 细胞是怎样被诱导形成的？

（王婷婷　侯亚义）

第十五章
CHAPTER 15　免疫调节

如果把免疫系统比作守护机体的"卫士"，他就是一支多军兵种合成、专业分工精细明确的"集团军"，庞大而复杂。有守卫第一道防线的"边防军"，有感知"敌人"信息的"侦察兵"，有动员防御力量集结、投入战斗的"人民武装部"，有清除内部有害分子、维持自身稳定的"内卫部队"，也有运动歼敌的"野战军"。当外部"敌人"入侵或内部"坏分子叛乱"发生时，各"部队"分工协同，实施"精确打击"，在尽量避免伤及无辜、付出最低代价的情况下清除敌害，维护机体健康。如此复杂、精确的协同作战必定有精准、高效的指挥协调机制，这就是免疫调节机制。如果免疫调节出了问题，免疫应答就会发生紊乱，机体自身将受到伤害。实际上，免疫应答调节机制的复杂性远甚于现代战争的协同指挥，至今对它的认识和把握还很有限。因此，认真研究机体免疫调节机制有着极其重要的意义。

第一节　概　　述

抗原被 T、B 细胞识别后可激发免疫应答，导致免疫性炎症形成和抗体产生，但免疫应答的强度、范围和时相均能受到恰如其分的限制，不致于对机体组织产生严重的功能影响和细胞损伤，其背后的生理机制就是免疫系统的免疫调节作用。

免疫调节（immune regulation）是免疫应答过程中通过体内多系统、多细胞和多分子间相互协调，共同调节免疫应答的发生、发展和转归，并控制其质和量，以期产生有利于机体的生理现象。机体的免疫调节，如正、负反馈性调节，涉及整体、细胞和分子等不同层次，包括来自基因的调控、免疫系统本身的调节和免疫系统外部的调节作用。这些调节贯穿于免疫应答过程的始终，涵盖免疫细胞发育、分化、识别、及其效应等环节。免疫调节机制一旦发生障碍，免疫功能必然出现异常，如有些免疫缺陷病和肿瘤就常伴有自身免疫病。

第二节　MHC 基因对免疫应答的调控作用

遗传背景是调控免疫应答的基础。不同个体对同一抗原的应答能力（是否产生应答及其强弱）和应答的特点（Th1 或 Th2 型应答、急性或持续性应答）存在差异。例如，不同遗传背景的豚鼠对白喉杆菌的抵抗力各异，且有遗传性；不同 MHC 单体型小鼠对特定抗原的应答能力存在差异，对某一抗原呈高反应的小鼠品系对其他抗原可能呈低反应；90% 以上强直性脊柱炎患者携带 HLA-B27 抗原等，表明机体的免疫应答受遗传（基因）控制。现已证实，多个基因系统参与调控免疫应答，如 MHC 复合体、免疫球蛋白基因超家族、T 细胞受体基因等，其中以 MHC 的调控作用最为重要。

一、MHC 基因对抗原识别和 T 细胞活化的调控作用

MHC Ⅰ 和 MHC Ⅱ 类分子作为最重要的抗原提呈分子，参与调节 T 细胞识别抗原及活化。抗原识别是 T 细胞活化的必要条件。但 TCR 并不直接识别天然蛋白质抗原，而仅识别 APC 表面与 MHC 分子结合成复合物的抗原肽（图 1-15-1）。由此，机体通过 MHC 限制性调控着 T 细胞对抗原的识别。此外，MHC 还参与调控 T 细胞应答的类型及其强度。由于 MHC 具有高度多态性，不同个体的 MHC Ⅰ 和 MHC Ⅱ 类分子抗原结合槽构型各异，与特定抗原肽结合的亲和力及将抗原肽提呈给 T 细胞的能力也不相同，故所激发的 T 细胞应答的类型、强弱和持续时间亦存在差异。

二、MHC 基因对 CTL 杀伤靶细胞的遗传调控

细胞毒性 T 细胞（CTL）对抗原性靶细胞的杀伤效应同样受 MHC 限制，即 CTL 仅杀伤表达同一型别 MHC 分子的靶细胞。例如，来自淋巴细胞性脉络丛脑膜炎病毒（lymphocytic choriomeningitis virus, LCMV）感染小鼠

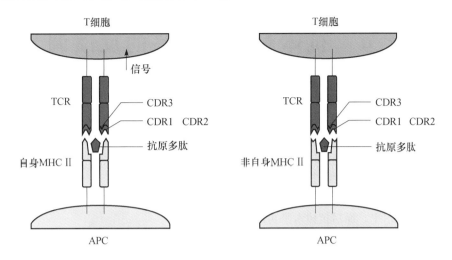

图 1-15-1　MHC 对 CD4⁺T 细胞抗原识别的限制性调节

CD4⁺T 细胞的 TCR 只能识别 APC 表面的自身 MHCⅡ类分子-抗原肽复合物。非自身的 MHCⅡ
类分子即使提呈的是相同的特异性抗原肽，也不能被 TCR 识别

脾细胞中分离的 CTL 仅能杀伤携带相同 H-2 单元型、且被同一病毒感染的靶细胞，不能杀伤携带不同病毒的靶细胞，也不杀伤被同一病毒感染但 H-2 单元型不同的靶细胞（图 1-15-2）。

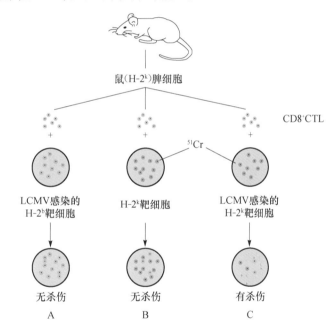

图 1-15-2　MHC 对 CD8⁺CTL 杀伤作用的限制性调控

淋巴细胞性脉络丛脑膜炎病毒（LCMV）感染 H-2ᵏ 品系小鼠，诱导 LCMV 特异性 CTL 应答。取已感染小鼠脾
细胞（含 LCMV 特异性的 CTL）与不同靶细胞在体外相互作用。结果显示，特异性 CTL 仅杀伤与其 MHC 相
同（H-2ᵏ）的 LCMV 感染细胞（C），而不能杀伤 LCMV 感染的 H-2ᵇ 靶细胞（A）和未被 LCMV 感染的 H-2ᵏ
靶细胞（B），表明 MHC 在 T 细胞特异性杀伤效应中有限制性作用

三、MHC 基因对 T 细胞发育的调控作用

　　MHC 参与 T 细胞发育的调节。在 T 细胞发育过程中，前 T 细胞由骨髓进入胸腺，经历阳性和阴性选择而分化、成熟。在阳性选择中，MHCⅠ和 MHCⅡ类分子通过与 TCR 相互作用，诱导不能识别和结合自身 MHCⅠ或MHCⅡ类分子的 T 细胞克隆凋亡而被清除，从而赋予成熟 T 细胞 MHC 限制性的识别能力；在阴性选择中，MHCⅠ和 MHCⅡ类分子通过提呈自身抗原肽与 TCR 相互作用，诱导能与自身抗原肽-MHC 分子复合物高亲和力结合的T 细胞克隆发生凋亡，从而清除自身反应性的 T 细胞，实现 T 细胞对自身抗原的中枢耐受。总之，没有 MHC 分子的参与就没有 T 细胞的发育和成熟。

第三节　抗体对免疫应答的反馈调节

一、免疫系统对抗体水平变化的感知

抗体分子是免疫应答的重要产物和效应分子。机体免疫系统可以感知抗体的水平变化，从而对抗体应答的强弱做出相应改变。20 世纪 80 年代 Ivan Roitt 的实验揭示了免疫系统对抗体水平变化的感知和调节功能（图 1-15-3）。实验使用了 A、B、C 三组兔子，A 组和 B 组注射抗原进行免疫，C 组注射不含抗原的溶剂（生理盐水）。45d 后 A、B 两组动物血清中产生了高滴度抗体，C 组动物血清中则没有检测到抗体；到 55d 时，A、B 两组兔子血清中抗体滴度已经下降；如果此时将 B、C 两组兔子的血清进行交换，B 组兔子血清中抗体滴度迅速大幅度下降、稍后又急剧上升，且超过血清交换前水平，而后抗体水平再次逐渐降低。

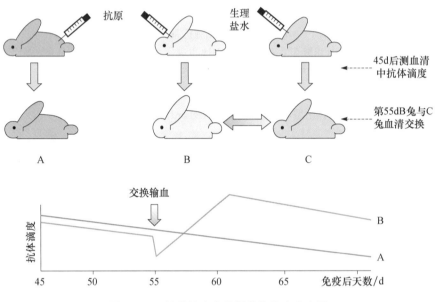

图 1-15-3　抗体浓度变化调节抗体产生水平

A、B 两组家兔接受抗原注射，C 组家兔仅注射生理盐水。抗原注射 45d 左右，A、B 两组家兔均产生高滴度抗体，C 组家兔体内没有抗体。注射后 55d，A、B 两组家兔血清中抗体水平开始缓慢下降。此时，如将 B、C 两组家兔血清进行交换，B 组家兔血清中抗体水平急剧下降，很快又迅速升高，甚至超过血清交换前的水平

在以上实验中，A、B 两组兔子因抗原刺激，免疫系统活化，产生了高滴度抗体，而后抗体产生逐渐减少，呈现了免疫系统的负反馈调节作用；通过与未免疫兔子进行血清交换，人为地使 B 组兔子血清中抗体迅速降低，免疫系统可感知这一异常变化，从而启动了非抗原诱导的抗体应答增强反应，使抗体水平再度显著升高；而后，在负反馈机制的调控下抗体应答又趋于减弱，以维持自身的免疫稳定。这个实验表明，体内存在抗体依赖的抗体应答负反馈调节机制。

二、抗体免疫调节作用的可能机制

（一）抗原清除和抗原封闭

体内产生的抗体与抗原结合后，一方面，促进吞噬细胞对抗原的吞噬清除，减少抗原对免疫细胞的刺激。另一方面，大量高亲和性抗体可稳定地和相应抗原结合，通过与 B 细胞表面的 BCR 竞争结合抗原分子中相同的 B 细胞表位，形成抗原封闭（图 1-15-4），从而对免疫细胞激活产生负调节。

（二）抑制性受体交联

B 细胞表面存在通过与抗体 Fc 段结合而向细胞内传递抑制信号的受体，即 FcγRⅡB（CD32B）。抗体可通过其 Fc 段与 B 细胞表面 FcγRⅡB 结合，Fab 段与抗原分子上的 B 细胞表位结合，而抗原分子上的其他 B 细胞表位又能

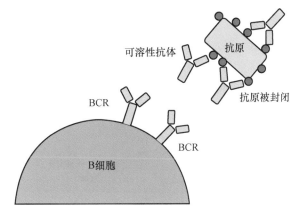

图 1-15-4　抗体的抗原封闭作用抑制 B 细胞活化

高剂量可溶性抗体可通过结合抗原表位而封闭抗原，阻止 B 细胞表面
BCR 对抗原的识别和结合，从而抑制体液免疫应答

与 B 细胞表面的 BCR 结合，从而形成 FcR 和 BCR 的交联，启动 CD32B 传递抑制性信号，抑制 B 细胞的活化和抗体产生，发挥负调节作用，此即抑制性受体交联（inhibitory receptor cross-link）（图 1-15-5B）。高剂量的抗体也可在体内诱生抗独特型抗体，即抗抗体。抗独特型抗体的 Fab 段可识别并结合 BCR 的 V 区，而 Fc 段则与 B 细胞表面 FcγRⅡB 结合，形成受体交联，从而启动抑制信号，发挥负调节效应（图 1-15-5C）。在免疫应答中，抗体产生越多，就会诱导更多的抗独特型抗体产生，这些抗抗体能发挥显著的免疫抑制作用，最终使抗体的产生趋于下降。

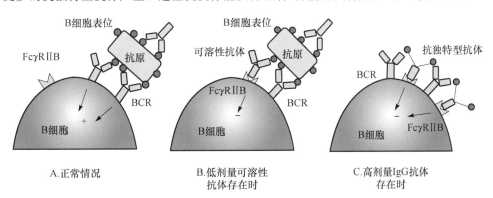

A.正常情况　　　　　　　B.低剂量可溶性　　　　　　C.高剂量IgG抗体
　　　　　　　　　　　　抗体存在时　　　　　　　　　存在时

图 1-15-5　抗体抑制性受体交联形成 B 细胞抑制信号

A. 正常情况下，B 细胞表面的 BCR 与抗原分子表面的 B 细胞表位结合，使 B 细胞获得活化信号。B. 在低剂量可溶性抗体存在条件下，抗体的 Fab 段与抗原分子表面的 B 细胞表位结合，其 Fc 段则与 B 细胞表面的 FcγRⅡB 结合；同时，抗原分子表面的 B 细胞表位又可以和 B 细胞表面的 BCR 结合，形成了 B 细胞表面的交联，FcγRⅡB 向细胞内传递抑制信号。C. 当存在高浓度 IgG 抗体时，诱导抗 IgG 的独特型抗体产生，此种抗独特型抗体以其 Fab 段与 B 细胞表面 BCR 的独特型结构结合，其 Fc 段与 B 细胞表面 FcγRⅡB 结合，亦形成 B 细胞表面交联，由 FcγRⅡB 向细胞内传递抑制信号

通过抑制性受体交联而发挥负反馈调节作用的主要是免疫应答晚期产生的 IgG 类抗体。FcγRⅡB 是 Fc 受体家族中为数不多的向细胞内传递抑制信号的分子，与其结合的只能是 IgG 类抗体。通过识别和结合 BCR 可变区（独特型）而发挥抑制性免疫调节作用的抗抗体也属 IgG 类抗体。

（三）免疫复合物的调节作用

抗体通过与抗原结合、并激活补体可以形成抗原-抗体或抗原-抗体-补体复合物，即免疫复合物。抗体也可以通过形成免疫复合物发挥免疫调节作用。免疫应答早期产生的主要是 IgM 类抗体。这类抗体与抗原结合后形成的免疫复合物不会引起 B 细胞抑制信号的传入。相反，可进一步促进免疫应答的发展。这是因为 IgM 类抗体不能跟 FcγRⅡB 结合，其激活补体后产生补体片段 C3d，C3d 一方面可以和抗原分子共价结合，另一方面又能与 B 细胞表面 C3d 受体（CD21 分子）结合，通过与 CD21 分子偶联的 CD19 分子向细胞内传递活化信号，促进 B 细胞活化（图 1-15-6）。IgG 类抗体参与形成的免疫复合物则可以通过 IgG 类抗体的 Fc 段与 B 细胞表面 FcγRⅡB 结合，传导抑制信号，进而发挥抑制性调节作用。

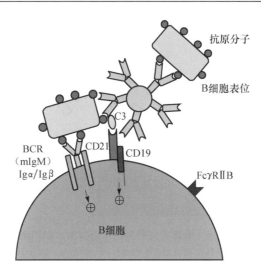

图 1-15-6　抗原-IgM 抗体复合物对 B 细胞活化的正向调节作用

免疫应答早期产生的 IgM 抗体与抗原分子上的 B 细胞表位结合后激活补体。补体活化后形成的活性片段 C3d 可与 B 细胞表面
的 C3R（CD21）分子结合。B 细胞的膜表面 IgM 作为 BCR，也与抗原分子的 B 细胞表位结合。前者的结合信号通过 CD19
分子，后者的结合信号通过 Igα/Igβ 分子传递到细胞内，引起 B 细胞的活化。IgM 类抗体则不能与 FcγRⅡB 结合

第四节　细胞因子的免疫调节作用

一、细胞因子的免疫调节作用

细胞因子是细胞间相互作用的重要胞外信号分子。免疫应答过程中，免疫细胞间除通过直接接触而相互作用外，还通过释放多种细胞因子而彼此调节和制约。从这个意义上讲细胞因子也是重要的免疫调节分子。细胞因子的免疫调节作用非常广泛，涉及免疫细胞分化发育、抗原提呈、T 细胞和 B 细胞活化等多个环节。细胞因子的免疫调节作用十分复杂，可以表现为上调或下调、甚至双向调节。细胞因子的调节作用是通过配体（细胞因子）与受体结合产生的细胞内信号来实现。有些细胞因子受体结构本身就包含有信号转导亚单位；有些细胞因子受体本身虽不含有信号转导亚单位，但可通过与其偶联的跨膜或胞内信号分子向细胞内传递刺激信号。

（一）细胞因子调节免疫应答的发生与发展

1. 细胞因子对免疫应答的正向调节　　　IFN-γ、TNF-α 等可促进 MHCⅡ类或（和）MHCⅠ类分子表达，促进抗原提呈和 T 细胞活化；IL-2、IL-4、IL-5、IL-6 等可促进 T 细胞、B 细胞活化、增殖和分化，形成免疫效应细胞；IL-12、TNF-α 等可促进 CTL 活化及其细胞毒作用。

2. 细胞因子对免疫应答的负向调节　　　IL-10、TGF-β 等可显著抑制单核/巨噬细胞、T 细胞的活化、增殖和细胞因子释放及功能。

3. 细胞因子调节 Th 分化和免疫应答类型　　　IL-12 可促进 Th0 向 Th1 分化，促进细胞免疫应答和细胞介导的炎症反应，并抑制 Th0 向 Th2 分化、抑制 Th2 应答。IL-4 促进 Th0 向 Th2 分化，促进体液免疫应答，介导抗体形成和 Ⅰ型超敏反应。IFN-γ 可促进 B 细胞分化形成分泌 IgG2a/IgG3 的浆细胞；而 IL-4 则能促进 B 细胞分化为分泌 IgE 的浆细胞，IL-5 可促进 B 细胞分化为分泌 IgA 的浆细胞。

（二）细胞因子调节免疫细胞的发生和发育

免疫细胞均起源于骨髓造血干细胞。多种细胞因子参与了造血干细胞的分化。例如，IL-7 可促进淋巴样祖细胞分化为 B 细胞系和 T 细胞系；IL-3、M-CSF、GM-CSF 等能促进单核/巨噬细胞、粒细胞形成。

二、细胞因子调节的网络化效应

一种免疫细胞可产生多种细胞因子，也具有多种细胞因子受体。无论是在生理或病理状态下的炎症、免疫应答过程中，活化的免疫细胞也是多种多样。因此，产生的细胞因子的免疫调节作用具有极为丰富的多样性。总体上，

免疫应答中细胞因子的作用表现为相互影响、相互协同、相互制约，在体内形成复杂的细胞因子网络。生理状态下，细胞因子通过网络效应，精细、有效地调控免疫应答；而病理状态下，出现了某种或某些细胞因子的异常聚集或缺乏，导致免疫应答及其效应的异常。

第五节 免疫细胞的调节作用

免疫细胞大多具有免疫调节功能。作为抗原提呈细胞的巨噬细胞和树突状细胞的免疫调节作用相当显著；淋巴细胞中的 B 细胞、NK 细胞、NKT 细胞也具有免疫调节作用，但以 T 细胞的免疫调节功能最为突出。有时，很难简单地将特定的免疫细胞亚群归为调节细胞或效应细胞，也难以简单地将其归于辅助性细胞或抑制性细胞。特定的免疫细胞亚群在机体不同的病理生理状况下，或处于不同的微环境中（涉及局部细胞因子组成、膜分子表达和靶细胞类型等），可以显示不同的作用，或主要显示效应作用，或主要显示免疫调节作用。有些功能不同的免疫细胞之间存在相互制约的调节作用，并维持一种动态平衡，还有一些主要功能在于免疫调节的细胞发挥了关键性的作用。

一、T 细胞的免疫调节作用

（一）调节 T 细胞的作用

调节 T 细胞是一类以免疫负调控作为主要功能的细胞。目前研究比较多的是 $CD4^+$ 调节 T 细胞，表型为 $CD4^+$ $CD25^+$，大多表达较高水平的 Foxp3，包括直接自胸腺发育而来的自然调节 T 细胞（nTreg），以及通过抗原刺激和细胞因子作用诱导生成的诱导性调节 T 细胞（iTreg）。后一类中又包括 Tr1 和 Th3。上述调节 T 细胞可以通过某些膜表面分子（如 mTGF-β、CTLA-4 等）介导的膜表面直接接触和分泌抑制性细胞因子（如 IL-10、TGF-β）等途径抑制效应 T 细胞的活化、增殖和功能，或抑制 APC 的成熟与功能（图 1-15-7）。

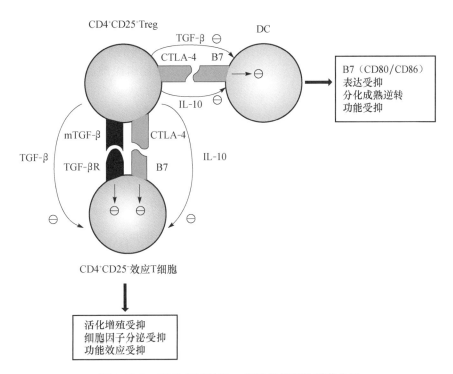

图 1-15-7 $CD4^+CD25^+$ Treg 细胞的抑制性调节作用
$CD4^+CD25^+$ Treg 细胞通过 CTLA-4 分子和 mTGF-β 分子等介导与 $CD4^+$ 效应 T 细胞直接接触，启动抑制性信号转导；并同时释放 IL-10、TGF-β 等抑制性细胞因子作用于效应 T 细胞，抑制效应 T 细胞的活化、增殖和功能

调节 T 细胞的调节作用还表现在抗原诱导效应 T 细胞转化形成 iTreg 的过程中。调节 T 细胞通过大量表达 TGF-β，促使抗原刺激活化的 $CD4^+CD25^-$ $Foxp3^-$ 效应 T 细胞转化成为 $CD25^+Foxp3^+$ 的适应性 Treg；调节 T 细胞，尤其是 Tr1 分泌 IL-10，可以促进更多 Tr1 的形成。这些机制均能有效保证了调节 T 细胞控制免疫应答在强度和时空上的发展，使免疫应答逐步趋于减缓（图 1-15-8）。

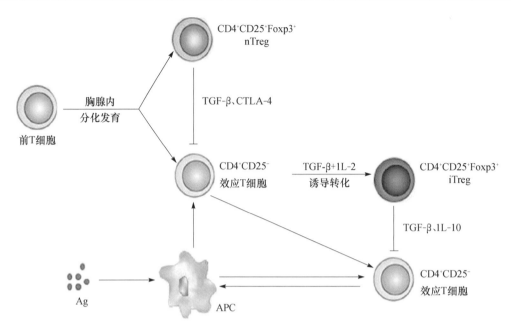

图 1-15-8 nTreg 和 iTreg 的形成及其功能

nTreg 在胸腺内发育分化所形成，表达 CD25 和 Foxp3。通过 TGF-β、CTLA-4 等途径抑制效应 T 细胞的活化。抗原
刺激和 nTreg 的诱导作用，以及 TGF-β、IL-2 细胞因子环境可诱导 CD25⁻ 的效应 T 细胞转化为 CD25⁺Foxp3⁺ 的调
节 T 细胞，即诱导型 Treg（iTreg）。iTreg 亦可对效应 T 细胞的活化发挥抑制作用

　　调节 T 细胞的免疫调节作用还表现在维持与 Th17 的平衡方面。Th17 是免疫应答效应阶段炎症形成的重要
促进因素。Treg 和 Th17 可能来源于共同的前体细胞，生长微环境中的不同因素影响了其分化发育的方向，如高
水平 TGF-β 可诱导向 Treg 分化，抑制炎症的发生发展；而一定量的 TGF-β 并存 IL-6、IL-1 等炎症因子时就会诱
导 Th17 的分化，促进炎症的发展（图 1-15-9）。如果 Treg 与 Th17 之间的平衡被破坏，活化的 T 细胞更多向
Th17 分化，免疫应答引起的炎症反应容易失去控制，进而造成严重的组织细胞损伤，最终导致自身免疫病的
加剧。

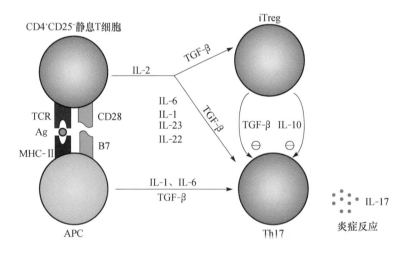

图 1-15-9 微环境中细胞因子影响 CD4⁺ 静息 T 细胞向 iTreg/Th17 分化

高水平 TGF-β 诱导向 iTreg 分化，而一定量的 TGF-β 并同时存在的 IL-6、IL-1
等促炎因子可诱导向 Th17 分化。IL-23 则能维持 Th17 的扩增

　　由上可见，调节 T 细胞在维持免疫微环境稳定中发挥着重要作用，其功能缺陷与自身免疫病等病理过程密切
相关。

CD4⁺T 细胞和 CD8⁺T CD4⁺T 细胞中存在 CD25⁺Foxp3⁺ 的调节 T 细胞，CD8⁺T 细胞中有无调节 T 细胞？

CD4⁺T 细胞和 CD8⁺T 细胞中均有调节 T 细胞存在。其实，人们首先是从 CD8⁺T 细胞中发现具有抑制性调节功能的 T 细胞存在的。只是 CD8⁺调节 T 细胞的表型和功能研究尚不够深入，分类也不是很明确。大体上，CD8⁺调节 T 细胞主要有两类。一类具有与 CD4⁺调节 T 细胞相类似的表型，即 CD8⁺CD25⁺Foxp3⁺；其功能特性和调节机制也与 CD4⁺调节 T 细胞相似，在 T 细胞中枢耐受中发挥一定作用，胸腺中的此类细胞活化后通过表面表达的 CTLA-4 和 TGF-β 形成与 CD25⁻ 的靶细胞的直接接触，抑制 CD25⁻ 靶细胞 IL-2Rα 链（即 CD25）的表达，从而抑制自身 CD25⁻ T 细胞的增殖。另一类是不表达 CD28 的 CD8⁺T 细胞，即 CD8⁺CD28⁻ T 细胞。由于缺乏 CD28 共刺激信号，该类 CD8⁺ T 细胞对活化刺激的增殖反应不敏感，主要识别 MHC I 类分子抗原复合物，通过抑制共刺激分子的表达对 DC 等 APC 发挥负调控作用。

（二）Th1 和 Th2 间的相互调节作用

CD4⁺Th 是一类具有重要免疫调节作用的 T 细胞亚群。CD4⁺Th0 在 IL-12 或 IL-4 作用下，可分别分化为 Th1 或 Th2，二者通过分泌不同细胞因子而发挥广泛的免疫调节作用，同时相互之间形成制约关系，即 Th1 型细胞因子（IFN-γ）可促进 Th1、而抑制 Th0 向 Th2 细胞分化，抑制 Th2 介导的体液免疫应答；Th2 型细胞因子（IL-4）可促进 Th2、而抑制 Th0 向 Th1 分化，抑制 Th1 介导的细胞免疫应答（图 1-15-10）。也就是说，Th1 和 Th2 互为抑制细胞，相互制约可以达到某种平衡。

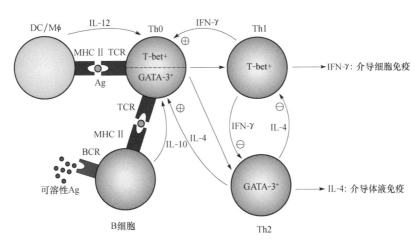

图 1-15-10 Th1 和 Th2 的分化及相互抑制

树突状细胞和巨噬细胞通过提呈抗原激活 Th0，并分泌 IL-12 促进 Th0 的 T-bet 活化、合成并分泌 IFN-γ，分化形成 Th1；Th1 分泌 IFN-γ，促进 Th0 向 Th1 分化，而抑制 Th2 的分化。B 细胞作为抗原提呈细胞特异性捕获可溶性抗原，提呈给 Th0，在环境中 IL-4、IL-10 的作用下，Th0 的 GATA-3 活化，合成并分泌 IL-4，分化形成 Th2；Th2 分泌 IL-4、IL-10 等，促进 Th0 向 Th2 分化，而抑制 Th1 的分化

在免疫应答的不同阶段和不同抗原诱导的免疫应答中，Th1/Th2 平衡表现不同特点。如果这种平衡的生理特点被破坏，在特定时段或特定抗原应答时，某一 Th 细胞亚群比例过高或活性过强，可导致特定类型的免疫应答及其效应呈现异常优势，即称为免疫偏离（immune deviation），并可因此导致机体免疫失衡和某些疾病的发生。例如，Th2 活性增强可分泌大量 IL-4，进一步促进 Th2 分化并诱导 B 细胞分泌 IgE 类抗体，从而引发哮喘；在肿瘤发生发展过程中，Th1 应答弱化，转为 Th2 应答优势，则不利于肿瘤的杀伤和清除，反而促进肿瘤的免疫逃逸；而在乙型、丙型肝炎病毒感染中，如 Th1 应答弱化、Th2 应答优势，则不利于病毒清除，反而促进病毒感染的持续化，引发免疫复合物性病理损害。此外，持续过强的 Th1 应答则会导致组织细胞、器官的严重损伤，诱发器官特异性的自身免疫病。

CD4⁺T 细胞中存在 Th1/Th2 的分化与平衡，CD8⁺T 细胞中有没有类似现象？

有实验证实，CD8⁺T 细胞也可依据其所分泌细胞因子谱的不同，分为 Tc1 和 Tc2 细胞。Tc1 细胞能产生 IL-2、TNF-β、IFN-γ 等细胞因子，主要介导 CTL 细胞毒作用；Tc2 主要产生 IL-4、IL-5 和 IL-10 等，参与对 B 细胞的辅助。二者间也存在相互抑制、相互调节的关系。

二、独特型-抗独特型网络的调节作用

(一) 独特型-抗独特型网络的概念

独特型-抗独特型网络的免疫调节理论由 Niels Jerne 在 20 世纪 70 年代提出，并因此在 1984 年获得诺贝尔奖。这一理论的主要内容是：①识别外来抗原的抗体为 Ab1，在其可变区存在独特型表位结构；抗原进入刺激大量 Ab1 产生，而足够数量的 Ab1 又可诱发抗体产生，其中包括识别 Ab1 独特型表位的抗抗体，即抗独特型抗体（anti-idiotype antibody，AId），定义为 Ab2。②Ab2 又有两种，一种为 Ab2α，识别的是 Ab1 可变区骨架部分的独特型表位，能破坏 Ab1 可变区与抗原表位结合的特性，抑制抗体的抗原结合活性，称为抑制性抗独特型；另一种为 Ab2β，识别 Ab1 可变区 CDR 部分的独特型表位，即 Ab2β 能模拟抗原与 Ab1 可变区 CDR 结合，称为抗原"内影像"（internal image）。③Ab2 也有自己的独特型表位，也能够诱导相应的抗独特型抗体，即 Ab3。如此反复和交错，构成了独特型-抗独特型网络（图 1-15-11A）。

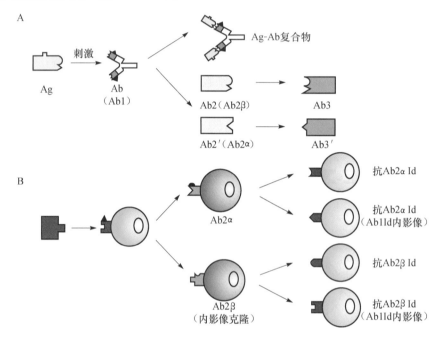

图 1-15-11　独特型-抗独特型网络

A. 抗原刺激抗体产生，抗原抗体结合形成免疫复合物，抗体刺激抗独特型抗体产生。B. 抗原选择特异性抗原反应性细胞克隆活化、扩增。大量形成的 Ab1 克隆通过自身的独特型激发相应的抗独特型（Ab2）克隆活化，其中包括 Ab2α、Ab2β（内影像克隆）。Ab2β 克隆自身的独特型能模拟抗原，发挥抗原内影像作用，促进抗原反应性克隆（ARC）的活化和扩增，增强和放大抗原的免疫效应。Ab2α 克隆自身的独特型可封闭 ARC 的 Ag 结合位点，抑制 ARC 的活化，发挥负性调节作用。Ab2 克隆的活化扩增又可激活其抗独特型克隆（即 Ab3 克隆）的活化。每个细胞克隆均有相应的激活性和抑制性抗独特型克隆加以调节

(二) 独特型-抗独特型网络对免疫应答的调节

抗原进入机体，选择表达相应受体（BCR）的 B 细胞活化，产生大量特异性抗体，即 Ab1。B 细胞表面的 BCR 与其分泌的抗体（Ab1）具有相同的结构，包括相同的独特型表位。T 细胞表面抗原识别受体 TCR 亦属 Ig 超家族成员，其可变区也含独特型。针对识别抗原的抗原反应性 T 细胞、B 细胞克隆（Ab1 克隆）的 TCR、BCR，体内也存在识别其独特型表位的抗独特型（AId）细胞克隆（Ab2 克隆），它们在抗原反应性 T 细胞、B 细胞克隆 TCR、BCR 的独特型表位刺激下被激活、扩增，又可以引起 Ab3 克隆的活化、扩增（图 1-15-11B）。因此，事实上，独特型-抗独特型网络在物质形态上包含了两种形式，即独特型-抗独特型抗体网络和独特型-抗独特型细胞网络。而且，独特型-抗独特型细胞网络不仅存在于 B 细胞群体中，也存在于 T 细胞群体中。在机体的免疫调节机制中，相对于独特型-抗独特型抗体网络，独特型-抗独特型细胞网络更为重要。

抗原进入机体前，体内已存在 Ab2、Ab3 克隆，但其数量未达到能引起级联反应的阈值，故独特型网络保持相对平衡。机体接受抗原刺激后，针对该抗原的特异性淋巴细胞克隆，即抗原反应性细胞克隆（antigen-reactive cell clone，ARC）活化、大量增殖，打破了原有的网络平衡。大量产生的 Ab1 克隆以其显著增多的、含特定独特型的抗原受体

作为抗原，诱导抗独特型（Ab2）克隆的活化与增殖，实现对抗原反应性（Ab1）克隆的调节。其调节机制是，Ab2β（抗原内影像）克隆的受体分子的独特型可模拟抗原，进一步激活抗原反应性（Ab1）克隆，放大抗原的免疫效应；Ab2α（抗原抑制性）克隆的受体分子的独特型则可封闭抗原反应性（Ab1）克隆的受体分子与抗原的结合，抑制抗原特异性淋巴细胞克隆的活化增殖；"Ab2"细胞克隆的活化、增殖又进一步激发"Ab3"细胞克隆的反应……如此延续，反应逐级减弱，最终建立新的稳定与平衡（图1-15-11B）。独特型-抗独特型抗体网络和独特型-抗独特型细胞网络的免疫调节作用存在差别：抗独特型抗体网络中的抗抗体Ab2α和Ab2β对Ab1的活性和分泌来说都是负反馈调控因素；但在抗独特型细胞网络中，对Ab1克隆来说，Ab2α克隆起抑制性调控作用，而Ab2β克隆则起增强性调控作用。

独特型网络功能紊乱或平衡失调亦可导致自身免疫病。依据独特型网络原理，已尝试将其应用于：①防治自身免疫病。将自身反应性T细胞克隆灭活并制成T细胞疫苗，或提取其TCR可变区制成TCR疫苗，经体内注射，可诱生一组负调节性的T细胞克隆（相当于Ab2α克隆），从而抑制、清除体内自身反应性T细胞。②疫苗研制。以抗原内影像抗独特型抗体（Ab2β克隆）作为疫苗，代替相应抗原用于疾病防治。对某些不易获得其抗原成分的病原体，或难以精确分离纯化抗原的肿瘤组分，研制抗独特型疫苗可能值得探索。

三、巨噬细胞和树突状细胞的免疫调节作用

1. 巨噬细胞的免疫调节作用　　巨噬细胞在不同的微环境影响下可以发生功能分化和极化，形成对免疫应答的不同影响。例如，IFN-γ和LPS诱导巨噬细胞极化为M1型（经典活化的）巨噬细胞；Th2型细胞因子，如IL-4、IL-13等诱导巨噬细胞极化为M2型（替代性活化的）巨噬细胞。两型巨噬细胞在功能上有明显差异。M1型巨噬细胞专职抗原提呈，产生IL-12、IL-18、IL-23、IFN-γ、TNF-α，参与正向免疫应答，主要介导抗细胞内寄生性病原体感染和抗肿瘤免疫；M2型巨噬细胞高表达模式识别受体，如甘露糖和半乳糖受体，具有更强的吞噬能力，虽表达更高平水的MHC II类分子，但仅有较弱的抗原提呈能力，主要产生IL-6、IL-10、TGF-β、一氧化氮合酶、吲哚胺-2,3-双加氧酶（indoleamine-2，3-dioxygenase，IDO），而产生的IL-12明显减少，可下调免疫应答。

2. 树突状细胞的免疫调节作用　　成熟的树突状细胞（DC）高表达的MHC分子和共刺激分子，能有效提呈抗原，启动免疫应答；未成熟的DC不能有效表达共刺激分子，可诱导T细胞耐受。还有一类调节性DC，具有不成熟DC的表型，活化后高表达IL-10，不表达IFN-γ、IL-4及IL-2，可诱导CD4$^+$CD25$^-$T细胞转化为高分泌IL-10的Tr1细胞，诱导免疫耐受。

第六节　免疫细胞表面膜分子介导的调节作用

多种免疫细胞表面除表达激活性受体外还表达抑制性受体。抑制性受体的胞质段含免疫受体酪氨酸抑制基序（immunoreceptor tyrosine-based inhibitory motif，ITIM），当受体分子与相应配体分子结合后启动抑制信号的细胞内转导，进而抑制免疫细胞。

一、CTLA-4

CTLA-4是T细胞的抑制性受体，表达于T细胞表面，与CD28分子高度同源，但胞质段含ITIM，可传递抑制性信号。CTLA-4仅表达于活化的T细胞表面，与CD28竞争结合B7分子，且其与B7分子的亲和力明显高于CD28分子，故可通过优势结合B7分子启动抑制性信号，使T细胞功能状态由激活转变为抑制（图1-15-12）。

二、IKR

杀伤细胞免疫球蛋白样受体（killer immunoglobulin-like receptor，KIR）是NK细胞表面主要的调节性受体，包含了多种功能不同的受体分子，其结构特点是都含有Ig样结构域，在功能上则包括了抑制性杀伤细胞受体（inhibitory killer receptor，IKR）和活化性杀伤细胞受体（activatory killer receptor，AKR）。两种受体共同调节NK细胞的杀伤活性，IKR亲和力更高。靶细胞膜上如有IKR识别的配体，即自身MHC I类分子或自身肽-MHC I复合物，IKR优先与其结合，通过IKR的胞质段ITIM向胞内传递抑制信号，阻断NK细胞的活化，抑制其杀伤活性；但如靶细胞膜上无其识别的配体存在，则AKR通过与相应糖类配体结合，由其胞质段ITAM向细胞内传递活化信号，使NK细胞活化，发挥杀伤效应（图1-15-13）。

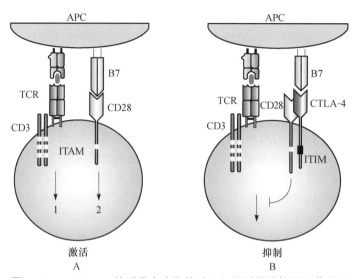

图 1-15-12　CTLA-4 的诱导表达及其对 T 细胞活化的抑制调节作用

A. T 细胞通过 TCR-CD3 获取第一信号，通过 CD28 获取第二信号而活化。B. 活化的 T 细胞表达 CTLA-4 分子，因其亲和力高而优先与 B7 分子交联，CTLA-4 传递抑制信号，抑制 T 细胞的活化

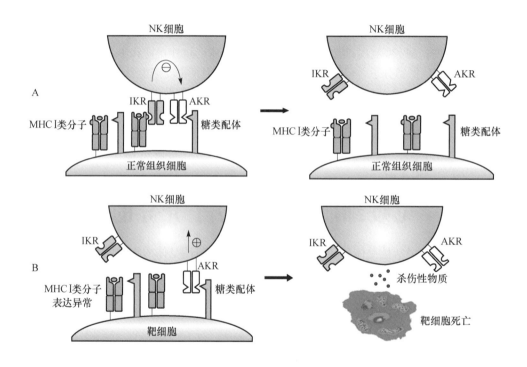

图 1-15-13　KIR 调节 NK 细胞的杀伤活性

A. NK 细胞表面 IKR 识别自身正常组织细胞表面 MHC Ⅰ类分子，抑制 AKR 启动的活化信号，NK 细胞不杀伤自身正常细胞。B. 靶细胞表面 MHC Ⅰ类分子表达异常，不能结合 IKR，AKR 传递激活信号，NK 细胞活化，杀伤靶细胞

二、FasL

介导的细胞凋亡免疫应答过程中，激活的 T 细胞表面高表达 FasL。因此，活化的 T 细胞可借助所表达的 FasL 与自身或旁邻细胞表面的 Fas 结合，介导细胞凋亡，此即活化诱导的细胞死亡（activation induced cell death，AICD）。该效应的生物学意义是使已发生克隆扩增的特异性 T 细胞数量迅速下降，从而发挥重要的负调节作用以维持免疫自稳（图 1-15-14）。Fas 和 FasL 介导的细胞凋亡在淋巴细胞的发育成熟中也发挥重要作用，是阴性选择的重要机制之一。

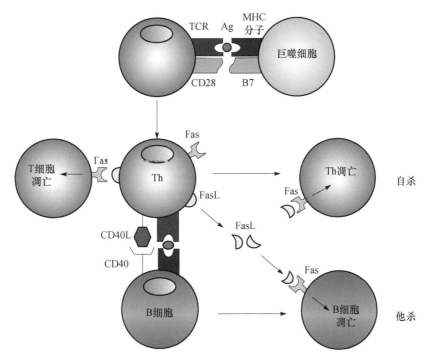

图 1-15-14　Fas/FasL 介导的 AICD

T 细胞活化后高表达 FasL，与自身或旁邻（活化的）T 细胞表面 Fas 结合，介导活化的 T 细胞死亡，控制特异性 T 细胞克隆数量，维持免疫平衡

Fas 或 *FasL* 基因发生突变对免疫系统有什么病理意义？

介绍两个实例。第一个例子是 lpr（lymphoproliferation）狼疮鼠模型，其 *Fas* 基因突变，胸腺细胞、脾 B 细胞中几乎没有 Fas 蛋白表达。此小鼠细胞凋亡功能丧失，自身反应性 T 细胞克隆清除（clonal deletion）功能缺陷，大量 CD4⁻CD8⁻ 双阴性 T 细胞在外周淋巴组织聚积，至 4、5 月龄时可自发出现狼疮样病变。如对其进行 *Fas* 转基因治疗，其发育成熟小鼠的 T 细胞表达 Fas，18 周龄时 CD4⁻CD8⁻ 双阴性 T 细胞明显减少或消失，至第 4、5 月龄时均无狼疮样病变。第二个例子涉及的也是狼疮鼠模型，但突变的是 *FasL* 基因，即 gld 基因型（generalized lymphoproliferative disease，全身性淋巴增生病）狼疮鼠模型。因该基因发生点突变，不能编码 FasL 全长，无法与 Fas 结合诱导凋亡。此种小鼠外周血中也有大量 CD4⁻CD8⁻ 双阴性自身反应性 T 细胞堆积，出现狼疮样病变。以上实例说明，*Fas* 和 *FasL* 基因发生突变或缺失，可阻断死亡信号的启动，使机体免疫系统负反馈调节机制发生障碍，从而导致自身免疫病的发生。

第七节　神经-内分泌的免疫调节作用

免疫系统功能和效应也受体内免疫系统以外的其他器官系统调节和影响，其中以神经-内分泌系统的影响最为重要。例如，紧张和精神心理压力可加速、加重某些免疫性疾病或肿瘤的进程；内分泌失调可影响某些自身免疫病发生与发展。实际上，免疫系统与神经、内分泌系统之间形成了神经-内分泌-免疫网络调节（图 1-15-15）。

神经-内分泌系统主要通过神经纤维、神经递质和激素来调节免疫系统的功能。交感或副交感神经支配中枢免疫器官（胸腺、骨髓）和外周免疫器官（脾、淋巴结等），分别发挥抑制或增强免疫细胞发育、成熟及效应的作用。免疫细胞表面及胞内可表达多种神经递质受体和激素受体，神经系统和内分泌系统产生、释放的神经递质（如肾上腺素、多巴胺、胆碱、5-羟色胺等）和激素（如胰岛素、生长激素、性激素等）可作用于相应受体，从而发挥正向或负向免疫调节作用。

免疫系统也可作用于神经和内分泌系统，调节神经递质、激素的释放与分泌。淋巴细胞受抗原刺激被激活，可产生多种细胞因子（如 IL-1、IL-2、IL-6、TNF-α、IFN-γ 等），它们可作用于神经、内分泌系统，转导相关信息，影响和调节神经、内分泌系统的功能。例如，IL-2 可抑制乙酰胆碱释放；TNF-α 可促进星形胶质细胞表达脑啡肽；IL-1R 广泛分布于中枢神经系统；许多细胞因子可上调或下调激素的合成等。

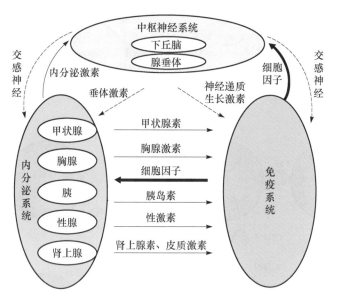

图 1-15-15　神经-内分泌-免疫网络调节

神经-内分泌系统主要通过神经纤维、神经递质和激素调节免疫系统功能；免疫系统则通
过分泌多种细胞因子，反馈信息并调节神经-内分泌系统

小　结

　　免疫应答的过程有赖于体内多系统、多细胞和多分子间的相互协同与共同调节。机体的免疫调节是在长期的进化过程中形成的，包括正、负反馈性调节，又以负调节机制发挥主导作用；其机制涉及免疫系统内部和外部、细胞和分子等不同层次；其作用贯穿于免疫应答过程的始终，涵盖免疫细胞发育、分化、识别、活化及其效应等。免疫调节机制是由基因控制的，其中最重要的是 MHC 复合体和有关免疫识别的受体基因超家族。免疫细胞及其所表达的免疫分子也发挥着重要的作用。例如，抗体分子和细胞因子作为免疫应答的产物可以反馈调节免疫应答。免疫细胞通过其表达的免疫分子相互作用、相互影响，形成一种网络调控机制，如免疫细胞调节网络、细胞因子网络和神经-内分泌-免疫调节网络。尽管多种免疫细胞具有免疫调节功能，很难简单地将特定免疫细胞亚群归于调节细胞或效应细胞，但也有一些非常重要的、主要功能在于免疫调节、并在免疫调节中发挥关键作用的细胞，如调节 T 细胞。就机体整体而言，在免疫系统的外部，神经-内分泌系统通过神经纤维、神经递质和激素也对免疫系统的功能产生显著影响。一旦免疫调节网络中的任何一种机制发生障碍，免疫功能必然出现异常，可能导致免疫系统的疾病。

主要参考文献

龚非力. 2009. 医学免疫学. 3 版. 北京：科学出版社.

金伯泉. 2008. 医学免疫学. 5 版. 北京：人民卫生出版社.

Gordon S. 2003. Alternative activation of macrophages. Nat Rev Immunol, 3 (1)：23～35.

Koenen H J P M，Smeets R L，Vink P M，et al. 2008. Human CD25[high] Foxp3[pos] regulatory T cells differentiate into IL-17 producing cells. Blood，112 (6)：2340～2352.

Mantovani A，Sica A，Locati M. 2005. Macrophage polarization comes of age. Immunity，23 (4)：344～346.

Taylor A，Verhagen J，Akdis C A，et al. 2004. T regulatory cells in allergy and health: a question of allergen specificity and balance. Int Arch Allergy Immunol. 135：(1) 73～82.

问　答　题

1. 免疫复合物是否对抗体产生有影响？如有，是什么样的影响？

2. 将多发性硬化（一种主要由自身抗原特异性 CD4[+] T 细胞活化所引起的自身免疫病）患者体内的致病性 T 细胞分离出来，在体外培养、扩增后用放射线杀死，再回输给患者，能起到治疗和预防再发作用，其可能的机制是什么？

3. 机体感染病原微生物后，病原微生物抗原所激发的机体免疫应答发展到一定程度后会自动逐步减弱，并最终停止，其所涉及的主要机制是什么？有怎样的意义？

（季晓辉）

第十六章
CHAPTER 16　免疫耐受

大多数情况下，人们往往从好处着眼认识免疫功能，因为免疫可使人体免受病原体的感染。正常情况下，机体一般不会出于免疫系统自身的原因造成病理性损伤。然而，人体内的 T 细胞和 B 细胞的抗原受体能识别入侵的病原体，也应该能够辨别自身组织与入侵的异物或者体内突变的细胞。那么必然会有下面的疑问，机体的免疫系统在正常时为什么对外来感染病原体可进行"免疫正应答"，而对体内组织细胞表达的自身抗原表现为"免疫不应答"，不攻击自身组织和细胞呢？

第一节　免疫耐受的概念

在抗原刺激下，T 细胞和 B 细胞不能被激活，不能产生特异性免疫效应细胞和效应分子，不能执行正免疫应答的现象，称为免疫耐受（immune tolerance）。免疫耐受是机体免疫系统接触某种抗原后形成的一种特异性无应答状态，此时机体对其他抗原仍可作出正常的免疫应答，不影响适应性免疫应答的整体功能。免疫耐受同正常的免疫应答一样，需抗原诱发，且具有特异性和记忆性，因此，免疫耐受也称为负免疫应答。免疫耐受和免疫正应答两者均是免疫系统的重要功能，免疫应答与免疫耐受的平衡将保持机体免疫系统的自身稳定。对自身抗原的耐受，方能避免机体发生自身免疫病。

免疫耐受不同于免疫缺陷（immune deficiency）和免疫抑制。免疫缺陷是由于遗传或疾病等因素造成机体免疫系统缺陷和功能障碍，导致对许多抗原物质不应答或应答低下，可表现为体液免疫功能缺陷、细胞免疫功能缺陷或联合免疫缺陷。免疫抑制主要由免疫抑制剂、抗淋巴细胞抗体、射线等使免疫系统功能受到抑制，导致对多种抗原物质的不应答或应答低下，停用抑制剂后，可使免疫应答恢复正常。免疫缺陷和免疫抑制均无抗原特异性和记忆性。

> 免疫耐受与免疫缺陷、免疫抑制究竟有什么区别？
> ①免疫耐受仅针对某一种抗原的不应答或低应答，而免疫缺陷和免疫抑制则是针对多种抗原的不应答或低应答；②免疫耐受具有特异性，而免疫缺陷和免疫抑制无特异性；③免疫耐受有记忆性，而免疫缺陷和免疫抑制无记忆性。

诱导免疫耐受性形成的抗原称为耐受原（tolerogen），如自身组织抗原引起天然免疫耐受。非自身抗原（如病原微生物和异种组织抗原等），在一定条件下可以是免疫原，也可以是耐受原。

第二节　免疫耐受的形成及特征

一、胚胎期嵌合体形成中的耐受

1945 年，Owen 观察到一对异卵双生小牛，由于在胚胎期共用一个胎盘，彼此血流相通，出生后两头小牛体内含有两种不同血型的红细胞，成为血型嵌合体，互不排斥（图 1-16-1）。如果将一头小牛的皮肤移植给另一头孪生小牛也不发生移植排斥反应。这种耐受具有抗原特异性，是在胚胎期接触同种异型抗原所致的免疫耐受。

二、胚胎期人工实验诱导的耐受

1957 年，Burnet 提出的"克隆选择"学说对此现象进行了解释，认为由于胚胎期免疫细胞尚未发育成熟，异型血细胞进入胎牛体内，引起具有相应特异性抗原受体的淋巴细胞克隆消除或抑制，从而表现对该抗原的特异性负应答状态。1953 年，Medawar 等根据 Owen 的观察，成功建立了胚胎期人工诱导耐受的动物模型。他们将 CBA（H-2^k）系黑鼠的脾细胞注入 A（H-2^a）系白鼠的胚胎内，子代 A 系白鼠 8 周龄后移植 CBA 系黑鼠的皮肤，此移植物不被排斥而长期存活，但对其他品系小鼠的皮肤移植物则产生了排斥反应（图 1-16-2）。Medawar 的实验证实了 Owen 的观察，揭示当体内的免疫细胞处于早期发育阶段，即尚未成熟时，可以人工诱导机体对"非己"抗原产生免疫耐受。在一定条件下免疫系统也可对"非已"抗原产生免疫耐受性。Burnet 和 Medawar 于 1960 年共同获得了诺贝尔生理学和医学奖。

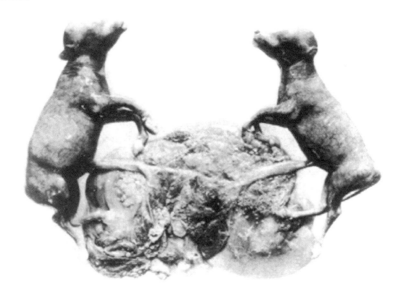

图 1-16-1　异卵双生小牛形成血型嵌合体

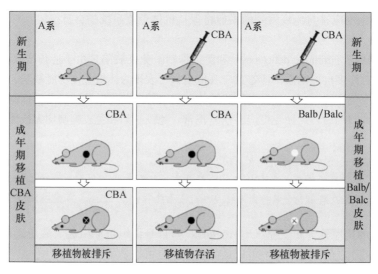

图 1-16-2　小鼠新生期免疫耐受的诱导实验

A 系小鼠新生期移植 CBA 系小鼠骨髓，成年期移植 CBA（H-2^k）或 Balb/Balc（H-2^d）小鼠皮肤，前者存
活，后者排斥；新生期 A 系小鼠未接受 CBA 系小鼠骨髓，成年期对来自 CBA 皮肤亦发生排斥

三、后天抗原诱导的免疫耐受

在胚胎发育期，并非所有的自身免疫应答细胞均被清除，那些没有被清除的自身免疫应答细胞，以免疫耐受状态存在于外周淋巴组织中。

同一种抗原，因条件不同，既可以是免疫原，也可以是耐受原。在适宜的协同刺激活化信号的作用下，T 细胞和 B 细胞利用抗原受体识别抗原表位进而活化，产生特异性免疫应答，但不适宜的抗原剂量或者抗原表位的变异，也可以使抗原变成耐受原，导致 T 细胞和 B 细胞发生耐受。T 细胞必须接受双信号才能活化，T 细胞即使能识别特异性的抗原表位，如果缺乏第二信号也不能充分活化。B 细胞活化则在接受抗原刺激的同时，也要辅助活化的信号刺激，缺乏其中任何一种信号，T 细胞和 B 细胞均不能活化，如缺乏生长因子和分化因子，活化的细胞则不能扩增，也不能分化为效应细胞，表现为免疫耐受现象。

出生后免疫耐受能否诱导成功，主要取决于机体和抗原两方面的因素。

（一）机体方面的因素

每个个体的免疫应答状态受客观环境因素的影响表现为动态变化。机体在胚胎期最易诱导免疫耐受，新生期次之，成年期较难。这主要由于胚胎期免疫细胞发育不够成熟所致。刚离开胸腺的 T 细胞对耐受原的诱导较敏感，成熟的 T 细胞致耐受所需的抗原量大约是未成熟 T 细胞的 30 倍。因此，免疫耐受实验多采用幼龄动物进行诱导。另外，免疫系统的抑制状态也有利于诱导免疫耐受。成年机体单独应用抗原难以诱导耐受性，如联合应用抗原和免疫抑制剂则诱导免疫耐受的成功概率将大大增加。常用的免疫抑制方法有全身淋巴组织照射和应用抗淋巴细胞球蛋白、特异性单克隆抗体（如抗 CD4 抗体）、环孢素 A、FK-506、环磷酰胺及糖皮质激素等免疫抑制剂处理等。

（二）抗原方面的因素

抗原的性质、剂量、免疫途径和是否加佐剂等都是决定能否建立免疫耐受的重要因素。

1. 抗原的性质　　1962 年，Dresser 用去凝聚的可溶性蛋白在成年动物诱导免疫耐受获得成功。一般而言，抗原的分子结构差异大，免疫原性强，反之则易诱发免疫耐受。颗粒性、大分子及蛋白质聚合物，如血细胞、细菌及血清蛋白的聚合物等免疫原性较强。可溶性、小分子和非聚合的单体蛋白质常为耐受原。以牛血清白蛋白（BSA）免疫小鼠，可产生抗体。若将 BSA 高速离心去除其中的多聚体再免疫小鼠，则不能诱导产生抗体。因为蛋白质单体不易被吞噬细胞吞噬处理，抗原不能被有效地提呈，故 T 细胞不能被有效活化，如蛋白质单体结合佐剂使用，可活化抗原提呈细胞，诱导免疫应答。

2. 抗原的剂量　　1964 年，Mirchison 首次报道抗原剂量与免疫耐受存在关系。他给成年小鼠注射各种剂量的 BSA，观察诱导产生抗体的水平。发现注射低剂量及高剂量 BSA 均不能诱导抗体的产生，只有注射适宜剂量的 BSA 才能诱导高水平的抗体。Mirchison 将抗原剂量太低或太高引起的免疫耐受，分别称为低带耐受和高带耐受。抗原剂量过低，不足的激活淋巴细胞；抗原剂量过高，可能诱导应答的淋巴细胞凋亡，或可能诱导抑制性细胞亚群活化，进而抑制免疫应答，表现为特异性负应答。T 细胞和 B 细胞一旦形成耐受，会持续一段时间。通常 T 细胞的免疫耐受容易诱导，所需抗原剂量低，耐受持续时间长，可持续数月至数年。而诱导 B 细胞耐受，则需要较大剂量的抗原，B 细胞耐受持续时间较短，一般数周。

3. 抗原免疫的途径　　抗原静脉注射和口服最易引起全身耐受。口服抗原经胃肠道诱导集合淋巴结及小肠固有层 B 细胞活化，诱导产生分泌型的抗体，发挥局部黏膜免疫效应，却引起全身的免疫耐受。这种耐受分离的现象有其生理意义。抗原经皮内和皮下免疫，会活化 APC，激活特异 T 细胞的免疫应答。有些半抗原经皮下注入，可引起免疫应答或超敏反应。

4. 抗原的持续存在　　T 细胞单纯被自身抗原反复刺激，但无活化的 APC 提供协同刺激信号，会引起 T 细胞发生活化后凋亡，导致对自身抗原的特异性免疫耐受。

5. 抗原表位的特征　　以鸡卵溶菌酶（HEL）蛋白免疫 H-2^b 系小鼠，不能诱导免疫应答。因为 HEL 的 N 端氨基酸残基构成的表位能诱导调节 T 细胞（Treg）活化，而其 C 端的氨基酸残基构成的表位可以诱导 Th 活化。如果用去除 N 端 3 个氨基酸残基的 HEL 免疫小鼠则可诱导抗体产生。这种能诱导 Treg 活化的抗原表位，称为耐受原表位（tolerogenic epitope）。

6. 抗原的变异　　在易发生变异的病原体（如 HIV）感染中，当病原体发生抗原变异后，不仅使原有免疫力失效，而且会因为变异产生模拟抗原，这类抗原能与特异应答的 T 细胞或 B 细胞表面的抗原受体结合，却不能产生使 T 细胞或 B 细胞活化的第一信号，使细胞处于免疫耐受状态。

7. 佐剂的影响　　注入抗原的同时加免疫佐剂不易引起耐受。

第三节　免疫耐受发生的机制

至今尚不能用单一机制来解释所有的免疫耐受现象，故多数学者认为是多种机制并存。

一、天然性免疫耐受

目前认为固有免疫的免疫耐受有两种机制：①缺乏识别自身抗原的受体，如吞噬细胞表面表达的多糖受体（如甘露糖受体）不识别正常细胞（无相应多糖或被唾液酸等遮盖），使自身细胞处于被忽视的状态。②某些细胞表面存在抑制性受体或抑制性结构，如 NK 细胞表面存在的 KIR，识别正常细胞表面的 MHC I 类分子，活化并传递抑制性信号到细胞内，致使 NK 细胞不破坏正常自身细胞。当正常细胞由于某种因素（如病毒感染和各种理化因素等）发生结构改变时，可致固有免疫细胞活化，对改变抗原结构的细胞发生应答，引起细胞破坏。

二、适应性免疫耐受

按照免疫耐受形成时期的不同，适应性免疫耐受可分为中枢免疫耐受和外周免疫耐受。

（一）中枢免疫耐受

中枢免疫耐受是指在胚胎期和出生后，未成熟的 T 细胞和 B 细胞在发育过程中，通过识别自身抗原所形成的耐受。

Burnet 最先提出克隆清除（clonal deletion）学说，是指在具有不同特异性 TCR 的淋巴细胞群体中，对某一种特定抗原起反应的淋巴细胞克隆被清除或丢失，这在自身免疫耐受的形成中可能是最重要的机制。

在胚胎期，某些淋巴细胞克隆的受体接触相应抗原（包括自身抗原和外来抗原）时即被消除或"禁忌"。淋巴细胞的克隆清除主要发生在中枢免疫器官，但在外周免疫器官也可发生成熟淋巴细胞的克隆清除。

T 细胞的克隆清除主要发生在胸腺。从骨髓到达胸腺的前体 T 细胞（CD4⁻、CD8⁻）在胸腺微环境中发育，编码 TCR 的 V 区基因片段发生随机重排，接触胸腺基质细胞的 MHC I 类和 MHC II 类分子后获得阳性选择，只有与 MHC 分子结合的前体 T 细胞才能存活增殖，并发育成 CD4⁺CD8⁺ 双阳性细胞，其余胸腺 T 细胞则凋亡。在胸腺中还存在阴性选择，当胸腺 T 细胞同胸腺基质细胞表面的抗原肽-MHC 分子复合物识别时，高亲和力结合抗原肽-MHC 分子复合物的 T 细胞克隆即发生凋亡而被克隆清除，从而获得自身免疫耐受。

B 细胞的克隆清除主要发生在骨髓。B 细胞发育到未成熟 B 细胞阶段时，B 细胞表达 mIgM 类型的 BCR 复合物，当这群 B 细胞与自身抗原高亲和力结合时，可导致克隆凋亡而被清除，也可以通过受体编辑形成具有新 BCR 的 B 细胞克隆，不再对自身抗原产生应答（图 1-16-3）。

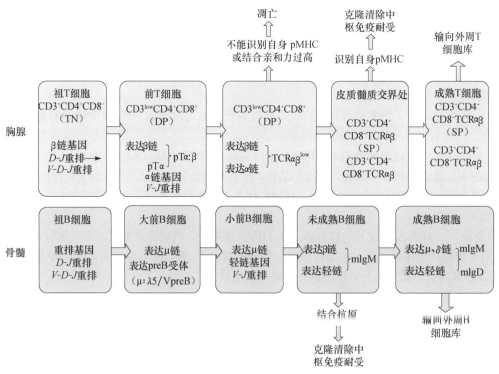

图 1-16-3　中枢免疫耐受

T 细胞与 B 细胞在发育过程中通过识别自身抗原所导致的克隆清除，显著减少了出生后自身免疫病的发生。出生后，T 细胞和 B 细胞发育仍在进行，对自身抗原应答的不成熟淋巴细胞的克隆清除也仍在进行。如出生前或出生后胸腺和骨髓微环境的基质细胞出现缺陷，T 细胞和 B 细胞阴性选择均会发生障碍，则自身免疫病发生的概率增加。人重症肌无力即与胸腺基质细胞缺陷密切相关。

（二）外周免疫耐受

通过中枢免疫耐受，自身反应性 T 细胞、B 细胞大多数被清除或处于无能状态，但在健康成年个体的外周免疫器官中仍存在潜在的自身反应性淋巴细胞，可能原因有：虽然胸腺及骨髓基质细胞表达体内各组织细胞表达的共同抗原，而针对外周器官组织特异性抗原的自身反应性淋巴细胞并没有在胸腺和骨髓中被清除。自身反应性淋巴细胞的抗原识别受体与胸腺和骨髓基质细胞表面的抗原肽-MHC 分子复合物的亲和力过低，从而逃避阴性选择进入了外周血循环。机体可通过多种机制影响这些外周自身反应性淋巴细胞，维持自身免疫耐受。

1. 克隆清除及免疫忽视　　对外周组织特异性自身抗原应答的 T 细胞和 B 细胞克隆，不能完全在胸腺和骨髓中被清除。这些细胞离开胸腺和骨髓后，迁移到外周淋巴器官及组织中，有机会接触自身抗原。虽然 T 细胞、B 细胞仍存在与抗原结合的 TCR 或 mIg 表达，但对该抗原呈现出功能上无应答或低应答状态，如 T 细胞克隆的 TCR 对组织特异性自身抗原具有高亲和力，自身抗原浓度高，可经抗原提呈细胞提呈给 T 细胞，但此类 APC 未经活化，协同刺激分子表达量低，不能提供 T 细胞活化所需的第二信号而克隆无能，最终导致这些识别自身抗原的 T 细胞凋亡，发生克隆清除。

如果 T 细胞克隆的 TCR 对组织特异性自身抗原的亲和力低或此类自身抗原浓度很低，虽有 APC 提呈，却不能活化相应的初始 T 细胞，从而出现自身应答 T 细胞克隆与相应组织特异性抗原并存的现象，不会引起自身免疫病，这种现象称为免疫忽视（immunological ignorance）。若以适量的自身抗原刺激免疫忽视的 T 细胞可导致自身免疫病。另外，体内存在某些生理屏障，可将自身反应性细胞与某些自身抗原组织隔离，从而形成所谓的"免疫赦免区"（如眼、脑、睾丸等）。

自然情况下，免疫忽视的自身应答 T 细胞，会因为感染的病原体与自身抗原的分子模拟（molecular mimicry）作用，使 APC 活化，表达高水平的协同刺激分子，提供第二信号，诱导免疫应答，产生效应 T 细胞，杀伤相应的自身组织细胞。随着感染的控制及抗原减少、消失，APC 不再活化，这种自身应答细胞又可恢复到静止的免疫忽视状态。自身应答性 B 细胞也可与自身抗原并存，表现为免疫忽视，但在病原体感染时，Th 被旁路活化后能提供自身应答性 B 细胞活化扩增所需的细胞因子，分泌相应的自身抗体，导致自身免疫病。

2. 克隆无能　　淋巴细胞的活化需要两种以上的信号，除 T 细胞膜上的抗原受体同抗原多肽-MHC 分子复合物结合作为第一信号外，还需要包括细胞表面黏附分子相互作用、协同刺激信号和细胞因子信号，否则 T 细胞、B 细胞仍不能被激活。在外周耐受中，自身应答细胞常以克隆无能（clonal anergy）的状态存在。

不成熟树突状细胞（immature DC，iDC）可以向 T 细胞提呈自身抗原，经 TCR-CD3 复合物向 T 细胞传递第一信号，但 iDC 不能充分表达 CD80 等协同刺激分子，也不能产生一些细胞因子，因此，不能提供活化 T 细胞的第二信号，导致 T 细胞克隆无能，不发生免疫应答。另组织细胞虽能表达自身抗原，但不表达协同刺激分子，也只能向 T 细胞提供第一信号，而无第二信号，T 细胞不能充分活化，表现为克隆无能状态。这些克隆无能的 T 细胞容易发生凋亡而被清除，但其中有部分克隆无能的 T 细胞能长期存活，在某些细胞因子的作用下，可进行克隆扩增，导致自身免疫病。

自身应答 B 细胞也可因为上述原因表现为克隆无能状态。外周组织特异抗原浓度适宜时，虽能活化自身应答的 B 细胞，却因为 Th 不能活化，不能提供 B 细胞活化的第二信号或 B 细胞扩增及分化所需要的细胞因子，B 细胞呈免疫无能状态。B 细胞克隆在对外来抗原应答过程中，可发生高频突变，产生自身应答的 B 细胞克隆，但这些克隆在生发中心能与大量可溶性自身抗原相遇，易致凋亡，维持免疫耐受。克隆无能的 B 细胞比相应 T 细胞的寿命短，因为 FasL$^+$Th 容易诱导克隆无能的 B 细胞表达 Fas，最终引起细胞凋亡，故 B 细胞耐受持续时间也相对较短。

3. 调节性细胞的作用　　在小鼠实验性免疫耐受模型中，将耐受小鼠的淋巴细胞转输给同系正常小鼠，则受体小鼠对移植相同的同种异型抗原移植物也表现为免疫耐受。若先将耐受小鼠血液中的 T 细胞清除，再行淋巴细胞转输，则不能转移免疫耐受，说明耐受小鼠体内产生的免疫耐受作用是因为产生了有免疫抑制功能的 T 细胞。这些具有免疫抑制功能的 T 细胞具有免疫调节作用，称为调节 T 细胞（Treg）。具有免疫抑制功能的 T 细胞，包括 CD4$^+$CD25$^+$Foxp3$^+$T 细胞、分泌 IL-10 及 TGF-β 等细胞因子的 T 细胞等。在胸腺髓质区，CD4$^+$CD25$^+$胸腺细胞中表达 Foxp3 的细胞群，通过 TCR 识别自身抗原肽-MHC Ⅱ 类分子复合物活化，发育产生 Treg，输出定位于外周免疫器官。此外，体内还存在调节 B 细胞、调节树突状细胞等。正是因为有这些调节细胞，正常情况下逃逸到外周的自身反应性细胞，即使遭遇了自身组织抗原被活化，也不会大肆增殖损伤机体。但如果这些免疫调节细胞的数量或功能出现异常，则会发生自身免疫病。

4. 细胞因子的作用　　由胸腺及骨髓迁出的对外来抗原应答的淋巴细胞，仍保持有对自身抗原的低应答。外周淋巴器官中初始 T 细胞及初始 B 细胞，在未遇外来抗原前，由于其对自身抗原的低应答，T 细胞及 B 细胞分别在 IL-7 及 B 细胞活化因子（B cell activating factor of the tumor necrosis factor family，BAFF）等细胞因子的作用下存活，并进行有限的增殖。许多自身免疫病（SLE、类风湿关节炎和 Sjogren's 综合征）患者血清中 BAFF 水平明显增高，与疾病严重程度正相关。在 BAFF 转基因小鼠中，BAFF 过表达、分泌过多，自身反应性 B 细胞增殖超越生理限度，出现抗 dsDNA 抗体、类风湿因子，导致免疫复合物沉积，发生自身免疫病。

5. 信号转导障碍与免疫耐受　　在 T 细胞、B 细胞中，除存在活化信号转导分子外，同时也存在具有负反馈调控作用的信号转导分子（如 Lyn 等）。Lyn 可使 FcγR Ⅱ B 及 CD22 的 ITIM 中的酪氨酸磷酸化，进一步募集蛋白酪氨酸磷酸酶 SHP-1 及 SHP，转导负调控信号，促使基因沉默（图 1-16-4）。如果这些负调控信号转导分子表达不足或缺陷，则会破坏免疫耐受，致自身免疫病。此外，协同刺激分子中的负调控分子 CTLA-4 及 PD-1 缺陷，也易致自身免疫病。

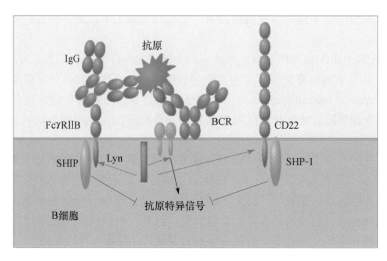

图 1-16-4　Lyn 负调节 BCR 的活化信号

第四节　免疫耐受与临床医学

免疫耐受与临床疾病的发生、发展及转归密切相关。生理性的免疫耐受对自身组织抗原不应答，不发生自身免疫病。病理性的免疫耐受，对感染的病原体或肿瘤细胞抗原不产生特异免疫应答，不能执行免疫防卫功能，则疾病发展及迁延。在临床某些疾病的治疗中，人们希望建立免疫耐受，达到治疗目的，如诱导对移植物的耐受可阻止移植排斥反应，重新诱导或建立对自身抗原的耐受可治疗自身免疫病，而设法打破机体对肿瘤的耐受能免疫治疗肿瘤等。

一、建立免疫耐受

1. 建立嵌合体诱导免疫耐受　　移植骨髓及胸腺可建立或恢复免疫耐受。在 T 细胞及 B 细胞分化发育阶段，接触适量抗原可通过阴性选择诱导免疫耐受，故在小鼠实验中，于同种异型器官移植前植以同种异型骨髓及胚胎胸腺，既可预防移植物抗宿主反应，又可延长移植物存活时间。在人的自身免疫病，如 SLE 的长期病程中，由于多种自身抗原特异应答性 T 细胞及 B 细胞的产生，导致造血微环境的损害及造血干细胞的缺陷，给患者移植以骨髓、骨（保持造血微环境）及胚胎胸腺，可部分建立正常免疫系统的网络调节功能，最终能减轻或缓解自身免疫病。

2. 静脉注射抗原诱导免疫耐受　　在器官移植前，静脉注射供者表达同种异型抗原的血细胞，能建立一定程度的免疫耐受，延长移植器官的存活时间。

3. 口服免疫原诱导的全身免疫耐受　　口服免疫原，可致局部肠道黏膜特异免疫而抑制全身免疫应答，即经静脉途径再给以相同的免疫原时，不能诱导免疫应答。在小鼠的实验性自身免疫性脑脊髓炎（experimental auto-immune encephalomylitis，EAE）及非肥胖型糖尿病（non-obese diabetic）模型中，分别是由 Th1 应答诱导的迟发型超敏反应或 CTL 应答，导致相关靶细胞损害的结果形成。口服髓鞘碱性蛋白质（myelin basic protein，MBP）或胰岛素，局部 CD4$^+$T 细胞产生 TGF-β 及 IL-4，这些细胞因子能诱导局部特异应答 B 细胞产生 IgA 型抗体，且抑制 Th1 的功能，从而缓解 Th1 功能受抑制的状态，炎症性反应不能产生，则病变亦缓解。然而，在临床试用口服自身抗原，并不能使类风湿关节炎或多发性硬化等患者的病情缓解，即一旦自身免疫病发生后，则难以用此方法建立免疫耐受。最近试用口服热休克蛋白 HSP65，治疗类风湿关节炎有一定效果，其机制是经免疫应答中网络调节的旁路活化，诱导 Treg 所致。

4. 阻断细胞辅助分子和协同刺激信号诱导免疫耐受　　使用第二信号阻断剂可诱导免疫耐受，如用抗 CD40 配体的单抗能干预自身免疫病。

5. 拮抗性抗原肽诱导免疫耐受　　可筛选与应用拮抗性抗原肽，与引起自身免疫病的自身抗原肽竞争抑制，使抗原肽不能与相应 T 细胞、B 细胞的 TCR 及 BCR 结合，进而不能诱导免疫应答。

6. 诱导对特异性变应原的免疫耐受　　在 I 型速发型超敏反应中，皮下多次注射小剂量变应原，可诱导 IFN-γ 及 TGF-β 产生，抑制 IgE 型抗体的产生，促进 IgG 的生成，达到脱敏目的。

7. 防止感染　　自身免疫病常因感染而诱发，病原体的某些抗原与自身组织抗原存在相似性。病原体感染诱导产生的效应免疫细胞，一方面对病原体及被感染细胞有攻击作用，因为分子模拟作用，对自身组织细胞亦有攻击作用。另一方面，感染所致的树突状细胞的成熟与活化及 Th 的旁路作用，亦易引起自身应答细胞的活化与增殖，故防止感染可减少自身免疫病发生或使之缓解。

二、打破免疫耐受

在慢性感染及肿瘤患者中，常因诱导免疫应答的条件缺陷，致免疫耐受，提供相应条件，可望恢复免疫应答。

（一）打破对病原微生物的免疫耐受

多重抗感染措施，可防止病原体产生抗原拮抗分子。一些易突变病毒，如 HIV 和 HCV，在感染过程中未被及时消灭，会因病毒突变而产生抗原拮抗分子。抗原拮抗分子能与 MHC 分子结合，但由于其与 TCR 结合的抗原决定簇改变，产生不完全的活化信号，不能使针对原来未突变的抗原肽产生的免疫记忆细胞执行免疫防卫功能，则病毒长期复制，病程迁延。在 HIV 感染早期，及时采用综合药物疗法，抑制病毒的逆转录酶及蛋白酶，从多种途径切断病毒复制，可使绝大多数病毒消失，其突变概率也显著降低，疾病得以缓解。

（二）打破对肿瘤细胞的免疫耐受

1. 免疫原及免疫应答分子用于肿瘤患者的治疗　　肿瘤细胞不仅表达肿瘤特异性抗原（TSA）及肿瘤相关抗原（TAA）的密度低，而且其表面 MHC 分子也表达下调或丢失，因此在瘤细胞表面不易形成足够的抗原肽-MHC 分子复合物，不足以活化免疫应答的 T 细胞。此外，肿瘤患者的抗原提呈细胞也有缺陷，如 B7、CD40 下调等可致第二信号缺乏。打破肿瘤免疫耐受的策略有：①经基因克隆 TSA 或 TAA，产生足量重组蛋白，可作为肿瘤多肽疫苗。②向瘤细胞内转染 MHC 基因及协同刺激分子基因，提高 MHC 分子及 B7 分子在瘤细胞表面的表达水平，增强其免疫原性，达到免疫治疗目的。③TSA 免疫原性通常较低，显示"免疫耐受"，以同源异种分子免疫可增强其免疫原性，最终打破免疫耐受。

2. 细胞因子及其抗体的合理使用　　IFN-γ 能诱导 Mφ 及 APC 上调 MHCⅡ类分子，增强抗原处理及提呈能力。IFN-γ 自身及其诱导的 Mφ 产生的 IL-12 可诱导 Th1 功能，增强迟发型超敏反应及效应 CTL 的功能。GM-CSF 与其他细胞因子联合应用，既可以支持粒细胞或单核细胞生成，又可诱导树突状细胞功能成熟，可用于抗肿瘤的免疫治疗。肿瘤细胞常产生 TGF-β，抑制机体的免疫应答，可用抗 TGF-β 抗体进行治疗。

小　　结

免疫耐受是 T 细胞、B 细胞对抗原的特异不应答或负应答表现，对自身抗原的免疫耐受是免疫系统的正常功能。免疫耐受形成的主要机制包括固有性免疫耐受和适应性免疫耐受（包括中枢免疫耐受和外周耐受）。在 T 细胞及 B 细胞发育过程中，对自身抗原应答的细胞被克隆清除，即为中枢免疫耐受；外周免疫耐受是指对组织特异自身抗原应答的 T 细胞、B 细胞，在外周组织和淋巴器官中，因克隆无能、免疫忽视、免疫调节细胞作用，不能产生免疫应答。对自身抗原的免疫耐受，常因感染病原体的分子模拟作用，或 DC 及 Th 的旁路活化作用而被打破，导致自身免疫病。对非己抗原的耐受是由于抗原剂量太低，不足以活化 APC 和淋巴细胞。或抗原浓度太高导致细胞凋亡及诱导免疫调节细胞作用所致。免疫耐受与临床医学密切相关，建立耐受，可使移植物存活；恢复对自身抗原耐受，可治疗自身免疫病。打破免疫耐受和恢复免疫应答，在抗感染、抗肿瘤免疫中有重要的作用。

主要参考文献

de Souza A W，Mesquita Júnior D，Araújo J A，et al. 2010. immune system：part Ⅲ. The delicate balance of the immune system between tolerance and autoimmunity. Rev Bras Reumatol，50（6）：665～679.

Nepom G T，St Clair E W，Turka L A. 2011. Challenges in the pursuit of immune tolerance. Immunol Rev，241（1）：49～62.

Pan P Y，Ozao J，Zhou Z P，et al. 2008. Advancements in immune tolerance. Advanced Drug Delivery Reviews，60（2）：91～105.

问 答 题

1. 能说出 Medawar 建立的胚胎期人工诱导耐受小鼠模型的制作过程吗？
2. 免疫耐受形成的主要机制有哪些？
3. 免疫耐受的建立、维持和终止主要受哪些因素影响？

（季明春）

第二篇

临床免疫学

第十七章
CHAPTER 17　超敏反应

　　每当春暖花开之时，相邀郊外踏青，有人却引起鼻炎甚至哮喘；而秋色盈园之际，有人食入螃蟹后，皮肤却出现荨麻疹，瘙痒难当或者发生恶心、呕吐、腹泻等胃肠炎症状。对此，可能会说是因为过敏所致。那么知道什么与过敏有关吗？除了过敏，可曾听说过输血反应和食物不耐受？上述这些均是由异常免疫应答导致的免疫相关疾病，统称为超敏反应（hypersensitivity），过去也被称为变态反应（allergy）。

　　超敏反应是机体受到某些抗原刺激时，出现的生理功能紊乱或组织细胞损伤的异常适应性免疫应答。1963 年，Gell 和 Coombs 根据超敏反应发生机制和临床特点，将其分为 4 型：Ⅰ型为速发型超敏反应；Ⅱ型为细胞毒型或细胞溶解型超敏反应；Ⅲ型为免疫复合物型或血管炎型超敏反应；Ⅳ型为迟发型超敏反应。Ⅰ、Ⅱ、Ⅲ型超敏反应由抗体介导，可经血清被动转移；而Ⅳ型超敏反应由细胞介导，可经细胞被动转移。

第一节　Ⅰ型超敏反应

　　Ⅰ型超敏反应，又称过敏反应（anaphylaxis），其发生快，在几秒至几分钟内即可出现临床症状，故也称速发型超敏反应。Ⅰ型超敏反应主要由特异性 IgE 抗体介导产生，在肥大细胞、嗜碱粒细胞参与下，引起以生理功能紊乱为主的病理性免疫反应，可发生于局部，亦可发生于全身，包括速发相反应（immediate reaction）和迟发相反应（late plase reaction）两种类型，具有明显的个体差异和遗传倾向。

一、参与Ⅰ型超敏反应的主要成分

（一）变应原

　　变应原（allergen）是指能够选择性诱导机体产生特异性 IgE 抗体，引发Ⅰ型超敏反应的抗原，其特点是诱发超敏反应的剂量极小。

　　临床常见的变应原主要有：①某些药物或化学物质，如青霉素、磺胺、普鲁卡因等。这些物质本身没有免疫原性，不能激活免疫反应，但进入机体后却可与组织蛋白质结合而获得免疫原性，成为变应原。②食物变应原，如花生、奶、蛋、鱼、虾和蟹贝等食物蛋白质或部分肽类物质。③吸入性变应原，如花粉、尘螨排泄物、真菌菌丝及孢子、动物皮屑等。④注入性变应原，如昆虫毒液、疫苗等。⑤接触性变应原，如植物及植物提取成分、金属、工业产品和合成物等。⑥某些酶类物质，如尘螨中的丝氨酸蛋白酶、半胱氨酸蛋白酶及枯草菌溶素等。

（二）IgE 及其受体

　　1. IgE　　IgE 主要由鼻咽、扁桃体、气管和胃肠道黏膜下固有层淋巴组织中的 B 细胞产生，这些部位也是变应原易于侵入引发过敏反应的部位。IgE 为亲细胞抗体，往往先通过其高亲和力 IgE Fc 受体（FcεRⅠ）结合到肥大细胞和嗜碱粒细胞表面，而使机体处于致敏状态。

　　Th2 活化对于 IgE 的合成具有非常重要的作用。和正常人相比，发生Ⅰ型超敏反应的患者体内，含有更多的变应原特异的 Th2，并且这类 Th2 产生 IL-4 的能力也高于正常个体，IL-4 能够促进 IgE 抗体的类别转换，故这些个体因体内 IgE 含量显著增高，亦常被称为特应性个体。

　　2. IgE 受体　　IgE Fc 受体有两种类型，即 FcεRⅠ和 FcεRⅡ。

　　FcεRⅠ为高亲和性受体，在肥大细胞和嗜碱粒细胞中呈高水平表达，在活化的嗜酸粒细胞、单核细胞中呈低水平表达。FcεRⅠ胞质区含 ITAM，可转导细胞的活化信号。

　　FcεRⅡ，即 CD23 分子，为低亲和性受体，分布比较广泛，可表达于 B 细胞、活化 T 细胞、单核/巨噬细胞等。IgE 可与 B 细胞和单核细胞表达的 CD23 分子结合，有利于 B 细胞等对变应原的摄入、处理及提呈，从而增强机体对变应原的免疫应答。FcεRⅡ的蛋白质水解产物——可溶型 CD23（sCD23），还可通过与 B 细胞上 CD21 的结合促进 IgE 合成。

（三）肥大细胞和嗜碱粒细胞

1. 肥大细胞　　肥大细胞（mast cell）广泛分布于整个血管组织（尤其是皮下或皮内）。另外，肥大细胞还主要分布于机体与外界环境相通的部位，如皮肤、呼吸道、胃肠道和泌尿生殖道，这些部位经常可以接触到变应原。肥大细胞表面表达有高亲和力的 FcεRⅠ，并含有特定的胞质颗粒，储存有炎症介质，激活后能出现脱颗粒反应。另肥大细胞也有脱颗粒信号自身放大机制，可产生"瀑布效应"，使大量的肥大细胞被募集、活化。

2. 嗜碱粒细胞　　嗜碱粒细胞（basophil）主要分布于外周血中，数量较少，细胞表面表达有 FcεRⅠ，也可被招募到超敏反应发生的部位发挥作用。

二、Ⅰ型超敏反应的发生机制

（一）致敏阶段

变应原进入机体后，被 APC 捕获，形成肽段提呈到细胞表面供 CD4$^+$T 细胞识别。T 细胞识别抗原后活化并分化为 Th2，在 Th2 的辅助下，变应原特异性的 B 细胞活化，经历类别转换，产生特异性 IgE 类抗体。IgE 抗体通过高亲和力的 FcεRⅠ与肥大细胞和嗜碱粒细胞结合，使机体处于对该变应原的致敏状态。

（二）激发阶段

1. 交联引发细胞活化　　相同变应原再次进入机体，与已经致敏的肥大细胞或嗜碱粒细胞表面 IgE 抗体特异性结合，当变应原与致敏细胞表面的两个或两个以上相邻 IgE 结合后，FcεRⅠ能发生交联，启动相应的活化信号，触发致敏细胞脱颗粒和释放生物活性介质（图 2-17-1）。

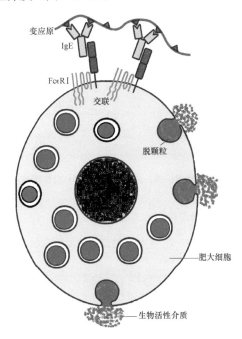

图 2-17-1　肥大细胞脱颗粒示意图

变应原与吸附在肥大细胞上的 IgE 结合，致使 FcεRⅠ 受体发生交联，导致肥大细胞脱颗粒，释放生物活性介质

2. 释放生物活性介质　　致敏的肥大细胞和嗜碱粒细胞活化后释放的生物活性介质包括预先形成的介质及细胞活化后新合成的介质。

（1）预先形成的介质及其作用：这类介质通常储存在颗粒中，细胞活化后随颗粒排至胞外，主要为组胺和类胰蛋白酶。①组胺：与组胺受体结合发挥功能。其主要作用包括诱导支气管和肠道平滑肌的收缩；小静脉和毛细血管扩张、通透性增强；刺激黏膜腺体分泌增多。②类胰蛋白酶：功能尚不十分明确。研究发现，类胰蛋白酶可通过刺激上皮细胞释放 IL-8，对中性粒细胞向肥大细胞激活部位迁徙有重要意义；另还可以刺激临近的肥大细胞释放介质，起到放大炎性效应的作用。

（2）新合成的介质及其作用：活化的肥大细胞和嗜碱粒细胞可新合成多种介质，主要有白三烯（leukotriene）、前列腺素 D2（prostaglandin D2，PGD2）、血小板活化因子（platelet activating factor，PAF）及多种细胞因子。①白三烯和 PGD2：白三烯是花生四烯酸经脂氧合酶途径形成的介质，PGD2 是花生四烯酸经环氧合酶途径形成的产物，两者主要作用相似，均可刺激支气管平滑肌强烈而持久地收缩，使血管扩张和通透性增加。白三烯还能促进黏膜腺体分泌、促进气管平滑肌增生、促进血管内皮细胞和成纤维细胞等增殖。②PAF：PAF 是羟基化磷脂在磷脂酶 A2 和乙酰转移酶作用后形成的产物，可凝聚和活化血小板使之释放组胺等血管活性胺类物质，增强 I 型超敏反应。③细胞因子：如 TNF-α 参与全身过敏反应，增加血管内皮细胞黏附分子的表达；IL-13 能促进 B 细胞产生 IgE 抗体，刺激气道上皮细胞分泌更多的黏液；IL-5 可活化嗜酸粒细胞等。

（三）效应阶段

生物活性介质作用于效应组织和器官，引起局部或全身性的过敏反应。根据反应发生的快慢和持续时间的长短，可分为速发相反应和迟发相反应两种类型。速发相反应通常在接触变应原后数秒内发生，可持续数小时。活性介质作用于血管平滑肌，表现为血管通透性增强，平滑肌快速收缩，20min 内皮肤出现荨麻疹或发生呼吸道支气管痉挛是其临床典型表现。迟发相反应可发生在变应原刺激后 2～24h，可持续 1～2d 或更长时间，主要表现为炎性细胞的聚集，如中性粒细胞、嗜酸粒细胞、巨噬细胞、Th2 和嗜碱粒细胞，其中嗜酸粒细胞约占局部集聚炎性细胞的 30%。近年来有研究表明，调节 T 细胞功能异常可能与 I 型超敏反应的发生、发展有关；Th17 也在其中发挥潜在的作用。I 型超敏反应发生机制如图 2-17-2 所示。

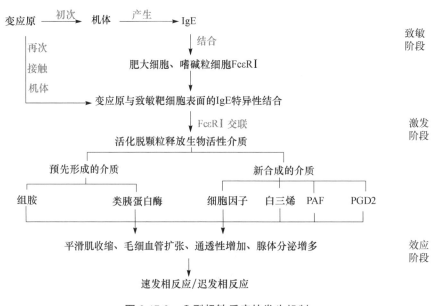

图 2-17-2　I 型超敏反应的发生机制

迟发相反应和迟发型超敏反应有何不同？

迟发相反应属于 I 型超敏反应的一种类型，是经 IgE 介导，由活化的肥大细胞和嗜碱粒细胞释放的生物活性介质所引发，主要表现为炎性细胞，如嗜酸粒细胞和中性粒细胞的聚集。迟发型超敏反应是 IV 型超敏反应，其发生与抗体无关，由 T 细胞介导，主要表现为单个核细胞浸润为主的炎症。

二、临床常见的 I 型超敏反应性疾病

（一）全身性过敏反应

常因药物、血清、毒素（如破伤风抗毒素、白喉抗毒素）、食物（如花生）等直接注入或迅速吸收入血而引起的超敏反应。

1. 药物引发的全身性过敏反应　　如青霉素引发的 I 型超敏性休克。青霉素本身并无免疫原性，但其降解产物青霉噻唑醛酸或青霉烯酸，与体内组织蛋白共价结合后，可刺激机体产生特异性的 IgE 抗体，使机体致敏。若再次接触青霉素，可引发全身性过敏性休克。

2. 血清过敏性休克（血清过敏症）　临床上应用的破伤风抗毒素、白喉抗毒素均来自动物的免疫血清，对人体来讲属异种蛋白质。当人患相应疾病时需用此血清进行治疗。有少数过敏体质的人能产生特异性 IgE 抗体，当再次注射同种动物血清，即可出现与药物过敏性休克相似的临床症状。

初次注射青霉素会引发全身性过敏反应吗？
也可以产生。机体可能曾经使用过被青霉素污染的注射器等医疗器械，或吸入空气中青霉菌孢子而正处于致敏状态，此时即便是初次注射青霉素也能引发全身性过敏反应。

（二）局部过敏反应

1. 呼吸道过敏反应　常因吸入花粉、尘螨排泄物、毛屑等变应原引起。过敏性鼻炎和支气管哮喘是临床常见的呼吸道过敏反应，两者常同时存在。过敏性鼻炎的典型症状包括阵发性喷嚏连续发作、大量水样清涕、鼻塞和鼻痒。支气管哮喘有速发相反应和迟发相反应两种类型，前者发生快，出现急性支气管痉挛，可引起呼吸困难，一段时间后缓解；后者发生慢、症状持续时间长，同时局部出现以嗜酸粒细胞和中性粒细胞浸润为主的气道炎症。

2. 消化道过敏反应　少数人进食鱼、虾、蟹、蛋、奶等食物后可发生过敏性胃肠炎，出现肠道痉挛、呕吐反应。在局部肥大细胞的作用下，消化道黏膜的通透性增强，变应原还可以进入血循环中，引发荨麻疹，严重者还能发生过敏性休克。

3. 皮肤过敏反应　主要包括荨麻疹、特征性皮炎（湿疹）和血管神经性水肿等。这些过敏反应可由昆虫叮咬、药物、食物、寄生虫感染和冷热刺激等引起。

四、Ⅰ型超敏反应的防治原则

（一）变应原检测

查明变应原，避免与之接触是预防Ⅰ型超敏反应发生最有效的方法。临床有体内检测和体外检测两种方法。体内检测主要是做皮肤试验。皮肤试验通常是将容易引起过敏反应的药物、生物制品或其他可疑变应原稀释后，取0.1ml 在受试者前臂内侧做皮内注射，15～20min 后观察结果。若局部皮肤出现红疹直径大于 1cm 者为皮试阳性。体内检测极少存在假阳性或假阴性，但对特应性体质患者有一定的危险性。体外检测的最大优点是安全性，如肥大细胞脱颗粒实验和白细胞组胺释放实验等，现今有体外全自动超敏反应诊断系统用来检测变应原。

近年来，随着免疫新技术的发展，可以通过全自动化学发光免疫分析仪定量测定血清特异性 IgE，并可对无症状的潜在过敏症作出预测性诊断；另使用流式细胞术检测刺激前后嗜碱粒细胞 CD63 的百分率和平均荧光强度，能借以评价患者对变应原刺激的反应性及病情的严重程度。

（二）脱敏治疗

1. 异种免疫血清脱敏疗法　小剂量多次注射异种免疫血清可进行脱敏治疗，其机制可能是小剂量变应原进入体内与有限数量致敏靶细胞作用后，释放的生物活性介质较少，不足以引起明显的临床症状，同时介质作用时间短、无累积效应，短时间多次注射可使体内致敏靶细胞分批脱敏，以致最终全部解除致敏状态。抗毒素皮试阳性但又必须使用者，可采用此方法，脱敏后再大剂量注射抗毒素血清就不会发生过敏反应。

2. 特异性变应原脱敏疗法　特异性变应原脱敏疗法又称为变应原特异性免疫治疗（allergen-specific immunotherapy，SIT），是指在确定过敏性疾病患者的过敏原后，将该过敏原制成抗原疫苗并配制成各种不同浓度的制剂，经注射或舌下给药途径与患者反复接触，剂量由小到大，浓度由低到高，逐渐诱导患者耐受该过敏原而不产生过敏反应，治疗时间一般为 3～5 年。其作用机制可能有多种：①通过改变抗原进入途径，降低 Th1/Th2 转换。②上调 Th1 型细胞因子，减少 Th2 型细胞因子，进而增加 IgG 抗体的产生，降低 IgE 抗体的产生。IgG 类抗体可通过与相应变应原结合，阻断变应原与致敏靶细胞上的 IgE 结合，因此这种 IgG 抗体又称封闭抗体。③促进 Treg 产生，Treg 通过抑制 IgE 生成及释放 IL-10、TGF-β 来抑制过敏反应。④诱导变应原特异性 T 细胞的免疫耐受或克隆无能。目前临床上使用的标准化过敏原疫苗有花粉、霉菌、尘螨和昆虫等。

（三）药物防治

多种药物可以对过敏反应进行防治，包括抑制生物活性介质合成的药物，如阿司匹林可抑制 PDG2 等介质生成；抑制生物活性介质释放的药物，如色甘酸钠，可稳定细胞膜，阻止脱颗粒的发生；生物活性介质拮抗药，如抗组胺药物苯海拉明等；改善效应器官反应性的药物，如肾上腺素，不仅可解除支气管平滑肌痉挛，还能使外周毛细血管收缩升高血压，因此在抢救过敏性休克时具有重要作用。

（四）免疫新疗法

近年来，根据 IgE 介导 Ⅰ 型超敏反应的机制和细胞因子对 IgE 产生的调控作用，开展了应用一些免疫学新方法治疗 Ⅰ 型超敏反应的尝试：①将起佐剂作用的 IL-12、IFN-γ 等分子与变应原共同使用，可使 Th2 型免疫应答向 Th1 型转换，下调 IgE 的产生。②采用重组可溶型 IL-4 受体（sIL-4R）与 IL-4 结合，阻断其生物学效应，减少 IgE 抗体的类别转换。③应用人源化抗 IgE 单克隆抗体，能够抑制 IgE 和肥大细胞及嗜碱粒细胞表面的 FcεRⅠ 结合从而减少生物活性介质的释放。④采用重组 IL-5 抗体与 IL-5 结合，阻断其生物学效应，减少嗜酸粒细胞的集聚和活化，减轻过敏性炎症反应（图 2-17-3）。

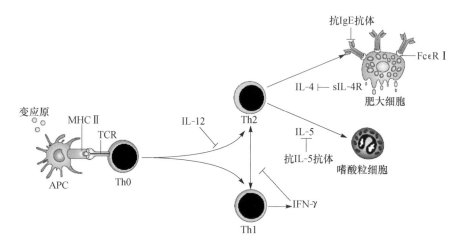

图 2-17-3　免疫新疗法治疗 Ⅰ 型超敏反应的示意图
⊣：阻断

第二节　Ⅱ型超敏反应

Ⅱ型超敏反应是由 IgG 或 IgM 类抗体介导的免疫病理性反应。当抗体与特异的靶细胞表面抗原结合，通过活化补体系统或在吞噬细胞、NK 细胞等其他效应细胞作用下，引起靶细胞破坏或组织损伤，因此也称为细胞毒型或细胞溶解型超敏反应。

一、参与Ⅱ型超敏反应的靶细胞及其表面抗原

Ⅱ型超敏反应通常是由于产生了针对自身成分的自身抗体或涉及与自身抗原有交叉反应的微生物抗原。参与Ⅱ型超敏反应的靶细胞可以是正常组织细胞、改变的自身组织细胞或被抗原或抗原表位结合修饰的自身组织细胞。靶细胞表面的抗原主要包括：①同种异型抗原。②感染或理化因素所致改变了的自身抗原。③结合在自身组织细胞表面的抗原表位或抗原-抗体复合物。④外源性抗原与正常组织细胞之间的共同抗原。

二、Ⅱ型超敏反应的发生机制

1）IgG 或 IgM（或少量的 IgA）抗体与靶细胞表面抗原结合后，通过经典途径激活补体系统，最终形成攻膜复合物，导致靶细胞破坏。补体活化过程中的裂解产物 C3b、C4b、iC3b 可通过补体受体结合到吞噬细胞上，介导调理作用，使靶细胞被吞噬杀伤。

2）IgG 抗体与靶细胞特异性结合后，通过其 Fc 段与吞噬细胞表面的 Fc 受体（FcR）结合，产生调理作用，促进对靶细胞的吞噬杀伤，同时被募集来的吞噬细胞（包括中性粒细胞和巨噬细胞）活化后，释放的生物活性物质，可进一步引起组织损伤。

3）IgG 抗体与靶细胞特异性结合后，通过其 Fc 段与 NK 细胞表面的 FcR 结合，产生 ADCC，溶解破坏靶细胞。

4）机体产生的抗体针对的是靶细胞表面受体或其他蛋白质，则与之结合后，会影响这些受体和蛋白质发挥正常的生理功能，表现为受体介导的对靶细胞的刺激或抑制作用，引起的疾病可能并没有实际的组织损伤，而是功能的紊乱，属于特殊型别的 II 型超敏反应。II 型超敏反应的发生机制如图 2-17-4 所示。

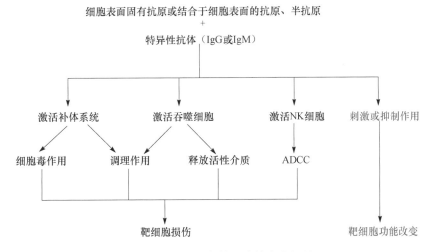

图 2-17-4　II 型超敏反应的发生机制

三、临床常见的 II 型超敏反应性疾病

1. 输血反应　　常见于 ABO 血型不符的输血。如将 B 型供血者的血误输给 A 型受血者，由于 B 型血红细胞表面有 B 抗原，受者血清中有天然的抗 B 抗体（IgM），两者结合后激活补体可使红细胞溶解破坏出现溶血反应，引起发热、血管内阻塞、腰部疼痛和血尿等。

2. 新生儿溶血症　　母子间 Rh 血型不符是引起新生儿溶血症的主要原因。Rh 血型系统中抗原有多种，以 D 型的抗原性最强，对临床也最为重要。如果母体为 RhD 阴性，同时又由于输血、流产或分娩等原因已被 RhD 阳性抗原致敏而产生抗 Rh 抗原的 IgG 抗体，最容易引起新生儿溶血性疾病。这类致敏通常是在第一次怀孕 Rh 阳性胎儿时发生，在再次怀孕时抗体 IgG 可通过胎盘进入胎儿体内，与胎儿 Rh 阳性红细胞结合，通过补体等介导的细胞毒作用，导致胎儿红细胞破坏，引起流产或发生新生儿溶血。一般产后 72h 内给母体注射 Rh 抗体，能有效预防再次妊娠时发生的新生儿溶血症。

3. 自身免疫性溶血性贫血　　服用某些药物，如甲基多巴或受到感染后，可使机体产生针对红细胞膜的自身抗体（IgG 或 IgM），吸附于红细胞表面，最终导致红细胞破坏而引起贫血。

4. 药物过敏性血细胞减少症　　青霉素、奎尼丁等药物能与蛋白质结合获得免疫原性，刺激机体产生针对药物的特异性 IgG 抗体。当药物再次进入机体与血细胞结合后，该细胞就成为抗药物抗体作用的靶细胞，从而引起药物性溶血性贫血、粒细胞减少症和血小板减少性紫癜。

5. 肺出血肾炎综合征（Goodpasture's syndrome）　　患者产生抗基底膜 IV 型胶原的自身 IgG 类抗体。IV 型胶原广泛分布在肺和肾脏的基底膜，可被抗基底膜 IV 型胶原的自身抗体所识别，导致肺基底膜和肾小球基底膜受损而发生肺出血和肾脏炎症。

6. 链球菌感染后的肾小球肾炎　　人感染 A 族溶血性链球菌中的 4、5、12、25、49、52、55 类型中任何一型，10～14d 后均能发生抗肾小球基底膜肾炎。因为溶血性链球菌的某些抗原和肾小球基底膜存在共同抗原，抗链球菌的抗体在与链球菌抗原结合的同时，又可与肾小球基底膜交叉结合，进而激活补体产生肾小球基底膜的炎性损伤。

7. 自身免疫性受体病

（1）甲状腺功能亢进：甲状腺功能亢进又称 Graves 病，是一种抗体刺激型超敏反应。患者体内产生针对甲状腺细胞表面促甲状腺素（thyroid stimulating hormone，TSH）受体的自身抗体（IgG）。该种抗体与 TSH 受体结合，可持续刺激甲状腺细胞合成分泌过多的甲状腺素，引起甲状腺功能亢进。

（2）重症肌无力：重症肌无力（myasthenia gravis，MG）是一种抗体阻断型超敏反应。患者体内产生针对乙酰胆碱受体的自身抗体。该抗体在神经肌肉接头处结合乙酰胆碱受体，阻碍了神经系统信号向肌肉细胞的传递。

患者的早期症状可以是眼睑下垂，以骨骼肌进行性无力为特征。若不加以治疗，病情会进行性恶化，甚至可发生严重的吞咽和运动障碍。

第三节　Ⅲ型超敏反应

Ⅲ型超敏反应是由可溶性免疫复合物沉积而引起的细胞组织损伤，故也称为免疫复合物型超敏反应。免疫复合物沉积的发生可以在局部也可以在全身，透过血管内皮间隙到达毛细血管末梢，并结合到基底膜上，通过激活补体，并在中性粒细胞、血小板、肥大细胞和嗜碱粒细胞等参与下，引起以充血水肿、局部坏死和中性粒细胞浸润为主要特征的炎症反应和组织损伤，故Ⅲ型超敏反应亦称为血管炎型的超敏反应。

一、Ⅲ型超敏反应的发生机制

（一）可溶性免疫复合物的形成与沉积

存在于血液循环中的可溶性抗原与相应的 IgG 或 IgM 类抗体结合，能形成可溶性抗原-抗体复合物，即免疫复合物（immune complex，IC）。免疫复合物的形成有多种原因，包括：吸入或摄入某些抗原物质、轻度的持续感染、自身免疫病、被动或长期免疫。

正常情况下，大的免疫复合物可被巨噬细胞捕获并清除，小的免疫复合物存在于血循环中，但不会沉积，可经肾小球滤过排出体外，只有中等大小的免疫复合物易在局部滞留并活化补体，引起炎症反应和组织损伤。可溶性免疫复合物易于形成并沉积还与补体或吞噬细胞功能障碍或缺陷及血管通透性增加等有关。

免疫复合物沉积的部位一方面取决于抗原在组织中的分布，另一方面也与循环免疫复合物在某些部位容易滞留有关，主要发生在血管、肾脏、肺部、皮肤和关节等处，尤其可见血管高压与涡流形成的部位。

（二）免疫复合物沉积引起的组织损伤

1）免疫复合物能够活化补体经典途径，该过程中释放的补体裂解片段 C3a 和 C5a 可刺激肥大细胞和嗜碱粒细胞释放血管活性胺，如组胺、5-羟色胺及趋化因子等，引起局部炎症反应，导致血管通透性增加，加重复合物在血管壁上的沉积。

2）C3a 和 C5a 能募集中性粒细胞至免疫复合物沉积部位，释放溶酶体酶，引起组织损伤和进一步的炎症反应。

3）免疫复合物还可借助 FcR 直接作用于血小板和嗜碱粒细胞，促进两者释放血管活性胺，进一步加重水肿、促进沉积；另外局部血小板的集聚、激活也能促进血栓形成，引起局部出血、坏死。Ⅲ型超敏反应发生的机制如图 2-17-5 所示。

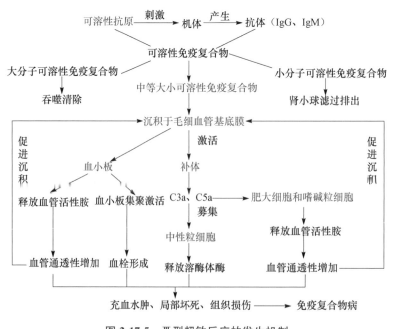

图 2-17-5　Ⅲ型超敏反应的发生机制

二、临床常见的Ⅲ型超敏反应性疾病

（一）局部免疫复合物病

1903年，Arthus发现用马血清经皮下反复免疫家兔数周后，当再次注射马血清时，可在注射局部出现红肿、出血和坏死等剧烈的炎症，此种现象被称为Arthus反应。Arthus反应是一种典型的实验性免疫复合物介导的血管炎，属于局部Ⅲ型超敏反应。该反应通常发生于抗原进入机体的位置，如昆虫叮咬、注射部位，免疫复合物在此处聚集，4～8h内发生，导致局部组织炎症、损伤甚至坏死。

（二）全身性免疫复合物病

全身性Ⅲ型超敏反应是免疫复合物存在于血液循环中，并在适当的部位沉积后引起的炎性损伤，如在肾脏中沉积可引起肾小球肾炎；在关节中沉积引起关节炎；在血管中沉积则易引起脉管炎。

1. 血清病　　血清病（serum sickness）是最早被认识的Ⅲ型超敏反应性疾病。常见于用动物血清（主要是马血清）治疗白喉和破伤风的患者。现今引起血清病最主要的因素是使用马抗白喉和抗破伤风毒素的抗血清进行紧急预防和治疗相应疾病所致。一些患者在静脉注射大剂量抗毒素（马血清）14d后出现皮疹、发热、淋巴结肿大、全身关节疼痛和一过性蛋白尿等。原因是一次大量注入抗毒素（马血清）后，机体产生了抗马血清的抗体，二者形成的可溶性免疫复合物嵌入肾小球基底膜或沉积在关节、心、肺和皮下组织的毛细血管壁中，激活补体，引起了组织损伤。这种血清病在停止注入抗血清后症状可自行消退。

> 血清病和血清过敏性休克有什么不同？
> 血清病是Ⅲ型超敏反应，属于免疫复合物病，而血清过敏性休克属于Ⅰ型超敏反应，二者发病机制和结局完全不同。

2. 链球菌感染后肾小球肾炎　　链球菌感染后肾小球肾炎一般发生于A族溶血性链球菌感染后1～3周。机体内产生的抗链球菌抗体与链球菌可溶性抗原结合形成循环免疫复合物，沉积在肾小球基底膜上，引起了免疫复合物型肾小球肾炎。临床表现为血尿、蛋白尿、高血压、水肿，有时还伴有少尿和肾功能不全。

3. 系统性红斑狼疮　　系统性红斑狼疮（systemic lupus erythematosus，SLE）是一种较常见的累及多系统多器官的疾病，确切病因尚不十分明了。患者体内可检测到多种自身抗体，如抗核抗体、抗DNA抗体等，这些抗体可与相应的抗原结合形成免疫复合物，在不同脏器沉积后能引起多脏器的组织损伤。

4. 食物不耐受　　因为缺乏相应的酶，某些食物无法被人体完全消化，以多肽或其他分子形式进入肠道，被机体作为外来物质识别，从而导致免疫反应的发生，产生食物特异性的IgG抗体。IgG抗体与相应食物分子结合能形成可溶性免疫复合物，而免疫复合物的沉积可引起所有组织（包括血管）发生炎症反应，进而引起全身各系统的症状与疾病。多数表现为胃肠道症状和皮肤反应，其中肠易激综合征、皮肤病、偏头痛与食物不耐受的关系最大。

> 食物不耐受和食物过敏是一回事吗？
> 不是，食物不耐受属于Ⅲ型超敏反应，而食物过敏属于Ⅰ型超敏反应。

第四节　Ⅳ型超敏反应

Ⅳ型超敏反应由抗原特异性T细胞所介导，发生较迟，需要经过效应分子的合成阶段，因而进程较为缓慢，故又称为迟发型超敏反应。此型超敏反应发生与抗体和补体无关，而与效应T细胞和吞噬细胞及其产生的细胞因子或细胞毒性介质有关。效应T细胞与特异性抗原结合作用后，引起以单个核细胞浸润和组织损伤为主要特征的炎症反应。

一、Ⅳ型超敏反应的发生机制

1. 致敏相　引起Ⅳ型超敏反应的抗原主要有胞内寄生菌、病毒、寄生虫和化学物质等。这些抗原经 APC 摄取、加工处理成抗原肽-MHC 分子复合物，提呈给 T 细胞识别，并使之活化和分化成为效应 T 细胞（或称致敏 T 细胞）。效应 T 细胞主要为 CD4$^+$Th1，但也有 CD8$^+$CTL。

2. 发生相　通常在接触相同抗原后 24～72h 产生。经抗原刺激后的致敏 Th1 能释放多种细胞因子，如 IFN-γ、TNF-α、LT-α、IL-3、GM-CSF、MCP-1 等。IL-3 和 GM-CSF 可刺激单核细胞等生成；MCP-1 可趋化单核细胞和 T 细胞到达抗原部位；IFN-γ 和 TNF-α 能使巨噬细胞活化，进一步释放细胞因子加重炎症反应；TNF-α 和 LT-α 可使局部血管内皮细胞黏附分子表达增加，促进巨噬细胞和淋巴细胞至抗原部位聚集，并可产生细胞毒作用，引起组织和细胞损伤。Th1 还可借助 FasL 杀伤表达 Fas 的靶细胞。效应 CTL 与特异性抗原结合被活化后，能通过穿孔素/颗粒酶途径或 Fas/FasL 途径，导致靶细胞发生溶解或凋亡。Ⅳ型超敏反应发生机制如图 2-17-6 所示。

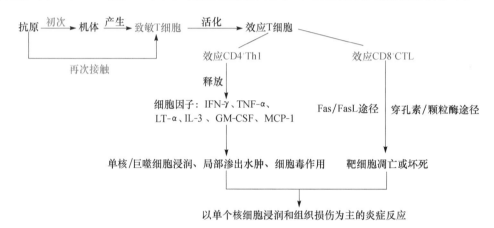

图 2-17-6　Ⅳ型超敏反应的发生机制

二、临床常见的Ⅳ型超敏反应性疾病

1. 结核病　巨噬细胞可在 Th1 释放的 IFN-γ 作用下被活化，将胞内感染的结核杆菌杀死。如果结核杆菌抵抗活化巨噬细胞的杀伤效应，则可发展为慢性炎症，形成肉芽肿和干酪样坏死。结核菌素实验为典型的实验性迟发型超敏反应，如果宿主曾经接触过结核杆菌，就会在 24～72h 后出现一个由 T 细胞介导的局部炎症反应，使注射部位的血管外组织形成肿胀和硬结。

2. 接触性皮炎　通常是因接触小分子半抗原物质，如油漆、染料、农药、化妆品和某些药物（如青霉素）等引起。小分子的半抗原与体内蛋白质结合成完全抗原，经朗格汉斯细胞摄取和加工后，激活 T 细胞。再次接触相应抗原，T 细胞释放的细胞因子和趋化因子，通过吸引 CD4$^+$ T 细胞和单核细胞向损伤部位迁移、诱导巨噬细胞成熟等方式增强炎症应答，导致局部皮肤出现红斑、水疱，严重者可出现剥脱性皮炎。

3. 胰岛素依赖型糖尿病　胰岛素依赖型糖尿病（insulin-dependent diabetes mellitus，IDDM）是由自身反应性 T 细胞诱导的迟发型超敏反应所引起。胰腺朗格汉斯岛周围出现淋巴细胞和巨噬细胞的病理性浸润导致 β 细胞受损，引起胰岛素产生不足。引起 β 细胞受损的机制包括：CD4$^+$ Th1 与胰岛抗原相互作用后激发了迟发型超敏反应、CTL 介导了胰岛细胞的裂解、局部产生的细胞因子则损伤了胰岛细胞等。

小　　结

根据发生机制可将超敏反应分为 4 种类型，但临床实际情况较为复杂，有些超敏反应性疾病可由多种免疫损伤机制引起，同一抗原在不同条件下能引起不同类型的超敏反应。Ⅰ型、Ⅱ型和Ⅲ型超敏反应主要由抗体介导，Ⅳ型超敏反应主要由 T 细胞介导。粒细胞、单核-吞噬细胞、NK 细胞、淋巴细胞、血小板、肥大细胞及补体成分等均可参与各型超敏反应的炎症性损伤，但所起作用的大小不尽相同。四种类型的超敏反应比较见表 2-17-1。

表 2-17-1 四种类型超敏反应的比较

	Ⅰ型	Ⅱ型	Ⅲ型	Ⅳ型
主要抗体与效应 T 细胞 效应机制	IgE 变应原与结合在肥大细胞和嗜碱粒细胞上的 IgE 抗体结合并发生交联，使细胞释放生物活性介质，导致平滑肌收缩、血管扩张及通透性增强、黏膜腺体分泌增加	IgG、IgM 抗体与抗原结合，通过激活补体、调理吞噬和 ADCC 破坏靶细胞	IgG、IgM、IgA 抗原-抗体复合物在组织中沉积，通过活化补体，使中性粒细胞集聚，并活化血小板等引起炎症性组织损伤	Th1、CTL 致敏 Th1 释放细胞因子活化 CTL 和巨噬细胞，导致局部组织损伤；CTL 也能直接识别细胞表面的抗原杀伤靶细胞
临床常见病举例	药物过敏性休克、支气管哮喘、食物过敏症、湿疹等	输血反应、新生儿溶血症、自身免疫性溶血性贫血、药物过敏性血细胞减少症等	类 Arthus 反应、血清病、肾小球肾炎、系统性红斑狼疮等	结核病、接触性皮炎、胰岛素依赖型糖尿病等

主要参考文献

曹雪涛. 2009. 免疫学前沿进展. 北京：人民卫生出版社.

金伯泉. 2008. 医学免疫学. 5 版. 北京：人民卫生出版社.

龚非力. 2009. 医学免疫学. 3 版. 北京：科学出版社.

周光炎. 2007. 免疫学原理. 2 版. 上海：上海科学技术出版社.

Kindt T J，Goldsby R A，Osborne B A. 2006. Immunology. 6th ed. New York：W. H. Freeman & Co Ltd.

Murphy K，Travers P，Walport M. 2008. Janeway's Immunobiology. 7th ed. New York：Garland Science.

问 答 题

1. 肾小球肾炎的免疫损伤机制主要有哪些？

2. 接触性皮炎和皮肤过敏反应有何异同？

3. 青霉素能引起几种类型的超敏反应？你能说出其各自的发生机制吗？

4. 某女性，28 岁，面部出现遍及颧部的高出皮肤的固定性红斑，并伴有 2 个以上手指关节出现肿胀、疼痛的现象，询问病史，患者曾有过日光照射后皮肤出现红斑的现象，免疫学检查抗 dsDNA 抗体、抗核蛋白抗体均为阳性，且滴度较高，试诊断该女性可能患有哪种疾病？其可能的发病机制是什么？

（朱轶晴）

第十八章
CHAPTER 18　自身免疫病

免疫系统能够精确识别"自己"和"异己"。对外防御微生物侵犯，对内清除各种"变质的异己分子"，以保护机体。针对自身抗原保持免疫耐受性是维持机体平衡的必要条件。如果自身免疫耐受被打破，免疫系统转而针对自身组织细胞的抗原作出应答，并且造成机体损伤，就会引发自身免疫病。目前，免疫系统出错的确切原因仍不十分清楚，但病毒感染、内分泌激素等均被证实参与其发病。当今的科学研究还揭示，自身免疫病存在基因造成的高度易感性。而现在对自身免疫病的治疗主要限于对症缓解。

第一节　自身免疫病的概念与类型

一、自身免疫与自身免疫病的起源

19 世纪末，德国科学家 Paul Ehrlich 在微生物感染的研究过程中提出一种观点，即免疫系统是机体抗击外来病原微生物的武器，而对正常的自身组织细胞不会造成损伤；一旦免疫系统出现故障，转而攻击自身组织成分，就会导致疾病的发生；Ehrlich 称之为 "horror autotoxicus"，即自身免疫毒性。这是学界对于自身免疫现象的最初认识。

1912 年，日本科学家 Hashimoto 发表论著描述了一种称为"自身免疫性甲状腺炎"的疾病，患者血清中含有抗甲状腺球蛋白的抗体，腺体肿大、有大量炎性细胞浸润，包括巨噬细胞、淋巴细胞和浆细胞等。直到五六十年代，主流免疫学界才接受 Hashimoto 提出的"自身免疫与自身免疫病"的理论，并将此病以其名字命名为 Hashimoto's thyroiditis（桥本甲状腺炎），这是人类所认识的第一种自身免疫病。

二、自身免疫与自身免疫病的区别

自身免疫（autoimmunity）与自身免疫病（autoimmune disease，AD）含义不同。机体遇到细菌或病毒等微生物入侵，免疫系统能对上述微生物作出应答，发挥免疫防御功能，从而保护机体。而免疫细胞对自身成分的识别和应答，称为自身免疫应答，这种应答是生理性自身免疫。生理性自身免疫的主要职责是清除自身衰老细胞、坏死细胞和病毒感染细胞，持续时间短暂，不会对机体造成损伤。每个机体均存在这种自身免疫应答。而自身免疫病是发生于少数个体的病理性自身免疫，其原因是自身免疫应答未能得到恰当调控，机体持续产生自身抗体和（或）自身反应性 T 细胞，从而对组织器官造成了损伤。

> 自身免疫是否一定导致自身免疫病？
> 不是。自身免疫是生理性免疫应答，在机体普遍存在，且受到精确调控。当免疫系统对自身免疫应答的调控机制出现问题，使得自身免疫应答持续存在时，才会导致自身免疫病。

三、自身免疫病的类型

桥本甲状腺炎患者体内的自身抗体和自身反应性 T 细胞作用于甲状腺这一特定器官，所造成的损害高度局限。与之相反，系统性红斑狼疮（systemic lupus erythematosus，SLE）患者血清中的自身抗体则针对多种组织抗原发生应答，造成多脏器损伤，包括皮肤、肾脏和血管等。这两种疾病可以代表自身免疫病的两个类型，一类是特定器官受累，称为器官特异性自身免疫病；另一类则累及多种器官，称为器官非特异性自身免疫病或系统性自身免疫病。器官特异性自身免疫病受累器官常见的有甲状腺、肾上腺、胃和胰腺等；而器官非特异性自身免疫病则常累及皮肤、肾脏、关节和肌肉等。常见的自身免疫病如图 2-18-1 所示。

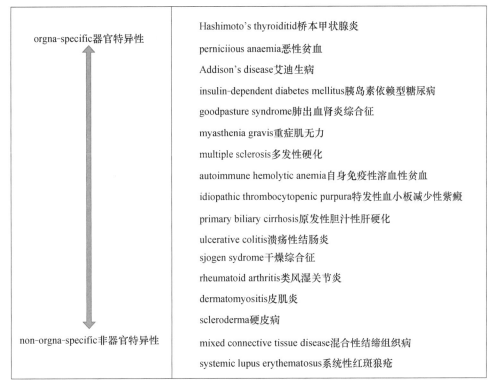

orgna-specific器官特异性

Hashimoto's thyroiditid桥本甲状腺炎

perniciious anaemia恶性贫血

Addison's disease艾迪生病

insulin-dependent diabetes mellitus胰岛素依赖型糖尿病

goodpasture syndrome肺出血肾炎综合征

myasthenia gravis重症肌无力

multiple sclerosis多发性硬化

autoimmune hemolytic anemia自身免疫性溶血性贫血

idiopathic thrombocytopenic purpura特发性血小板减少性紫癜

primary biliary cirrhosis原发性胆汁性肝硬化

ulcerative colitis溃疡性结肠炎

sjogen sydrome干燥综合征

rheumatoid arthritis类风湿关节炎

dermatomyositis皮肌炎

scleroderma硬皮病

non-orgna-specific非器官特异性

mixed connective tissue disease混合性结缔组织病

systemic lupus erythematosus系统性红斑狼疮

图 2-18-1　自身免疫病的类型

自身免疫病可分为器官特异性和器官非特异性，这取决于自身免疫应答所针对的抗原性物质是局限于某个特定器官，还是广泛分布于多种组织器官中。图中上端是器官特异性自身免疫病，越靠近下端的疾病，其损伤器官越广泛，呈器官非特异性

第二节　临床常见的自身免疫病举例及其免疫病理损伤机制

在自身免疫病的患者血清中，常可检测到致病性自身抗体。同时，越来越多的研究发现，自身反应性 T 细胞在自身免疫病中的意义重大。免疫病理损伤的机制因疾病类型不同而有所区别。当抗原局限于某个特定的器官，Ⅱ型超敏反应和细胞介导的免疫应答对于致病至关重要。在器官非特异性自身免疫病中，Ⅱ型超敏反应的自身抗体和Ⅲ型超敏反应的免疫复合物，均参与疾病的炎症性损伤。下面以临床常见的几种自身免疫病为例，介绍其免疫病理损伤的机制。研究自身免疫病需要来自于动物模型的实验证据，表 2-18-1 列出几种常见疾病的实验动物模型。

表 2-18-1　几种常见自身免疫病的实验动物模型

人类自身免疫病	小鼠模型
类风湿关节炎（RA）	胶原诱导的关节炎（collagen induced arthritis，CIA）
多发性硬化（MS）	实验性自身免疫性脑脊髓炎（experimental autoimmune encephalomyelitis，EAE）
溃疡性结肠炎（UC）	葡聚糖硫酸钠诱导的结肠炎（dextran sodium sulfate induced colitis，DSS）
糖尿病	非肥胖型糖尿病（non-obese diabetic，NOD）
系统性红斑狼疮（SLE）	MRL^{lpr}（lpr＝lupus prone）

一、T 细胞介导的器官特异性自身免疫病

多发性硬化（multiple sclerosis，MS）是一种中枢神经系统受累的自身免疫病，病变位于脑部或脊髓。正常情况下神经细胞将动作电位传递到由髓鞘包裹的轴突，引起信息传递。MS 患者的免疫系统异常攻击和破坏髓鞘，发生脱髓鞘病变。失去髓鞘的轴突不能有效传递信号；持续的炎性刺激和损伤，导致髓鞘脱失区域因组织修复而产生瘢痕组织，并逐渐变硬。这些硬的斑块常为多个；而且随着病情进展，新的硬块可继续形成，因此称为"多发性硬化"。多

发性硬化常用的实验动物模型是实验性自身免疫性脑脊髓炎（experimental autoimmune encephalomyelitis，EAE）。

（一）临床症状和体征

多发性硬化的初期不易诊断，常见症状有一定部位的肌肉僵硬、乏力、丧失控制能力、四肢异常疲劳、行走困难、头晕、大小便控制有障碍、触觉、痛觉和温热感觉紊乱等。每个症状出现后又可消失，一个接一个相继发生或继续恶化，最终可能出现吞咽困难、卧床不起。

（二）临床分型

美国多发性硬化学会根据多发性硬化患者的病程发展，把疾病分为复发缓解型、复发渐进型、继发进展性和进展复发型。其中复发缓解型最常见，疾病早期有多次复发和缓解，两次复发间期病情稳定，约50%患者转变为继发进展型。复发渐进型在发病后病情进展加重，无缓解，呈连续渐进性恶化。继发进展性的患者出现渐进性症状恶化，伴或不伴有急性复发。进展复发型较少见，发病后病情逐渐进展，并间有复发。

（三）病因

MS的病因目前尚不明确，可能与遗传、生活环境及感染因素相关。

1. 遗传因素　　特定的遗传基因（如 HLA-DR）会增加个体患 MS 的风险。

2. 生活环境因素　　流行病学资料显示，纬度越高的地区，人们患 MS 的危险度越高。这可能与日光照射少及维生素 D 摄入不足有关。严重的精神压力也是发病的危险因素；抽烟作为独立因素也被证明能够增加 MS 的发生率。

3. 感染因素　　多种微生物能够启动和促进 MS 的发生发展，如疱疹病毒与 MS 密切相关；其他的还有麻疹病毒、风疹病毒及腮腺炎病毒等。

（四）免疫病理损伤机制

作为一种自身免疫病，MS 的炎症反应主要由 T 细胞介导。T 细胞穿过血-脑屏障，进入中枢神经系统，激发炎症反应，产生大量炎性细胞因子和趋化因子，在神经系统引起损伤。既往认为 Th1 是介导 MS 炎症反应的主要免疫细胞。近年来发现 Th17 在 MS 的动物模型 EAE 病程中也具有明显的致炎作用。

二、系统性自身免疫病

（一）类风湿关节炎

类风湿关节炎（rheumatoid arthritis，RA）是一种以关节滑膜炎为特征的慢性全身性自身免疫病。滑膜炎持久反复发作，可导致关节内软骨和骨的破坏，关节功能障碍，甚至残废。全世界范围内 RA 的发病率约1%，女性的发病率是男性的3倍。RA 患者以关节肿痛为主要症状，关节外的症状和体征也比较多见。具体病因尚不清楚，自身免疫应答是其损伤的主要机制。

1. 临床症状与体征　　RA 以慢性、对称性、多滑膜关节炎和关节外病变为主要临床表现，属于自身免疫炎性疾病。好发于手、腕、足等小关节，反复发作，呈对称分布。早期有关节红肿热痛和功能障碍，可能伴有乏力、疲劳、发烧等症状。晨僵是类风湿关节炎的特征表现，早晨醒来患者会发现关节不灵活，起床活动后晨僵减轻或消失。晚期关节可出现不同程度的僵硬畸形，并伴有骨和骨骼肌的萎缩，极易致残。从病理改变的角度来看，类风湿关节炎是一种主要累及关节滑膜（以后可波及关节软骨、骨组织、关节韧带和肌腱），其次为浆膜、心、肺及眼等结缔组织的广泛性炎症性疾病，可能出现心包炎、皮下结节、胸膜炎、动脉炎、周围神经病变等。

2. 病因

（1）细菌感染：实验研究表明 A 群链球菌及其细胞壁的肽聚糖成分可能为 RA 发病的一个持续的刺激原。A 群链球菌在体内长期存在，刺激机体产生抗体，发生免疫病理损伤而致病。

（2）病毒感染：在 RA 患者血清和滑膜液中可检测到高滴度的抗 EB 病毒包膜抗原抗体。

（3）遗传因素：RA 在某些家族中发病率较高，人群调查发现人类白细胞抗原 HLA-DR4 与 RA 相关。近来还发现 RA 患者中有70%呈现 HLA-DW4 阳性。新基因 PTPN22 也被发现与 RA 的发生有关。

（4）性激素：研究表明 RA 发病率男女之比为1:4～1:2，妊娠期病情减轻，服避孕药的女性发病减少。动物模型显示雌鼠对关节炎的敏感性高，雄性发病率低，雄鼠经阉割或用β-雌二醇处理后，其发生关节炎的情况与雌鼠一样，表明性激素在 RA 发病中起一定作用。

3. 免疫病理损伤机制　　遗传因素与环境高危因素（吸烟、激素）共同作用导致免疫系统对自身抗原的免疫耐受性受到破坏，B 细胞活化分化为浆细胞，产生大量自身抗体，类风湿因子（rheumatoid factor，RF）是 RA 患者的重要自身抗体，识别的抗原为 IgG 的 Fc 段。近年来受到关注的另一种自身抗体是抗瓜氨酸肽抗体（anti-citrullinated peptide antibody，ACPA），其结合的自身抗原是瓜氨酸化的纤维蛋白原。上述自身抗体 RA 或 ACPA 通过活化巨噬细胞、固定补体引起 II 型超敏反应造成组织的损伤。自身抗体还与抗原结合形成免疫复合物，沉积于滑膜组织，激活补体产生多种过敏毒素（C3a 和 C5a）；另局部由单核/巨噬细胞产生的细胞因子 IL-1、TNF-α 和白三烯 B4 可刺激多形核白细胞移行进入滑膜；而局部产生前列腺素 E2 的扩血管作用也能促进炎症细胞进入炎症部位；此外，吞噬细胞吞噬免疫复合物及释放溶酶体，包括中性蛋白酶和胶原酶，破坏胶原弹力纤维，促使滑膜表面及关节软骨受损。

（二）系统性红斑狼疮

系统性红斑狼疮（SLE）是一种弥漫性、全身性自身免疫病，主要累及皮肤黏膜、骨骼肌、肾脏及中枢神经系统，同时还可累及肺、心脏、血液等多个器官和系统，呈现出多种临床表现；血清中可检测到多种自身抗体和炎性细胞因子。SLE 好发于青年女性，发病高峰为 15～40 岁，男女发病比例为 1：9 左右。全球患病率约为 40/10 万，我国的患病率约为 70/10 万。亚洲女性的发生率高于白色人种女性。

1. 临床症状与体征　　系统性红斑狼疮的发病可急可缓，临床表现多种多样。早期轻症的患者往往仅有单一系统或器官受累的不典型表现，随着病程的发展其临床表现会越来越复杂，可表现为多个系统和器官受累的临床症状。全身表现包括发热、疲劳、乏力及体重减轻等。

（1）常见受累组织和器官的临床表现

1）皮肤与黏膜：蝶形红斑、盘状皮损、光过敏、口腔溃疡、脱发等。

2）关节肌肉：关节痛、关节肿、肌痛、肌无力、缺血性骨坏死等。

3）血液及心血管系统：全血细胞减少、淋巴结肿大、脾肿大、心包炎、心肌炎、心内膜炎及血管的雷诺现象等。

4）神经系统：头痛、周围神经病变、癫痫、抽搐、精神异常等 19 种表现。

5）胸膜及肺：胸膜炎、肺间质纤维化、狼疮肺炎、肺动脉高压等。

6）肾脏：蛋白尿、血尿、管型尿、肾病综合征及肾功能不全等。

7）消化系统：腹痛、腹泻、恶心、呕吐、腹膜炎及胰腺炎等。

（2）特殊类型的狼疮

1）SLE 与妊娠：SLE 患者与正常人群的生育及不孕率无显著差异，但活动性 SLE 患者的自发性流产、胎死宫内和早产的发生率均高于正常健康妇女。SLE 病情完全缓解后的 6～12 个月为最佳妊娠时间。

2）新生儿狼疮：这是一种发生于胎儿或新生儿的疾病，是一种获得性自身免疫病；通常发生于免疫功能异常的母亲。抗 SSA/Ro、抗 SSB/La 抗体可通过胎盘攻击胎儿，表现为新生儿先天性心脏传导阻滞，还可出现皮肤受累（红斑、环形红斑和光过敏）。

3）抗磷脂综合征：表现为静脉或动脉血栓形成及胎盘功能不全导致反复流产，抗磷脂抗体可以呈阳性。SLE 继发的抗磷脂综合征与原发性抗磷脂综合征患者妊娠的结局无差异。

4）药物相关性狼疮（drug-related lupus，DRL）：应用药物氯丙嗪、肼屈嗪、异烟肼、普鲁卡因胺、奎尼丁等之后出现的狼疮综合征。

2. 病因　　SLE 的病因尚未完全明确，是一种多因素疾病。

（1）遗传因素：SLE 不是单一基因的遗传病，其发病与多种遗传异常相关，是一种多基因病，如 HLA-DR2 和 HLA-DR3 分子及其各亚型与 SLE 的发病显著相关；纯合 C4a 遗传缺陷与 SLE 发病的风险相关。此外，SLE 还与 C1q、C1r、C1s 和 C2 缺陷具有一定的相关性。

（2）感染、辐射和药物等环境因素：遗传因素提供 SLE 易感背景，但 SLE 的发生或病情活动可能与环境或其他外源性刺激有关。其中，感染是重要影响因素之一。感染可通过分子模拟和影响免疫调节功能而诱导特异性免疫应答。应激可通过促进神经内分泌改变而影响免疫细胞功能。饮食可影响炎性介质的产生。毒品包括药物，可调节细胞反应性和自身抗原的免疫原性。紫外线照射等物理因素可导致炎症和组织损伤。这些诱发因素对不同个体的损伤存在很大差异。

3. 免疫病理损伤机制　　系统性红斑狼疮的病因及发病机理尚不清楚，可能与遗传、环境、性激素及免疫系统的功能状态等多种因素有关。通常认为具有遗传背景的个体在感染、内分泌激素等因素的共同作用或参与下引起机体免疫功能异常，从而诱导 T、B 细胞活化、自身抗体产生、免疫复合物形成。循环免疫复合物在多种组织的沉积导致系统性红斑狼疮的发生和发展，其免疫损伤机制涉及 III 型和 II 型超敏反应。

第三节　自身免疫病的发病相关因素

自身免疫病的发生其本质是机体对于自身抗原的免疫耐受性被打破，从而产生针对自身抗原的不恰当的免疫应答，最终导致疾病状态。打破自身免疫耐受性的环节是多方面的，因而自身免疫病的发生过程涉及多因素参与。本节将详细阐述自身免疫病发病的相关因素。

一、遗传因素

自身免疫病不是传统意义上的遗传性疾病，当几种易感基因同时存在时，该个体发生自身免疫病的概率增加，但并非一定发病。遗传因素对自身免疫病的影响表现在以下三方面。

1. 家族性　　一个家族中会出现多个自身免疫病患者。例如可能一个人患狼疮，另一个是干燥综合征，第三个患者是类风湿关节炎。这种聚类特征显示自身免疫病的遗传倾向性。

2. 双胞胎的相似易感性　　研究双胞胎可以观察遗传因素和环境因素对自身免疫病的作用。如果自身免疫病完全由环境决定，则同卵双胞胎和异卵双胞胎在发病情况上应该没有差别。如果二者有区别，则表明遗传因素也参与发病。同卵双胞胎均发生自身免疫病的概率若是百分之百，则可判断病因全部由遗传决定，如果低于百分之百则说明自身免疫病的病因是遗传和环境因素共同在起作用。有数据表明，同卵双胞胎均发病的概率是 30%～70%。

3. 基于特定 HLA 单体型的基因易感性　　HLA 基因是一组基因群，其编码的分子具有个体识别的意义，又称为主要组织相容性复合体（major histocompatibility complex，MHC），在人类称为人类白细胞抗原（human leukocyte antigen，HLA）。有的 HLA 基因在决定某些自身免疫病的发生与否方面至关重要。例如，强直性脊柱炎与 HLA-B27 的高度相关性；类风湿关节炎与 HLA-DR4 有关，而与 HLA-A 和 HLA-B 无关；桥本甲状腺炎与 HLA-DR5 密切关联；单体型 HLA-B8 和 DR3 与多种器官特异性自身免疫病相关；而 HLA-DQ2/DQ8 杂合子对于胰岛素依赖型糖尿病的易感性更高。HLA 易感基因是决定其发病的关键因素，由于自身免疫病的遗传学机制非常复杂，故基因组研究将有望发现一系列与免疫耐受缺失、持续性炎症反应和终末器官受累相关的基因。

二、免疫系统的自身因素

自身免疫病本质上是免疫系统的自我稳定功能下降或丧失，导致自身免疫耐受的终止而发生的疾病。

（一）机体中存在自身反应性 T 细胞和 B 细胞

在淋巴细胞发育过程中虽然有复杂的选择机制建立免疫耐受，但机体还是有一些具有潜在自身反应性的淋巴细胞存在（胸腺细胞中尤其如此）。正常情况下，胸腺中携带自身抗原表位的抗原提呈细胞可介导阴性选择，促进自身反应性 T 细胞死亡。但是由于抗原加工不充分或者与 MHC 分子结合力低下，所提呈的隐蔽的自身抗原表位浓度较低，因而有不少自身反应性 T 细胞未被诱导为耐受状态，而是被正常输送到外周免疫器官。

许多自身抗原，当辅以佐剂给动物注射后，即可产生自身抗体，表明体内确有自身反应性 B 细胞的存在。

（二）自身抗原的驱动作用

自身免疫应答是由抗原驱动所致。最直接的证据来自于对肥胖品系鸡的自发性甲状腺炎的研究，如果把抗原的来源器官甲状腺在出生时切除掉，小鸡不会产生甲状腺的自身抗体。而且，将已病发小鸡的甲状腺切除，亦能降低自身抗体的浓度，甚至检测不到自身抗体。非肥胖型糖尿病（non-obese diabetic，NOD）是人类自身免疫性糖尿病的模型，化学损伤 NOD 小鼠的胰岛 β 细胞易导致自身抗体水平下降。狼疮鼠若经 DNA 酶处理，亦能减轻症状。这两个例子同样体现自身抗原 DNA 对于自身免疫应答的驱动作用。

（三）微生物感染的免疫激活作用

1. 交叉反应性微生物抗原介导的分子模拟激活自身反应性 T 细胞和 B 细胞　　正常情况下，初始的自身反应性 T 细胞不识别隐蔽的自身抗原表位，因为这些自身抗原仅以极低的浓度提呈于专职性抗原提呈细胞表面，或是提呈于不表达协同刺激分子的非专职性抗原提呈细胞表面，如胰岛 β 细胞或甲状腺上皮细胞。然而，当一种微生物的某些抗原表位与隐蔽的自身抗原有共同表位，便可有足量的抗原肽段由专职性 APC 提呈在细胞表面，进而活化自身反应性 T 细胞。一旦被激活，这些 T 细胞即可识别表达于非专职性 APC 表面的自身抗原，并对其作出应答（图 2-18-2）。

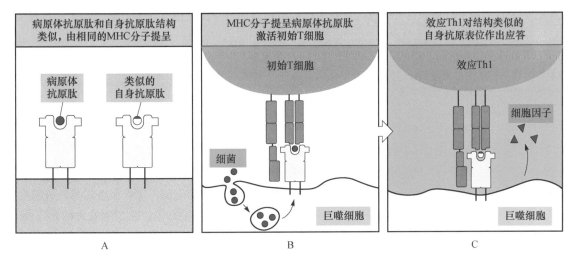

图 2-18-2　交叉抗原激活自身反应性 T 细胞的机制

A. 病原体抗原肽与某些自身抗原肽具有类似结构，由相同的 MHC 分子提呈给 T 细胞。B. 初始 T 细胞被病原体激活。

C. 活化 T 细胞分化为效应 Th1，对与病原体具有类似结构的自身抗原作出应答，激活巨噬细胞，产生炎性细胞因子，引起组织损伤（图片来源：http://immuneweb.xxmu.edu.cn/guowaippt/UCSD/index.htm）

　　B 细胞表位的交叉抗原也可以打破免疫耐受，但机制不同。许多自身反应性 B 细胞不能活化，因为它们所需要的 CD4+ Th 呈现为免疫无反应性。然而如果交叉抗原提供一个外来的表位，T 细胞可识别并对其作出应答，分化为 Th2 辅助 B 细胞活化。自身免疫应答在微生物被清除后仍将存在，活化的 B 细胞将自身抗原结合在细胞表面，提呈给静息的自身反应性 T 细胞，T 细胞增殖分化为 Th 进而促进新的 B 细胞活化。

　　分子模拟的一个经典疾病就是风湿热，发生于链球菌感染后几周，患者血清中可测到针对心瓣膜的自身抗体。链球菌的多糖类抗原与心瓣膜的抗原有交叉抗原性（图 2-18-3）。因此，感染绕过了 T 细胞对心瓣膜抗原的自身免

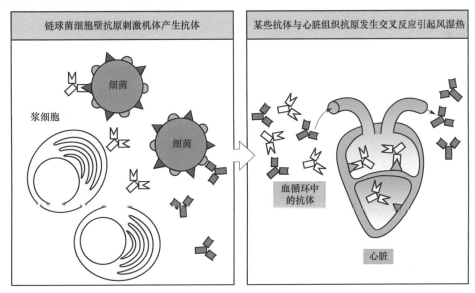

图 2-18-3　微生物交叉抗原与自身免疫病

链球菌的细胞壁抗原与人类的心瓣膜组织抗原具有相似的表位结构。发生链球菌感染后，机体产生针对链球菌的抗体；其中某些抗体能与心瓣膜组织抗原结合，发生交叉反应，引起风湿热（图片来源：http://immuneweb.xxmu.edu.cn/guowaippt/UCSD/index.htm）

疫耐受性。最近有报道，小肠结肠炎耶尔森菌与促甲状腺激素（thyroid stimulating hormone，TSH）受体的胞外区具有共同抗原表位；HLA-B27和克雷伯菌的某些菌株也可能有交叉抗原，使感染与强直性脊柱炎相关联；细菌的热休克蛋白和HLA-DR4的交叉反应性也可能是分子模拟在类风湿关节炎中的体现。

2. 微生物抗原直接活化自身反应性的免疫细胞 抗原或其他激活剂亦可直接激活免疫活性细胞，如LPS或EB病毒直接刺激B细胞诱导抗体产生，不需要Th的辅助。尽管这些自身抗体的亲和力和浓度均较低，但这个活化的自身反应性B细胞可以摄取自身抗原，且加工提呈给初始的自身反应性T细胞，进一步扩展自身免疫应答。

> 感染对于自身免疫病的发生与发展有何意义？
> 细菌、病毒等微生物感染可能通过多克隆活化、分子模拟等机制启动和促进自身免疫应答。感染是很多自身免疫病，如多发性硬化、类风湿关节炎和系统性红斑狼疮患者病情复发的诱发因素。

（四）免疫失衡

1. 细胞因子平衡失调及MHC分子表达异常诱导自身免疫应答 细胞因子网络平衡失调会导致自身反应性T细胞活化，如将IFN-γ基因转到胰岛β细胞，导致 MHCⅡ类基因表达上调，建立免疫应答，引起自身免疫损伤。细胞表达MHCⅡ类分子不足以激活初始T细胞，但通过表达MHCⅡ类分子，该细胞成为活化T细胞的应答目标。目前，人们已从Graves病患者的甲状腺细胞中观察到活跃的MHCⅡ类分子的合成。

2. 调节性细胞与自身免疫病 免疫稳定的调节机制中具有调节功能的细胞有多种，包括分泌IL-10的Tr1、分泌TGF-β的Th3、Qa-1限制性的$CD8^+$调节T细胞、$CD8^+CD28^-$T细胞、$CD8^+CD122^+$T细胞、γδT细胞、NK细胞、树突状细胞（DC）、凋亡的中性粒细胞、$CD3^+CD4^-CD8^-$T细胞及天然的$CD4^+CD25^+$T细胞（Treg）等。小鼠和人类的$CD4^+CD25^+$T细胞被清除后均会发生严重的自身免疫病，因此这个调节T细胞亚群与自身免疫病的关系更受重视。Treg异常与人类自身免疫病的相关性有多方面特征，因病而异。如在SLE中的特点是Treg数量减少和功能下降，而在MS中主要是Treg数量减少，在Ⅰ型糖尿病则主要表现为Treg功能降低。上述不同特点体现了自身免疫病的复杂机制和患者个体的异质性等因素。

3. Th17/IL-17与自身免疫病 近几年有广泛深入的研究集中于IL-17及其产生细胞Th17。目前已经确定Th17是独立于Th1和Th2之外的第三种辅助性T细胞，其分化、扩增和效应均与前二者有鲜明区别，功能表现在抗菌免疫、介导炎症和参与自身免疫病等方面。研究显示Th17参与银屑病、多发性硬化、类风湿关节炎和炎症性肠病等自身免疫病的发生发展。

三、环境因素

分析自身免疫病患者的发病特点可以发现，有的个体即使具有疾病易感基因，也并非一定发生自身免疫病。因此，学者们认为存在关键性促发因素激活免疫系统、打破其正常维持的自身免疫耐受，从而产生病理性自身免疫应答。如前所述的微生物感染便是很重要的环境因素；再如内分泌激素与自身免疫病密切相关，因而多数自身免疫病呈现女性高发的特点；其他环境因素，如硅石引起硬皮病、药物诱导的红斑狼疮、怀孕引发自身免疫病及精神压力能显著增加自身免疫病的发生率等。

第四节 自身免疫病的诊断和治疗

一、诊断

（一）临床表现

1. 常见症状体征 早期诊断自身免疫病比较困难，因为患者通常表现为非特异性症状，如发热、疲劳、肌肉酸痛、关节痛等。单凭这些无法作出自身免疫病的诊断。

2. 疾病特异性症状体征 部分SLE患者会在面颊部出现特征性的蝶形红斑，对诊断有意义。干燥综合征患者会表现出口干、眼睛干燥等有助于诊断的症状。

（二）实验室检查

1. 常规检查指标

（1）自身抗体：自身免疫病的一个重要临床特点是患者体内产生自身抗体，它们是疾病特异性诊断的重要指标。常见的自身抗体有抗核抗体、抗 DNA 抗体、抗磷脂抗体、类风湿因子等。无论自身抗体如何参与致病，其检出均具有显著的诊断学意义。例如抗线粒体抗体应用于诊断原发性胆汁性肝硬化后，患者便可免于接受肝活检的有创检查。

（2）炎性因子：自身免疫病的病情活动期，常常伴有炎性细胞因子和急性期蛋白质的表达，因此这些炎性因子的检测有助于判断病情。

2. 疾病特异性指标　　某些自身免疫病的病理损伤会出现特殊表现，因此亦可作为诊断指标。如多发性硬化患者的神经系统检查、糖尿病患者的空腹血糖试验等。

二、治疗

自身免疫病理想的治疗方案是重建免疫耐受，因其涉及复杂而未知的机制，故很难实现。目前临床治疗的关键是调节自身免疫应答，减轻免疫病理损伤。应用哪种治疗方案取决于疾病的类型和临床表现。

（一）抗炎

甾体类糖皮质激素（泼尼松、甲基泼尼松龙等）和非甾体类抗炎药（阿司匹林、布洛芬等）均广泛应用于自身免疫病的治疗。新型生物制剂在抑制自身免疫性炎症中也获得理想的疗效，如 COX-2 抑制剂用于治疗类风湿关节炎。

（二）免疫抑制

传统上大剂量应用免疫抑制剂（环磷酰胺、氨甲蝶呤）抑制细胞有丝分裂，从而抑制自身免疫应答。但是这种治疗产生显著的毒性作用，因此仅在严重威胁生命健康的系统性自身免疫病如 SLE 和皮肌炎患者中才会采用。环孢素及雷帕霉素（rapamycin）还用于治疗 I 型糖尿病。

（三）调节代谢

对于器官特异性自身免疫病患者，通过调节代谢可以减轻症状、控制病情。如给甲状腺功能减退者补充甲状腺素，给毒性甲状腺肿患者应用抗甲状腺药物，给恶性贫血者补充维生素 B_{12} 以纠正代谢失调，给重症肌无力患者服用胆碱酯酶抑制剂改善症状。

（四）针对免疫细胞和免疫分子的治疗

1. 细胞激活的阻断性药物　　针对 B 细胞的抗 CD20 抗体（Rituxan 或 Rituximab），在 3 次随机临床试验中显示对类风湿关节炎（RA）有治疗作用，现已经美国 FDA 批准用于中重度的成年 RA 患者，特别针对部分抗 TNF-α 治疗效果不佳者。

针对 T 细胞的抗 CD3 单抗（Teplizumab）动物试验用于治疗 I 型糖尿病，但目前临床试验效果不理想。

2. 细胞因子阻断剂　　TNF-α 的阻断剂有多种，Humira 用于在常规治疗后未见明显治疗反应的中重度克隆病、中重度 RA 和中重度斑块状银屑病患者；Enbrel 用于治疗中重度 RA、斑块状银屑病、青少年特发性关节炎和强直性脊柱炎。

（五）未来的治疗趋势

随着对于自身免疫病病因和机制了解的逐步深入，治疗措施会更有针对性地去调节患者的免疫应答，实现控制病情发展的目标。目前已经有一些研究小组对难治性 SLE 开展干细胞移植治疗。还有一些实验动物通过口服抗原诱导免疫耐受，减少自身免疫应答的发生。用抗原特异性的自身反应性 T 细胞制成疫苗，亦可诱导机体产生免疫耐受。这些有意义的发现提示，激发机体自身的调节机制将是治疗自身免疫病的理想策略。

小　　结

自身免疫病是免疫耐受被打破导致的组织病理损伤。理解免疫系统维持免疫耐受的机制，将有助于理解自身免疫病。自身免疫病有多种，有的是单一器官的损伤，也有的累及全身多个器官。家族多成员出现自身免疫病是体现遗传因素对于发病的重要性；环境因素如感染、辐射、药物等，均被认为与自身免疫病相关。自身抗体、免疫复合物及自身反应性 T 细胞介导的自身免疫应答损害靶器官；由多个环节启动和促进了自身免疫应答的发生与发展，包括微生物感染和分子模拟、细胞因子网络失衡、调节性细胞功能异常等。检测自身抗体有助于疾病诊断和预后评估。针对器官特异性自身免疫病的治疗集中于调节相关代谢途径；而系统性自身免疫病的治疗措施包括抗炎和免疫抑制等；未来治疗的重点将集中于对自身免疫应答的调节等方面。

主要参考文献

Goodnow C C，Sprent J，de st Groth B F，et al. 2005. Cellular and genetic mechanisms of self tolerance and autoimmunity. Nature，435（7042）：590～597.

Korn T，Bettelli E，Oukka M，et al. 2009. IL-17 and Th17 Cells. Annu Rev Immunol，27：485～517.

Ollier W，Symmons D P M. Autoimmunity. 1992. Oxford：Bios Scientific Publisher.

Roitt I，Brostoff J，Male D. 2001. Immunology. 6th ed. Philadelphia：Mosby Publisher.

Rioux J D，Abbas A K. 2005. Paths to understanding the genetic basis of autoimmune disease. Nature，435：584～589.

Tveita A A. 2010. The danger model in deciphering autoimmunity. Rheumatology，49（4）：632～639.

Tak P P，Kalden J R. 2011. Advances in rheumatology：new targeted therapeutics. Arthritis Res Ther，13（Suppl 1）：S5.

问 答 题

1. 链球菌感染在类风湿关节炎的发病和病情进展中有怎样的意义？

2. 你能否结合超敏反应讨论一下 SLE 的免疫病理损伤机制？

3. 调节 T 细胞在自身免疫病的发病机制中有怎样的作用？

（王慧娟）

第十九章
CHAPTER 19　免疫缺陷病

在食物链中，人类并非处于最高级。因为在人的体表及口腔等身体部位，有难以计数的细菌、真菌和病毒等微生物以人类细胞为食。而人类的免疫系统，与其他系统共同合作保护着机体，维持人类与微生物之间的生态平衡。不过，就人体而言，不仅是微生物，肿瘤细胞甚至自身细胞等也可能危害健康。因此，机体的免疫防御、免疫监视和免疫稳定等功能的降低或者缺陷，均可引起相应的疾病。

免疫系统由免疫器官、免疫细胞和免疫分子组成。原发或者继发因素导致免疫系统发育缺陷，即为免疫缺陷（immunodeficiency），因免疫缺陷所出现的综合征，称之为免疫缺陷病（immunodeficiency disease，IDD）。

根据发生的原因不同，将免疫缺陷病分为原发性免疫缺陷病（primary immunodeficiency disease，PIDD）和继发性免疫缺陷病（secondary immunodeficiency disease，SIDD）两种类型。根据累及的免疫系统组分的不同，IDD又可分为体液免疫缺陷病、细胞免疫缺陷病、联合免疫缺陷病（combined immunodeficiency disease，CID），即体液免疫和细胞免疫均缺陷及固有免疫系统缺陷病等。

免疫缺陷病的主要临床特征见于下列几个方面。

1. 病原体易感性增加　　免疫防御功能缺陷往往是免疫缺陷病的主要原因。表现为病原体（细菌、病毒、真菌等）反复感染且难以治愈。体液免疫缺陷、吞噬细胞缺陷或者补体缺陷，常导致化脓性细菌感染，表现为气管炎、中耳炎或者肺炎等。细胞免疫缺陷，常导致细胞内寄生菌、病毒与真菌等感染。而联合免疫缺陷病患者对各种病原体的易感性都增加。

2. 肿瘤发生率增高　　免疫监视功能缺陷常是免疫系统缺陷，尤其是T细胞免疫缺陷的常见原因。T细胞免疫承担着体内主要的抗肿瘤免疫功能。恶性肿瘤患者晚期的恶病质也是继发性免疫系统缺陷病的常见原因之一。

3. 自身免疫病发病率上升　　免疫稳定功能和免疫调节功能缺陷易导致自身免疫病。病原体的感染等也是诱发自身免疫病的原因之一。

4. 有一定的遗传倾向　　主要见于原发性免疫缺陷病。

第一节　原发性免疫缺陷病

原发性免疫缺陷病（PIDD）是由于遗传或者先天因素导致的免疫器官、免疫细胞和免疫分子发育障碍所致的功能缺陷引起的临床疾病，又称为先天性免疫缺陷病（congenital immunodeficiency disease，CIDD）。目前，PIDD的种类已多达120余种，根据累及的免疫系统组分的不同，可分为体液免疫缺陷病、细胞免疫缺陷病、联合免疫缺陷病（体液免疫和细胞免疫均缺陷）、吞噬细胞缺陷病和补体缺陷病等（表2-19-1）。

表 2-19-1　原发性免疫缺陷病

代表性疾病	发生概率	基因缺陷
第一类：抗体缺陷（约占到 PIDD 中的 65%）		
X-连锁无丙种球蛋白血症	1：400 000～1：70 000	BTK
选择性 IgA 缺陷	1：500（大多无症状）	未知
高 IgM 综合征	1：1 000 000	CD40L 等
第二类：T 细胞缺陷		
DiGeorge 综合征	1：4 000	TBX1
第三类：联合免疫缺陷		
重症联合免疫缺陷病	1：65 000	IL-2Rγ 等
威斯科特-奥尔德里奇综合征	1：1 000 000～1：100 000	WASP
第四类：补体缺陷		
遗传性血管神经性水肿	1：500 000	C1INH
阵发性睡眠性血红蛋白尿症	1：1 000 000	PIG-A

续表

代表性疾病	发生概率	基因缺陷
第五类：吞噬细胞缺陷		
中性粒细胞数减少	1：1 000 000～1：100 000	ELA2
慢性肉芽肿病	1：2 000 000	CYBB 等

一、原发性 B 细胞缺陷病

原发性 B 细胞缺陷病是 B 细胞发育分化障碍，抗体产生异常的一类疾病（图 2-19-1）。原发性 B 细胞缺陷病患者血清的免疫球蛋白水平降低或者缺失，成熟 B 细胞数减少或者功能异常，但 T 细胞数和功能正常。患者临床表现为对化脓性细菌等易感性增加。

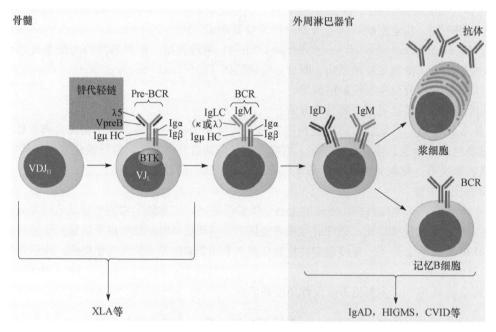

图 2-19-1　原发性 B 细胞缺陷病
B 细胞在分化发育中经历祖 B 细胞、前 B 细胞、未成熟 B 细胞等早期阶段，以及成熟 B 细胞和浆细胞、记忆 B 细胞等晚期阶段。早期阶段中的前 B 细胞中 *BTK* 等基因缺陷会导致 XLA，晚期阶段的基因缺陷则会导致 IgAD、HIGMS 及 CVID 等原发性 B 细胞缺陷病

1. X-连锁无丙种球蛋白血症　　X-连锁无丙种球蛋白血症（X-linked agammaglobulinemia，XLA）是于 1952 年第一个被发现的体液免疫缺陷病，因 B 细胞成熟障碍所致。主要免疫学异常是外周血成熟 B 细胞减少或缺失；免疫球蛋白明显降低或缺失，如血清 IgG 通常<2g/L，而 IgM 和 IgA 水平通常<0.2g/L；骨髓中无浆细胞，但前 B 细胞数正常；淋巴结、脾和扁桃体等淋巴组织缺乏生发中心和淋巴滤泡，且发育不良。XLA 患者的 T 细胞的数量和功能正常。

在正常 B 细胞分化成熟的早期，胞质中的信号转导分子 Bruton 酪氨酸激酶（Bruton kinase，Btk）磷酸化，能促进前 B 细胞进一步分化。但在 XLA 患者，由于 *Btk* 基因突变或者缺失，B 细胞发育停滞在前 B 细胞状态。*Btk* 基因位于 X 染色体，且 XLA 隐性遗传，故女性多为携带者，男性发病。男婴出生 6~9 个月后，来自母体的 IgG 和 sIgA 水平逐渐降低，患儿易反复发生化脓性细菌感染，尤其是鼻窦和肺部感染，逐渐进展为支气管扩张。

XLA 的标准治疗手段是在出生 6 个月后每 3 周进行免疫球蛋白的置换，使患者的免疫球蛋白维持在正常水平，以降低患者的感染风险。

2. 选择性 IgA 免疫缺陷　　有些 B 细胞缺陷患者表现为选择性缺乏某一类或若干类免疫球蛋白。选择性 IgA 缺陷（selective IgA deficiency，IgAD）是最常见的选择性 Ig 缺陷。主要免疫学异常是血清 IgA 水平降低（<50mg/L），黏膜 sIgA 水平极低，但其他免疫球蛋白水平和细胞免疫功能正常。约半数患者临床表现正常，或仅表现为呼吸道、消化道和泌尿生殖道的反复感染，一般预后良好，少数患者可出现严重感染。患者常伴有自身免疫病

或者超敏反应性疾病。

IgAD 发病机制与 B 淋巴细胞在抗体产生过程中的 IgA 类别转换缺陷有关。目前，IgAD 发生的分子机制尚未明了，可能与表达一些跨膜激活物（transmembrane activator and calcium-modulating cyclophilin-ligand interactor，TACI）、HLA-DQ 或者 HLA-DR 等的基因缺陷有关。

3. 高 IgM 综合征　　高 IgM 综合征（hyper-IgM syndrome，HIGMS）是一种罕见的原发性免疫缺陷病。患者血清中缺乏 IgG、IgA、IgE，而 IgM 水平正常或呈现代偿性升高；T 细胞数和功能正常；外周血 B 细胞数正常，但对 TD-Ag 仅有 IgM 应答。临床常表现为严重的反复感染，如上呼吸道、肺部细菌感染和中耳炎等，频繁发生某些机会性感染，如卡氏肺囊虫、小隐孢子虫和鼠弓形虫感染等。

按发生机制，HIGMS 可分为 4 型。HIGMS 1 型患者是因为 X 染色体上的 *CD40L* 基因发生突变，使 T 细胞表达 CD40L 缺陷，导致 B 细胞因为缺乏第二活化信号（CD40 与 CD40L 结合）而不能发生高亲和力成熟及类别转换。HIGMS 2 型患者是由于激活诱导的胞苷脱氨酶（activation-induced cytidine deaminase，AID）或者尿嘧啶-DNA 糖基化酶（uracil-DNA glycosylase，UNG）基因缺陷致亲和力成熟障碍，为常染色体隐性遗传。AID 或者 UNG 参与 B 细胞亲和力成熟。HIGMS 3 型患者是由于 *CD40* 基因突变，使 CD40 不能表达在 B 细胞表面，从而导致 B 细胞缺乏第二活化信号（CD40 与 CD40L 结合）而不能发生高亲和力成熟及类别转换。HIGMS 4 型患者并无 *CD40*、*CD40L*、*AID* 或者 *UNG* 等基因缺陷，其可能的机制是与 B 细胞类别转换过程中的双链 DNA 缺口修复酶缺陷有关。

约 20% 的 HIGMS 患者可生存约 30 年，75% 患者在病情进展中会出现肝脏并发症。静脉输注免疫球蛋白，以及合理使用抗生素可以预防感染，改善生存状况。骨髓移植是治疗 HIGMS 的有效手段。

4. 普通变异型免疫缺陷病　　普通变异型免疫缺陷病（common variable-immunodeficiency disease，CVID）是最常见的人类原发性免疫缺陷病之一，发病率在 1：50 000～1：10 000。大多数 CVID 患者外周血 B 细胞数目正常或者降低，B 细胞受抗原刺激后活化增殖正常，但是不能分化为浆细胞，血清 IgG 和 IgA 水平下降；IgM 水平正常或者降低；可伴有自身免疫性细胞减少和脾肿大。与 XLA 患者不同，40% 的 CVID 患者的 T 细胞受丝裂原刺激后增殖功能降低。临床表现为反复感染、自身免疫病、肝炎、肉芽肿浸润、支气管扩张和恶性肿瘤等。

CVID 病因复杂，大多数为散发病例，仅有 10%～20% 病例有家族史。诱导性共刺激分子（inducible costimulator，ICOS）、Src 同源 2（SH2）结构域基因 1A（SH2 domain containing 1A，*SH2D1A*）及 *CD19*、B 细胞活化因子受体（B cell activating factor receptor，*BAFFR*）和 *TACI* 等基因缺陷可导致 CVID，其具体机制尚未完全阐明。

早期治疗 CVID 的主要目标是降低伴发反复感染的发病率和病死率。静脉注射丙种球蛋白是有效的方法，也是目前 CVID 的主要支持疗法。此外，抗生素、激素及单克隆抗体等也可用于对症治疗。

二、原发性 T 细胞缺陷病

原发性 T 细胞缺陷病是遗传或者先天因素所致的 T 细胞发育分化缺陷引起的临床疾病。原发性 T 细胞缺陷病也会间接导致体液免疫或者单核/巨噬细胞等功能降低。临床表现为对胞内寄生菌、病毒、真菌等病原体易感性增加，自身免疫病和肿瘤发生率提高。

1. DiGeorge 综合征　　DiGeorge 综合征，又称先天性胸腺发育不全，是典型的原发型 T 细胞缺陷病。该综合征的发生起因是 22 号染色体某区域（22q11.2）缺失，可能与转录因子 TBX1（T-box1）缺陷有关。TBX1 蛋白通过与 DNA 上的 T 盒（T-box）结合调控基因的表达。患者胸腺、甲状旁腺、心脏和主动脉弓、唇和耳等多种脏器发育不全，具有鱼状唇（小嘴）、眼间距较宽和耳朵位置偏低等面部特征（图 2-19-2）。患者的主要免疫学异常与胸腺发育不全的程度有关。免疫功能表型多样，最轻微的免疫功能正常，最严重的类似于重症联合免疫缺陷，主要表现为外周血无 T 细胞或者 T 细胞数减少、缺乏 T 细胞应答；B 细胞数正常，抗体水平正常或者降低；胸腺依赖抗原不能诱导特异性抗体的产生。DiGeorge 综合征患者一般对分枝杆菌、病毒和真菌的易感性增加（图 2-19-3）。接种卡介苗、麻疹等减毒活疫苗可发生严重不良反应。胸腺移植能有效治疗患者的 T 细胞缺陷。

2. T 细胞活化功能缺陷　　T 细胞膜分子表达异常或者缺失可导致 T 细胞活化和功能缺陷，如 *CD3* 基因（γ 链或者 ε 链等）变异可引起 TCR-CD3 复合物表达或功能受损；ZAP-70 基因（ζ 链相关的蛋白激酶 70kDa，ζ-chain-associated protein kinase of 70kDa）变异，导致 TCR 信号向下游转导障碍，T 细胞不能增生及不能分化为效应细胞。此外，MHC Ⅰ、MHC Ⅱ 及 CD8α 等基因缺陷也可导致 T 细胞活化缺陷，其中 MHC Ⅱ 缺陷患者的 T 细胞活化严重障碍。

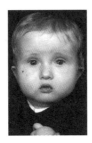

图 2-19-2 DiGeorge 综合征患者
除免疫学异常外，DiGeorge 综合征患者具有鱼状唇、
眼间距较宽和耳朵位置偏低等面部特征

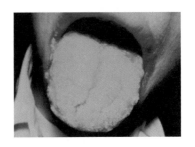

图 2-19-3 DiGeorge 综合征患者感染白假丝酵母菌
DiGeorge 综合征患者细胞免疫功能降低，易伴发机会性
真菌（如白假丝酵母菌等）感染，口腔可见真菌菌苔

3. T 细胞调节缺陷　　多内分泌腺病肠病伴免疫失调综合征（immunodysregulation, polyendocrinopathy and enteropathy, X-linked syndrome, IPEX）是一种罕见的致命性全身性自身免疫病，临床表现为肠球菌等引起的严重难治性腹泻为特点的肠病、湿疹性皮炎，常有早发的胰岛素依赖型糖尿病或甲状腺炎。IPEX 由 *Foxp3* 基因突变引起。*Foxp3* 位于 Xp11.2312, 13，对自然调节 T 细胞功能及维持外周免疫耐受起关键作用（图 2-19-4）。在 IPEX 患者的肠与皮肤等组织中的调节 T 细胞可被缓慢激活，引起慢性炎症反应。男性患者于婴儿期起病，常由于严重的肠病或者致命性感染于 1 岁内夭折，少数能活到 20 岁。目前，IPEX 治疗方法首推在疾病鉴定的早期阶段应用 T 细胞免疫抑制剂，如环孢素 A、FK506，即他克莫司（tacrolimus）等延缓病情进展。

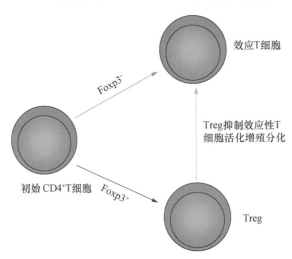

图 2-19-4 IPEX 发生机制
调节 T 细胞（Treg）抑制效应 T 细胞，Foxp3 缺陷导致 Treg 功能降低，效应 T 细胞
持续活化增殖，引起 IPEX

三、原发性联合免疫缺陷

联合免疫缺陷病（combined immunodeficiency disease, CID）是 T 细胞和 B 细胞均出现发育障碍或者缺乏细胞间相互作用所致的疾病，多见于新生儿和婴幼儿。

1. 重症联合免疫缺陷病　　重症联合免疫缺陷病（severe combined immunodeficiency disease, SCID）是最严重的原发性免疫缺陷病，存在严重的体液免疫和细胞免疫缺陷。患儿多为新生儿和婴幼儿，外周血淋巴细胞显著减少；且淋巴细胞的增殖能力显著降低。大多数 SCID 患者的胸腺有萎缩，胸腺内淋巴细胞很少，胸腺小体减少或缺如。外周淋巴组织严重减少甚至缺如。

按累及的淋巴细胞类型和发生机制，SCID 可分为 4 型：T 细胞缺陷型（T⁻B⁺NK⁺）、T 细胞和 NK 细胞缺陷型（T⁻B⁺NK⁻）、T 细胞和 B 细胞缺陷型（T⁻B⁻NK⁺）及 T 细胞、B 细胞和 NK 细胞缺陷型（T⁻B⁻NK⁻）（表 2-19-2）。其中，X 连锁重症联合免疫缺陷病（XSCID）是最常见的一类 SCID，特点是 T 细胞和 NK 细胞大量减少，而 B 细胞数正常或略有增加。由于缺乏 T 细胞对抗体生成的辅助作用，XSCID 患者同时存在体液免疫缺陷。XSCID 由 X 染色体的 IL-2Rγ 链基因缺陷所致，IL-2Rγ 链参与 IL-2、IL-4、IL-7、IL-9、IL-15 和 IL-21 等多种细胞因子的信号转导并调控 T 细胞、NK 细胞的分化发育和成熟。

表 2-19-2　重症联合免疫缺陷病类型

类型		染色体定位
中文	英文	
T 细胞缺陷型	$T^-B^+NK^+$	
TL-7 受体 α 链缺陷	Interleukin-7 receptor α-chain deficiency	5p13
CD3δ 链缺陷	CD3δ-chain deficiency	11q23
CD3ε 链缺陷	CD3ε-chain deficiency	11q23
T 细胞、NK 细胞缺陷型	$T^-B^+NK^-$	
X-联锁隐性遗传 SCID（γc 缺陷）	X-linked recessive SCID（γc deficiency）	Xq13.1
CD45 缺陷	CD45 deficiency	1q31-1q32
JAK3 缺陷	JAK3 deficiency	19p13.1
T 细胞、B 细胞缺陷型	$T^-B^-NK^+$	
Artemis 基因产物缺陷	Artemis gene-product deficiency	10p13
RAG1 和 RAG2 缺陷	RAG1 and RAG2 deficiency	11p13
T 细胞、B 细胞、NK 细胞缺陷型	$T^-B^-NK^-$	
	Adenosine-deaminase deficiency	20q13.11

γc（common cytokine-receptor γ-chain），细胞因子共同受体 γ 链；JAK3（Janus kinase3），Janus 激酶 3；RAG（recombination-activating gene），重组活化基因

骨髓干细胞或其他干细胞移植是治疗 SCID 的首选方法。对于腺苷脱氨酶（adenosine deaminase，*ADA*）等单基因缺陷引起的 SCID，如果没有配型合适的骨髓，也可尝试进行基因治疗。

2. 其他 SCID　　威斯科特-奥尔德里奇综合征（Wiskott-Aldrich syndrome，WAS）是 X 性连锁免疫缺陷病，发病机制是 X 染色体 *WAS* 基因缺陷致细胞骨架功能障碍和免疫细胞间相互作用受阻所致。患者 T 细胞数目减少及功能障碍，对多糖抗原的抗体应答能力降低。临床表现以反复细菌感染、血小板减少症（血小板数目减少，寿命缩短）和皮肤湿疹为特征，可伴有自身免疫病和恶性肿瘤。骨髓移植或脐血干细胞移植是目前根治 WAS 最有效的方法。

四、补体系统缺陷

在补体系统中，补体固有成分、补体调节蛋白或者补体受体中任一成分缺陷均可能导致疾病。补体固有成分缺陷患者主要表现为单纯抗感染能力低下，易发生化脓性细菌感染。补体调节蛋白或者补体受体缺陷者，除抗感染能力有不同程度降低外，还表现出某些特有的症状和体征，如 C1 抑制物（C1 inhibitor，C1INH）缺陷所致的遗传性血管神经性水肿。

1. 遗传性血管神经性水肿　　遗传性血管神经性水肿是常见的补体缺陷病，由 C1INH 缺陷所致。C1INH 缺陷引起 C2 裂解失控，C2 可溶性片段产生过多，血管通透性增高。患者表现为反复发作性的皮下组织、胃肠道及上呼吸道局限性非凹陷性水肿，若喉头水肿可致窒息死亡（图 2-19-5）。

2. 阵发性睡眠性血红蛋白尿症　　阵发性睡眠性血红蛋白尿症，是由磷脂酰肌醇糖苷-A（phosphatidylinositol N-acetylglucosaminyltransferase subunit A，*PIG-A*）基因缺陷导致糖基磷脂酰肌醇（glycosyl phoshpatidylinositol，GPI）合成障碍所致。因 GPI 合成障碍，补体调节成分衰变加速因子（decay accelerating factor，DAF）和膜反应性溶解抑制物（membrane inhibitor of reactive lysis，MIRL）不能固定在细胞膜上。患者红细胞因缺乏 DAF 和 MIRL 而发生补体介导的溶血。临床表现为慢性溶血性贫血、全血细胞减少和静脉血栓形成，晨尿中出现血红蛋白。

为何 CD55（即 DAF）和 CD59（即 MIRL）两种补体蛋白的缺陷易导致红细胞的破坏？

（1）CD55 通过 GPI 锚定在细胞膜上，能分解细胞膜上形成的 $\overline{C4b2a}$ 或促进 $\overline{C3bBb}$ 中的 Bb 与 C3b 解离，使补体激活的后续反应终止，最终不能形成 C5b～9 破坏红细胞。（2）CD59 也是一种膜蛋白，主要功能是阻止 C5b～9 的组装，进而防止其对红细胞的溶破。

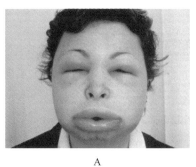 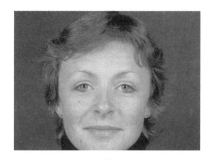

A   B

图 2-19-5　遗传性血管神经性水肿患者

表现为发作性皮下组织、胃肠道及上呼吸道局限性非凹陷性水肿，A 图为疾病发作状态，B 图为疾病未

发作状态（图片来自：http://www.your-doctor.net/dermatology_atlas/english/? id=123,2012/9/3）

五、吞噬细胞缺陷

吞噬细胞缺陷，包括中性粒细胞或者单核/巨噬细胞数减少或者功能异常，临床表现为化脓性细菌或真菌反复感染，轻者仅累及皮肤，重者则感染器官。

1. 中性粒细胞数减少　　成年人外周血中性粒细胞绝对值低于 1.5×10^9/L，即为中性粒细胞减少；如果低于 0.5×10^9/L，即为中性粒细胞缺乏。患者临床表现与中性粒细胞缺乏程度相关，轻者发热、咽炎，重者易死于败血症或脑膜炎。

中性粒细胞减少可见于先天性中性粒细胞减少、循环中性粒细胞减少、自身免疫性中性粒细胞减少、药物诱导中性粒细胞减少及特发性中性粒细胞减少等。循环中性粒细胞减少者，每 3 周发作一次，每次发作持续 3～6d，其发生原因为编码中性粒细胞弹性蛋白酶的 ELA2 基因突变导致骨髓中性粒细胞更新延迟，临床表现为发热、口腔溃疡等。

2. 吞噬细胞杀菌功能缺陷　　慢性肉芽肿病为编码 NAPDH 氧化酶系统的基因缺陷所致，表现为吞噬细胞缺乏 NAPDH 氧化酶，被吞噬的细菌能在细胞内继续存活和繁殖，并随吞噬细胞游走而播散至其他组织器官。持续的慢性感染可引起吞噬细胞在局部聚集，并持续刺激 CD4+ T 细胞而形成肉芽肿。患者表现为反复化脓性感染，在淋巴结、肺、脾、肝脏和骨髓等多个器官中形成化脓性肉芽肿。

第二节　获得性免疫缺陷病

获得性免疫缺陷病（acquired immunodeficiency disease，AIDD），又称为继发性免疫缺陷病（secondary immunodeficiency disease，SIDD），是由于营养不良、免疫抑制药物、恶性肿瘤、遗传性疾病或者感染等所致的免疫功能障碍引起的临床疾病。其中营养不良是引起继发性免疫缺陷病的常见因素，人类免疫缺陷病毒（human immunodeficiency virus，HIV）和结核分枝杆菌感染也是引起继发性免疫缺陷病的重要因素。

一、获得性免疫缺陷综合征

（一）传染源及传播途径

获得性免疫缺陷综合征（acquired immunodeficiency syndrome，AIDS）的病原体是 HIV。从 1981 年发现 HIV 至今已有 30 多年的历史。世界大部分地区包括中国主要的病毒株是 HIV-1，在西非等地区也有 HIV-2。在中国，HIV-1 的主要流行亚型或重组体是 AE、DC 及 THAI B。

AIDS 的传染源主要是 HIV 无症状携带者及 AIDS 患者。HIV 存在于血液、精液、阴道分泌物、乳汁、唾液、脑脊液及眼泪等各种体液中。主要有 3 条传播途径：性接触传播、血液传播和母婴垂直传播。在中国，HIV 的传播途径主要是性接触传播，包括同性恋、双性恋及异性恋等。目前，血液检测技术已将输血或者血制品传播 HIV 的危险性降低到 400 万分之一，但是在临床中仍有可能输入 HIV 污染的血液或者血制品。商业献血员或者静脉吸毒者共用 HIV 污染的注射器和针头等也可以通过血液传播 HIV。HIV 阳性的母亲可通过胎盘垂直传播 HIV，也可以通过产程中的血液或者阴道分泌物传播 HIV，或者在产后通过乳汁传播 HIV，引起胎儿或新生儿感染。

（二）HIV 感染病程和免疫功能改变

按照 CD4$^+$T 细胞数的变化，HIV 自然感染病程可以分为急性感染期、无症状潜伏期、症状期和 AIDS 发病期。

1. 急性感染期　　急性 HIV 感染是指病毒传播后 1～4 周到抗病毒抗体被检测到之前的这段时间，此期间血液中可检测到正在传播的病毒。患者表现为急性逆转录综合征的病毒样疾病症状，如头痛、眼眶后疼痛、肌肉疼痛、咽喉痛、低热或高热、淋巴结肿大、躯干继以四肢出现无瘙痒性红色斑疹。症状通常持续 1～3 周，而淋巴腺病、嗜睡和不适则能持续数月。血清阳转前血浆病毒 RNA 的检测有助于急性感染的诊断。在 2～4d 内低水平的病毒 RNA 在感染后 7～10d 变得显著，21d 可以观察到病毒血症的峰值。HIV 感染的第 1 周淋巴细胞和血小板减少，第 2 周因为 CD8$^+$T 细胞增加而导致淋巴细胞数增加，CD4$^+$T 细胞数相对减少，CD4$^+$T 细胞/CD8$^+$T 细胞比例倒置。

2. 无症状潜伏期　　在急性感染期后，患者进入无症状潜伏期，可持续半年至 4～5 年，也可以长达 18 年或者更长时间。多数情况下，急性感染后 20d 左右可以检测到 IgM 型病毒抗体。在早期感染阶段，病毒载量达到一个稳定状态。此时，CD8$^+$T 细胞数回到基线或稍高的水平。CD4$^+$T 细胞数可稍有上升，但仍低于 CD8$^+$T 细胞数。因此，CD4$^+$T 细胞/CD8$^+$T 细胞比例依然倒置。随着感染时间的延长，15%～30% 的患者体内出现广谱的中和抗体，可能有助于缓解 HIV 的进展。

3. 症状期　　当 CD4$^+$T 细胞数降至 200～300 个/ml 以下时，出现免疫功能的严重缺陷，HIV 感染进入症状期。患者出现 AIDS 相关综合征，表现为发热、盗汗、消瘦、腹泻、炎症性皮肤病和周身淋巴结肿大，并出现 HIV 病毒血症。

4. AIDS 发病期　　当 CD4$^+$T 细胞数降至 50 个/ml 以下时，HIV 感染进入终末期，病毒滴度升高至急性期水平，特异性免疫功能完全消失。AIDS 期患者出现下列临床特点包括：①机会感染。免疫防御功能显著降低引起多种条件致病菌感染，如白色念珠菌、卡氏肺囊虫和新型隐球菌等。②恶性肿瘤。T 细胞免疫功能缺陷致免疫监视功能缺陷，引起如 Kaposi 肉瘤和 B 细胞淋巴瘤等恶性肿瘤。③神经系统疾病。超过 1/3 AIDS 患者出现中枢神经系统疾病，如艾滋病性痴呆。

二、其他原因引起的获得性免疫缺陷病

免疫抑制剂的长期或者大量应用可以使机体免疫功能遭受严重抑制或者缺陷，导致机会感染和肿瘤的发病率增加。食物短缺或者疾病所致的营养不良也可导致淋巴组织萎缩，影响细胞免疫、体液免疫、吞噬细胞功能、补体系统及细胞因子的合成，引起免疫缺陷。此外，白血病等恶性肿瘤及糖尿病等消耗性疾病也是继发性免疫缺陷的常见原因。

第三节　免疫缺陷病的治疗原则

1. 抗感染　　感染是引起免疫缺陷患者死亡的主要原因。长期预防和控制感染是治疗大多数免疫缺陷患者的必要原则。

2. 骨髓移植　　通过骨髓和胸腺移植重建免疫系统，已成功应用于 SCID，DiGeorge 综合征等原发性免疫缺陷病。骨髓移植也能用于治疗白血病引起的继发性免疫缺陷。

3. 基因治疗　　基因治疗在少数单基因缺陷所致的疾病中已获成功。应用反转录病毒载体将正常腺苷氨酶基因转染患者淋巴细胞，然后将转染的淋巴细胞输入患者体内，可使患者的免疫功能恢复正常。目前，基因治疗也可以应用于 IL-2Rγ 链等单基因所致的免疫缺陷病。

4. 免疫制剂　　人静脉免疫球蛋白输入可替代 IgG 治疗体液免疫缺陷病。重组 IFN-γ 可用于治疗慢性肉芽肿病。

小　结

IDD 是原发（PIDD）或者获得（AIDD）因素导致免疫系统发育缺陷所致的疾病，主要临床特征包括病原体易感性增加、肿瘤发生率增高、自身免疫病发病率上升及有一定的遗传倾向。根据累及的免疫系统组分的不同，可分

为体液免疫缺陷病、细胞免疫缺陷病、联合免疫缺陷病（体液免疫和细胞免疫均缺陷）及固有免疫系统缺陷病等。重要的 PIDD 包括 *BTK* 基因突变或者缺失所致的 XLA；*CD40L* 等基因突变所致的 HIGMS；*TBX1* 缺陷相关的 DiGeorge 综合征；*Foxp3* 基因突变所致的 IPEX；IL-2Rγ 链基因缺陷所致的 XSCID 和 *C1INH* 缺陷所致的遗传性血管神经性水肿等。

　　获得性免疫缺陷病（AIDD）常见的原因是营养不良、HIV 及结核杆菌感染。HIV 感染后引起的 AIDS 危害严重，主要通过体液传播，侵犯和破坏 CD4$^+$细胞，使 CD4$^+$T 细胞数严重降低而致免疫缺陷，临床表现主要为机会感染、肿瘤和痴呆等。

主要参考文献

高晓明. 2006. 医学免疫学. 北京：高等教育出版社.

金伯泉. 2008. 医学免疫学. 5 版. 北京：人民卫生出版社.

Arkwright P D，Abinun M，Cant A J. 2002. Autoimmunity in human primary immunodeficiency diseases. Blood，99（8）：2694～2702.

Herriot R Sewell W A C. 2008. Antibody deficiency. J Clin Pathol. 61：994～1000.

Levy J A. 2010. 艾滋病病毒与艾滋病的发病机制. 邵一鸣，译. 北京：科学出版社.

Rundles C C，Ponda P P. 2005. Molecular defects in T-and B-cell primary immunodeficiency diseases. Nat Rev Immunol. 5：880～892.

Webster A D B. 2009. Primary immunodeficiency diseases：definition，diagnosis，and management. JAMA. 302：1005～1008.

问 答 题

1. 免疫缺陷病的主要临床特征有哪些？

2. 患儿，9 岁，发育正常，反复呼吸道感染，血液常规无异常发现，结核菌素试验阳性。该患儿发生反复呼吸道感染的可能原因和机制是什么？

3. 男性，25 岁，无保护性商业性行为 1 周后出现"感冒样"症状，1 个月后检查证实 HIV 抗体阳性。如果该患者未接受抗病毒治疗，患者的免疫功能会发生何种变化？

（张明顺）

第二十章

CHAPTER 20

肿瘤免疫

肿瘤（tumor）是正常组织形成的一种"怪物"，给机体乃至人类造成了极大危害。目前，尽管仍不清楚其形成的真实原因，但人们一直关注免疫系统的"卫士"是如何应对这种"怪物"并与之交战的？想了解这种交战过程吗？"卫士"是怎样发现"怪物"并向其发起攻击？"怪物"又是如何设法逃跑或转而反攻？机体宛如一座大舞台，上演了一场精彩的"卫士"战"怪物"的游戏。人们不仅会关注游戏的结局，还将被其中有趣过程所吸引。

1855年，有人根据肿瘤与胚胎的组织学相似性，提出了肿瘤形成的"胚胎残余假说"。这一假说后被病理学家扩展，认为肿瘤是从残留的胚胎组织而来。20世纪初，肿瘤是来自细胞去分化的假说逐步被接受。目前认为，肿瘤是机体正常细胞在各种内外因素长期共同影响下发生恶性转化的自身细胞，被免疫系统当作"非己"而识别，产生肿瘤免疫（tumor immunity），即免疫系统对肿瘤产生固有性和适应性免疫应答。肿瘤免疫学（tumor immunology）是研究肿瘤细胞的抗原特性、免疫系统对肿瘤的免疫应答及效应机制、机体免疫应答与肿瘤相互关系及免疫诊断与防治的科学。

随着分子生物学的进展，使科学家们能利用培育的纯种小鼠证实，化学致癌剂和病毒诱发的肿瘤均能表达肿瘤特异性移植抗原（tumor specific transplantation antigen，TSTA），又称肿瘤特异性抗原（tumor specific antigen，TSA）。20世纪70年代，随着细胞系的建立和杂交瘤技术的应用，制备出单克隆抗体（monoclonal antibody，mAb），促进了肿瘤免疫诊断和免疫防治技术的发展和应用。20世纪80年代，各学科先进技术发展对免疫学科的渗透，科学家研制了多种基因工程细胞因子和抗体，为肿瘤免疫诊断和防治增添了新的手段。20世纪90年代中期，科学家用肿瘤细胞建立了cDNA的噬菌体文库，将噬菌体克隆转膜后通过肿瘤患者血清筛选阳性克隆，再进行测序和分析后获得肿瘤抗原。近年来基因芯片、蛋白芯片和蛋白质组学技术的应用，已鉴定了多种肿瘤相关抗原（tumor associated antigen，TAA），为肿瘤免疫诊断和防治提供了可能。

第一节　肿瘤抗原

一、肿瘤抗原

肿瘤抗原是指细胞在癌变过程中出现的新生抗原（neoantigen）和肿瘤细胞异常或过度表达抗原物质的总称。肿瘤抗原的化学性质大多属蛋白质、糖蛋白或糖脂，它们在肿瘤细胞中呈异质性表达（图2-20-1）。

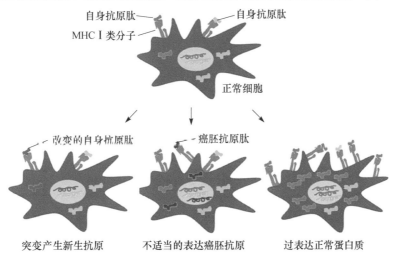

图 2-20-1　肿瘤抗原及其表达

正常细胞通过MHC I类分子提呈表达的自身抗原（上）；肿瘤细胞通过MHC I类分子提呈改变的自身抗原
（下左）、癌胚抗原（下中）和过度表达的正常蛋白质（下右）

肿瘤抗原在肿瘤免疫中有何作用?

肿瘤抗原可诱导机体产生特异性免疫应答,发挥抗肿瘤作用,同时也是肿瘤免疫诊断、免疫防治的分子基础。

二、肿瘤抗原分类

根据肿瘤抗原特异性和产生的机制不同,可将在自发性和实验性动物肿瘤和人类肿瘤中发现的抗原进行分类。

(一)根据肿瘤抗原特异性分类

按肿瘤抗原与肿瘤的关系,把肿瘤抗原分为肿瘤特异性抗原(TSA)和肿瘤相关抗原(TAA)两大类。

1. TSA　　TSA 只存在于肿瘤细胞而不存在于正常细胞的肿瘤抗原。这类抗原可通过化学致癌剂甲基胆蒽诱发肉瘤,在同系小鼠的移植排斥反应实验中证实,能激发细胞介导的免疫反应,故 TSA 又称 TSTA 或肿瘤排斥抗原(tumor rejection antigen,TRA)(图 2-20-2)。

2. TAA　　TAA 并非肿瘤细胞所特有,正常细胞也存在,只是其含量在肿瘤时明显增加,此类抗原只表现为量的变化而无严格的肿瘤特异性,如某些糖蛋白、胚胎抗原(fetal antigen)、某些分化抗原(differentiation

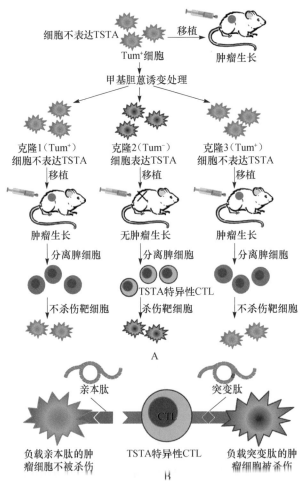

图 2-20-2　移植排斥反应实验证实存在 TSTA

A. 将小鼠肿瘤细胞经注射移植到同系小鼠后形成肿瘤。因这株肿瘤细胞不表达 TSTA,不能诱导小鼠对其产生免疫应答,所以能在小鼠体内形成肿瘤(tumor),故将其命名为 Tum⁺细胞。用化学诱变剂甲基胆蒽在体外处理 Tum⁺细胞并进行细胞株亚克隆,再进行同样的移植实验。结果显示,某些肿瘤细胞经甲基胆蒽处理后不能在小鼠形成肿瘤(如克隆 2),因其表达 TSTA,具有免疫原性,能诱导小鼠产生特异性免疫应答,故将其命名为 Tum⁻细胞。B. 进一步将 Tum⁺细胞和 Tum⁻细胞移植小鼠的脾细胞分离,在体外做特异性杀伤实验,发现用亲本肽负载的 Tum⁺细胞不被脾细胞中 TSTA 特异性 CTL 杀伤,而用突变肽负载的 Tum⁻细胞能被脾细胞中 TSTA 特异性 CTL 杀伤。该实验证实,甲基胆蒽可诱导 Tum⁺细胞突变为 Tum⁻细胞,其表达 TSTA。Tum⁺细胞,能在同系小鼠形成肿瘤;Tum⁻细胞,不能在同系小鼠形成肿瘤
　　TSTA,肿瘤特异性移植抗原;CTL,细胞毒性 T 淋巴细胞;亲本肽,对同系小鼠没有免疫原性;突变肽,对同系小鼠有免疫原性

antigen）等，大多肿瘤细胞都属此类抗原（图 2-20-1）。

（1）胚胎抗原：胚胎抗原在胚胎发育阶段由胚胎组织产生的正常成分，在胚胎后期减少，出生后逐渐消失或仅存极微量。当细胞癌变时，此类抗原可重新合成表达于肿瘤细胞表面，也可分泌到血液中，其含量与细胞恶性程度常呈正相关。在人类肿瘤中已发现多种胚胎抗原，以甲胎蛋白（alpha-fetoprotein，AFP）和癌胚抗原（carcinoembryonic antigen，CEA）的研究最为深入。其他还有胚胎瘤糖蛋白抗原、胎盘碱性磷酸酶、γ-胚胎蛋白等，这类抗原一般难以诱导抗体产生，但可经 MHC I 类分子提呈于肿瘤细胞膜表面被 T 细胞识别，激发 CTL 反应。

1）AFP：在胚胎期 AFP 由卵黄囊细胞和肝细胞合成，出现于胎儿血清中，出生后几乎消失，正常人血清中只含微量。当肝细胞癌变时，AFP 又重新出现。睾丸或卵巢畸胎瘤、胃癌、肺癌等患者血清中也可检出 AFP。此外，孕妇及部分急性肝炎患者血清 AFP 含量也可升高，但均不如肝癌患者高，分娩后或肝炎好转后可恢复正常。

2）CEA：是一大类疏松地结合在细胞膜上的糖蛋白，容易脱落。最初在结肠癌和直肠癌中检出，后发现在内胚层来源的其他恶性肿瘤（如食管、胃、肝和胰腺癌等）也有 CEA，出现于 2～6 个月的胎儿肠、肝、胰等组织中，故称 CEA。

（2）分化抗原：分化抗原是细胞在分化不同阶段出现或消失的抗原，不同来源、不同分化阶段的细胞可表达不同的分化抗原。恶性肿瘤细胞在形态、代谢和功能方面多似未分化的胚胎细胞，这种向未分化的胚胎细胞演进的现象称去分化（dedifferentiation）或逆分化（retrodifferentiation）。如 ABO 血型抗原是红细胞特异的分化抗原，胃细胞不表达，但在一些胃癌患者的癌细胞中可检测到这些血型抗原；又如 T 细胞来源的急性淋巴细胞白血病细胞中可检测到胸腺白血病抗原。用 mAb 或患者血清可检测到此分化抗原，可用于肿瘤免疫诊断和以抗体介导的靶向治疗。

淋巴细胞在发育过程中已接触过 TAA，使其对 TAA 处于特异性无应答状态，即免疫耐受，因而，机体对表达 TAA 的肿瘤细胞难以诱发免疫攻击。

（二）根据肿瘤诱发因素分类

1. 理化因素诱发的肿瘤抗原　　化学致癌剂（如甲基胆蒽、氨基偶氮染料和二乙基亚硝胺等）或物理因素（如 X 线、紫外线、放射性尘埃等）能诱发细胞 DNA 损伤，导致某些基因突变、染色体断裂和异常重排，细胞出现新的抗原，其特点是特异性高而抗原性弱。同一化学致癌剂或同一物理因素诱发的肿瘤在不同种系、同一种系不同个体、甚至同一个体不同部位，均具有互不相同的抗原特异性，每个肿瘤抗原间很少出现交叉反应。这一特点使该类肿瘤的免疫诊断和免疫防治比较困难。人体极少暴露于这种超强的理化因素环境中。因此，大多数人类肿瘤抗原不属此类。

由于基因突变或异常重排所表达的蛋白质，可整合到肿瘤细胞膜脂质双层中的糖蛋白上不易脱落；但大多数为胞内蛋白质，需经抗原提呈细胞（APC）加工处理成抗原肽，主要经 MHC I 类分子提呈于胞膜表面，激发特异性 CD8+CTL 反应，一般难以诱导 B 细胞产生抗体。此外，也有肿瘤抗原从瘤细胞上脱落，进入细胞外液中而干扰机体抗肿瘤免疫，但对肿瘤诊断则有参考价值。

2. 病毒诱发的肿瘤抗原　　大量动物实验研究证明，某些 DNA 病毒和 RNA 病毒感染可诱发肿瘤。例如，DNA 病毒中的人乳头瘤病毒（HPV）与人宫颈癌发生相关；EB 病毒与 B 细胞淋巴瘤和鼻咽癌发生相关；乙型肝炎病毒（HBV）与肝癌发生相关；多瘤病毒、猿猴 40 病毒和腺病毒可诱发多种实验动物肿瘤。又如 RNA 病毒中的人嗜 T 细胞病毒 I 型可导致成人 T 细胞白血病；丙型肝炎病毒（HCV）亦与肝癌发生密切相关。上述病毒诱发的肿瘤细胞中，可分别从胞核、胞质及胞膜检出相关的病毒编码的蛋白质。该类肿瘤抗原特点是，同一种病毒诱发的不同类型肿瘤，包括不同动物产生的肿瘤、不同组织来源的肿瘤，皆可表达相同的肿瘤抗原且抗原性强。目前已发现几种病毒基因编码的抗原，如 EB 病毒诱发 B 细胞淋巴瘤和鼻咽癌的 EB 病毒核抗原-1（EBNA-1）、HPV 诱发人宫颈癌的 E6 与 E7 抗原等。此外，病毒诱发的肿瘤偶尔也可表达由宿主基因编码的胚胎抗原。

3. 自发性肿瘤抗原　　自发性肿瘤抗原是目前研究尚未明确发生机制的肿瘤所表达的抗原。大多数人类肿瘤属于自发性肿瘤。例如，*ras* 基因的突变产物 P21^ras（189 个氨基酸，分子质量为 21kDa 的蛋白质）、抗癌基因产物 P53 蛋白（393 个氨基酸，分子质量为 53kDa 的蛋白质）。异常表达的组织蛋白，如肿瘤-睾丸（cancer-testis，CT）抗原，在癌变时高水平表达，正常睾丸或卵巢等生殖母细胞仅低水平表达。又如黑色素瘤抗原编码基因（melanoma antigen-encoding gene，MAGE）拥有多个成员基因家族，这类抗原不仅在黑色素瘤表达，在乳腺癌、肺癌等肿瘤也有表达，并能诱导 CTL 反应甚至产生抗体免疫应答。

在乳腺癌和卵巢癌等肿瘤中人类表皮生长因子受体 2（human epidermal growth factor receptor-2，HER-2）编码基因被异常激活后，能过表达 P185 蛋白，导致细胞恶性生长。P185 已作为肿瘤恶性程度、复发与预后的指标。肿瘤抗原结构比较清楚的应属糖脂类抗原，如神经节苷脂（GM 及 GD 等），为唾液酸化的糖链与神经酰胺 N-脂酰基神经鞘氨醇相连，高度表达于神经外胚层来源的肿瘤，如黑色素瘤、星形细胞瘤及神经母细胞瘤等。人类黑色素瘤和脑肿瘤中的 GM 和 GD、乳腺癌中的 MUC-1 的异常表达和卵巢癌中的 CA-125、CA-129 等糖蛋白的表达，均能激发抗体产生和诱导 CTL 应答，应用 mAb 检测这些糖脂和糖蛋白含量，可为相应肿瘤的免疫诊断和预后判断提供参考指标。

第二节　机体对肿瘤的免疫应答

免疫系统对肿瘤免疫应答强弱与肿瘤的发生发展及转归密切相关。目前认为细胞免疫应答在机体抗肿瘤免疫中起主要作用。CD8+ T 细胞识别由 APC 提呈的肿瘤抗原肽-MHC Ⅰ类分子复合体活化后，可特异性杀伤肿瘤细胞；CD4+ T 细胞识别由 APC 提呈的抗原肽-MHC Ⅱ类分子复合体活化后，能释放各种细胞因子，激活、放大 CD8+ T 细胞和巨噬细胞（Mφ）的抗肿瘤活性。NK 细胞不需抗原刺激就可杀伤某些肿瘤细胞，先于 T 细胞发挥作用，在机体处于抗肿瘤第一条防线；Mφ 活化后可直接杀伤肿瘤细胞或通过释放肿瘤坏死因子等免疫分子，以及通过抗体依赖细胞介导的细胞毒作用（ADCC）杀伤肿瘤细胞；NKT 细胞、γδT 细胞、中性粒细胞和红细胞等通过不同机制也有抗肿瘤作用。体液免疫可通过补体依赖细胞介导的细胞毒作用（complement dependent cell-mediated cytotoxicity，CDC）、ADCC、抗体、补体的调理作用等与细胞免疫相互协助发挥抗肿瘤作用，详见图 2-20-3～图 2-20-5。

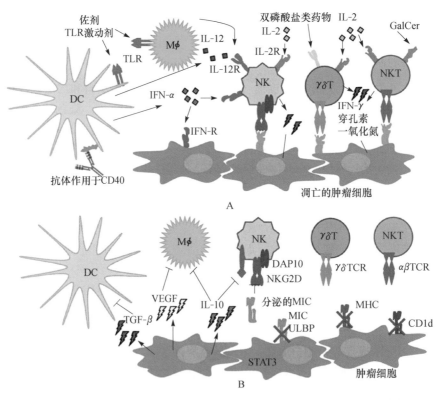

图 2-20-3　抗肿瘤固有免疫

A. 抗肿瘤固有免疫反应可通过应用针对共刺激分子、细胞因子或能直接活化固有免疫药物的佐剂配体等方式加强 Mφ、NK 细胞、γδT 细胞及 NKT 细胞发挥抗肿瘤作用。B. 肿瘤细胞可通过产生抑制性细胞因子（TGF-β、IL-10、VEGF 等）和下调或分泌激活受体的配体等方式避免活化固有免疫。TCR，T 细胞受体；VEGF，血管内皮细胞生长因子；MIC，MHC Ⅰ类链相关分子；NKG2D，为 NKG2 家族成员，其识别的配体是 MICA/B；DAP10，DNAX 活化蛋白 10；ULBP，人 UL16 结合蛋白；TGF-β，T 细胞生长因子 β；αGalCer，α 半乳糖苷基神经酰胺；TLR，Toll 样受体；IFN-R，干扰素受体；STAT3，信号传导蛋白和转录激活物-3；γδTCR：γδT 细胞受体；αβTCR，αβT 细胞受体

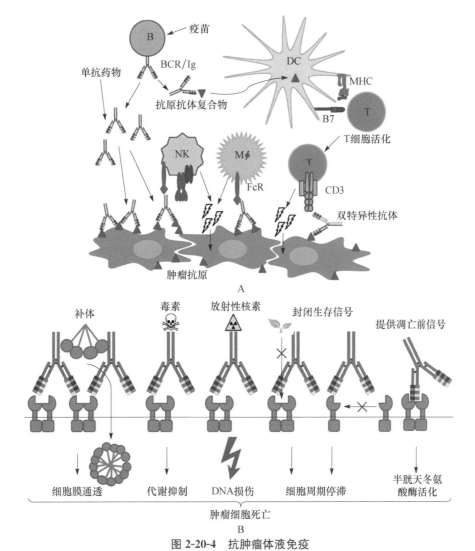

图 2-20-4　抗肿瘤体液免疫

A. 通过肿瘤疫苗免疫加强 B 细胞反应，诱导抗体产生或促进抗原提呈发挥杀灭肿瘤细胞。被动转移 mAb 或基因工程双特异性抗体能结合肿瘤细胞和激活效应细胞，杀灭肿瘤细胞。B. 修饰或未修饰的 mAb 通过多种独特的机制招募效应细胞而杀灭肿瘤细胞（BCR/Ig，B 细胞受体/免疫球蛋白）

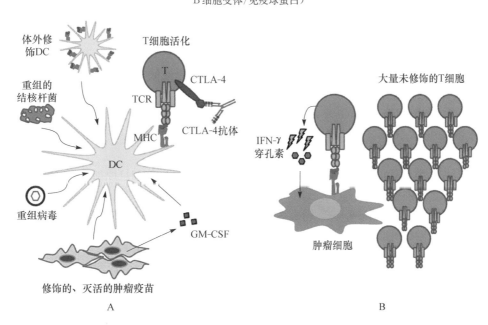

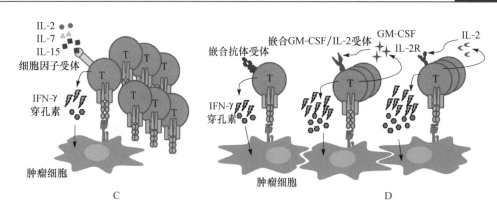

图 2-20-5　抗肿瘤细胞免疫

T 细胞抗肿瘤反应可通过以下途径得到加强：A. 用具有免疫原性的疫苗刺激、炎症性细胞因子或能阻断负性信号的抗体。
B. 过继转移大量在体外产生的肿瘤反应性 T 细胞。C. 使用细胞因子。D. T 细胞在基因修饰后表达独特型受体再过继转移
至荷瘤体，以利识别肿瘤细胞或调节 T 细胞自分泌增殖信号或阻断限制 T 细胞反应的抑制信号而抗肿瘤（GM-CSF，粒细胞-
巨噬细胞集落刺激因子；CTLA-4，细胞毒性 T 细胞相关抗原-4）

　　肿瘤是一种全身性疾病，抗肿瘤免疫作用机制很复杂，其综合效应不仅与肿瘤抗原的免疫原性、机体免疫功能状态相关，其他多种因素也会对抗肿瘤免疫应答结局产生影响。

第三节　肿瘤的免疫逃逸机制

　　正常机体每天有 $10^7 \sim 10^9$ 个细胞可能发生突变，但并不发生肿瘤，免疫系统通过免疫监视功能识别可清除这些突变细胞，达到维持机体生理平衡。

　　机体对肿瘤的免疫应答能抑制肿瘤生长吗？
　　研究表明，机体能产生抗肿瘤免疫应答，对某些病毒诱导的肿瘤有一定的抑制功效，但作用有限。多种肿瘤在免疫压力下仍能存活，甚至导致荷瘤体死亡。这些事实证明，肿瘤细胞能逃逸免疫系统的攻击或通过某些机制使机体不能产生有效的抗肿瘤免疫应答。

　　肿瘤细胞的免疫逃逸，涉及肿瘤细胞生物学、肿瘤微环境和机体免疫系统功能状态等多种因素。以下机制可能与肿瘤逃逸免疫监视有关。

一、肿瘤抗原免疫原性低下

　　1）肿瘤细胞不表达与正常细胞有质或量差别的抗原、抗原免疫原性低下（图 2-20-6A），使免疫系统对肿瘤抗原产生特异性的无应答，形成免疫耐受。

　　2）肿瘤抗原隔离或抗原调变（antigenic modulation）。肿瘤细胞产生过多的多糖或纤维蛋白覆盖肿瘤细胞，造成肿瘤外形成纤维蛋白外壳，隔离了肿瘤抗原，免疫细胞难以识别。抗原调变是指抗肿瘤免疫导致肿瘤细胞表面抗原减少或丢失（图 2-20-6B），从而逃避免疫攻击。

　　3）肿瘤细胞 MHC I 类分子表达减少或缺乏。可出现蛋白酶体 β 亚单位和抗原加工相关转运体丢失，使肿瘤细胞内形成的抗原加工处理缺陷或难以提呈，导致 CD8+ T 细胞无法识别肿瘤细胞上抗原肽 MHC I 类分子复合体。

　　4）免疫选择（immunological selection）。病毒诱发的肿瘤，其免疫原性较强，易被免疫监视功能消灭，而免疫原性弱的肿瘤细胞则易逃避免疫监视而能选择性地增殖，这一过程称为免疫选择。

　　5）缺乏协同刺激信号。肿瘤细胞可表达肿瘤抗原，提供 T 细胞活化的第一信号，但很少表达 CD80 和 CD86 等共刺激分子，不能为 T 细胞活化提供足够的第二信号，因而能逃脱 T 细胞对其免疫攻击。

二、免疫增强

　　免疫增强（immunological enhancement）是指给荷瘤动物输入抗肿瘤免疫血清可促进肿瘤生长。因为血清中抗体，

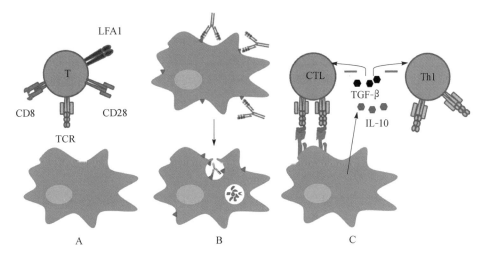

图 2-20-6　肿瘤逃逸免疫系统识别机制

A. 免疫原性低：不表达与 MHC 分子结合的肽分子，不表达黏附分子和共刺激分子。B. 抗原调变：抗体与肿瘤细胞表面抗原结合诱导抗体内吞而降解肿瘤抗原，同时免疫选择压力使肿瘤抗原丢失或突变。C. 诱导免疫抑制：肿瘤细胞分泌 TGF-β、IL-10 等细胞因子直接抑制免疫细胞

起到封闭因子作用，遮盖了肿瘤细胞表面的抗原表位，阻碍免疫效应细胞对肿瘤细胞的杀伤。封闭因子包括封闭性抗体、抗原-抗体复合物。此外，可溶性肿瘤抗原可竞争性结合免疫效应细胞表面的抗原受体，也有封闭因子作用。

三、肿瘤细胞的"漏逸"及效应 T 细胞功能异常

"漏逸"（sneaking through）指肿瘤细胞迅速生长超越了抗肿瘤免疫效应限度，使荷瘤体不能有效地抑制或清除快速生长的肿瘤细胞。荷瘤体瘤灶中肿瘤浸润淋巴细胞（tumor infiltrating lymphocyte，TIL）及外周血中的 T 细胞信号转导分子发生表型改变或表达水平降低，如 IL-2R 表达下降、TIL 中的 ζ 链和 Lck 水平降低，使效应 T 细胞激活受阻导致功能异常。

四、肿瘤细胞导致的免疫抑制

肿瘤细胞可从多个不同环节下调免疫效应细胞活性，从而保护肿瘤细胞免受 CTL 的杀伤（图 2-20-6C）。如分泌 IL-10、TGF-β 等抑制性细胞因子或表达免疫抑制分子，抑制 APC 和其他免疫细胞功能，或诱导荷瘤体产生 CD4+CD25+ 调节性 T（Treg）细胞、Gr-1+CD11b+ 髓系来源的抑制性细胞（myeloid-derived suppressor cell，MD-SC）、肿瘤相关的 Mφ（tumor associated macrophage，TAM），特别是在肿瘤间质和肿瘤坏死缺氧区域内的 TAM 及调节性 NK 细胞和调节性 DC 等抑制免疫应答，使肿瘤细胞逃逸免疫攻击。

五、免疫豁免

免疫豁免（immune privilege）指某些肿瘤细胞低表达 Fas，高表达 FasL，并分泌可溶性的 FasL，与进入肿瘤组织活化的 T 细胞高表达的 Fas 结合，导致 T 细胞凋亡；某些肿瘤细胞还可表达 HLA-G（非经典的 MHC I 类分子）抑制免疫效应细胞。可见，肿瘤细胞能通过营造局部免疫豁免来逃逸免疫监视功能。

此外，近年来人们高度关注肿瘤中起始肿瘤细胞，又称肿瘤干细胞或癌干细胞（cancer stem cell，CSC）的作用，这些细胞除了能自我更新和分化外，主动逃逸免疫系统对其监视也是其重要的特点。

第四节　肿瘤免疫诊断、免疫治疗和预防

一、肿瘤免疫诊断

肿瘤细胞存在 TSA 和 TAA 或特有的标记物，可通过生化和免疫学技术加以检测，从而有助于肿瘤的诊断及

免疫功能状态的评估。目前最常用的肿瘤免疫诊断方法是检测肿瘤抗原，如抗体用于鉴定未分化肿瘤细胞的起源，免疫组织化学染色用于证实肿瘤的可疑转移灶和放射性核素标记抗体检测体内相关的小肿瘤灶等。

1. 肿瘤标记物检测　　有效的肿瘤标记物应该仅与来源的肿瘤组织有关，而在正常组织几乎测不到，但至今尚无特异性肿瘤标记物用于早期肿瘤确诊。细胞表面和血清中均可存在肿瘤标记物（往往是 TAA）。例如，AFP水平对原发性肝癌诊断有参考价值；CEA 有助于诊断结肠癌；PSA 有助于前列腺癌诊断；CA125 可辅助诊断卵巢癌；CA19-9 对诊断胰腺癌有帮助。近来，免疫组织化学染色或流式细胞术是检测细胞表面肿瘤标记物的常用方法，如检测 CD 分子对淋巴瘤和白血病的诊断和组织分型，乃至 CSC 的筛选和鉴定均有重要参考价值。

2. 肿瘤抗体检测　　在黑色素瘤患者血清中可查到自身黑色素瘤抗体，在鼻咽癌和 Burkitt 淋巴瘤患者血清中检测到 EB 病毒抗体，且抗体水平变化与病情发展和恢复相关。

3. 放射免疫成像诊断　　放射免疫显像法是一种有应用前景的肿瘤免疫诊断技术，对肿瘤抗原、肿瘤抗体或其他肿瘤标记物水平的动态检测和评估将有助于对肿瘤患者预后的判断。例如，将 ^{131}I 等放射性核素标记 TAA的 mAb，从静脉或腹腔注入体内，可将放射性核素导向肿瘤所在部位，显像分析可准确定位肿瘤浸润的范围。经美国食品和药物管理局批准，该法已在临床上用于结肠癌、肺癌、卵巢癌和前列腺癌等患者。

二、肿瘤免疫治疗

肿瘤的免疫治疗是采用各种有效的免疫方法激发和增强机体的免疫功能，达到控制和杀伤肿瘤细胞的目的。

> 肿瘤的免疫治疗能根治肿瘤吗？
> 肿瘤免疫治疗可清除少量播散的肿瘤细胞，对于晚期负荷较大的实体瘤疗效有限，常将其作为一种辅助疗法与手术、化疗和放疗联合应用，以提高肿瘤的综合治疗效果。

目前，虽然已建立了多种肿瘤免疫治疗方法，有的在动物实验中已取得了较好的疗效，但临床应用时受到多种因素制约和影响，其疗效有限，故该领域的基础和临床研究仍需进一步深入和提高。

（一）肿瘤主动免疫治疗

基于肿瘤抗原的免疫原性，利用各种有效手段，将处理过的自体或异体肿瘤、肿瘤细胞制成的疫苗或基因工程疫苗注入体内，诱导免疫系统产生针对肿瘤的免疫应答，即为肿瘤主动免疫治疗（图 2-20-4A、图 2-20-5A）。例如，灭活的瘤苗、分子瘤苗、病毒相关肿瘤瘤苗、多肽瘤苗、DC 提呈肿瘤抗原瘤苗和 DNA 瘤苗等。大多数情况下，肿瘤细胞本身的抗原性较弱、特异性不强，不足以引起有效的抗肿瘤免疫应答。肿瘤主动免疫治疗的核心是肿瘤抗原问题。目前，较受关注的是运用化学合成或基因重组技术制备的肿瘤抗原多肽或多肽与分子佐剂融合的蛋白多肽瘤苗，以及将 IL-2、GM-CSF、IL-12、IL-21 等某些细胞因子基因、共刺激分子基因、MHC I 类分子基因等转入肿瘤细胞后所制成的免疫原性增强的基因修饰瘤苗，如 CT 抗原 NY-ESO-1 抗原多肽为基础制成的瘤苗已在临床试验中应用；又如热休克蛋白（heat shock protein，HSP）除了"分子伴侣"作用外，还具有"伴侣抗原肽"作用，临床已试用肿瘤来源的 HSP70、HSP90、HSPgp96 复合体瘤苗，因 HSP 参与抗原的加工处理，能结合肿瘤抗原肽形成 HSP 复合体瘤苗，活化肿瘤特异性的 CD8$^+$CTL（或活化 CD4$^-$CD8$^-$TCRγδ$^+$ T 细胞），发挥抗肿瘤作用。由于 HSP 不具多肽性，这类疫苗不受 MHC 限制性，较受关注。

众所周知，DC 处理和提呈抗原能力较强，用已知肿瘤抗原或肿瘤组织裂解物预先在体外致敏 DC，或用编码肿瘤抗原或细胞因子基因导入 DC 制成的瘤苗免疫荷瘤机体，产生较强的抗肿瘤效应。此类疫苗在实验动物和某些临床试验中取得了疗效。此外，人们正在尝试清除抑制机体免疫功能的 Treg 或者阻断免疫抑制性途径，如应用抗CTLA-4 等（图 2-20-5A），增强瘤苗激发抗肿瘤免疫应答效果。总之，肿瘤疫苗是细胞治疗技术中一种有效方法，能产生特异性杀伤肿瘤的免疫细胞，并能产生免疫记忆。该法因其特异性较强，且安全可靠，比传统放疗和化疗有更多的优越性，值得进一步探讨和试用。

应用肿瘤主动免疫治疗的前提应综合考虑肿瘤的抗原性和机体的免疫功能状态，以确保瘤苗免疫后能诱导有效的免疫应答。有效的肿瘤疫苗能使肿瘤患者体内处于"睡眠"状态的免疫细胞被"唤醒"，从而激发免疫细胞对肿瘤细胞应答，发挥治疗作用。同时，应用一些免疫调理剂，如香菇多糖、酵母多糖、卡介苗及某些中药方剂和某些细胞因子等，通过非特异性地增强机体的免疫功能，调理抗肿瘤免疫应答，对于清除术后残留的微小转移瘤灶和预防肿瘤复发与转移显示出较好的效果。

（二）肿瘤被动免疫治疗

给荷瘤体输注外源性免疫效应物质，激活其免疫功能发挥抗肿瘤作用，即为肿瘤被动免疫治疗。常见的外源性免疫效应物质主要有抗体，如 mAb 与化疗药物阿霉素、顺铂等交联，与蛋白质毒素等生物制剂交联形成的免疫毒素（immunotoxin）（图 2-20-4B）。常用的毒素，如蓖麻毒素 A 链、白喉毒素和破伤风毒素等；mAb 与放射性核素（如^{131}I 等）偶联。近年来应用 mAb 治疗肿瘤有了令人瞩目的进展。例如基于乳腺癌靶抗原 HER-2 的 mAb 赫赛汀（Herceptin）的靶向治疗；针对 B 细胞淋巴瘤靶抗原 CD20 的 mAb 利妥昔（Rituxan）的靶向治疗；针对表皮生长因子受体（epidermal growth factor receptor，EGFR）的 mAb 西妥昔（Erbitux）靶向治疗转移性结肠癌，以及靶向针对执行免疫调节功能的 mAb 易普利姆玛（ipilimumab）用于晚期转移性黑色素瘤的治疗等。

细胞因子亦可作为外源性免疫效应物质应用于抗肿瘤免疫治疗。实验室和临床上常用的细胞因子有 I 型干扰素、IL-2、IL-12、IL-21、GM-CSF 等。此外，将体外培养的具有抗肿瘤活性的免疫细胞过继于荷瘤体内，发挥抗肿瘤作用，也有一定的疗效（图 2-20-5D）。常用的过继性细胞有细胞因子诱导的杀伤细胞（cytokine induced killer cell，CIK）、TIL、特异性 CTL、活化的单核/Mϕ 等。

近年来造血干细胞、脐血造血干细胞、间充质干细胞及抑癌基因和细胞因子等免疫分子修饰的上述干细胞，在动物实验和临床上试用也显示出抗肿瘤效应，但其确切的临床疗效还需进一步评价和提高。

三、与病毒感染密切相关的肿瘤免疫预防

上述病毒诱发肿瘤抗原提到的肿瘤，均可制备相关的病毒疫苗或寻求新的策略去干预，有可能降低这些肿瘤的发生。HPV 疫苗用于人宫颈癌的预防就是成功范例。自 1993 年中国实行 HBV 疫苗计划免疫以来，乙型肝炎发病率和 HBV 携带者大为下降，相信肝癌的发病也将由于 HBV 疫苗的接种得到有效的预防。

小　结

肿瘤抗原激发免疫系统产生的肿瘤免疫，其强弱与肿瘤抗原性强弱相关，发现和鉴定 TSA 与 TAA 是肿瘤免疫学研究的关注点。抗肿瘤效应发挥依赖于 CD8$^+$T 细胞识别 APC 提呈的肿瘤抗原肽-MHC I 类分子复合物，活化后特异杀伤肿瘤细胞及 CD4$^+$T 细胞识别 APC 提呈的肿瘤抗原肽-MHC II 类分子复合物，通过释放多种细胞因子活化 CD8$^+$T 细胞、Mϕ、NK 细胞、NKT 细胞和 $\gamma\delta$T 细胞的抗肿瘤活性；并通过 CDC、ADCC 及抗体和补体的调理作用等与细胞免疫相互配合发挥抗肿瘤作用。肿瘤细胞通过免疫原性低下、分泌抑制性分子和诱导机体产生抑制性细胞，导致机体免疫耐受及免疫抑制；同时利用机体免疫功能缺陷，逃逸免疫系统攻击而生存。用基因工程技术研制的肿瘤疫苗和输入以基因工程抗体为代表的免疫效应物质是提高肿瘤免疫原性、解除机体免疫抑制状态和打破免疫耐受的有效策略，同时也是肿瘤手术、化疗和放疗后有效的辅助免疫治疗措施。

主要参考文献

曹雪涛. 2008. 医学免疫学. 5 版，北京：人民卫生出版社：210～218.

程国兵，窦骏. 2007. 疫苗工程学. 南京：东南大学出版社：276～285.

窦骏. 2009. 肿瘤干细胞. 南京：东南大学出版社：1～5.

何维. 2005. 医学免疫学. 北京：人民卫生出版社：344～360.

Kuby J. 1994. Immunology. 2nd ed. New York：W. H. Freeman & Co Ltd：579～614.

Roitt I，Brostoff J，Male D. 2001. Immunology. 6th ed. Philadelphia；Mosby Pubisher. 289～302.

问　答　题

1. 如何寻找、分离、鉴定新的肿瘤抗原？
2. 你是怎样理解机体免疫系统中的"卫士"与肿瘤"怪物"之间交战的？
3. 有效的肿瘤疫苗在肿瘤防治中是如何发挥免疫防治作用的？

（窦　骏）

第二十一章
CHAPTER 21
移植免疫

1954 年，约瑟夫·梅里（Joseph Murray）在一对同卵双生兄弟间进行了肾移植，为人类治疗器官功能衰竭开先河。想知道移植后，器官、组织和细胞是如何历尽千难万险，最终成活并发挥功能的吗？本章将基于免疫学的基本原理揭开其神秘的面纱。

第一节　移植概述

一、移植的概念

移植（transplantation）是指采用自身、同种异基因或异种正常器官、组织或细胞来代替个体内已丧失功能的器官、组织或细胞，从而维持和重建机体生理功能的治疗方法。用于移植的器官、组织或细胞称为移植物（graft）；提供移植物的个体称为供体（donor）；而接受移植物的个体称为受体（recipient）或宿主（host）。

二、器官移植的发展历史

最早有文字记载的器官移植是我国的《列子汤问》——神医扁鹊给两个人互换了心脏。输血最早始于 1492 年，罗马教皇 Innocent 三世因患中风昏迷，输血治疗，但未获成功。此后直到 1901 年，卡尔·兰德施泰纳（Karl Landsteiner）发现了红细胞的 ABO 血型，输血才得以安全进行。组织移植始于 1893 年，英国医生威廉姆斯（Watson Williams）将羊胰腺组织移植给垂死的 13 岁糖尿病患儿，尽管降低了患儿的尿糖，但患儿终因移植排斥反应而死亡。1920 年，俄国医生赛奇·甫洛诺夫（Serge Voronoff）成功将黑猩猩睾丸切片植入老年男子的阴囊内。英国医生彼得·布赖恩·梅达沃（Peter Medawar）在二战期间通过对家兔皮肤移植的研究，发现移植排斥反应本质是受体免疫系统对移植器官的免疫应答，同时采用新生小鼠的移植实验证实了免疫耐受的存在。1954 年，美国医生约瑟夫·梅里（Joseph Murray）成功在一对同卵双生兄弟间完成了肾脏移植。1956 年，美国医生唐纳尔·托马斯（Donnall Thomas）首次成功给白血病患者移植骨髓，两人因此于 1990 年获得诺贝尔医学奖或生理学奖。1960 年，吴阶平院士进行了国内首例人体肾移植，开创了我国器官移植的先例。1963～1964 年，"当代移植之父"托马斯·斯塔泽（Thomas E. Starzl），首先进行了异种器官移植。同种异基因器官移植在人类白细胞抗原（human leukocyte antigen，HLA）配型技术和免疫抑制剂的应用以后，特别是 1978 年环孢素 A（cyclosporin A，CsA）的使用，使器官移植的成功率猛增到 80%。基础免疫学的发展和进步及临床器官移植的成功，使人们加深了对移植免疫的认识，促进了移植免疫学的兴起和发展。

三、器官移植的分类

根据供、受体之间种属、遗传背景关系，一般将移植分为自体移植、同种异体移植（主要是同种异基因）和异种移植三大类（图 2-21-1）。

（一）自体移植

自体移植（autograft transplantation）指移植物由受体自身提供，如将烧伤患者的自身健康皮肤移植至烧伤创面上。该类移植其移植物可终生存活，无移植排斥（transplant rejection）现象。

（二）同种异体移植

1. 同基因移植　　同基因移植（syngraft transplantation）是指两个遗传背景（遗传基因型）完全相同的个体之间移植，如同卵双胞胎之间移植。该类移植，由于基因完全相同，移植后移植物容易存活，无移植排斥反应。

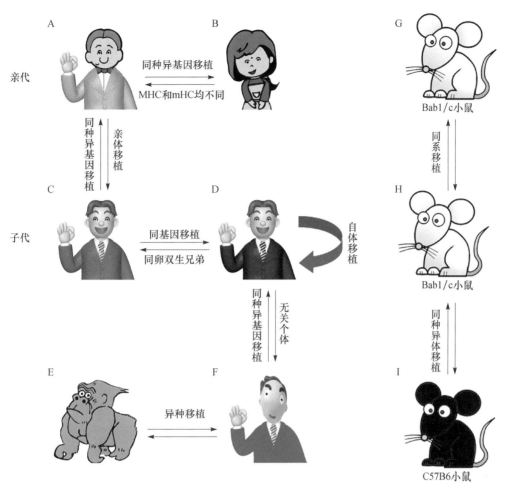

图 2-21-1 器官移植的类型

A 和 B 为 C 和 D 的父母亲，C 和 D 为同卵双生的孪生兄弟。A、B，A、C 和 D、F 间的移植均为同种异基因移植，但它们之间存在差异。A 和 B 为无关个体，其 *MHC* 基因不同，而且由于性别不同，其 A 携带的 Y 染色体抗原对于 B 来说可以引起因 mHC 不同而导致的慢性排斥反应；而 A 和 C 为父子，其至少有一半基因相同，因此相互之间的器官移植成功率相对较高，此为亲体移植；D 和 F 之间无亲缘关系，但其为同性别移植，其慢性排斥反应的风险可能相对较小。G 和 H 之间为同近交系小鼠间的移植，类似于同基因移植，但是如果性别不同也会引起慢性排斥反应；H 和 I 属于不同近交系之间的移植，与同种异基因排斥反应一样

2. 同系移植   同系移植（isograft transplantation）常见于科学研究中。采用近交系动物同系之间的移植。该类移植，如为同性别动物间的移植类似于同基因移植，而在不同性别的动物间移植，仍然可以产生慢性的移植排斥反应。

3. 同种异基因移植   同种异基因移植（allograft transplantation）是指同一物种，但基因遗传背景不同或不完全相同的个体间进行的移植，移植后常出现移植排斥反应，排斥反应的强弱取决于供、受体遗传背景的差异程度，差异越大，排斥越强。目前临床进行的器官移植大多属于此类。亲体移植（living-related transplantation）是同种异基因移植中比较特殊的一类，主要是有亲缘关系的个体提供器官，如亲代与子代、姐妹和兄弟之间进行的移植，该类移植排斥反应相对于无亲缘关系的移植明显减轻。目前，由于受器官来源的影响，故该类移植开展相对较多。

（三）异种移植

异种移植（xenograft transplantation）是指不同种属的个体之间的器官移植，如将猪的心脏移植给人。由于供、受体间的抗原性差异很大，故此类移植可产生很强的排斥反应。

鉴于在临床实践中主要以同种异基因器官移植为主，故本章将重点阐述同种异基因移植相关的免疫学问题。

第二节　同种异基因器官移植排斥反应的类型

移植排斥是指受体接受供体的移植物后，受体免疫系统识别供体的移植抗原或移植物中的供体免疫细胞识别受体的抗原活化后引发的免疫应答，进而通过不同的机制损伤移植物或宿主器官、组织和细胞的过程。移植排斥反应往往是双向的，在受体针对供体发生排斥反应的同时，供体对受体也发生排斥反应，只是强度不同而已。两种排斥反应被称为宿主抗移植物反应（host versus graft reaction，HVGR）和移植物抗宿主反应（graft versus host reaction，GVHR）；而根据发生的时相不同又可分为急性排斥反应（acute rejection）和慢性排斥反应（chronic rejection）［前者还有超急性排斥反应（hyperacute rejection）］。

一、宿主抗移植物排斥反应

HVGR 是以宿主免疫系统针对供体器官发生的移植排斥反应，根据移植物与宿主之间组织相容程度，排斥反应发生的时间、强度、病理学损伤及其机制，可分为超急性排斥反应、急性排斥反应和慢性排斥反应。

1. 超急性排斥反应　　超急性排斥反应是指在移植物与受体血液循环建立后数分钟至数小时（也可在 24～48h）发生的排斥反应。发生的主要原因是受体内预存的针对供体同种异基因抗原的抗体与移植物细胞表面相应抗原结合，激活补体。损伤血管内皮细胞，导致血管通透性增强和血管内凝血，其组织病理学特点是以血管炎为主，早期小动脉血栓形成，继之出现缺血、变性和坏死。

超急排斥反应常见于移植术前多次妊娠、多次异基因的输血、长期血透和再次移植的个体。抗体也可因病原微生物感染（如部分病原体与人类之间存在共同抗原——异嗜性抗原）所致。此外，灵长类动物血清中因存在抗猪血管内皮抗原（α-半乳糖苷成分）的天然抗体，故人-猪异种移植后也可发生超急性排斥反应。

2. 急性排斥反应　　急性排斥反应是同种异基因移植后最常见的排斥反应，多发生在移植后 1 周至 3 个月内。发生急性排斥反应的情况与供体组织相容性抗原差异程度、移植物处理情况、免疫抑制剂使用情况及受体免疫功能状态有关。临床上主要表现为发热、全身不适和移植器官功能急剧减退等，主要病理改变为组织间质炎症、血栓形成、内皮细胞肿胀、增生、坏死和单个核细胞浸润。若早期应用免疫抑制剂，急性排斥反应大多可缓解。

3. 慢性排斥反应　　慢性排斥反应多发生于移植术后数月至数年，甚至更长。病程缓慢，其主要表现为进行性移植器官功能减退和衰竭及其功能减退带来的其他临床症状。病理表现为单核细胞、中性粒细胞或血小板黏附于移植物血管内皮损伤部位，导致血管平滑肌细胞增生、小动脉管腔狭窄甚至闭塞，器官实质纤维化，间质中有单核细胞浸润，造成器官组织结构破坏及功能丧失。应用免疫抑制剂治疗慢性排斥反应几乎无效。

二、移植物抗宿主排斥反应

GVHR 是移植物中留存的成熟免疫细胞针对受体抗原产生的免疫应答所引起的器官、组织和细胞损伤。常见的实质器官移植实际上也存在一定程度的 GVHR，但十分轻微，临床表现并不明显。GVHR 多数发生于骨髓（造血干细胞）、胸腺、脾等免疫器官、组织和细胞的移植（包括大量输血），由此造成对宿主损伤性疾病称为移植物抗宿主病（graft versus host disease，GVHD）。

GVHD 分为急性与慢性两型，以急性多见。急性 GVHD 多发生于移植后 100d 内，患者主要出现以皮疹，肝、脾肿大，高热和腹泻等为主的临床症状。尽管 GVHD 具有可逆性，但大多难以逆转，最终不仅可导致移植失败，还严重威胁受体的生命。慢性 GVHD 主要指移植 100d 后，以多系统的自身免疫病样临床表现为主。按照器官累及情况可以分为两类，一类以皮肤和黏膜损伤为主的局限性排斥反应，主要累及皮肤或者肝脏，另一炎为广泛性，引起全身性器官的自身免疫样的损害。患者往往因严重的免疫失调、全身消瘦、严重感染或恶病质而死亡。

GVHR 发生的条件是：①移植物中必须含有足量的免疫细胞，特别是成熟 T 细胞。②供、受体间 HLA 配型不合。③受体处于免疫功能严重缺陷或免疫抑制状态，无法清除植入的供体免疫细胞。此外，次要组织相容性抗原的不符也可导致 GVHD。

三、排斥反应的例外情况

1. 免疫豁免区　　免疫豁免区（immunologically privileged site）是指机体中外周免疫细胞和效应分子不能到达的区域，这些区域往往存在解剖学屏障，其接受同种异基因或异种移植后不发生或仅发生轻微排斥反应的部位。

这些特殊的解剖部位包括胸腺、角膜、眼前房、软骨、脑、内分泌腺和胎盘等。其不易发生排斥反应的原因可能是：①这些部位与血液循环和淋巴循环相对隔绝，有些部位还有特殊的屏障结构，故外周活化的淋巴细胞和其效应分子不易进入。②某些组织（如软骨）抗原性较弱，不易发生排斥反应。③某些区域组织细胞高表达 Fas 配体（factor associated suicide ligand，FasL），活化的同种异基因反应性 T 细胞高表达 Fas 抗原，进入该部位后，可与组织中的 FasL 结合，而诱导其发生细胞凋亡，导致对移植物的耐受。

2. 母胎耐受　　胎儿可视为一种特殊的同种异基因移植物。胎儿不被排斥的原因在于母体对其产生免疫耐受，其机制尚未完全清楚，可能为：①胎儿 MHC 长期刺激母体淋巴细胞，使其兴奋性下降，刺激阈升高。②胎盘滋养层有屏障作用，阻挡母体淋巴细胞进入胎儿体内。③滋养层细胞不表达经典的 HLA Ⅰ类和 HLA Ⅱ类抗原，但表达非经典的 HLA-G 和 HLA-H 等抗原，后者通过与滋养层局部的 NK 细胞和 CTL 表面的 KIR 结合，启动抑制信号，抑制效应细胞的细胞毒作用。④滋养层细胞可以分泌抑制性细胞因子，如转化生长因子 β（transforming growth factor β，TGF-β），抑制局部微环境内的免疫细胞，从而形成妊娠免疫耐受。

第三节　同种异基因器官移植排斥反应的机制

引起移植排斥反应的抗原称为移植抗原（transplantation antigen），主要包括 MHC 抗原、次要组织相容性抗原、血型抗原和组织特异性抗原等。移植排斥反应的发生就是供、受体免疫系统识别受体或移植器官、组织和细胞上的抗原，引发免疫应答所致。

一、介导同种异基因移植排斥反应的抗原

（一）主要组织相容性抗原（MHC 抗原）

人类的 MHC 抗原，即 HLA 抗原，引起移植排斥的主要是 HLA Ⅰ类和 HLA Ⅱ类抗原。HLA Ⅰ类抗原广泛表达于几乎所有的有核细胞表面，HLA Ⅱ类抗原主要表达在抗原提呈细胞（APC）、活化的 T 细胞表面。在群体中，HLA 等位基因及其产物具有高度多态性，故在随机人群中很难找到 HLA 表型完全相同的供体和受体。

（二）次要组织相容性抗原

次要组织相容性抗原（minor histocompatibility complex antigen，mHC 抗原）一般仅引起较弱的排斥反应，但某些次要组织相容性抗原的组合能引起强而迅速的排斥反应。

mHC 抗原包括性染色体相关抗原及非 ABO 血型抗原。男性 Y 染色体上存在编码 mHC 抗原的基因，称为 H-Y 基因，女性受体针对男性供体 H-Y 抗原可产生排斥反应。这一情况在同系动物不同性别的动物之间移植最为明显，其可以介导慢性移植排斥反应。由于组织配型技术的改进，在 MHC 抗原引起的排斥反应基本被控制后，mHC 抗原引起的排斥反应已引起了人们的关注。

（三）其他组织抗原

1. 红细胞血型抗原　　ABO 血型抗原不仅分布于红细胞表面，也广泛分布于除中枢神经系统外的各种组织细胞表面，如血管内皮细胞（vascular endothelial cell，VEC）表面，并可存在于各种体液中。若供、受体 ABO 血型不合，则受体的天然血型抗体识别供体 VEC 表面的血型抗原，活化补体后造成 VEC 损伤，并继而激活血管内凝血，引起超急性排斥反应。

2. 组织特异性抗原　　组织特异性抗原是指表达于特定器官、组织和细胞表面的抗原。同种异基因个体不同组织器官的组织特异性抗原不同，引发的排斥反应的强度也各异。皮肤移植引起的排斥反应最强，其次为肾脏，而肝脏较弱。VEC 表达特异性的 VEC 抗原，可诱导受体产生强力的排斥反应。

二、T 细胞识别同种异基因 MHC 抗原的机制

在移植排斥反应发生时，特别是急性排斥反应早期，移植物中常出现受体单个核细胞（包括 T 细胞）浸润，而实验证明在裸鼠（体内无 T 细胞）接受同种异基因或异种移植后不发生排斥反应，表明 T 细胞在移植排斥反应中起关键作用。

移植手术后，供、受体间的免疫细胞能相互迁移（immigration），其中以 APC 和淋巴细胞的迁移最为重要。受体 T 细胞通过表面 TCR 直接和间接识别移植物上的同种异基因 MHC 抗原。

（一）直接识别

直接识别（direct recognition）是指受体 T 细胞 TCR 特异性识别供体 APC 所提呈的同种异基因 MHC 分子或抗原肽-MHC 分子复合物（pMHC），期间受体 T 细胞的 TCR 既识别同种异基因 MHC 抗原，又识别同种异基因抗原肽（图 2-21-2A），即移植物中供体 APC（主要是成熟的 DC 和 Mϕ，也称为过客白细胞）表面的 MHC 抗原或 p-MHC 可直接被受体的 T 细胞识别，而不经过受体 APC 提呈。

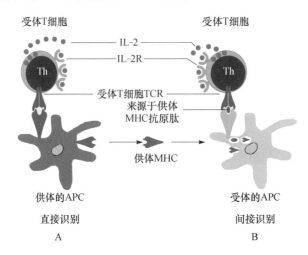

图 2-21-2 抗原的直接识别和间接识别

A. 直接识别模式：由供体的树突状细胞直接将供体的 MHC 或 p-MHC 提呈给受体的 T 细胞。B. 间接识别模式：由受体的树突状细胞吞噬处理供体的 MHC，形成同种异基因的 MHC 抗原肽与受体的 MHC 复合物，提呈给受体的 T 细胞，此种模式与经典的抗原提呈相同，只是提呈的是特殊的抗原——同种异基因的 MHC 抗原。两种模式最终都导致 T 细胞的活化，介导移植排斥反应，直接识别在急性排斥反应的早期发挥作用，而间接识别在中晚期或慢性排斥反应阶段发挥作用

按经典的抗原提呈理论，同种异基因间的抗原提呈存在 MHC 限制性，然而在混合淋巴细胞反应（mixed lymphocyte reaction，MLR）中 T 细胞应答迅速，且应答强度大，提示存在同种异基因的抗原提呈和直接识别。研究表明，T 细胞针对一般特异性抗原的应答频率为 1/100 000～1/10 000，而在 MLR 中却高达 1%～10%。这些同种异基因反应性 T 细胞（allo-reactive T cell），对免疫抑制剂（如 CsA）比较敏感。直接识别取决于移植物中的供体 APC，而在急性期，这些细胞主要集中于移植物中，随后逐渐消失，因此直接识别主要在急性移植排斥反应中起重要作用。

直接识别的机制尚未完全清楚，实质上是基于 MLR 实验和 X 线衍射技术对 TCR 识别 p-MHC 机构晶体研究结果的一种假说。目前普遍认为是：识别抗原肽主要是 TCR 分子的 CDR3，CDR1 也参与识别；CDR1 和 CDR2 主要识别 MHC 分子抗原结合槽的侧缘的 α-螺旋区保守序列。TCR 识别 p-MHC 具有一定的简并性（degeneracy），即同一 TCR 可能识别不同的 p-MHC；主要是 CDR3 的构型具有包容性（flexibility），可通过改变自身结构而识别不同的 p-MHC。在移植排斥反应中 p-MHC 可能有两种来源，一种是外源性肽和供体的 MHC 复合物，另一种是供体抗原肽和供体的 MHC 复合物。供体同种异基因的 p-MHC 可模拟外源性抗原肽和受体 MHC 复合物，而导致交叉识别（图 2-21-3）。此外，受体 TCR 具有 MHC 优势结合现象，即受体 TCR 与供体 MHC 之间尽管缺乏严格的空间结构的互补性，且其中也无抗原肽存在，但仍然能够识别，主要是这些 MHC 在供体 APC 表面可能受到某种刺激而高表达，从而多克隆活化受体 T 细胞。另外，受体针对外源性抗原的记忆 T 细胞可能在直接识别中也发挥着一定的作用。

（二）间接识别

间接识别（indirect recognition）是经典的抗原提呈过程，只是受体 APC 提呈的是供体的 MHC 抗原，从而活化受体 T 细胞，引起排斥反应（图 2-21-3B）。参与间接识别的 T 细胞占 T 细胞总数的 0.01%～0.1%。间接途径依赖于受体的 APC 对同种异基因 MHC 抗原进行加工、处理，其所引起的排斥反应出现较晚，因此，间接识别主要

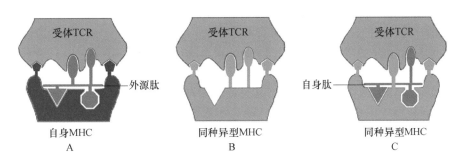

图 2-21-3　同种异基因反应性 **T** 细胞 **TCR** 对抗原肽的交叉识别

TCR 对 p-MHC 复合物的识别具有一定的简并性，其识别时是把抗原肽和 MHC 分子作为一个整体进行识别，只要空间结构吻合即可以被识别。A. 在正常免疫应答中，机体自身的 MHC 与外源性抗原肽结合，提呈给自身的 T 细胞 TCR 所识别。B. 同种异基因移植中，受体同一 TCR 可直接识别同种异基因供体空载的 MHC 分子（其空间结构与 TCR 吻合）。C. 同种异基因移植中，受体同一 TCR 可直接识别同种异基因供体 MHC 分子与供体自身抗原肽的复合物

在急性排斥反应的后期和慢性排斥反应中发挥重要作用，而且其对免疫抑制剂相对不敏感。

> 直接识别与经典的抗原识别有何区别？
> 　直接识别和经典的抗原识别都是 APC 对抗原的识别，但是直接识别不受 MHC 的限制性，通过供体的 APC 捕获自身的 MHC，提出给受体的 T 细胞；而经典的抗原识别是自身 APC 捕获外来抗原提呈给自身的 T 细胞。

三、同种异基因移植排斥反应的特点

动物皮肤移植实验证明，初次移植后 7d 左右，移植皮肤出现排斥现象；10d 左右皮片脱落，称初次排斥反应；初次排斥反应后若再移植同一供体的皮片，术后 6～8d 皮片脱落，说明排斥反应更强更快，称再次排斥反应。在发生初次排斥反应后，若再次移植的是另一供体的皮片，则出现初次排斥现象。由此可见移植排斥反应具有特异性免疫应答的基本特点，即具有特异性、记忆性和区分"自己"与"非己"的特点（图 2-21-4）。

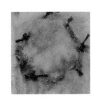 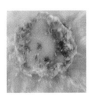

首次移植后5d	首次移植后12d	再次移植后5d
初次排斥反应		再次排斥反应

图 2-21-4　初次排斥反应和再次排斥反应

皮肤是移植排斥反应最为强烈的器官，在初次移植异基因皮肤后，一般 5d 左右存活状态最好，随后出现明显的排斥现象，一般在 7～12d 皮肤完全排斥。如果给受体再次移植同一来源的皮肤，排斥反应发生更快，更为剧烈。说明排斥反应存在着免疫记忆性，再次排斥反应，是再次免疫应答的结果

四、同种异基因移植排斥反应的效应机制

（一）同种异基因移植排斥反应中的固有免疫应答机制

近年来随着固有免疫应答受到广泛的关注和深入的研究，科学家发现固有免疫应答在同种异基因移植排斥反应中也起着重要的作用。主要因在器官移植过程中存在着：①手术机械损伤。②超急性排斥反应的免疫损伤。③移植器官从摘取到植入受体过程中存在着缺血缺氧。④器官植入血管吻合后，移植器官会发生再灌注损伤。⑤急性排斥反应早期的器官损伤。上述损伤产生大量的炎性物质，如警报素（alarmin）等，可以激发固有免疫应答，导致移植器官、组织或细胞局部的炎症反应，引发所谓的"细胞因子风暴（cytokine storm）"，导致"级联式"反应，加剧移植器官、组织的损伤和坏死。

1. 参与同种异基因排斥反应的非特异性效应分子　警报素是内源性危险因子，通常在病原体和物理等作

用下，由器官、组织和细胞损伤时迅速释放；或病原相关分子模式（PAMP）和炎性细胞因子等作用下，诱导组织细胞分泌的物质。目前比较公认的警报素有：①防御素家族（defensin family），如人 α/β 防御素和小鼠 β 防御素。②抗菌肽（antimicrobial peptide，AMP），即 Cathelicidins 家族成员及其降解产物。③高迁移率族蛋白 B1（high mobility group box-1，HMGB1）。④嗜酸粒细胞衍生的神经毒素（eosinophil derived neurotoxin，EDN）。⑤热休克蛋白（HSP）等。为了与 PAMP 区别，科学家们把这些分子称为损伤相关分子模式（damage associated molecular pattern，DAMP）。器官移植中因机械损伤、缺血、缺氧和再灌注损伤等导致细胞的死亡释放 DAMP，后者与 TLR、CCR6、Gai 蛋白偶联受体（Gai protein-coupled receptor，Gai PCR）、Gai 蛋白偶联受体甲酰肽样受体 1（Gai PCR formyl peptide receptor-like1，FPRL-1）和糖基化终产物受体（receptor for advanced glycation end-product，RAGE）结合，趋化和活化 DC 和 Mφ 等免疫细胞，使其分泌 TNF-α、IL-1、IL-6、IL-12 和 IL-10 等炎性细胞因子，促进局部炎症反应，并诱导 Th0 向 Th1、Th2、Th17 方向分化，介导获得性免疫应答，导致 VEC 损伤，加剧移植物排斥的发生发展。

2. 参与同种异基因排斥反应的固有免疫效应细胞

（1）DC：髓样 DC（myeloid DC，mDC）表面表达 TLR1、TLR2、TLR4、TLR5、TLR6、TLR7 和 TLR8 等，而浆细胞样 DC（plasmacytoid DC，pDC）表达 TLR7 和 TLR9 及低水平的 TLR1、TLR6、TLR10，它们接受 DAMP 刺激后分化成熟，mDC 主要促使 Th1 的分化，而 pDC 促进 Th2 的分化。

（2）NK 细胞：活化的 T 细胞产生多种细胞因子（CCL3、CXCL10 和 CX3CL1），趋化并活化 NK 细胞；活化的 NK 细胞分泌 IFN-γ，上调 VEC 表达 MHC I/MHC II 类分子，促进其抗原提呈作用和 CTL 对 VEC 的杀伤。在器官移植中，宿主 NK 细胞的抑制受体（KIR）不能识别移植物上的同种异基因 MHC 抗原，而其活化性受体（KAR）识别移植物表面配体，如 Rae-1、MICA/MICB 等，导致 NK 细胞活化，杀伤移植器官中的细胞，参与对移植物的排斥。此外，NK 细胞分泌的 IFN-γ 还促进 DC1 的成熟，而抑制 Treg 作用。

（3）NKT 细胞：在移植免疫中，NKT 细胞分泌 IL-4，促进 Th0 向 Th2 极化，同时抑制 Th1 的极化和功能。

（4）肥大细胞：肥大细胞与慢性器官移植排斥反应有关，主要其介质能促进器官的纤维化。

（5）中性粒细胞：中性粒细胞与再灌注损伤有关。此外，中性粒细胞释放的自由基和多种蛋白酶，导致周边组织的损伤，从而参与器官排斥反应。

（6）巨噬细胞：巨噬细胞（Mφ）有两类，一类是经典活化的巨噬细胞（classically activated macrophage，CAMφ 即 M1），其受 DAMP 活化后，促进抗原提呈和 Th1 介导的免疫应答，加剧移植排斥反应。另一类是旁路活化的巨噬细胞（alternatively activated macrophage，AAMφ 即 M2），其活化后，主要抑制 Th1，促进 Th2 的活化，产生 IL-10，可能参与移植免疫耐受的诱导。

（7）髓系来源的抑制性细胞：髓系来源的抑制性细胞（myeloid-derived suppressor cell，MDSC）主要通过产生精氨酸酶 I（arginase I，ARG I）等，在器官移植中，特别是 GVHR 中起到免疫抑制和诱导免疫耐受的作用。

（二）获得性免疫机制

同种异基因移植排斥反应中，细胞免疫和体液免疫机制均发挥作用，但细胞免疫机制更为重要。

1. 同种异基因移植急性排斥反应的机制

（1）同种异基因移植急性排斥反应中的细胞免疫机制：T 细胞是同种异基因移植排斥反应最为重要的效应细胞，不同的 T 细胞亚群发挥着不同的生物学作用。

1）Th1 和 Th2：同种异基因反应性 Th1 在急性移植排斥反应早期直接识别移植物（包括 VEC）表面的同种异基因抗原而活化，而中晚期通过间接识别方式活化。Th1 主要通过分泌 IFN-γ，活化 Mφ 和 NK 细胞，介导 IV 型超敏反应；上调 APC 表达的 MHC II 类分子，促进抗原提呈和 NK 细胞细胞毒作用。Th2 在急性移植排斥反应中的作用具有双重效应，其分泌的 IL-10 能抑制 Th1 的活化和增殖，但 IL-10 促进 IL-2 活化的 CD8+T 细胞的增殖及其细胞毒作用。另外其分泌的 IL-4 可增强 B 细胞表面 MHC II 类分子及 B7 的表达，促进抗原提呈作用；同时上调 VEC 表达 ICAM-1 及增强巨噬细胞的趋化作用，促进移植排斥反应。

2）CD8+T 细胞：CD8+T 细胞通过直接和间接识别供体抗原肽，在 IL-2、IFN-γ 等活化下成为 CTL，杀伤被识别的靶细胞（VEC），造成移植物血管内皮损伤。

3）Th17 和 Treg：Th17 参与了同种异基因移植排斥反应的急性期过程，与早期的 IV 型超敏反应发生有关，促进移植排斥反应。Treg 主要通过分泌 IL-10、IL-35、TGF-β、半乳凝集素 1（galectin1）、穿孔素和颗粒酶，细胞膜表面表达的 CTLA-4 和 TGF-β 负向调控免疫应答，抑制移植排斥反应的发生。

4）记忆 T 细胞：由于受体往往在器官移植前可能接受各种来源的异体抗原，如输血、妊娠、感染病原微生物，这些同种异基因抗原、病原体携带的（与供体）共同抗原表位或分子模拟（molecular mimicry），活化受体 T 细胞，产生同种异基因反应性记忆 T 细胞（Tm）。Tm 在接受供体的抗原刺激后，大量增殖，促进移植排斥反应的发生。

（2）介导同种异基因移植急性排斥反应的体液免疫机制：体液免疫损伤机制在超急性和急性排斥反应中具有重要作用，特别是超急性排斥反应。目前认为其以急性血管排斥反应（acute vascular rejection）为主要表现，主要的病理改变为血管内皮细胞（VEC）肿胀、坏死，以及引发的血管内凝血和栓塞；血管壁内中性粒细胞及淋巴细胞浸润。抗体介导的排斥反应的主要机制是补体激活及其后续作用和 ADCC。

1）补体激活及其后续反应：抗原-抗体复合物通过经典途径活化补体，最后形成膜攻击复合物（MAC）介导 VEC 的溶解。然而补体活化的作用不止于此，其后续作用促进移植排斥反应。①C3a 和 C5a 趋化中性粒细胞和 Mϕ 到排斥反应局部，促进局部炎症和杀伤靶细胞。②C3a、C5a 和 C5b～9 促进 Mϕ、VEC 和肥大细胞等合成分泌组胺、PGE、IL-1、CCL2、CCL5 和 CXCL8 等炎症介质，导致局部血管通透性增加、组织水肿、平滑肌痉挛和炎症细胞的进一步浸润。③C3a、C5a 和 C5b～9 促进内皮细胞上调 E-选择素、VCAM-1、ICAM-1 等黏附分子的表达，促进炎症细胞、T 细胞与 VEC 黏附，介导炎症细胞和 T 细胞的局部浸润，促进移植排斥反应。④C5a 等促进 VEC 合成组织因子，促进血管内微血栓的形成，加剧排斥反应。

2）ADCC：NK 细胞和 Mϕ 表面均有 FcγR，能结合 IgG，介导 ADCC，最终杀伤靶器官。

（3）参与同种异基因移植急性排斥反应的其他因素：在移植排斥反应中还有大量的非免疫细胞参与，特别是 VEC。在供体器官摘取后，VEC 经受缺血、缺氧。当移植器官植入后，供体器官中 VEC 受到再灌注损伤，导致炎症因子合成，促进微血栓的形成，引起局部的缺血缺氧。此外在炎症介质和补体活化产物的作用下，VEC 间隙增大，通透性增加，造成局部组织水肿，缺血、缺氧。再有细胞因子上调移植物 VEC 表达 MHC Ⅰ、MHC Ⅱ 和 M I CA，并组成性上调表达共刺激分子，使 VEC 成为 APC，促进同种异基因反应性 T 细胞或 Tm 的活化，同时也成为 CTL、ADCC 和活化补体的靶细胞。

2. 同种异基因慢性移植排斥反应的机制 慢性移植排斥反应的机制总的来说尚未完全阐明，目前认为主要由免疫和非免疫两类机制引起，故称为慢性移植物功能丧失（chronic allograft dysfunction，CAD）更为准确。

（1）免疫损伤机制：慢性排斥反应是急性排斥反应反复发作的结果，细胞和体液免疫机制均参与慢性排斥反应。移植物处于反复的损伤-修复中，导致移植物纤维化等的退行性变化。

1）细胞免疫：T 细胞通过间接识别 VEC 表面的 MHC 抗原而持续活化。CD4$^+$T 细胞进而极化为 Th1 和 Th2。Th1 和 Mϕ 介导慢性迟发性炎症，损伤移植物 VEC；Th2 促进 B 细胞活化和分化，分泌抗体，通过活化补体和 ADCC 损伤移植物的 VEC；CD8$^+$T 细胞被 VEC 表面的 p-MHC Ⅰ 分子活化后杀伤 VEC。VEC 的持续性损伤，引发 PDGF 和 TGF-β 等细胞因子的持续性分泌，继而导致血管平滑肌细胞增生、动脉硬化、血管壁炎性细胞（T 细胞和 Mϕ）浸润等病理改变。

2）MHC 型别配伍不良和 mHC 不吻合：移植器官的长期（5 年以上）存活与 HLA-A、HLA-B 和 HLA-DR 座位 6 个等位基因型别配合情况直接相关。mHC 主要来源于性染色体，mHC 的不吻合可能也是引起慢性排斥反应的主要原因之一。

3）抗体：移植物刺激受体产生的抗同种异基因 MHC 抗体与慢性排斥反应发生密切相关。其主要机制：B 细胞产生的抗体通过形成免疫复合物激活补体，以及与 NK 细胞和 Mϕ 一起介导 ADCC，导致组织损伤和坏死；损伤修复过程中间质干细胞（mesenchymal stem cell，MSC）、成纤维细胞及 VEC 产生的 PDGF、TGF-β 等促进血管平滑肌增生、血管壁炎性细胞浸润；补体活性片段趋化 Mϕ 和中性粒细胞，损伤 VEC；抗体刺激移植器官的 VEC，活化胞内 NF-κB，上调 CCL2 和 CXCL1 的表达，促进 VEC、血管平滑肌的生长和炎性细胞的持续浸润，使毛细血管和静脉壁增厚、动脉血管硬化。此外，群体反应性抗体（panel reactive antibody，PRA）是移植后急性和慢性排斥反应发生的高危因素，它是一组特定的人类白细胞抗体，输血、妊娠、移植及各种细菌、病毒感染均可以导致 PRA 升高。

结合获得性免疫应答的机制解释急性移植排斥反应的机制。

获得性免疫应答包含两个方面，一是细胞免疫，主要由 CD4$^+$T 细胞（Th1、Th2 和 Th17）和 CD8$^+$T 细胞介导，二是抗体介导的免疫应答。急性移植排斥反应的机制，也是如此，只是所面对的抗原是同种异基因的移植抗原而已。

（2）非免疫损伤机制

1）免疫抑制剂使用不当或免疫抑制剂自身毒性作用：目前使用的免疫抑制剂都存在一定的毒性作用，特别是在使用过度的情况下毒性更大。环孢素 A（cyclosporin A，CsA）是临床常用的免疫抑制剂，主要抑制 T 细胞的功能。另有他克莫司（tacrolimus），即 FK506、糖皮质激素、硫唑嘌呤等均有不同程度的毒性作用。实际上，免疫抑制剂使用剂量不足时，本身也存在毒性作用，只是比较轻微。不过，如果受体的免疫细胞未能得到抑制，在移植物中大量浸润，其通过直接损伤或表达黏附分子、分泌细胞因子和释放炎症介质，能够促进慢性排斥反应的发生和发展。

2）病原微生物感染：药物抑制受体的免疫功能，容易造成感染，特别是病毒感染，可以加剧慢性排斥反应。

3）供体器官状态：由于供体，往往来源于因其他疾病或损伤而进入脑死亡的患者，而这些供体本身受到疾病或严重创伤的打击，器官存在一定的损伤在所难免，如脑死亡的时间差异、供体本身的基础疾病或创伤程度；此外供体器官可能存在部分功能性损害，但仍然处于代偿范围内；供体年龄差距较大；供体器官的缺血再灌注损伤程度。

4）受体原发或继发疾病：受体自身原发或移植后继发的高血压和糖尿病等均可参与慢性排斥的发生。

3. GVHD 的发病机制

（1）急性 GVHD 的发病机制：GVHD 患者多发生于造血干细胞移植，受体和移植物多数在移植前要进行许多预处理，如白血病患者进行化疗，可以导致大量细胞凋亡或坏死，释放大量的 DAMP 分子（HMGB1）等；患者移植前或移植过程中发生微生物感染，特别是 CMV 病毒和内源性细菌感染均好发，细菌死亡释放 LPS；受体本身原发的疾病；患者移植前输血、妊娠，导致抗 MHC、mHC 和其他同种异基因抗体的产生；供体 T 细胞迁移至受体淋巴结组织，通过直接和间接途径识别由供体或受体 APC 所提呈的受体 MHC、mHC 和其他同种异基因抗原而活化。上述原因活化供体 DC、Mφ、中性粒细胞及 T 细胞，分泌大量细胞因子，且上调细胞因子受体和黏附分子。趋化因子和黏附分子介导供体 T 细胞经血液和淋巴循环游走至受体全身，对受体器官、组织和细胞发生免疫攻击，同时其他活化的免疫细胞引发细胞因子风暴，通过直接或借助于靶细胞发挥间接的杀伤细胞或诱导细胞凋亡，从而导致炎症加剧和免疫损伤。移植物中成熟 T 细胞是介导 GVHR 的主要效应细胞，包括的 CD4+T 细胞（包括 Th1、Th2 和 Th17）和 CD8+T 细胞及其他细胞，其参与的受体靶器官、组织和细胞的损伤详细机制与同种异基因急性排斥反应类似，在此不再赘述。

（2）慢性 GVHD 发病机制：慢性 GVHD 因缺乏合适的动物模型，目前研究尚不深入，可能的发病机制为：①成熟的 T 细胞进入受体胸腺，可以产生大量的细胞因子，通过某些尚不清楚的机制损伤胸腺上皮细胞，造成针对宿主 MHC 的供体新发育的 T 细胞逃逸胸腺阴性选择，且以 Th2 占优势。②供体 Th2 占优势，导致 B 细胞活化。由于上述原因，B 细胞功能紊乱，产生多种抗宿主组织抗原的抗体，引起类似自身免疫病的病理损害。

第四节　同种异基因移植排斥反应的防治原则

一、供体的选择和移植前预处理

（一）供体的选择

正确合理的组织配型和抗体检测是选择合适的供体的保证，也是移植成功的关键。目前主要根据 ABO 血型和 HLA 分型选择供体。

1. 红细胞血型检测　人红细胞 ABO 血型抗原是重要的移植抗原，移植前应检测供、受体的血型是否相符，最佳选择是二者血型相同，或至少符合输血原则。其他血型抗原系统（如 Rh 抗原）也可能影响移植物的存活。

2. HLA 分型　移植排斥的主要原因是供、受体 HLA 抗原的差异。因此，HLA 分型是选择供体的重要指标。目前，HLA 分型技术主要采用血清学分型法（微量淋巴细胞毒性试验）和基因分型法，而且 HLA 基因分型技术正逐渐代替传统的血清学分型方法。在临床上很难筛选到 HLA-DR、HLA-DP、HLA-DQ、HLA-A、HLA-B 和 HLA-C 位点完全相同的供体。而 HLA 基因座位在移植排斥反应中的重要性依次为 HLA-DR、HLA-B、HLA-A，因此一般器官移植也只能要求上述 3 个主要位点相配就可以。然而在骨髓移植中，骨髓中含有大量免疫细胞，HLA 不匹配的移植易产生强烈的 GVHR，而且不易被免疫抑制剂所控制，故要求供、受体 HLA 型别匹配程度更高，最好完全一致。

3. 交叉配型　　除了 ABO 血型和 MHC 配型外，交叉配型是必需的，它可以比较好地反映供、受体之间相容性。交叉配型方法是进行供、受体间的混合淋巴细胞培养（mixed lymphocyte culture，MLC），细胞增殖反应的水平与供、受体间组织相容性程度呈负相关。若增殖反应过强，说明供体选择不当。

4. 受体中的预存抗体的测定　　多次接受输血或移植的患者体内可预存抗多种 HLA 抗原的抗体，移植后可发生超急性排斥反应。目前，群体反应性抗体（panel reactive antibody，PRA）的测定已经成为检测受体预存抗体的临床常用方法。常用 ELISA-PRA 和 CDC-PRA。ELISA-PRA 是采用当地人中 HLA 抗原检测受体中预存的相应抗体；CDC-PRA 实际上就是微量细胞毒性试验，用包含当地人中绝大部分 HLA 抗原的淋巴细胞检测供体血清中的细胞毒性抗体。此外，经典的细胞毒性试验是指受体的血清与供体淋巴细胞之间的配伍，也是检测受体预存抗体的主要方法之一。细胞毒性试验呈阳性或 PRA 试验中度敏感以上，器官移植后发生超急性排斥反应风险较高。

5. 非免疫学方面的选择　　非免疫因素也会影响移植排斥反应，因此临床上一般选择年龄不超过 50～55 岁、无感染或炎症，心、血管性疾病，血液病，肝炎或恶性肿瘤。全身器官功能良好，身体、体重及供移植用的器官的体积与受体相仿。

（二）移植器官和受体的预处理

1. 移植器官预处理　　在供体确定脑死亡后，越早摘取越好，尽可能缩短热缺血时间，采用效果优良的保存液冲洗，及早进行移植手术。术前移植物充分灌洗，彻底地清除供体过客白细胞，有助于防止 HVGR。应用抗淋巴细胞抗体等预处理骨髓移植物，可去除供体 T 细胞，有助于防止 GVHR。

2. 受体的预处理　　受体内存在预存抗体或者 ABO 血型不合，受体在移植前必须进行处理，如术前输注供体血小板；通过血浆置换术去除针对供体血型抗原的抗体和 PRA；行脾切除术或使用免疫抑制剂。骨髓移植的受体还可以进行不同程度的射线照射。

二、移植免疫耐受的诱导机制及策略

目前主要有以下几种方法可以诱导建立免疫耐受。

1. 移植前输供体血或供体骨髓　　移植术前给受体少量、多次（100～200ml/次，间隔 2 周，共 3 次）输注供体新鲜血，可提高移植物存活率，此为供体特异性输血（donor-specific transfusion，DST），其作用机制可能是：①使 Th2 活化并产生 IL-4、IL-10，抑制 Th1 和 CTL 功能。②白细胞表面 HLA 分子可刺激受体产生抗 HLA 封闭性抗体，后者能阻断 CTL 作用，并激活 Treg，诱导对移植抗原的免疫耐受。③供体血中含造血干细胞，它们能在受体内长期存活，从而形成嵌合体。

2. 胸腺内注射供体抗原　　移植术前将供体组织、细胞或 MHC 抗原植入受体胸腺内，可诱导移植耐受。其机制为通过阴性选择建立中枢性自身耐受，但问题是大多数成年人胸腺已处于萎缩状态。

3. T 细胞疫苗　　应用供体抗原刺激，使受体产生针对移植抗原的特异性 T 细胞克隆，分离获取该类克隆，通过体外增殖后制备成 T 细胞疫苗，接种此疫苗可诱导受体产生针对移植物抗原的免疫耐受。该方法的主要理论依据就是独特型-抗独特型网络学说。

4. 免疫隔离　　采用合适的生物半透膜材料将移植组织或细胞包裹在囊中，这类半透膜只允许小分子营养物质和细胞代谢产物进入和排出，建立与受体免疫系统相隔离的免疫豁免区，以防止免疫排斥。目前在组织细胞（如胰岛）的移植中经常使用。

5. 阻断 T 细胞活化的第一信号　　通过生物信息学预测和筛选 MHC 分子中引起同种异基因移植排斥反应的关键性优势肽段，然后人工合成的肽段封闭宿主同种异基因反应性 T 细胞 TCR，以阻断 T 细胞活化的第一信号而诱导移植耐受；也可以采用针对同种异基因反应性 T 细胞 TCR 或抗 TCR 独特型的单克隆抗体，封闭或清除同种异基因反应性 T 细胞诱导移植耐受。

6. 阻断 T 细胞活化的第二信号或负向调控信号分子的使用　　通过阻断 T 细胞活化的第二信号或负向调控信号分子，诱导同种异基因反应性 T 细胞的凋亡或抑制其活化。获美国 FDA 批准用于临床的 CTLA-4-Ig 阻断 CD28/B7 信号的方法是目前最成熟的策略。此外，用 CD40L 抗体阻断 CD40/CD40L 信号等也是目前研究的热点。

7. 干预 Th1/Th2 和 Th17/Treg 的比例　　Th2 和 Treg 产生的细胞因子有利于抑制 Th1 和 Th17 介导的免疫炎症，从而抑制移植排斥反应，有利于免疫耐受的建立。

8. 过继治疗　　同种异基因抗原特异性的 Treg，不成熟、调节性或耐受性 DC 具有诱导免疫耐受的作用。

Treg 几乎可以抑制所有的免疫细胞的功能，体外输注抗原特异性的 Treg 可以明显延长移植物的存活时间。不成熟的 DC 表面表达的 MHC 和共刺激分子水平比较低下或通过其表达的抑制性细胞因子和膜表面分子诱导免疫耐受。

9. 凋亡细胞诱导耐受　APC 摄取供体凋亡细胞后，能够诱导特异性 T 细胞的免疫耐受，其具体机制可能是通过 Treg 介导的。

三、免疫抑制治疗

由于群体中 HLA 具有高度多态性，个体间抗原的差异也极为复杂，因此，除自体移植和同卵双生子间移植外，移植排斥反应难以避免。为延长移植物的存活时间，临床上均常规进行免疫抑制治疗，以有效地抑制移植排斥的发生。但免疫抑制剂本身具有毒性，而且应用免疫抑制剂后患者免疫功能长期低下，容易导致感染。

1. 化学类免疫抑制剂的治疗　临床上常用者为 CsA、FK506、糖皮质激素、硫唑嘌呤和环磷酰胺等。其中，联合使用 CsA、糖皮质激素、硫唑嘌呤可增强抗排斥疗效。CsA 的作用机制为：抑制 Th 产生 IL-2、IFN-γ 等细胞因子和抑制移植排斥反应中 T 细胞的活化。糖皮质激素可诱导活化的 T 细胞凋亡，抑制 APC 的功能及 MHC 分子的表达。硫唑嘌呤抑制次黄嘌呤核苷酸代谢，干扰 DNA 合成，从而抑制 T 细胞增殖。不过免疫抑制剂对 GVHR 的治疗效果并不理想。

2. 生物制剂的免疫抑制治疗　临床上已使用的生物性免疫抑制剂有：①抗淋巴细胞球蛋白或抗胸腺细胞球蛋白，可与相应靶细胞结合，通过补体杀伤作用，抑制排斥反应。②抗某些免疫细胞膜分子抗体（如抗 CD3 和抗 CD4 抗体等），其作用原理同上。③"生物导弹"或免疫抑制性融合蛋白，如抗 CD45 抗体-蓖麻毒素融合蛋白可杀伤过客白细胞；CTLA-4-Ig 融合蛋白可阻断 B7 与 CD28 结合，抑制 T 细胞活化。④反义寡核苷酸（antisense oligonucleotide），抑制相应细胞因子或黏附分子的表达。

3. 中医中药治疗方法　某些中草药（如雷公藤、冬虫夏草等）已用于抗移植排斥反应。雷公藤多甙与硫唑嘌呤的免疫抑制作用类似。

4. 其他免疫抑制治疗方法　骨髓移植前用大剂量放射线照射受体淋巴结，能使其完全丧失对移植物的排斥能力。

四、器官移植排斥反应的临床监测和预后判断

移植排斥反应的检测对指导临床治疗和预后判断非常重要。目前急性移植排斥反应的诊断除依据临床症状、组织活检及生化检测外，某些免疫学检测指标也可提供有意义的线索。例如，T 细胞数变化；CD4+ T/CD8+ T、Th1/Th2 和 Th17/Treg 比值变化；MLR；补体水平下降；溶菌酶升高；各类细胞因子（包括趋化因子）和黏附分子（如 TNF-α、IL-1、IL-4、IL-6、IFN-γ 等）及其受体水平升高等。在慢性移植排斥反应病理学改变更为重要。由于免疫学指标检测与排斥反应的发生没有明确的特异性，目前尽管有许多方法用于移植排斥的监测，但是如何建立一个完善的移植排斥反应预警体系，仍然是移植免疫学的重要课题。

第五节　器官移植的展望

由于人体器官的来源紧缺，器官移植一直受到很大的限制。免疫学家和临床移植学家一直在探索采用异种动物的器官移植，其中灵长类动物和猪是异种动物器官最好的来源之一。灵长类动物与人的亲缘性比较近，故从遗传角度来说最为合适。而猪的个体和器官的大小和人类十分接近，因此猪也是首选的异种动物之一。但是异种器官移植存在以下几个问题：①移植排斥反应。②动物源性传染病可能在人群中传播。③伦理问题，动物的器官移植是否能够得到公众和患者的认同。

异种器官移植最大的障碍是超急排斥反应，由于人类的天然抗体能识别猪 VEC 表面的异种抗原，如 1,3-半乳糖苷。当抗原抗体结合后可以介导补体活化，而损伤猪器官中 VEC，导致内源性凝血机制活化、血管栓塞和组织器官坏死。近年来，欧美和我国科学家先后把人类的 CD46、CD55 和 CD59 等基因转入猪受精卵，获得能够表达这些分子的转基因猪。因为这些分子的表达在一定程度上能够抑制补体介导的溶细胞作用，从而部分阻止了器官移植时的超急性排斥反应。

通过诱导干细胞分化形成的器官是另外一种器官移植的策略，但它也存在伦理和技术的难度。尽管关于胚胎干细胞和诱导的多能干细胞（induced pluripotent cell, iPS）的研究工作报道很多，不过目前尚无成功分化出器官的报

道，而且 iPS 本身也存在安全隐患。

小　　结

器官移植排斥反应实质上仍然是免疫应答，只是引起该类免疫应答的主要抗原是同种异基因的 MHC 抗原。按照移植排斥反应（免疫应答）的发生时间、强度、机制和组织病理改变可以分为超急性排斥反应、急性排斥反应和慢性排斥反应。根据引起排斥反应的主体细胞来源可以分为 HGVR 和 GVHR。

在移植排斥反应中抗原的识别具有直接和间接识别两种模式。直接识别不同于普通免疫应答中的抗原识别，其主要是受体的 T 细胞识别由供体的 APC 提呈的供体 MHC 或 pMHC，不具 MHC 限制性，一般在急性排斥反应早期发挥作用；而间接识别是传统的抗原识别模式，是以受体的 T 细胞识别受体的 APC 提呈的供体 MHC 抗原肽，主要在急性排斥反应的中、后期和慢性排斥反应中发挥重要作用。

移植排斥反应的防治，首先是选择合适的供体，其次才是使用合适的免疫抑制剂。当然最好的策略就是诱导免疫耐受，但目前这方面尚未有突破性的进展。

移植排斥反应的监测在临床上具有重要意义，主要从免疫应答的各个环节去发现移植排斥反应的蛛丝马迹，不过尚需要建立完善的监测预警体系。

主要参考文献

曹雪涛. 2009. 免疫学前沿进展. 北京：人民卫生出版社.

高晓明. 2006. 免疫学教程. 北京：高等教育出版社. 220～228.

金伯泉. 2008. 医学免疫学. 5 版. 北京：人民卫生出版社. 219～228.

王胜军. 2011. 现代免疫学. 南京：江苏科学技术出版社：283～301.

周光炎. 2007. 免疫学原理. 2 版. 上海：上海科学技术出版社：295～309.

Heidt S，Segurdo D S，Chadha R，et al. 2010. The impact of Th17 cells on transplant rejection and theinduction of tolerance. Curr Opin Organ Transplant. 15（4）：456～461.

Mitchell P，Afzali B，Lombardi G，et al. 2009. The T helper 17-regulatory T cell axis in transplant rejection and tolerance. Curr Opin Organ Transplant. 14（4）：326～331.

Ribechini E，Greifenberg V，Sandwick S，et al. 2010. Subsets，expansion and activation of myeloid-derived suppressor cells. Med Microbiol Immunol. 199（3）：273～281.

van der Touw W，Bromberg J S. 2010. Natural killer cells and the immune response in solid organ transplantation. Am J Transplant. 10（6）：1354～1358.

问　答　题

1. 如何理解在急性移植排斥反应中，受体逾越 MHC 限制性直接识别供体 APC 提呈的供体抗原？

2. 在白血病患者进行骨髓移植的时候，会出现一种现象，即将 GVHR 完全抑制，其白血病的复发率明显高于发生 GVHR 的患者，为什么？请用移植免疫学的理论解释之。

3. 母亲在妊娠过程中，胎儿对于母亲来说有一半基因不同，可以看做是天然的移植。那么为什么母亲不会排斥胎儿呢？不过临床上也有许多妇女经常发生习惯性流产，利用你学习的移植免疫学理论分析其可能的原因。

（邵启祥）

第二十二章
CHAPTER 22 免疫学预防与治疗

应用生物性或非生物性制剂来建立、增强或抑制机体的免疫应答，调节免疫功能，达到预防或治疗某些疾病的目的，分别称为免疫预防（immunoprophylaxis）和免疫治疗（immunotherapy）。随着人工免疫计划的开展，人类实现了对传染性疾病的有效控制，并深入探索生物制剂在肿瘤、自身免疫病和过敏性疾病等其他领域的广泛应用。

第一节 免疫预防

采用人工方法使机体获得特异性免疫，是免疫预防的重要手段，包括人工主动免疫（artificial active immunization）和人工被动免疫（artificial passive immunization）。

一、人工主动免疫

人工主动免疫是用疫苗接种机体，使之产生特异性免疫，从而达到预防感染的目的。

（一）疫苗的基本要求

习惯上将细菌性制剂、病毒性制剂及类毒素等人工主动免疫制剂统称为疫苗（vaccine）。疫苗的基本要求是安全、有效、实用。

1. 安全　疫苗的质量直接关系到被接种者的健康和生命安全。因此，在制作过程中应特别注意质量管理。灭活疫苗的菌种一般来自致病性强的微生物，应予彻底灭活，并避免无关蛋白质和内毒素污染；活疫苗的菌毒种要求遗传性状稳定、无回复突变、无致癌性；各种疫苗应尽可能减少接种后的不良反应，尽量口服接种或减少注射次数。

2. 有效　疫苗应具有很好的免疫原性，接种后能在大多数个体中引起保护性免疫，使群体抗感染能力增强。

3. 实用　疫苗必须在大多数人群中能使用，并易于保存和价格低廉。同时，尽量简化接种程序，如口服疫苗、多价疫苗。

（二）传统疫苗

1. 灭活疫苗　灭活疫苗（inactivated vaccine）又称死疫苗，是选用免疫原性强的病原体，经人工大量培养后，用理化方法制成。主要诱导特异性抗体的产生，为维持血清中抗体的水平，常需要多次接种，有时注射局部和全身的反应较重。免疫效果有一定的局限性。

2. 减毒活疫苗　减毒活疫苗（live-attenuated vaccine）是用减毒或无毒的活病原微生物制成。传统的制备方法是将病原体在培养基或动物细胞中反复传代，使其失去或明显降低毒力，但保留免疫原性。例如，用有毒的牛型结核杆菌在人工培养基上经 230 次传代后可制成卡介苗（BCG）；用脊髓灰质炎病毒在猴肾细胞中反复传代后能制成减毒活疫苗。活疫苗接种类似隐性感染或轻症感染，病原体在体内有一定的生长繁殖能力，一般只需接种一次。接种后同时产生细胞免疫和体液免疫，而且维持时间长，经自然接种后还可形成黏膜局部免疫。不足之处是疫苗不易保存，体内应用存在回复突变的危险性。表 2-22-1 显示了活疫与死疫苗的主要区别。

表 2-22-1 减毒活疫苗和死疫苗区别要点

区别要点	活疫苗	死疫苗
制品特点	无毒或减毒的活病原微生物	死病原微生物，保持免疫原性
接种量及次数	1 次，量较小	2～3 次，量较大
疫苗稳定性	相对不稳定	相对稳定
接种反应	较轻，类似轻型感染	较重（发热、局部或全身反应）
免疫效果	较好，维持 3～5 年，甚至更长	较差，维持半年至 1 年
保存	不易保存，在室温下较快失效，在 4℃冰箱中数周失效；冷冻干燥可保存较长时间	易保存，在 4℃保存有效期 1 年

BCG 即卡介苗。是由 Bacilli Calmatte 和 Guerin 二人将有毒的牛型结核杆菌在体外培养，经 13 年 230 次传代获得的减毒活菌株，对人无致病性而保留了免疫原性，已广泛用于人类结核病的预防。儿童接种前需询问过敏史和病史，过敏性体质和患有变态反应性疾病者慎用。新生儿第 1 针须出生 24h 内接种。如有发热、严重感染或其他严重疾病者，应暂缓接种。

3. 类毒素　类毒素（toxoid）是用细菌的外毒素经 $0.3\% \sim 0.4\%$ 甲醛处理制成。其失去外毒素的毒性变成类毒素，但保留了免疫原性，接种后能诱导机体产生抗毒素。

（三）新型疫苗的研制

1. 亚单位疫苗　亚单位疫苗（subunit vaccine）是去除病原体中与激发保护性免疫无关的甚至有害的成分，保留有其有效免疫原成分而制成的疫苗。目前主要有肺炎链球菌和脑膜炎奈瑟菌荚膜多糖疫苗、流感病毒血凝素和神经氨酸酶亚单位疫苗等。

2. 结合疫苗　细菌的荚膜多糖属于 T 细胞非依赖性抗原，直接刺激 B 细胞产生 IgM 类抗体，不产生记忆细胞，也无 Ig 的类别转换，对婴幼儿的免疫效果较差。而将细菌荚膜多糖成分化学连接于白喉类毒素制成的结合疫苗（conjugate vaccine），为细菌的多糖提供了蛋白质载体，使其成为 T 细胞依赖性抗原。刺激机体可产生 IgG 类抗体，明显提高了免疫效果。目前已获准使用的有 b 型流感杆菌疫苗，脑膜炎奈瑟菌疫苗和肺炎链球菌疫苗等。

3. 合成肽疫苗　合成肽疫苗（synthetic peptide vaccine）是根据有效免疫原的氨基酸序列，设计和合成的免疫原性多肽，以期用最小的免疫原性肽来激发有效的特异性免疫应答。一般为多表位疫苗，既有 B 细胞识别表位，又有 T 细胞识别表位，能同时诱导特异性体液免疫和细胞免疫。目前研究较多的主要是抗病毒感染和肿瘤的合成肽疫苗。

4. 基因工程疫苗

（1）重组抗原疫苗（recombinant antigen vaccine）：利用 DNA 重组技术制备含病原体保护性抗原基因片段的重组载体，将重组载体导入细菌、酵母或能连续传代的哺乳动物细胞基因组内，通过大量繁殖这些细菌或细胞，表达目的基因产物，最后从细菌或细胞的培养物中收集、提取、纯化所需的抗原。目前批准使用的有乙型肝炎疫苗（重组乙型肝炎病毒表面抗原）、口蹄疫疫苗和莱姆病疫苗等。

（2）重组载体疫苗（recombinant vector vaccine）：将编码病原体有效免疫原的基因插入载体（减毒的病毒或细菌）基因组中，直接接种人体。随着疫苗株在体内增殖，表达大量所需抗原，从而刺激特异性免疫应答。如果将多种病原体的有关基因插入载体，则成为可表达多种保护性抗原的多价疫苗。目前使用广泛的载体是痘苗病毒和减毒伤寒沙门菌 Ty21a 株。

（3）DNA 疫苗（DNA vaccine）：将编码病原体有效免疫原的基因插入细菌质粒构建重组的表达载体（即重组子），直接注射进入机体。重组子可转染宿主细胞表达保护性抗原，从而诱导特异性免疫应答的产生。目前已有抗流感病毒、HIV 的 DNA 疫苗在志愿者中奏效的报道。由于 DNA 疫苗在体内可持续表达，能诱导体液免疫和细胞免疫，维持时间长，故是疫苗发展的方向之一。

（4）转基因植物疫苗：基于转基因技术，将编码有效免疫原的基因导入可食用植物细胞的基因组中，使免疫原在植物的可食用部分稳定表达并积累，人类和动物通过摄食达到了免疫接种的目的。常用的植物有番茄、马铃薯、香蕉等。这类疫苗尚在初期研制阶段，具有口服、易被儿童接受、价廉等优点。

二、人工被动免疫

人工被动免疫是给人体注射含特异性抗体或细胞因子的制剂，以达到紧急预防或治疗某些疾病的目的。被动输入的特异性抗体可立即发挥免疫效应，但在体内容易被清除，维持时间短，为 $2 \sim 3$ 周。常见的制剂有抗毒素（antitoxin）、人免疫球蛋白制剂、细胞因子与单克隆抗体等。

1. 抗毒素　用细菌外毒素或类毒素免疫动物制备的免疫血清，具有中和外毒素毒性的作用。一般选择健康马匹免疫，待马体内产生高效价的抗毒素后，采血分离血清，或进一步提取免疫球蛋白制成抗毒素。该制剂对人而言是异种蛋白质，使用时须进行皮试，并注意 I 型超敏反应的发生。常用的有破伤风抗毒素、白喉抗毒素等。

2. 人免疫球蛋白制剂　人免疫球蛋白制剂是从大量混合血浆或胎盘血中分离制成的免疫球蛋白浓缩剂。肌内注射人免疫球蛋白制剂主要用于甲型肝炎、丙型肝炎、麻疹和脊髓灰质炎等病毒性疾病的预防。静脉注射用的免疫球蛋白必须经特殊工艺制备，主要用于原发性和继发性免疫缺陷病的治疗。特异性免疫球蛋白则是由对某种病原微生物具有高效价抗体的血浆制备，用于特定病原微生物感染的预防，如乙型肝炎免疫球蛋白。

3. 细胞因子与单克隆抗体　　细胞因子与单抗制剂是今年来研制的新型免疫治疗剂，可望成为治疗肿瘤、艾滋病等有效的生物制剂。

三、计划免疫

（一）概念与程序

1. 计划免疫　　计划免疫（planned immunization）是根据某些特定传染病的疫情监测和人群免疫状况分析，有计划地用疫苗进行接种，预防相应的传染病，确保儿童健康成长的重要手段，最终达到控制以至消灭相应传染病的目的而采取的重要措施。我国政府已制定了一系列的政策、法规，以控制儿童传染病的发生，并优先考虑控制和消灭脊髓灰质炎、麻疹、新生儿破伤风等疾病。

2. 常用疫苗与接种程序　　我国儿童计划免疫的常用疫苗有 5 种，即卡介苗、小儿麻痹症疫苗、百白破疫苗、麻疹疫苗和乙型肝炎疫苗（表 2-22-2）。2007 年国家扩大了计划免疫免费提供的疫苗种类，新增甲型肝炎疫苗、乙脑疫苗、流脑多糖疫苗、风疹疫苗、腮腺炎疫苗、钩体病疫苗、流行性出血热疫苗和炭疽疫苗。目前，我国的计划免疫工作已取得了显著成绩，全国已实现了以县为单位的儿童接种率达到 85％ 的目标，传染病的发病率已大幅下降。

表 2-22-2　我国计划免疫程序表

年龄	疫苗种类	
出生	卡介苗（初种）	乙型肝炎疫苗（第 1 针）
1 个月	乙型肝炎疫苗（第 2 针）	
2 个月	小儿麻痹疫苗（初服 1）	
3 个月	小儿麻痹疫苗（初服 2）	百白破三联疫苗（1）
4 个月	小儿麻痹疫苗（初服 3）	百白破三联疫苗（2）
5 个月	百白破三联疫苗（3）	
6 个月	乙型肝炎疫苗（第 3 针）	
8 个月	麻疹疫苗（1）	
1 岁半	小儿麻痹疫苗（加服 1）	百白破三联疫苗（加强 1）
4 岁	小儿麻痹疫苗（加服 2）	麻疹疫苗（2）
7 岁	卡介苗（复种）	百白破三联（加强 2）麻疹疫苗（3）

（二）使用生物制剂的注意事项

必须严格按照产品说明来使用生物制剂，并要认真检查有无过期、破损和变质等情况。

1. 接种对象和时机　　除按照国家计划免疫程序对婴幼儿常规接种外，用于预防的疫苗可根据发病年龄、职业、工作性质、流行地区等选择受疾病威胁最大的人群为主要接种对象。使用抗毒素治疗时，必须注意早期、足量。只有在毒素尚未结合到组织细胞前使用足量抗毒素，才能有效地发挥其中和毒素的作用。

2. 接种剂量、次数和时间间隔　　在一定范围内，免疫力的产生与接种剂量成正相关，但接种剂量过大会引儿本身和局部的剧烈反应而影响健康。多次注射丙种球蛋白容易引起超敏反应，应严格控制丙种球蛋白的使用。

3. 接种途径　　死疫苗用皮下注射，活疫苗则可皮内注射、皮上划痕或根据自然感染途径接种，如脊髓灰质炎疫苗以口服为佳，麻疹、流感、腮腺炎疫苗则以雾化吸入为好。

4. 接种后反应　　接种后 24h 可表现为局部红肿、疼痛、淋巴结肿大、全身发热、头痛、恶心等，数天后即恢复正常。引起这些反应的主要原因是疫苗中带有异种蛋白、培养基成分或防腐剂等因素，一般无需处理。少数接种后引起严重的超敏反应或全身性疾病需要到医院进行对症治疗。

5. 禁忌证　　凡高热、严重心血管疾病、急性传染病、恶性肿瘤、肾病、活动性结核、活动性风湿病、甲六、糖尿病和免疫缺陷病等患者，均不宜接种疫苗，以免引起病情恶化。为防止流产或早产，孕妇应暂缓接种。

第二节 免疫治疗

免疫治疗（immunotherapy）是针对机体异常的免疫状态，基于免疫学原理，利用免疫制剂、免疫调节药物或其他措施来调节或重建免疫功能，以达到治疗疾病的目的。目前，免疫治疗方法根据作用机制的不同，可分为主动免疫治疗和被动免疫治疗；根据激活体内免疫功能方式的不同，分为非特异性免疫治疗和特异性免疫治疗；根据对免疫功能调节效果的不同，分为免疫增强疗法和免疫抑制疗法。不过，各种分类方法相互之间有时又存在一定的交叉（表 2-22-3）。

表 2-22-3　免疫治疗的分类

名称	用途或特点
主动免疫治疗	人为提供具有免疫原性的制剂（如疫苗），使机体产生特异应答、并维持免疫记忆
被动免疫治疗	人为提供直接发挥免疫应答的效应物质（如抗体、抗原特异性 T 细胞等），直接发挥免疫效应
特异性免疫治疗	针对抗原特异性，调节机体的免疫功能
非特异性免疫治疗	无抗原特异性，调节机体免疫功能
免疫增强疗法	感染、肿瘤、免疫缺陷病的治疗
免疫抑制疗法	移植排斥、自身免疫病、超敏反应疾病和炎症的治疗

一、分子治疗

分子治疗指给机体输入分子制剂，以调节机体的特异性免疫应答，如使用分子疫苗、抗体、细胞因子等。

（一）分子疫苗

重组载体疫苗、DNA 疫苗、合成肽疫苗可作为肿瘤和感染性疾病的治疗性疫苗。例如，研制具有肿瘤抗原表位的合成肽疫苗或基因重组疫苗，诱导机体特异性细胞毒性 T 细胞（CTL）产生，达到治疗肿瘤的目的。乙型肝炎多肽疫苗同样可诱导抗病毒感染的免疫效应。

（二）抗体

用传统方法免疫动物制备的多克隆抗体主要用于治疗和紧急预防相关传染性疾病。单克隆抗体不仅用于体外的实验诊断，亦可用于体内影像诊断和治疗，但单克隆抗体多为鼠源性，治疗人体可产生抗鼠源单抗的抗体，影响疗效，甚至发生超敏反应。近年来发展起来的基因工程抗体，去除鼠源性抗体中 Fc 段和可变区中的骨架区，保留抗体结合抗原的特异性，降低其进入人体的免疫原性，如嵌合抗体、人源化抗体和单链抗体等。目前人们正试图制备完全人源化的抗体，如基于噬菌体展示和核糖体展示技术，可从人 B 细胞中筛选出具有高亲和力的抗体；或将人 B 细胞永生化，筛选出高亲和力的 B 细胞克隆，再基于基因工程技术制备相应抗体；或制备转人 Ig 基因（或染色体）小鼠，经抗原免疫产生人源化的抗体。

1. 单独抗体药物的使用　　至 2009 年，美国食品和药品管理局批准生产和临床使用的 22 种抗体药物中，除 3 种鼠源性抗体和 5 种嵌合抗体外，其余均为人源性抗体。涉及移植排斥反应（如 CD3、CD25 单抗）、自身免疫病（TNF-α 单抗）、过敏性疾病（IgE 单抗）及肿瘤（如 VEGF、EGFR、CD20、CD33 单抗）的治疗。

2. 基于抗体标记的靶向治疗　　以肿瘤特异性单抗为载体，将放射型核素、酪氨酸激酶抑制剂、化疗剂及毒素等细胞毒性物质靶向携带至肿瘤病灶局部，特异性杀伤肿瘤细胞，对正常细胞的损伤较轻。常用的放射性核素有 ^{90}Y、^{131}I、^{177}Lu，化疗药物有卡奇霉素（calicheamicin）和格尔德霉素（geldanamycin）等。抗体被毒素标记后被称为免疫毒素（immunotoxin），连接的毒素包括植物毒素（如蓖麻毒素、苦瓜毒素等）和细菌毒素（如白喉毒素等）。

（三）细胞因子

1. 细胞因子添加疗法　　重组细胞因子已用于肿瘤、感染、造血障碍等疾病的治疗。例如，IFN-α 对毛细胞白血病的疗效显著，对病毒性肝炎、带状疱疹等也有一定疗效；再如，IFN-β 可延缓多发性硬化的病情进展；G-CSF 和 GM-CSF 能用于治疗各种粒细胞低下，缓解化疗后粒细胞的减少；EPO 对肾性贫血疗效显著；IL-11 可用于肿瘤或化疗所致的血小板减少症等。

2. 细胞因子拮抗疗法　　主要通过抑制细胞因子的产生或阻止细胞因子与相应受体的结合，或阻断结合后的信号传导，抑制细胞因子发挥其生物学效应。例如，用 TNF-α 单抗可治疗类风湿关节炎；重组 I 型可溶性 TNF 受体能减轻类风湿关节炎的炎症损伤，也可缓解感染性休克；重组可溶性 IL-1 受体可抑制器官移植的排斥反应。

二、细胞治疗

细胞治疗指给机体输入细胞制剂，以激活或增强机体的特异性免疫应答，如使用细胞疫苗、干细胞移植和过继性输入活化的淋巴细胞等。

（一）细胞疫苗

1. 肿瘤细胞疫苗　　包括灭活瘤苗、异构瘤苗等。灭活瘤苗是用自体或同种肿瘤细胞经射线、抗代谢物等理化方法处理，抑制其生长能力，保留其免疫原性制成；异构瘤苗则将肿瘤细胞用过碘乙酸盐或神经氨酸酶处理，以增强瘤细胞的免疫原性。

2. 基因修饰的瘤苗　　将肿瘤细胞用基因修饰方法改变其遗传性状，降低其致瘤性，并增强免疫原性。例如将编码 HLA 分子、协同刺激分子（如 B7、ICOS 配体）、细胞因子（如 IL-2、IFN-γ、GM-CSF）的基因转染肿瘤细胞，注入体内的瘤苗将表达这些免疫分子，从而增强抗瘤效应。

3. 树突状细胞疫苗　　树突状细胞是人体内最有效的抗原提呈细胞，近年来已成为肿瘤生物治疗中备受关注的热点。包括将肿瘤提取物抗原或肿瘤抗原多肽等体外刺激树突状细胞，或用携带肿瘤相关抗原基因的病毒载体转染树突状细胞，再回输给患者，可有效激活特异性抗肿瘤的免疫应答。

（二）过继免疫治疗

取自体淋巴细胞经体外激活、增殖后回输患者，直接杀伤肿瘤或激发机体抗肿瘤的效应，称为过继免疫治疗。

1. LAK　　自患者外周血中分离淋巴细胞，体外经 IL-2 刺激培养 3～5d 成为淋巴因子激活的杀伤细胞(lymphokine activated killer，LAK)。LAK 主要来源于 NK 细胞，具有广泛杀伤活性，且无需抗原致敏，也无 MHC 限制性。

2. TIL　　从肿瘤组织中分离肿瘤浸润性淋巴细胞（tumor infiltrated lymphocyte，TIL），用 IL-2 在体外激活增殖后再回输体内。由于 TIL 有特异性杀瘤活性，对 IL-2 的刺激比 LAK 敏感，其杀瘤效应较 LAK 强 50～100 倍。

3. CIK　　用 CD3 单抗与 IL-2、IFN-γ 及 TNF-α 等细胞因子联合体外刺激人外周血单个核细胞，使其活化、增殖并分化为 CD3$^+$CD56$^+$ 杀伤细胞，称为细胞因子诱导的杀伤细胞（cytokine induced killer cell，CIK），其抗肿瘤活性强于 LAK。

（三）造血干细胞移植

干细胞是具有多种分化潜能，自我更新能力很强的细胞，在适当条件下可被诱导分化为多种细胞组织。造血干细胞移植已成为治疗癌症、造血系统疾病、自身免疫病等的重要手段。

1. 骨髓　　骨髓中干细胞数量较多，是理想的干细胞来源。异体骨髓移植寻找 HLA 型别相同的供者很难，移植物抗宿主病的发生率高，自体骨髓移植需在治疗前处理患者自身骨髓后再回输，但难以除尽残留的白血病细胞，影响疗效。

2. 外周血　　外周血干细胞数量虽不高，但采集方便。同样存在供者选择难的问题，而且患者必须使用 G-CSF 等细胞因子动员骨髓中造血干细胞进入外周血，以提高干细胞数量。

3. 脐血　　脐血中含有一定比例的干细胞（CD34$^+$ 细胞达 2.4%），HLA 表达水平较低，故移植物抗宿主病的发生率低，且来源方便，采集容易，对供者无任何伤害，故脐血被认为是极具潜力的干细胞来源。

三、生物应答调节剂与免疫抑制剂

（一）生物应答调节剂

生物应答调节剂（biological response modifier，BRM）指具有促进或调节免疫功能的制剂，通常对免疫功能正常者无影响，而对免疫功能异常，特别是免疫功能低下者有促进或调节作用。目前，BRM 已广泛应用于肿瘤、感染、自身免疫病和免疫缺陷病等的治疗，其制剂除上述的分子疫苗、单克隆抗体、细胞因子外，还包括其他的微生物制剂、化学合成药物及多糖类物质等。

1. 微生物制剂　　微生物制剂包括卡介苗、短小棒状杆菌、丙酸杆菌、链球菌低毒菌株、金葡菌肠毒素超抗原、伤寒杆菌脂多糖等，具有佐剂或免疫促进作用。

2. 胸腺肽　　胸腺肽是从小牛或猪胸腺提取的可溶性多肽混合物，包括胸腺素、胸腺生成素等，对胸腺内 T 细胞的发育具有辅助作用。因其无种属特异性和明显的不良反应而常用于治疗细胞免疫功能低下的患者，如病毒感染、肿瘤等。

3. 化学合成药物　　化学合成药物包括左旋咪唑、西咪替叮、胞壁酰二肽、异丙肌苷等。可非特异性激活免疫功能，有利于慢性感染及肿瘤患者免疫功能的修复。

4. 多糖类物质　　多糖类物质主要从某些细菌、真菌和植物中提取，包括细菌脂多糖、酵母多糖、灵芝多糖、枸杞多糖、黄芪多糖、猪苓多糖和茯苓多糖等，具有免疫刺激作用，能促进巨噬细胞和淋巴细胞产生多种细胞因子，增强细胞免疫功能，用于肿瘤患者及弥漫性感染的辅助治疗。

（二）免疫抑制剂

免疫抑制剂能抑制机体的免疫功能，常用于防止移植排斥反应的发生和自身免疫病的治疗。

1. 化学合成药物　　化学合成药物包括糖皮质激素、环磷酰胺、硫唑嘌呤等，对体液免疫和细胞免疫均有抑制作用。

2. 微生物制剂　　环孢素 A（cyclosporin A，CsA）是真菌代谢产物的提取物，主要阻断 T 细胞内 *IL2* 基因的转录，抑制 IL-2 依赖的 T 细胞活化，是防治移植排斥反应的首选药物。FK-506 是大环内酯类类抗生素，真菌代谢产物，其作用机制与 CsA 相近，但作用比 CsA 强 10～100 倍，且对肾脏的毒性较小，用于抗移植排斥反应。其他包括麦考酚酸酯（mycophenolic acid）和雷帕霉素（rapamycin），均可抑制移植排斥反应和用于治疗自身免疫病。

3. 中药　　我国传统中草药研究显示，雷公藤及其有效成分（如雷公藤多苷片）、冬虫夏草（如百令胶囊）、青蒿素及其衍生物等均具有免疫抑制的活性，可用于自身免疫病的治疗。

小　结

用人工免疫的方法可使机体获得特异性免疫，涉及注射疫苗（主动免疫）和抗体（被动免疫）两种手段。常规疫苗包括灭活疫苗、减毒活疫苗和类毒素，新型疫苗则包括亚单位疫苗、结合疫苗、合成肽疫苗和基因工程疫苗（重组抗原疫苗、重组载体疫苗、DNA 疫苗及转基因植物疫苗）。计划免疫能充分发挥疫苗的效果，有效控制传染病的流行。免疫治疗则是通过调整机体的免疫功能，达到治疗目的所采取的措施，包括使用免疫分子、免疫细胞和使用生物应答调节剂及免疫抑制剂所进行的相关治疗。

主要参考文献

金伯泉. 2008. 医学免疫学. 5 版. 北京：人民卫生出版社.

Bachmann M F, Jennings G T. 2010. Vaccine delivery：a matter of size, geometry, kinetics and molecular patterns. Nat Rev Immunol. 10（11）：787～796.

Pollard A J, Perrett K P, Beverley P C. 2009. Maintaining protection against invasive bacteria with protein-polysaccharide conjugate vaccines. Nat Rev Immunol. 9（3）：213～220.

Rizza P, Capone I, Moretti F, et al. 2001. IFN-α as a vaccine adjuvant：recent insights into the mechanisms and perspectives for its clinical use. Expert Rev Vaccines. 10（14）：487～498.

Weiner L M, Surana R, Wang S. 2010. Monoclonal antibodies：versatile platforms for cancer immunotherapy. Nat Rev Immunol. 10（5）：317～327

问　答　题

1. 一小女孩不慎被玻璃划伤手指而流血，妈妈带其到医院进行治疗，为防止破伤风梭菌的感染，请问医生应该如何处理？
2. 我国计划免疫常用的疫苗有哪几种？注射疫苗时应注意哪些事项？
3. 什么是生物应答调节剂？目前常用的制剂主要有哪些？

（龚卫娟）

第二十三章
CHAPTER 23

免疫学检测技术

想知道自己的血型是如何确定的吗？为什么各种感染性疾病可通过检测患者的血清来辅助诊断？为什么检测某些细胞的功能可以反映机体的免疫状态？这些问题均可以从免疫学检测技术的原理及其应用的章节中得到解答。

免疫学检测技术是以抗原抗体的特异性结合反应为基础，用已知抗原或抗体检测样品中相应的抗体或抗原，进行定性或定量分析的方法。随着现代免疫学理论和技术与分子生物学技术、细胞生物学技术的相互交叉与渗透，免疫学检测的新方法层出不穷，在现代生命科学的各研究领域得到了广泛的应用。本章将重点介绍抗原抗体结合的特点及其常见的免疫学检测技术的原理与应用。

第一节　抗原抗体结合反应的基本原理

一、抗原抗体结合反应的特点

1. 特异性　　一种抗原只能与由该抗原刺激产生的抗体相结合，这种结合反应的专一性即为特异性。抗原与抗体的结合，是抗原的表位（epitope）与相应抗体分子中高变区（HVR）空间构象的互补结合，如同钥匙与锁的匹配一样，具有高度的特异性。抗原抗体结合反应的特异性是免疫学检测技术的理论基石。

抗体与抗原之间结合力的大小，常用亲和力或亲合力来表示。亲和力（affinity）是指抗体分子上一个抗原结合部位与相应抗原表位之间的结合强度，抗原表位与 HVR 的空间构象互补程度越高，两者结合的亲和力越大，特异性也越高（图 2-23-1）。亲合力（avidity）是指抗体分子与整个抗原之间的结合强度，与抗原分子的表位数有关（图 2-23-2）。

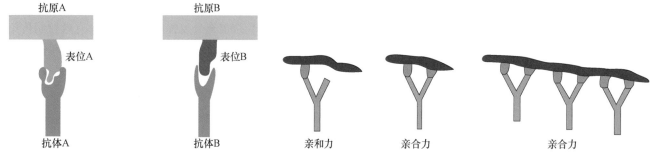

图 2-23-1　抗原表位与抗体分子中
HVR 的空间构象互补结合

图 2-23-2　抗原抗体结合的亲和力与亲合力

2. 非共价可逆性结合　　抗原与抗体的结合是非共价结合，两者在空间构型互补的基础上，表面的化学基团可通过氢键、离子键、疏水键和范德华力等非共价方式结合（图 2-23-3），形成抗原-抗体复合物，这种结合具有可逆性。在一定的条件下，适宜的温度、pH 和离子强度可促进抗原-抗体的结合反应，而改变反应体系的 pH 和离子强度则能使抗原-抗体复合物发生解离。此外，抗体的亲和力也影响抗原-抗体复合物的解离，抗体对相应抗原的亲和力越高，抗原-抗体复合物的解离度越低；亲和力越低则复合物的解离度越高。因此，根据抗原抗体非共价可逆性结合的性质，可应用亲和层析技术对抗原或抗体进行纯化。

3. 适当的浓度和比例　　抗原抗体的反应体系中，特异性抗原与相应抗体的浓度过低时，形成的免疫复合物（immune complex，IC）难以直接观察，需要用指示系统或标记物才能进行检测。反应体系中抗原与抗体的比例不同时，可出现 3 种情况：①抗体过剩，大量抗体分子与相应抗原表位竞争性结合，只能形成肉眼不可见的小分子 IC，无法直接观察结果（图 2-23-4A），反应体系中有过剩的游离抗体。②抗原过剩，大量抗原分子的特异性表位与

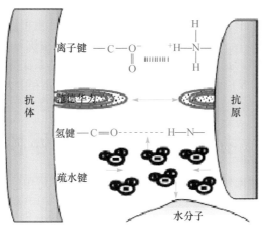

图 2-23-3　抗原抗体结合的各种非共价键

相应抗体分子竞争性结合，只能形成肉眼不可见的小分子 IC，无法肉眼观察结果（图 2-23-4B），反应体系中有过剩的游离抗原。③抗原抗体的比例恰当，抗原分子的特异性表位与抗体可变区呈等价状态，抗原分子与抗体分子之间交叉结合，形成网格状的大分子 IC，反应体系可见凝集团块或絮状沉淀物，可直接观察结果（图 2-23-4C）。

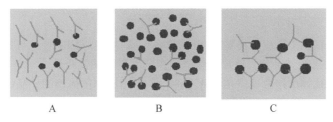

图 2-23-4　抗原抗体结合的比例
A. 抗体过剩。B. 抗原过剩。C. 抗原抗体比例恰当

4. 阶段性　　根据大分子 IC 的形成过程，抗原与抗体的结合反应可分两个阶段。第一阶段为抗原分子的表位与相应抗体特异性互补结合，反应迅速，形成小分子的 IC，不能直接观察到结果（图 2-23-5A）。第二阶段为已形成的小分子 IC 之间相互结合，形成网格状大分子 IC 的过程，一般需数小时至数日，可直接观察到反应结果（图 2-23-5B）。

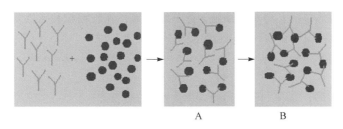

图 2-23-5　抗原抗体结合反应的 2 个阶段

二、影响抗原抗体结合反应的因素

1. 温度　　抗体是体内产生的生物大分子，一般在体温条件下抗体的活性最佳。因此，常用于检测抗原抗体结合反应的温度通常以 37℃ 为宜，适当提高反应温度，可使反应体系中抗原及抗体分子的运动速度加快，增加两者相互碰撞的机会，从而加快反应速度。在一定范围内，抗原抗体结合反应的速度随着温度的升高而加快，但反应温度超过 56℃ 时，可使抗原或抗体分子变性和失活，导致已形成的 IC 发生解离，从而影响检测结果的准确性。

2. pH　　抗体及各种蛋白质抗原分子都具有两性解离的特性，因此，抗原与抗体的结合反应需要适当的 pH 条件，一般以 pH6～8 为宜。反应体系的 pH 过高或过低，会使抗原或抗体分子所带的正、负电荷发生改变并影响抗原及抗体的理化性质，从而影响抗原抗体的结合反应。如果反应体系的 pH 接近或达到抗原的等电点，可引起抗原发生非特异性的凝集，导致检测结果的假阳性。

3. 电解质　　各种蛋白质抗原和抗体分子都具有亲水胶体的性质，表面带有较多的负电荷，反应体系中有适当浓度的电解质存在时，可使抗原-抗体复合物失去电荷而发生凝集，产生可见的凝集团块或沉淀物。因此，反应体系中适当的电解质浓度是抗原抗体结合出现可见反应的条件。在检测抗原或抗体的各种免疫学实验中，常用0.85％的 NaCl 溶液或磷酸盐缓冲液作为抗原或抗体的稀释液，使反应体系保持适当的电解质和离子浓度。

4. 其他因素　　抗原抗体结合反应的强与弱，还受到抗体分子的亲和力大小和反应体系中污染的蛋白质变性剂等因素的影响。

第二节　抗原或抗体的体外检测技术

根据抗原与相应抗体能在体内或体外发生特异性结合反应的特性，可用已知的特异性抗体来检测样品中的抗原，或用已知抗原检测标本中的相应抗体。

一、经典的血清学检测方法

（一）凝集反应

在普通光学显微镜下可直接观察到形态特征的颗粒性抗原（如细菌、细胞等）与相应抗体结合反应后形成肉眼可见的凝集团块，称为凝集反应（agglutination）。根据检测方法和试剂的不同，凝集反应可分为直接凝集反应、间接凝集反应和间接凝集抑制试验三种类型。

1. 直接凝集反应　　直接凝集反应是将颗粒性抗原物质（如细胞或细菌等）与相应抗体直接混合，观察反应体系是否出现凝集团块判断结果。又可分为玻片凝集试验和试管凝集试验两类。

（1）玻片凝集试验：抗原抗体的结合反应在玻片上进行，常用已知抗体检测样品中的相应抗原，主要用于抗原的定性分析，如人类 ABO 血型的测定、病原微生物的鉴定等。

（2）试管凝集试验：抗原抗体的结合反应在试管中进行，可对抗体进行半定量分析，常用于抗体的效价测定，如诊断伤寒的肥达试验（Widal's test）。先将待检血清在试管中进行对倍系列稀释，然后加入定量的已知颗粒性抗原进行反应，抗原抗体结合反应形成的凝集物沉淀在试管底部，反应上清呈清亮透明，随着抗体稀释度的增大，试管底部的凝集物沉淀逐步减少而反应上清呈浑浊状态，结果以试管底部可见凝集物沉淀的稀释度确定被检血清的效价（图 2-23-6）。

2. 间接凝集反应　　用人工方法将可溶性抗原或抗体吸附在颗粒性载体上，再与相应抗体或抗原进行结合反应而形成特异性凝集产物（图 2-23-7），观察到的反应凝集物由吸附有抗原或抗体的颗粒性载体所形成，故称为间接凝集反应。常用的颗粒性载体包括人 O 型红细胞、绵羊红细胞、乳胶颗粒和活性炭颗粒等。临床上应用的检测方法有间接血凝试验、间接乳胶凝集试验和间接炭粒凝集试验等。

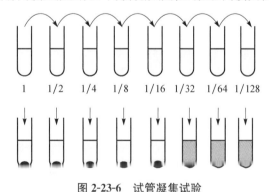

图 2-23-6　试管凝集试验

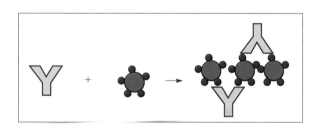

图 2-23-7　间接凝集反应

3. 间接凝集抑制试验　　用人工方法将已知抗原吸附在颗粒性载体上，试验时先加入已知抗体与样品相互作用，然后在反应体系中加入

用已知抗原吸附的载体颗粒进行反应，如果载体颗粒出现凝集现象，表明被检样品中不存在与已知抗体相对应的抗原，由吸附在载体颗粒上的已知抗原与抗体反应而导致了载体颗粒发生凝集；反之，如果载体颗粒不发生凝集，表明被检样品中存在与已知抗体相对应的抗原，并与加入的已知抗体发生特异性结合反应，使后加的吸附有已知抗原的载体颗粒不能与相应抗体反应，从而抑制了载体颗粒的凝集。因此，应用间接凝集抑制试验检测样品的结

果，以载体颗粒出现凝集为阴性，不出现凝集为阳性。

（二）沉淀反应

可溶性抗原与相应抗体发生特异性结合后，反应体系出现可见的沉淀物，称为沉淀反应（precipitation）。常用的检测方法有免疫比浊法和琼脂扩散试验等。

1. 免疫比浊法　　可溶性抗原与相应抗体特异性结合反应形成免疫复合物，使反应液体的浊度增加，反应形成的复合物越多，浊度越高，反应体系中抗原-抗体复合物的含量与反应液体的浊度在一定范围内呈线性关系。因此，用浊度计测定反应液体的浊度，通过标准曲线可对样品中的抗原进行定量，可利用仪器进行自动化检测，如临床上应用全自动生化分析仪定量分析血清补体 C3、C-反应蛋白等。

2. 琼脂扩散试验　　可溶性抗原与相应抗体特异性结合后形成的免疫复合物，在液态反应体系中往往不能直接观察结果，因此，常用琼脂凝胶作为沉淀反应的介质，使可溶性抗原与抗体在琼脂凝胶中扩散，两者相遇后发生特异性结合反应，形成的免疫复合物沉积在琼脂凝胶中不再扩散，出现可见的乳白色沉淀。常用的方法有单向琼脂扩散试验、双向琼脂扩散试验和免疫电泳等。

（1）单向琼脂扩散试验：将一定量的已知抗体加入融化的琼脂中混匀后，制备琼脂凝胶板，用打孔器在凝胶上打孔，在孔内加入抗原，将琼脂凝胶板放置湿盒内，于 37℃ 扩散 24h 后观察结果。加入孔内的抗原向孔周围琼脂中扩散，与琼脂中的相应抗体相遇即发生特异性结合反应，在孔周围两者比例适宜处形成白色沉淀环（图 2-23-8A），在一定条件下，沉淀环的直径与抗原含量呈线性关系（图 2-23-8B）。因此，可用已知抗原制备标准曲线，对样品中的抗原进行定量测定，如用于血清中 Ig、补体等的定量测定。

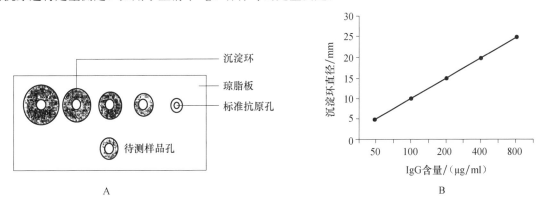

图 2-23-8　单向琼脂扩散试验及其标准曲线
A. 单向琼脂扩散试验。B. 单向琼脂扩散标准曲线

（2）双向琼脂扩散试验：制备不含抗体的琼脂凝胶板，根据检测需要在琼脂凝胶中打孔，抗原与抗体分别加入凝胶孔中，将琼脂凝胶板放置湿盒内，于 37℃ 扩散 24h 后观察结果。对应两孔中的抗原及抗体各自向孔周围琼脂中扩散，两者相遇即发生特异性结合反应，在两孔之间形成白色沉淀线，反应体系中如果存在多对相应的抗原和抗体，可出现多条沉淀线（图 2-23-9）。本试验常用于抗原或抗体的定性检测及样品中抗原组分及其相关性的分析。

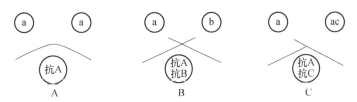

图 2-23-9　双向琼脂扩散试验
a、b、c 为抗原，抗 A、抗 B、抗 C 为相应抗体。A. 两个抗原孔的抗原相同，与相应的抗 A 抗体形成的沉淀线
相互融合。B. 两个抗原孔的抗原不相同，分别与相应的抗 A、抗 B 抗体形成沉淀线相互交叉。C. 两个抗原孔
的抗原部分相同，分别与相应的抗 A、抗 C 抗体形成部分交叉的沉淀线

（3）对流免疫电泳：对流免疫电泳（counter immunoelectrophoresis）是将琼脂扩散与电泳技术相结合的免疫分析方法，使琼脂扩散试验在电场力的作用下进行。在碱性缓冲液中蛋白质抗原带负电荷较多，在电泳时从负极向正极移动，而抗体为大分子球蛋白，在琼脂中因电渗作用反而由正极向负极移动（电渗是指在电场中，液体对于

一个固定固体的相对移动。琼脂为酸性物质，在碱性溶液中带负电荷，而与琼脂接触的液体带正电荷，因此液体向负极移动，产生电渗作用）。电泳过程中，在电场力和电渗作用下抗原、抗体在琼脂中相向泳动，两者在两孔间相遇时发生特异性结合反应，并在比例适当处形成白色沉淀线（图2-23-10）。由于电场力的作用限制了抗原、抗体的自由扩散，使抗原、抗体在电场中定向移动，并且加快了抗原、抗体的移动速度，因而提高了试验的灵敏度，显著缩短了试验时间。

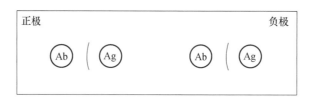

图 2-23-10 对流免疫电泳

（4）免疫电泳：免疫电泳（immunoelectrophoresis）是将双向琼脂扩散与电泳相结合的免疫分析方法，被检样品先在琼脂凝胶板上进行电泳，使不同相对分子质量的抗原组分在电场力作用下分开，电泳结束后，在琼脂凝胶上挖一条与电泳方向平行的槽沟，在槽内加入抗体进行双向琼脂扩散，电泳分离的抗原组分与相应抗体在比例适当处特异性结合，形成弧状沉淀线（图2-23-11）。以沉淀线的数量、位置和形状与已知标准品比较，可分析被检样品中的抗原组分及其性质，常用于血清蛋白质组分的分析。

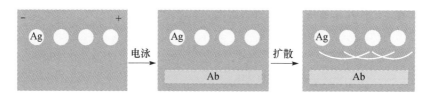

图 2-23-11 免疫电泳

（三）补体结合反应

抗体与相应抗原结合后暴露出Fc段的补体结合位点，可结合、激活补体并导致靶细胞溶解。据此，在抗原抗体的反应体系中，加入红细胞和抗红细胞抗体及补体作为指示系统，根据红细胞溶解与否判定试验结果。反应体系中待检抗原与相应抗体特异性结合后，可结合并消耗补体，加入的红细胞不被溶解，结果为阳性；反之，如待检抗原与抗体不能结合，补体被指示系统的红细胞与抗红细胞抗体形成的复合物激活，导致红细胞溶解而出现溶血现象，结果为阴性。

补体结合反应可用于定性或定量检测抗原或抗体，但影响因素较多，尤其是补体很容易失活，故上述试验现已被各种免疫标记技术取代。

二、免疫标记技术

免疫标记技术是用酶、荧光素、放射性核素、胶体金等物质标记抗体或抗原，进行抗原抗体反应，利用标记物的特性检测样品中的相应抗原或抗体。免疫标记技术的敏感性可达到ng或pg的水平，可以对微量物质进行定性、定量或定位检测，是目前应用最为广泛的免疫化学分析技术。

（一）酶免疫测定技术

酶免疫测定技术（enzyme immunoassay，EIA）是将抗原抗体反应的特异性与酶催化作用的高效性相结合的免疫化学分析技术。用交联剂把酶与已知抗体或抗原相连形成的酶标记物，既有抗原或抗体的免疫学活性，又有酶的催化活性。酶标记物可与被检样品中的相应抗原或抗体特异性结合，形成酶标记免疫复合物，在反应体系中加入酶的底物即出现颜色反应，根据颜色的有无和深浅，可对样品中的抗原或抗体进行定性或定量分析。

酶免疫测定技术常用的标记酶有辣根过氧化物酶（horseradish peroxidase，HRP）和碱性磷酸酶（alkaline phosphatase，AP），常用的检测方法有酶联免疫吸附试验（enzyme linked immunosorbent assay，ELISA）和酶免疫组织化学技术（enzyme immunohistochemistry technique，EIH）。

1. 酶联免疫吸附试验　　ELISA是将已知抗原或抗体吸附在固相载体（用聚苯乙烯制备的酶标反应板）上，使抗原抗体反应在固相载体的表面进行，通过洗涤去除反应体系中未结合的游离抗原或抗体，最后加入标记酶的作用底物显色，根据颜色的深浅对样品中的抗原或抗体进行定性或定量分析。

ELISA操作简便，常用于液态样品中抗原或抗体的检测，是目前生物学和医学领域应用最广泛的酶免疫测定技术，其基本检测方法有间接ELISA、双抗体夹心ELISA、BAS-ELISA、竞争法、酶联免疫斑点试验（enzyme linked immunospot assay，ELISPOT）等。

（1）间接ELISA：将已知抗原吸附在固相载体上，加入待检样品，37℃温育反应，被检样品中如有相应抗体，即与吸附在固相的已知抗原结合，形成"固相吸附已知抗原-抗体"复合物，洗涤后加入酶标记的二抗，37℃温育反应，即形成"固相吸附已知抗原-抗体-酶标二抗"复合物，洗涤后加入酶的底物显色（图2-23-12）。

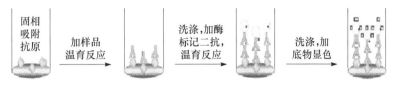

图2-23-12　间接ELISA

（2）双抗体夹心ELISA：双抗体夹心ELISA常用于检测各种液态样品中的可溶性抗原。将已知特异性抗体吸附在固相载体上，加入待检样品，37℃温育反应，被检样品中如有相应抗原，即与吸附在固相的特异性抗体结合，形成"固相吸附抗体-抗原"复合物，洗涤后加入酶标记的特异性抗体，37℃温育反应，形成"固相吸附抗体-抗原-酶标记特异性抗体"复合物，洗涤后加入酶的底物显色（图2-23-13）。

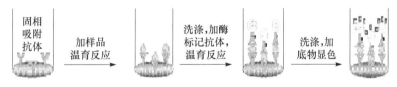

图2-23-13　双抗体夹心ELISA

（3）竞争法：竞争法既可用于测定抗原，也可用于测定抗体。将已知抗体（或抗原）包被固相载体，在检测样品时于反应体系中加入酶标记的已知抗原（或抗体），使样品中的被检抗原（或抗体）和加入的酶标记抗原（或抗体）竞争与包被在固相的抗体（或抗原）结合。如样品中被检抗原（或抗体）含量高，加入的酶标记抗原（或抗体）与固相包被抗体（或抗原）结合的量少，加入底物反应后显色浅；样品中被检抗原（或抗体）含量低时，反应后显色深。因此，样品中被检抗原（或抗体）的含量与颜色深浅成反比。

（4）BAS-ELISA：生物素（biotin）是羧化酶的辅酶，又称为维生素H，广泛存在于动植物体内。亲和素（avidin）主要存在于卵清中，能与生物素高亲和力结合。利用生物素-亲和素高亲和力结合的特性，分别将生物素与抗体相连、亲和素与酶相连，在酶免疫测定中引入生物素-亲和素系统（biotin-avidin system，BAS），通过生物素标记抗体与被检抗原特异性结合，酶标记亲和素与生物素高亲和力结合，以酶的底物被分解显色来指示反应，可对抗原抗体反应起放大效应，进一步提高检测的灵敏度。生物素-亲和素系统是一种生物反应放大系统，除了与酶免疫测定技术相结合外，还可与免疫荧光法、放射免疫测定等免疫标记技术相结合，使各种免疫标记分析的灵敏度进一步提高。

（5）酶联免疫斑点试验：将已知特异性抗体吸附于膜型固相载体上，使抗原抗体反应在载体膜上进行，酶分解的底物在载体膜上显色形成有色斑点，常用的载体膜有硝酸纤维素（nitrocellulose，NC）膜和聚偏氟乙烯（polyvinylidene difluoride，PVDF）膜。本法常用于检测效应细胞分泌的细胞因子，先将效应细胞用半固体培养基培养长成细胞集落，然后将吸附有特异性抗体的载体膜覆盖在培养基上，温育一定时间后，取出载体膜，洗涤后加入酶标记的特异性抗体，经温育、洗涤后，加入酶的底物显色。如果被检细胞分泌的细胞因子与载体膜吸附的抗体相对应，即发生特异性结合形成免疫复合物而留在载体膜上，该复合物再与加入的酶标记特异性抗体结合，加入酶的底物作用后，即在载体膜上形成有色斑点，一个斑点代表一个分泌该细胞因子的细胞集落，据此可计算被检样品中分泌某种细胞因子的细胞数。如果采用商品化的ELISPOT反应板，可将特异性抗体包被于反应孔壁，在孔内加入被检细胞培养一定时间，洗去细胞后加入酶标记特异性抗体，反应后加入酶的底物显色，可对被检细胞分泌的某种细胞因子定量分析。

2. 酶免疫组织化学技术 用酶标记特异性抗体（或抗原）检测组织切片或细胞涂片中的相应抗原（或抗体），可对组织内的抗原（或抗体）进行定性和定位分析，广泛应用于病理学诊断和研究。酶免疫组织化学技术常用 BAS 为生物反应放大系统，以提高检测的灵敏度。BAS 系统还可与免疫荧光法、放射免疫测定等免疫标记技术相结合用于免疫组织化学分析。

（二）免疫荧光技术

免疫荧光技术（immunofluorescence technique）是用荧光素标记特异性抗体（或抗原），与样品中的相应抗原（或抗体）反应，然后在荧光显微镜下观察的技术。如果样品中存在与荧光素标记抗体对应的抗原（或抗体），反应形成的免疫复合物在荧光显微镜下可显示荧光，样品中无相应抗原（或抗体）则不显示荧光。免疫荧光检测可对样品中的抗原或抗体进行定性和定位分析，常用的荧光素有异硫氰酸盐荧光素（fluoresceinisothiocyanate，FITC）和藻红蛋白（phycoerythrin，PE）等，常用的检测方法有直接荧光法和间接荧光法。

1. 直接荧光法 用荧光素标记已知抗体，将被检样品固定于载玻片上，加荧光素标记抗体温育反应，洗涤后在荧光显微镜下观察结果（图 2-23-14）。方法简便快速，特异性高，但敏感性较低，检测不同的抗原需要制备不同的荧光素标记抗体。本方法常用于病原微生物的快速检测及活检组织的免疫病理分析。

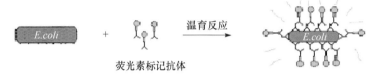

图 2-23-14　直接荧光法检测抗原

2. 间接荧光法 间接荧光法可用于测定抗原或抗体，检测抗原时，先用已知抗体与被检样品温育反应，洗涤后加入荧光素标记的二抗，温育和洗涤后用荧光显微镜检查（图 2-23-15）。测抗体时，先用已知抗原与被检样品温育反应，然后加入荧光素标记的二抗，温育和洗涤后用荧光显微镜检查。间接荧光法检测的敏感性更高，只需制备一种荧光素标记二抗就可用于多种抗原的检测，但随着试验步骤增加，非特异性反应也增多。

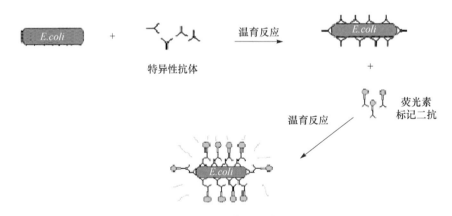

图 2-23-15　间接荧光法检测抗原

3. 时间分辨荧光免疫测定技术 时间分辨荧光免疫测定技术（time-resolved fluoroimmunoassay，TRFIA）是用镧系元素如铕（Eu^{3+}）、钐（Sm^{3+}）、铽（Te^{3+}）等稀土金属离子螯合物标记抗体或抗原，进行免疫学检测的一种新的免疫化学测定技术。

镧系元素金属离子在紫外脉冲光源激发下，可发射出高强度的荧光，这种荧光的衰变时间（decay time）可达微秒级，而普通荧光的衰变时间更短，只有纳秒级。因此，用镧系元素金属离子螯合物标记抗体或抗原，与被检样品反应后，采用延缓测量时间的方法，待被检样品自然产生的非特异性普通荧光全部衰变后，再用时间分辨荧光测量仪进行测定，测得的荧光信号完全是镧系元素金属离子螯合物的特异性荧光，从而有效地排除了反应体系中非特异性本底荧光的干扰，显著提高了检测的特异性和敏感性。

4. 流式细胞术 流式细胞术（flow cytometry，FCM）是利用流式细胞仪测量处于流动状态的单个细胞发射出的散射光或荧光，对样品进行定性、定量或分选的技术。流式细胞仪是集电子技术、激光技术、计算机技术于一体的现代先进仪器，其基本结构包括四大部分：流动室与液流系统、光源与光学系统、信号收集与转换系统、计算机与数据分析系统。被检细胞经荧光染色后，在流式细胞仪内经高压作用使细胞悬液以单细胞流的状态流过激光照射源，每个细胞流过激光照射源焦点时，会发出一束散射光或激发出荧光，通过光电检测器测量发射出的散射光或荧光并转化成电信号，再经数字转换器进行数字化处理后形成检测数据。

利用流式细胞仪和荧光染色技术，可对单细胞悬液进行逐个细胞检测，对细胞进行定性或定量分析，检测细胞表面分子和细胞内的抗原；用不同荧光素标记的不同特异性的单克隆抗体对细胞进行多色荧光染色，可同时分析单个细胞的多种特征，使细胞种类或亚群的定性和计数更准确；利用带有分选功能的流式细胞仪，可从细胞悬液中直接分离具有特定性状或功能的细胞亚群。

（三）放射免疫测定技术

放射免疫测定技术（radioimmunoassay，RIA）是用放射性核素标记抗原或抗体作为示踪物，将核素分析的高灵敏度与抗原抗体反应的特异性相结合的标记免疫测定技术。测定方法可分为液相放射免疫测定和固相放射免疫测定2类，液相放射免疫测定用于检测可溶性抗原或抗体，两者结合反应在溶液中进行，反应结果用γ计数仪测定反应体系中带有标记核素免疫复合物的放射性强度，根据放射性强度计算标本中抗原或抗体的含量。固相放射免疫测定主要用于检测微量抗原物质在组织中的分布和定位，反应结果要用放射自显影技术进行分析。放射免疫测定的敏感性非常高，可检出纳克至皮克的痕量抗原，常用于各种微量激素如胰岛素、甲状腺素、生长激素、IgE及血药浓度如地高辛、吗啡等的测定。

（四）胶体金标记免疫测定技术

胶体金标记免疫测定技术（immunological colloidal gold technique）是用胶体金颗粒标记抗体或抗原，检测相应抗原或抗体的标记免疫分析技术。将氯金酸（$HAuCl_4$）用还原剂作用可形成一定大小的胶体金颗粒，大于20nm的胶体金颗粒呈砖红色。胶体金标记的抗体（或抗原）与被检样品反应后，聚集在相应的抗原（或抗体）部位而显色，形成可见的红色或砖红色斑点，从而达到检测目的。根据检测装置的不同，胶体金标记免疫测定的基本方法可分为金免疫渗滤试验和金免疫层析试验。

金免疫层析试验是将各种反应试剂以条带状附着在硝酸纤维素膜条上，被检液态样品加在膜条的一端，样品中的抗原随溶液通过毛细作用在膜条上渗滤、移行并与膜条上的金标记抗体接触，如果两者相对应即发生特异性结合反应，形成的免疫复合物被截留、聚集在膜条的一定区域而显色，形成砖红色条带。用胶体金标记特异性抗体制备的金免疫层析试剂，可制备成试纸条的形式，检测样品时操作简便，显示结果快速直观，常用于快速定性检测，如临床应用的早孕诊断试纸条、肾综合征出血热病毒抗体检测试剂等，以及用于农产品质量安全监测的各种快速检测试剂，如黄曲霉毒素、有机磷农药、抗生素残留等的免疫胶体金快速检测试剂。

（五）化学发光免疫测定技术

化学发光免疫测定技术（chemiluminescence immunoassay，CLIA）是利用一些发光物质在激发剂的作用下可从基态转变成不稳定的激发态中间体，当激发态中间体回复到稳定基态时放射出光子，因此，将发光物质标记抗原或抗体，加入被检样品进行反应后，用自动发光分析仪检测反应过程中放出光子的量，可测定被检样品中相应抗体或抗原的含量的技术。本方法的敏感性高于放射免疫测定技术，常用的发光物质有苯巴比妥、吖啶酯等。

（六）免疫印迹技术

免疫印迹（immunoblotting）又称为Western blotting，是将凝胶电泳与固相免疫测定相结合的检测技术。将被检样品先用凝胶电泳分离，再将凝胶中的样品成分经电转移到固相载体上，常用的固相载体有硝酸纤维素膜（NC膜）。转移至NC膜上的抗原如蛋白质和多肽等可保持其生物学活性，将转移有样品的膜条与特异性抗体反应后，再用酶标记或核素标记的二抗与膜条反应，最后用酶的底物显色或经过放射自显影，即可测定样品中的特异性抗原成分。

免疫印迹技术将凝胶电泳的高分辨力与免疫标记技术的高度特异性和敏感性相结合，检测过程分为三个部分：凝胶电泳分离抗原成分，常用十二烷基磺酸钠-聚丙烯凝胶电泳（SDS-PAGE）；分离的抗原成分经电转移至NC膜上；固相免疫测定。如临床上诊断HIV感染的确证试验，即是用免疫印迹试验测定被检者血清中的抗HIV抗体。

第三节　免疫细胞的分离及功能测定

检测机体的免疫功能，通常是从人体外周血分离出免疫细胞，然后在体外对分离的免疫细胞进行数量及功能的测定。对于试验动物，可从胸腺、脾、淋巴结等分离免疫细胞。

一、免疫细胞的分离

（一）外周血单个核细胞的分离

外周血单个核细胞（peripheral blood mononuclear cell，PBMC）包括 T 细胞、B 细胞和单核细胞，是机体重要的免疫细胞群体。分离 PBMC 常用的方法为密度梯度离心法，使用的离心介质是相对密度为 1.077g/ml 的葡聚糖-泛影葡胺（ficoll-hypaque）溶液（商品名为淋巴细胞分层液）。血液中各种细胞的密度不同，在淋巴细胞分层液中经离心力作用后，不同密度的细胞呈梯度分布，红细胞与粒细胞因密度较大而沉于分层液底部，血浆密度较小而悬浮于分层液上面，PBMC 的相对密度约为 1.075g/ml，分布于分层液与血浆之间的界面，呈灰白色的薄层，收集该层细胞即获得 PBMC。

（二）淋巴细胞及其亚群的分离

从外周血分离的 PBMC 主要是单核细胞和淋巴细胞及其亚群的混合细胞群体，可根据各类细胞的特性及其表面标志用不同的试验进一步分离。

1. 尼龙纤维黏附法　　单核细胞和 B 细胞具有黏附特性，易黏附于玻璃或塑料器皿表面和尼龙纤维表面。据此，将 PBMC 悬液经过聚酰胺尼龙柱处理，混合细胞悬液中的单核细胞、B 细胞和一些辅助细胞会黏附于尼龙纤维上，T 细胞不具有黏附特性而被洗脱下来，此方法分离得到的 T 细胞纯度可达 90％以上。

2. 免疫磁珠分离法　　用识别某种细胞表面特异性抗原的单克隆抗体与磁性微粒交联，制备成免疫磁珠。将免疫磁珠与待分离细胞悬液混合后，带有特异性膜抗原的细胞与交联在磁珠上的相应抗体结合。在外加磁场中，通过膜抗原与免疫磁珠相连的细胞被吸附而滞留在磁场中，无该种表面抗原的细胞不能与磁珠上交联的特异性单克隆抗体结合，不能在磁场中滞留，从而使细胞得到分离。

3. 免疫吸附法　　用针对某种细胞表面特异性抗原的抗体包被细胞培养皿，加入待分离细胞悬液温育后，表达特异性膜抗原的细胞与包被在培养皿上的相应抗体结合，即被吸附在固相而得到分离。例如，用抗 CD4 分子的单克隆抗体包被细胞培养皿，加入淋巴细胞悬液后，CD4+ T 细胞表面的 CD4 分子与培养皿上包被的相应抗体结合，使 CD4+ T 细胞被吸附在固相而得到分离。

4. 流式细胞仪分选法　　用荧光素分别标记针对不同免疫细胞表面特异性膜分子的单克隆抗体，制备成筛选试剂，利用带有分选功能的流式细胞仪，可从细胞悬液中直接分离具有特定性状或功能的细胞亚群。

5. 抗原肽-MHC I 四聚体技术　　抗原肽与 MHC I 类分子形成的复合物可被表达相应 TCR 的特异性 CTL 识别和结合。据此，用特异性抗原肽与 MHC I 类分子结合，将形成的抗原肽-MHC 分子复合物与生物素连接后，再与荧光素标记的亲和素结合，1 个亲和素可结合 4 个生物素分子，由此可使 4 个抗原肽-MHC I 复合物通过生物素-亲和素而连接成四聚体（tetramer）。该四聚体可与样品中特异性 CTL 表面的 TCR 结合，而且能同时与 1 个 CTL 表面的 4 个 TCR 结合，使亲和力显著提高，用流式细胞仪检测即可分析和鉴定样品中的抗原特异性 CTL。

二、T 细胞功能的测定

（一）T 细胞增殖试验

特异性抗原及一些丝裂原如植物血凝素（PHA）、刀豆蛋白 A（ConA）等，可与 T 细胞表面的丝裂原受体结合，刺激 T 细胞进入增殖状态并转化为淋巴母细胞，因此又称为 T 细胞转化试验。常用于检测 T 细胞增殖的试验有以下几种。

1. 形态学检测法　　T 细胞在体外培养并加入丝裂原刺激后，进入增殖状态并转化为 T 淋巴母细胞，此时细胞代谢增强，形态学发生改变，如体积增大、细胞质增多并出现空泡、核染色质疏松、核仁明显及核仁数目增加。取细胞涂片染色后在显微镜下计数淋巴母细胞并计算淋巴细胞转化率，可判断 T 细胞对相应刺激的反应性和功能状态。

2. WST-8 法　　WST-8 是一种类似于 MTT 的化合物，其化学名为 2-（2-甲氧基-4-硝基苯基）-3-（4-硝基苯基）-5-（2,4-二磺酸苯）-2H-四唑单钠盐，用 WST-8 制备的检测试剂盒名称为 Cell Counting Kit-8，简称 CCK-8 试剂盒，因此又称为 CCK-8 法。该方法已应用于细胞增殖试验、细胞毒性试验、抗肿瘤药物筛选等。

WST-8 是 MTT 的一种升级替代品，其检测原理与 MTT 法基本相同。WST-8 可被活细胞线粒体中的脱氢酶还原，生成水溶性的橙黄色甲瓒产物，可直接用酶标仪于 450nm 波长测定吸光值，在一定范围内颜色的深浅和细胞数目呈线性关系。此外，细胞增殖越快，颜色越深；如将 WST-8 方法用于细胞毒性试验，则细胞毒性越大，颜色越浅。

3. ^{3}H-TdR 掺入法　　T 细胞受到丝裂原刺激后，进入有丝分裂周期，在 S 期时细胞大量合成 DNA，此时细胞摄取外源核苷的量明显增加。因此，将 PBMC 用丝裂原刺激培养的过程中，在培养液中加入氚（^{3}H）标记的胸腺嘧啶核苷（^{3}H-TdR），可被 T 细胞摄入胞内作为 DNA 合成原料而掺入到新合成的 DNA 中。用液体闪烁仪测定培养细胞的放射活性，细胞增殖越快，掺入的 ^{3}H-TdR 越多，测得的放射活性越强，由此反映 T 细胞受丝裂原或抗原刺激后的活化和增殖状况。

（二）细胞毒性试验

免疫效应细胞如 CTL、NK 细胞可通过细胞毒作用直接杀伤靶细胞，因此，选择适宜的靶细胞，利用细胞毒性试验可检测免疫效应细胞的杀伤活性。常用的细胞毒性试验有以下几种。

1. 乳酸脱氢酶释放法　　正常情况下，乳酸脱氢酶（lactate dehydrogenase，LDH）存在于活细胞的胞质中，不能透过细胞膜。将被检效应细胞与靶细胞共同培养一定时间，当效应细胞发挥杀伤作用使靶细胞受损伤时，靶细胞死亡或细胞膜破坏，LDH 从细胞内释放至培养液中。靶细胞死亡或破坏越多，培养液的 LDH 活性越高，说明效应细胞的杀伤作用越强。因此，用比色法测定培养液中 LDH 活性，与不加效应细胞的靶细胞对照孔的 LDH 活性比较，即可计算效应细胞对靶细胞的杀伤活性。测定 LDH 活性常用硝基四氮唑蓝（nitroblue tetrazolium，NBT）比色法，LDH 催化乳酸生成丙酮酸的过程中，使辅酶 I 由氧化型（NAD$^+$）变为还原型（NADH$_2$），NADH$_2$ 可使 NBT 还原形成有色化合物，用酶标仪于 490nm 波长测定吸光值，即可测定效应细胞的杀伤活性。

2. ^{51}Cr 释放法　　将放射性核素 Na$_2$^{51}CrO$_4$ 加入靶细胞培养液进行培养，Na$_2$^{51}CrO$_4$ 可进入靶细胞内与胞中的如蛋白质结合，使靶细胞被 ^{51}Cr 标记。将被检效应细胞与标记的靶细胞共同培养一定时间，当标记的靶细胞被杀伤破坏时，放射性核素 ^{51}Cr 从靶细胞内释放至培养液中，用 γ 计数仪测定培养上清的 ^{51}Cr 放射活性，即可计算效应细胞的杀伤活性。效应细胞的杀伤活性越强，标记的靶细胞破坏越多，释放出的 ^{51}Cr 也越多，培养上清测到的放射活性越高。

3. 凋亡细胞检测法　　CTL 和 NK 细胞等可表达 TNF 家族分子（如 TNF、膜 FasL）与靶细胞表面相应的受体或配体结合，诱导靶细胞凋亡。因此，可用形态学观察法、凝胶电泳法、DNA 断裂末端标记法等检测凋亡细胞，测定效应细胞的功能。

（1）形态学检测法：细胞发生凋亡时，其形态发生显著改变，在显微镜下观察到体积缩小、胞质浓缩、核仁消失、核固缩并附于细胞边缘、染色质浓缩形成半月形或斑块状，最后细胞内陷，将凋亡细胞分解为多个有细胞膜包围的凋亡小体。将被检效应细胞与靶细胞共同培养一定时间，取细胞染色后在显微镜下观察和计数凋亡细胞，即可测算效应细胞的功能。

（2）琼脂糖凝胶电泳法：细胞凋亡过程中，DNA 被内切核酸酶在核小体之间切断，产生 180～200bp 及其整倍数大小的寡核苷酸片段，这些 DNA 片段经琼脂糖凝胶电泳，呈现特征性的 DNA 区带梯度图谱。因此，提取经效应细胞作用后的靶细胞 DNA，用琼脂糖凝胶电泳分析，即可测定效应细胞的功能。

（3）DNA 缺口末端标记法：凋亡细胞内的 DNA 断裂可产生大量的 3′-OH 末端，而正常细胞的 DNA 不会发生断裂，也不会形成 3′-OH 末端。因此，利用末端脱氧核苷酸转移酶（terminal deoxynucleotidyl transferase，TdT）的作用，可将生物素（或荧光素）标记的脱氧核苷酸（如 dUTP）连接到断裂 DNA 的 3′-OH 末端，然后利用亲和素-过氧化物酶及相应底物系统（或荧光检测系统），即可在凋亡细胞的 DNA 断裂处显色（或荧光），显示出凋亡细胞。该方法常用生物素化的 dUTP 为标记核苷酸，检测的敏感性比琼脂糖凝胶电泳法和形态学方法更高，可以检测形态尚未发生典型改变的早期凋亡细胞，并可显示处于凋亡早期的单个细胞。

三、B 细胞功能的测定

B 细胞的主要功能是合成分泌抗体，介导体液免疫。因此，通过测定血清各类 Ig 的含量或抗体形成细胞的数量，可分析判断 B 细胞的功能。

1. 各类 Ig 含量的测定 可用单向琼脂扩散试验、ELISA、分光光度法等测定样品中 IgG、IgM、IgA 的含量，如测定 IgE 含量须用放射免疫测定法。

2. 空斑形成细胞试验 空斑形成细胞（plaque forming cell，PFC）试验常用于测定分泌抗体的 B 细胞数量。用绵羊红细胞（SRBC）免疫小鼠（或兔），4d 后取免疫动物脾制备细胞悬液，将细胞悬液与 SRBC 及补体混合，加入融化的琼脂溶液中混匀，注入平皿内于 37℃温育。经 SRBC 免疫动物的脾细胞悬液中的抗体生成细胞，分泌抗 SRBC 抗体与琼脂凝胶中的 SRBC 结合，激活补体使 SRBC 溶解，因此围绕抗体生成细胞形成一个肉眼可见的溶血空斑。该方法主要用于试验动物，测定的细胞主要是 IgM 生成细胞，一个空斑代表一个抗体形成细胞，空斑的大小可反映抗体生成细胞产生抗体量的多少，空斑的数量可反映被测动物的体液免疫功能。用 SPA-SRBC 溶血空斑试验可测定人的抗体生成细胞，采用 ELISOPT 则可测定特异性抗体生成细胞。

四、吞噬细胞功能的测定

吞噬细胞可分为大吞噬细胞和小吞噬细胞两类，前者包括血液中的单核细胞和各组织器官中的巨噬细胞，后者即血液中的中性粒细胞。吞噬细胞是机体固有免疫的重要组成部分，其发挥效应作用的机制主要有趋化、吞噬、胞内消化等，因此，检测吞噬细胞的这些功能可分析判断机体的固有免疫功能。

（一）趋化功能测定

1. 琼脂糖凝胶法 用琼脂糖制备凝胶板，于凝胶板上打孔，每 3 孔为一组，在中间孔内加入被检细胞悬液，两侧孔分别加入趋化因子及生理盐水对照，37℃温育数小时后，中间孔内的吞噬细胞受趋化因子的作用，向加有相应趋化因子的孔移行。凝胶板经戊二醛固定，移去琼脂糖凝胶，将载玻片染色后，在显微镜下观察细胞移行的距离，可判断吞噬细胞的趋化功能。

2. Boyden 小室法 Boyden 小室法又称微孔滤膜法，检测装置由上、下两室构成，两室之间用一张 3～5μm 孔径的微孔滤膜分隔。试验时于上室加入被检白细胞悬液，下室加入趋化因子，置 37℃温育数小时后，上室的中性粒细胞在下室内趋化因子的作用下，可通过滤膜的微孔进入滤膜内或移行至滤膜反面。取下滤膜经固定、染色后，用将透明后的显微镜检测在膜滤上移行的细胞数量和距离，可判断中性粒细胞的趋化功能。

（二）吞噬和杀菌功能测定

1. 吞噬试验

（1）巨噬细胞吞噬试验：巨噬细胞可吞噬较大的颗粒性异物如细胞等，因此，于小鼠腹腔内注入鸡红细胞一定时间后，取小鼠腹腔液涂片染色，用显微镜观察计数吞噬了鸡红细胞的巨噬细胞数和每个巨噬细胞吞噬的鸡红细胞数，分别计算吞噬率和吞噬指数，可反映巨噬细胞的吞噬功能。

（2）中性粒细胞吞噬试验：中性粒细胞对各种病原微生物有较强的吞噬作用，将细菌（如葡萄球菌或大肠杆菌）与中性粒细胞混合温育一定时间后，取细胞沉淀涂片染色，用显微镜观察计数吞噬了细菌的中性粒细胞数和每个中性粒细胞吞噬的细菌数，分别计算吞噬率和吞噬指数，可反映中性粒细胞的吞噬功能。

2. 硝基四氮唑蓝还原试验 硝基四氮唑蓝还原试验常用于测定中性粒细胞的胞内杀菌能力。中性粒细胞在杀菌过程中耗氧量增加，磷酸己糖旁路代谢增强，糖代谢中间产物 6-磷酸葡萄糖增多并在己糖磷酸化过程中氧化脱氢，脱下的氢可使加入反应体系中的硝基四氮唑蓝（nitroblue tetrazolium，NBT）还原，形成点状或块状甲臜颗粒沉积在中性粒细胞的胞质中。用显微镜观察和计数 NBT 阳性细胞数，可反映中性粒细胞的杀菌功能。

3. 化学发光法 吞噬细胞吞噬病原微生物后，有氧代谢增强，出现呼吸爆发现象，细胞内的 NADH 和 NADPH 被激活并催化 O_2 还原形成 O_2^-，在过氧化物酶系统作用下产生大量过氧化离子，这些过氧化离子可激活发光物质（如鲁米诺等）发光。用化学发光仪测定发光强度，即可检测吞噬细胞的杀菌功能。吞噬细胞的吞噬率有氧代谢活性与发光强度呈正相关，因此，发光强度可反映吞噬细胞的吞噬和杀菌功能。化学发光法的敏感性高于 NBT 还原试验，能较好地反映生理条件下吞噬细胞的功能，具有准确灵敏、样品用量少、简便快速等优点。

小　结

　　抗原抗体的特异性结合反应是免疫学检测技术的基础，据此，既可用已知抗原检测相应的特异性抗体，也可用人工制备的特异性抗体检测样品中的相应抗原；既可进行定性分析也可进行定量测定。经典的三大免疫学检测方法为凝集反应、沉淀反应和补体结合试验。在这些检测技术的基础上，随着现代免疫学理论的深入发展而建立起了敏感性更高的各种免疫标记技术，如酶标记免疫测定、荧光素标记免疫测定、放射性核素标记免疫测定和胶体金标记免疫测定等技术已广泛应用于临床诊断与医学科研的实践之中。

　　免疫细胞包括功能各异的不同细胞群体及其亚群，检测免疫细胞的数量、功能，不仅可以分析判断机体免疫系统的功能状态，而且还对诊断、治疗相关疾病，并判定其预后，同时对探索某些免疫相关疾病的发病机制等均具有重要的临床意义。

主要参考文献

葛海良，张冬青. 2009. 免疫学技术. 北京：科学出版社.

何维. 2010. 医学免疫学. 2版. 北京：人民卫生出版社.

金伯泉. 2009. 医学免疫学. 5版. 北京：人民卫生出版社.

余平. 2011. 实验免疫学. 长沙：湖南科学技术出版社.

J. E. 科利根，B. E. 比勒，D. H. 马古利斯，等. 2009. 精编免疫学实验指南. 曹雪涛，译. 北京：科学出版社.

Lydyard P，Whelan A，Fanger M. 2010. 免疫学. 第2版. 林慰慈，魏雪涛，薛彬，译. 北京：科学出版社.

问　答　题

1. 在免疫学测定中，影响抗原抗体结合反应的因素有哪些？

2. 样品中含有颗粒性抗原，如需做定性分析可用哪些免疫学检测技术？

3. 测定样品中可溶性抗原（或抗体）的含量可采用哪些免疫学技术？

4. T细胞的功能测定有何种用途和意义？

5. 测定人体吞噬细胞的功能有什么临床意义？

（陈　伟）

附录 I
APPENDIX I 细胞因子的主要来源与功能

类别名称	分子质量/kDa	主要来源	主要功能
白细胞介素			
IL-1	IL-1α 17.5 IL-1β 17.3	活化的巨噬细胞，几乎所有的有核细胞	①局部低浓度——免疫调节：协同刺激 APC 和 T 细胞活化；促进 B 细胞增殖和分泌抗体。②大量产生——内分泌效应：诱导肝脏急性期蛋白质合成；引起发热和恶病质
IL-2	15~25	活化的 T 细胞（主要是 CD4+T 细胞），B 细胞、NK 细胞及单核/巨噬细胞	活化 T 细胞，促进细胞因子产生；促进 B 细胞增殖和分泌抗体；激活巨噬细胞；刺激 NK 细胞增殖，增强其杀伤活性及产生细胞因子，且诱导 LAK 产生
IL-3（多重集落刺激因子，multi-CSF）	单体 15.1 双聚体 30	活化的 CD4+T 细胞	协同刺激造血，促进骨髓中多能造血干细胞的定向分化与增殖；产生各种类型的血细胞
IL-4（B 细胞刺激因子）	18~19	活化的 CD4+T 细胞，活化的肥大细胞	促进 B 细胞增殖、分化，诱导 IgG1 和 IgE 产生；促进 Th1 向 Th2 分化，抑制 Th1 活化及分泌细胞因子；协同 IL-3 刺激肥大细胞增殖
IL-5	40~50	活化的 CD4+T 细胞，肥大细胞	刺激嗜酸粒细胞增殖、分化及活化，增强其功能
IL-6	21~30	活化的 T 细胞、B 细胞，单核/巨噬细胞、内皮细胞、上皮细胞及成纤维细胞等	刺激 T 细胞增殖及 CTL 活化；刺激肝细胞合成急性期反应蛋白，参与炎症反应；促进 B 细胞增殖、分化并产生抗体；有效促进 TNF 和 IL-1 诱导的恶病质；促进糖皮质激素合成；刺激破骨细胞活性和角质细胞生长，促进骨髓造血
IL-7	20~28	骨髓基质细胞，胸腺基质细胞和脾细胞	刺激前 B 细胞发生有丝分裂；促进双阴性胸腺细胞成熟
IL-8	6~8	单核/巨噬细胞，成纤维细胞，上皮细胞，内皮细胞，肝细胞等	趋化和激活中性粒细胞；对嗜酸粒细胞、嗜碱粒细胞和淋巴细胞有一定作用
IL-9	30~40	Th	在无 IL-2 和 IL-4 的情况下维持 Th 长期生长；调控造血过程；促进肥大细胞的生长及活性
IL-10（细胞因子合成抑制因子，CSIF）	35~40	Th2，单核细胞，活化的 B 细胞及角质细胞	抑制 Th1 产生 IL-2 等细胞因子，抑制细胞免疫应答；降低单核/巨噬细胞表达 MHC，抑制其 APC 功能；抑制 NK 细胞活性，干扰 NK 细胞和巨噬细胞产生细胞因子；刺激 B 细胞分化、增殖，促进抗体生成
IL-12	P40 40 P35 35	巨噬细胞，树突状细胞	促进 Th0 向 Th1 分化，分泌 IL-2、IFN-γ；激活和增强 CTL 和 NK 细胞的细胞毒性并促进其分泌 IFN-γ；协同 IL-2 诱生 LAK；抑制 Th0 向 Th2 分化和 IgE 合成
IL-13	10	Th2 细胞，肥大细胞	诱导单核细胞分化，增强其 MHC II 类分子的表达，抑制 LPS 诱导的单核因子分泌，控制炎症反应；诱导 B 细胞增殖及合成 IgE 抗体；刺激 NK 细胞产生 IFN
IL-14	60	T 细胞	刺激活化的 B 细胞增殖，抑制抗体分泌
IL-15	14~15	活化的单核/巨噬细胞，表皮细胞和成纤维细胞	刺激 T 细胞与 NK 细胞增殖；诱导 B 细胞增殖与分化
IL-16	单体 17 四聚体 60	活化的 CD8+T 细胞	趋化 CD4+T 细胞、单核细胞和嗜酸粒细胞；诱导 T 细胞和单核细胞表达 IL-2R 和 MHC II 类分子
IL-17	28~31	Th17	诱导成纤维细胞表达 ICAM-1 和诱导表皮细胞、内皮细胞、成纤维细胞分泌 IL-6、IL-8、GM-CSF 及前列腺素 E2

类别名称	分子质量/kDa	主要来源	主要功能
IL-18	18.2	巨噬细胞，多种组织细胞	诱导 Th1 产生细胞因子；促进 NK 细胞的细胞毒性，促进 T 细胞增殖，与 IL-12 有协同作用
IL-19	35～40	LPS 刺激的 EB 病毒转化的 B 细胞和单核/巨噬细胞	属于 IL-10 家族细胞因子，促进 IL-6 和 TNF-α 合成，诱导单核细胞产生活性氧和发生凋亡
IL-20	18	角化细胞	调节角化细胞在炎症反应中的作用，属于 IL-10 家族的细胞因子
IL-21	15	活化的 CD4$^+$T 细胞	调节 B 细胞增殖；协同 IL-15 促进骨髓前体细胞增殖和 NK 细胞增殖、分化及细胞毒性
IL-22	16	多种细胞	属于 IL-10 家族细胞因子；组成表达于胸腺和脑组织，可诱导急性期蛋白产生
IL-23	21	活化的树突状细胞（DC）	促进 CD45RO$^+$ 记忆 T 细胞增殖并产生 IFN-γ
IL-24	23	黑素瘤细胞，巨核细胞	抑制多种肿瘤细胞生长，并诱导其凋亡
IL-25	18	骨髓基质细胞	促进淋巴谱系的细胞增殖
IL-26	19	活化的 PBMC	参与黏膜和皮肤的局部免疫，属于 IL-10 家族细胞因子
IL-27	52	由 APC 活化早期产生	引起初始 CD4$^+$T 细胞增殖；与 IL-12 协同，诱导初始 CD4$^+$T 细胞产生 IFN-γ
IL-28	22	病毒感染的单个核细胞	抗病毒感染，参与免疫调节保护细胞抵御病毒感染和免疫调节
IL-29	22	DC	抗病毒、抗增殖、抗肿瘤和免疫调节
IL-30			同 IL-27
IL-31	16	Th2	参与变态反应和炎症性疾病
IL-32		淋巴细胞，NK 细胞，上皮细胞和 PBMC	诱导 TNF-α 和 MIP-2 的表达
IL-33	30	肺、脊髓、胃、脑和皮肤中高表达	促进产生 Th2 因子，参与变态反应；转录抑制作用
IL-34	39	脾最多，心、脑、肺、肝、肾及胸腺等多种组织表达	促进单核细胞增殖，参与巨噬细胞的分化及破骨细胞的发生
IL-35	～69	调节 T 细胞	属于 IL-12 家族，对免疫系统和免疫反应有负向抑制作用

集落刺激因子（CSF）

类别名称	分子质量/kDa	主要来源	主要功能
G-CSF（粒细胞集落刺激因子）	21	单核细胞，巨噬细胞，成纤维细胞	促进中性粒细胞的分化、发育，并激活中性粒细胞
GM-CSF（粒细胞-巨噬细胞集落刺激因子）	22	T 细胞，B 细胞，巨噬细胞，肥大细胞，内皮细胞，成纤维细胞等	刺激骨髓造血前体细胞的生长，刺激粒细胞和单核细胞等细胞的分化
M-CSF（巨噬细胞集落刺激因子）	22	活化的巨噬细胞、T 细胞和 B 细胞，成纤维细胞，内皮细胞，骨髓基质细胞，成骨细胞等	促进单核-吞噬细胞的存活、增殖和活化；刺激骨髓单核细胞前体细胞分化成熟
SCF（干细胞因子）	36	骨髓基质细胞	诱导干细胞和祖细胞增生、延长其存活期及引起干细胞和祖细胞动员；促进肥大细胞发育和存活
EPO（红细胞生成素）	18	肾间质细胞，肝库普弗细胞，骨髓中巨噬细胞	刺激骨髓中红细胞样前体细胞产生红细胞
TPO（促血小板生成素）	60	肝细胞、肾细胞和骨骼肌细胞	刺激骨髓巨核细胞的分化成熟

干扰素（IFN）

类别名称	分子质量/kDa	主要来源	主要功能
IFN-α	16～17	B 细胞，单核/巨噬细胞，浆细胞样树突状细胞	有 23 个亚型；较强的抗病毒作用
IFN-β	20	人纤维母细胞	抗病毒

续表

附录 I 细胞因子的主要来源与功能

类别名称	分子质量/kDa	主要来源	主要功能
IFN-γ	17.1（单体） 40（双聚体）	活化的 T 细胞，NK 细胞	促进 MHC I 类和 MHC II 分子的表达，增强抗原提呈；增强 CTL 的杀伤活性和巨噬细胞的吞噬功能；促进 Th1 分化；抗病毒；抗肿瘤
肿瘤坏死因子（TNF）			
TNF-α	52	T 细胞，活化的单核/巨噬细胞，NK 细胞	杀伤和抑制肿瘤细胞，促进中性粒细胞吞噬；抗感染，引起发热，诱导肝脏急性期蛋白合成；促进髓样白血病细胞向巨噬细胞分化
TNF-β（又称淋巴毒素，LT）	25	活化的 T 细胞	参与杀伤靶细胞和内皮细胞的活化
生长因子			
EGF（表皮生长因子）	6.2	多种细胞	促进上皮细胞、成纤维细胞和内皮细胞增殖
FGF（成纤维细胞生长因子 α/β）	16～19	多种细胞	促进多种细胞增殖
VEGF（血管内皮细胞生长因子）	36～45	肿瘤等多种细胞	促进血管和淋巴管的生成，参与胚胎发育、创伤愈合
TGF-α（转化生长因子 α）	17	巨噬细胞，脑细胞，表皮细胞	诱导上皮发育
TGF-β（转化生长因子 β）	25	T 细胞，软骨细胞，单核细胞	抑制大多数免疫细胞的增殖、分化和细胞因子产生；调节 Treg 和 Th17 的分化；促进组织的修复；促进 IgA 分泌
PDGF（血小板来源的生长因子）	31	单核/巨噬细胞，血小板	肝脏受损时，刺激间质星形细胞增殖，转化为肌纤维样母细胞，并促使星形细胞迁移，聚集于炎症受损区，促进肝纤维化发生
IGF（类胰岛素生长因子 I/II）	7.6	肝细胞，肾细胞，脾细胞等几十种细胞	降血糖，降血脂，舒张血管；促进骨的合成代谢；促进细胞生长分化，参与创伤修复
NGF（神经生长因子）	13～14	神经元，神经支配靶组织，胶质细胞	促进神经细胞及轴突的生长、再生、存活
胰岛素	6	胰岛 β 细胞	降血糖；促进糖原、脂肪和蛋白质的合成
HGF（肝细胞生长因子）	82～85	肝细胞和胰腺细胞	促进肝脏再生
其他细胞因子			
CD40L（gp39 或肿瘤坏死因子相关激活蛋白，TRAP）	33	活化的 CD4+ T 细胞，部分活化的 CD8+ T 细胞，嗜碱粒细胞，肥大细胞和 NK 细胞	B 细胞活化，调节 Ig 类别转换
FasL	36～43	活化的 T 细胞	诱导活化的细胞凋亡
趋化因子			
C 趋化因子（γ趋化因子）			
XCL-1/LTN（淋巴细胞趋化素）	10	T 细胞，胸腺细胞	T 细胞、NK 细胞、B 细胞和中性粒细胞
XCL-2/SCM-1β	10	T 细胞	T 细胞、NK 细胞、B 细胞和中性粒细胞
CC 趋化因子（β趋化因子）			
CCL-1/I-309	8.1	活化的 T 细胞	调节 T 细胞、单核细胞、T 细胞 NK 细胞和未成熟 B 细胞
CCL-2/MCP-1（单核细胞趋化蛋白-1）	8.4	单核细胞，成纤维细胞，上皮细胞	T 细胞、单核细胞和嗜碱粒细胞
CCL-3/MIP-1α（巨噬细胞炎症蛋白-1α）	7.3	T 细胞，B 细胞	单核/巨噬细胞、Th、NK 细胞、嗜碱粒细胞、未成熟 DC 和骨髓细胞
CCL-4/MIP-1β	7.7	B 细胞，DC，巨噬细胞	同 CCL-4/MIP-1β
CCL-5/RANTES	7.6	T 细胞，单核细胞，NK 细胞，成纤维细胞，上皮细胞，内皮细胞	单核/巨噬细胞、DC、T 细胞、NK 细胞、嗜碱粒细胞和嗜酸粒细胞
CCL-6		巨噬细胞	巨噬细胞

类别名称	分子质量/kDa	主要来源	主要功能
CCL-7/MCP-3	8.4	成纤维细胞	DC、单核细胞、NK 细胞、T 细胞、嗜碱粒细胞和嗜酸粒细胞
CCL-8/MCP-2	8.4	单核细胞，成纤维细胞	单核细胞、NK 细胞、T 细胞、嗜碱粒细胞和嗜酸粒细胞
CCL-9			T 细胞
CCL-10			T 细胞
CCL-11/EOT（嗜酸粒细胞趋化因子）	8.2	内皮细胞，成纤维细胞，单核细胞，DC	嗜碱粒细胞、嗜酸粒细胞、单核细胞、DC、NK 细胞和 T 细胞
CCL-12/MCP-5			单核细胞、T 细胞和嗜酸粒细胞
CCL-13/MCP-4	8.3	上皮细胞，内皮细胞	DC、单核细胞、NK 细胞、Th2、嗜碱粒细胞和嗜酸粒细胞
CCL-14/M-CIF（巨噬细胞集落抑制因子）	8.2	单核细胞	DC、单核细胞、NK 细胞和 Th1
CCL-15/MIP-5	10.2	单核细胞，T 细胞	DC、单核细胞、NK 细胞、T 细胞、嗜碱粒细胞和嗜酸粒细胞
CCL-16/HCC-4	10.8	T 细胞，中性粒细胞	DC、单核细胞、NK 细胞、Th1、Th2、嗜碱粒细胞和嗜酸粒细胞
CCL-17/TARC（胸腺和活化调节的趋化因子）	7.9	淋巴细胞，单核细胞	嗜碱粒细胞、嗜酸粒细胞、未成熟 DC、NK 细胞、调节 T 细胞、Th（Th2>Th1）和胸腺细胞
CCL-18/DC-CK1（DC 来源的趋化因子 1）	7.7	DC	初始 T 细胞
CCL-19/MIP-3β	8.6	单核细胞	初始 T 细胞、成熟 DC 和 B 细胞
CCL-20/MIP-3α	7.8	内皮细胞	T 细胞（记忆 T 细胞>T 细胞）、B 细胞和 DC
CCL-21/SLC（二级淋巴组织来源的趋化因子）	12.3	内皮细胞	T 细胞和 DC
CCL-22/MDC（巨噬细胞来源的趋化因子）	7.7	DC，巨噬细胞，单核细胞	嗜碱粒细胞、嗜酸粒细胞、未成熟 DC、胸腺细胞、调节 T 细胞和 Th（Th2>Th1）
CCL-23/MPIF-1（髓样前体抑制因子 1）	11	DC	单核细胞、DC、T 细胞和 NK 细胞
CCL-24/EOT-2	10.3	T 细胞	嗜碱粒细胞、嗜酸粒细胞和 T 细胞
CCL-25/TECK（胸腺表达的趋化因子）	16.8	DC	巨噬细胞、胸腺细胞和 DC
CCL-26/EOT-3	10.4	内皮细胞	嗜碱粒细胞、嗜酸粒细胞、Th2 和调节 T 细胞
CCL-27/CTACK（皮肤 T 细胞趋化因子）	13.3	成纤维细胞，内皮细胞巨噬细胞，黑色素细胞	T 细胞
CCL-28/MEC（黏膜相关上皮细胞趋化因子）	14.1	上皮细胞	嗜碱粒细胞、嗜酸粒细胞和 T 细胞
CXC 趋化因子（α 趋化因子）			
CXCL1/GRO-α（生长调节癌基因 α）	8.1	巨噬细胞，中性粒细胞上皮细胞	趋化中性粒细胞
CXCL2/GRO-β	8.1	同 CXCL1/GRO-α	同 CXCL1/GRO-α
CXCL3/GRO-γ	7.6	同 CXCL1/GRO-α	同 CXCL1/GRO-α
CXCL4/PF-4（血小板因子-4）	7.8	血小板	成纤维细胞，参与肿瘤血管生成
CXCL5/ENA78（78 个氨基酸上皮细胞来源的中性粒细胞活化剂）	8.7	内皮细胞，单核细胞，成纤维细胞，上皮细胞	中性粒细胞

类别名称	分子质量/kDa	主要来源	主要功能
CXCL6/GCP-2（粒细胞趋化蛋白-2）	8.3	成纤维细胞	中性粒细胞
CXCL7/NAP-2（中性粒细胞激活蛋白-2）	7.8	血小板	中性粒细胞和成纤维细胞
CXCL8/IL-8（白细胞介素8）	8.0～8.6	成纤维细胞，单核细胞，巨噬细胞，上皮细胞	中性粒细胞、嗜碱粒细胞和 T 细胞
CXCL9/MIG（γ 干扰素诱导的单核因子）	11.4	巨噬细胞，单核细胞	Th、NK 细胞和浆细胞样树突状细胞
CXCL10/IP-10（γ 干扰素诱导的 10kDa 蛋白质）	8.6	单核细胞，成纤维细胞，内皮细胞，巨噬细胞	同 CXCL9/MIG
CXCL11/I-TAC（干扰素诱导的 T 细胞 α 趋化因子）	8.1	白细胞，胰腺细胞，肝细胞，胸腺细胞，脾细胞，肺细胞等	同 CXCL9/MIG
CXCL12/SDF-1α/β（基质细胞衍生因子-1α/β）	7.6～8.0	基质细胞	B 细胞、树突状细胞、单核细胞、T 细胞、CD34$^+$ 造血干细胞和嗜碱粒细胞
CXCL13/BCA-1（活化 B 细胞趋化因子-1）	9.8	基质细胞	活化的 CD4$^+$T 细胞和 B 细胞
CXCL14/BRAK	8.6	多种组织细胞组成表达	中性粒细胞和 NK 细胞
CXCL15/lungkine		肺支气管上皮细胞	
CXCL16（可诱导 B 细胞因子 B6）	7.6	内皮细胞	成熟 T 细胞、NKT 细胞和 DC
CX3C 趋化因子（δ 趋化因子）			
CX3CL1/FLK（分形素，神经趋化素）	41.4	内皮细胞，成纤维细胞	单核细胞、T 细胞和 NK 细胞

（徐　娟）

人CD分子的主要特征与功能

CD	常用单克隆抗体或代号	主要表达细胞	主要的生物学功能
CD1a	T6，Leu6	Dcsub，LHC，Thy，Bsub [T]	与 β_2m 组成 MHC I 类样分子，提呈抗原功能
CD1b	WM-25，4A7.6，NUT2	DC，LHC，Thy，Bsub [T]	与 β_2m 组成 MHC I 类样分子，提呈抗原功能
CD1c	L161，M241，7C6	Dcsub，LHC，Thy，Bsub [T]	与 β_2m 组成 MHC I 类样分子，提呈抗原功能
CD1d		DC，LHC，Thy，Bsub，肠道上皮细胞 [T]	与 β_2m 组成 MHC I 类样分子，提呈抗原功能
CD2	9.6，T11，Leu5；（LFA-2，SRBC-R）	T，Thy，NKsub [T]	CD58、CD48、CD59 和 CD150 受体，参与 T 细胞活化和细胞黏附
CD2R	T11.3，9.1	Ta，NK [T]	T 细胞活化
CD3	T3，Leu4，HCHT1	T，Thy [T]	TCR/CD3 复合体，T 细胞信号转导
CD4	T4，Leu3a	Msub，Tsub，Thysub [T]	与 MCH II 类分子结合，参与信号转导，也是 HIV 受体
CD5	T1，UCHT2，T101，Leu1	T，Thy，Bsub [T]	与 CD72 结合，T 细胞信号转导和增殖；CD5$^+$ B 细胞参与自身免疫
CD6	T12，T411	Tsub，Thy [T]，Bsub	配体 CD166，参与 T 细胞活化、胸腺细胞与基质细胞相互作用
CD7	3A1，Leu9	不成熟 Mysub [T]，T，NK	促 T 细胞、NK 细胞活化
CD8	α 链：T8，Leu2a，UCHT4 β 链：T8/2T8，5H7	Tsub（α/β），Thysub，IEL，NKsub（α/β）[T]	与 MHC I 类分子结合，参与信号转号
CD9	PHN200，FMC56	M，Meg [Pt]，Ba，Pre-B，Pt，Eo	血小板凝集和活化，可能参与前 B 细胞黏附和信号转导；肥大细胞表面 CD9 是 IL-16 受体
CD10	J5；（CALLA）	Pre-B，CALL，G [B]	结合锌的金属蛋白酶，调节 B 细胞生长和增殖
CD11a	MHM24，2F12，CRIS-3（LFA-1α 链，整合素 α1）	Leu [AS]	与 ICAM-1（CD54）、ICAM-2（CD102）、ICAM-3（CD50）结合，介导细胞黏附；与 JAM-1 结合，参与白细胞穿越内皮细胞
CD11b	Mol，OKM1；（Mac1、CR3、整合素 αM）	DC，Mac [AS]，M，T，B，NK，G	iC3b 和 Fg 受体，与 ICAM-1 和 X 因子结合，黏附，调理吞噬；结合 JAM-3
CD11c	LeuM5；（CR4，整合素 αX）	DC，M，Mac，Tsub [AS]，B，G，NK	iC3b、C3dg、Fg 受体，调理吞噬
CDw12	M67	M，Mac，G，Pt，NK [M]	可能是一种磷蛋白
CD13	My7，MOU28	M，G，En，Ep [M]	氨肽酶，冠状病毒受体，参与人的 CMV 与靶细胞结合；抗 CD13 自身抗体与 GVHD 有关
CD14	Mo2，UCHM1，LeuM3，MY4	DC，M，LHC [M]，G	LPS/LBP 复合物受体
CD15	MY1，LeuM1（M），G，RS	[AS]	参与中性粒细胞黏附和吞噬，促进 NK 细胞杀伤；参与碳水化合物间相互作用
CD15s	（唾液酸化的 CD15）	M，T，G，NK，En [AS]	CD62E、CD62L、CD62P 配体，参与白细胞与 En 和 Pt 黏附
CD15u	（硫酸化 CD15）	M [CHO]，T，G，NK，En	参与碳水化合物介导的细胞黏附
CD16a	HUNK2，Leu11，MEM-154（FcγR III A）	M，Mac [NK]，G，NK	参与吞噬细胞、ADCC、NK 细胞活化，信号转导
CD16b	ID3（FcγR III B）	PMN [NK]	低亲和力免疫复合物受体
CD17	GO35	DC（CHO），M，T，Bsub，G，Pt	可能参与吞噬和信号转导；是中性粒细胞的一个标志

续表

附录Ⅱ 人CD分子的主要特征与功能

CD	常用单克隆抗体或代号	主要表达细胞	主要的生物学功能
CD18	MHM23;（LFA 组 β 链，整合素 β2，CR3）	Leu [AS]	ICAM-1（CD54）、ICAM-2（CD102）、ICAM-3、iC3b 配体，黏附，调理吞噬
CD19	B4，Leu12	FDC [B]，B，Pre-B	与 CD21、CD81 组成复合物，调节 B 细胞发育、活化和分化
CD20	B1，Leu16	B [B]	Ca^{2+} 通道，调节 B 细胞活化和增殖
CD21	B2，OKB-1;（CR2）	FDC，B，Pre-B，Ep [B]	C3d、C3dg、iC3b 及 EBV 的受体，与 CD19、CD81 组成复合物参与信号转导，调节 B 细胞发育、活化和分化，结合 sCD23
CD22	B3，HD39，Leu14，SHCL-1，HC2;（BL-CAM）	B [B]	与 CD45RO、CD75 结合，B 细胞黏附到 M，介导 B-B 细胞、B-T 细胞相互作用，结合唾液酸化的糖缀合物
CD23	B6，MHM6，Leu20;（FcεRⅡ）	DC，Ma，Bm，Ba，Eo，Pt [B]	低亲和力 IgE 受体，参与调节 IgE 生成，诱导单核因子释放，调节 B 细胞分化和黏附
CD24	BA-1，ALB9	B，G [B]	B 细胞增殖和分化，结合 CD62P，协同刺激分子
CD25	TAC，7G7/B6;（IL-2Rα）	Ma，Ta，Pre-T，Ba，NK [CR]	组成高亲和力 IL-2 受体，促进 T 细胞生长
CD26	5.9，Tal	Mac，Ta，Ba，NK，Ep [NL]	二肽酰酶Ⅳ（DPPⅣ），参与 T 细胞活化；是腺苷脱氨酶结合蛋白
CD27	VIT14，S152，KT18A	T，Bsub，NK [T]	CD70 的配体，促 T 细胞活化增殖；记忆 B 细胞的标记，促浆细胞分化
CD28	9.3，4B10	Tsub，Ba，PC [T]	与 CD80、CD86 互为配体，提供 T 细胞协同刺激信号
CD29	4B4;（整合素 β1，FNRβ）	广泛分布 [AS]	与 ECM 结合，细胞间黏附，结合 VCAM-1（CD106），参与胚胎发育和造血干细胞分化的重要分子，与肿瘤发生、发展、转移等有关
CD30	Ki-1	Ta，Ba，RS [NL]	与淋巴细胞活化和增殖有关，参与胸腺细胞的阴性选择和 TCR 介导的细胞死亡
CD31	SG134，TM3，HEC-75;（PECAM，EndoCAM）	M，Tsub [AS]，B，G，Pt，En，NK	同嗜性或异嗜性（与 CD38 互为受体）黏附，炎症，En 功能，结合糖胺聚糖，结合 αVβ3
CD32	GIKM541H16（FcγRⅡ）	M，Mac，B，G，Eo [NL]	参与吞噬，ADCC，B 细胞活化负反馈，FcγRⅡB 可存在于胞质
CD33	My9，H153，L4F3	My，BM [M]	参与自身再生型造血干细胞的阴性选择；急性髓细胞样白血病的诊断标准；与唾液酸共轭物相结合
CD34	My10，ICH3	BM，En [M]	CD62L 的配体，外周淋巴结地址素，淋巴细胞归巢
CD35	TO5，E11;（CR1）	DC，M，T [M]，B，G，NKsub，RBC	结合 C3b 和 C4b，调理吞噬和红细胞免疫黏附；调节 B 细胞活化
CD36	5F1，ESIVC7，OKM5	DC，M，Mac，(B)，RBC，Pt，En [Pt]	结合 ECM（CO，TSP），血小板黏附，介导对凋亡细胞的识别和吞噬
CD37	HD28，HH1	B，(T、M、G) [B]	参与信号转导；参与调节 B 细胞、T 细胞增殖分化；与 CD53、CD81、CD82 和 MHC Ⅱ类分子形成复合物
CD38	Leu17，T10，OKT10	Ta，Thy，Ba，PC，NK [B]	白细胞活化；B 细胞增殖；ADP 核糖基环化酶，与 CD31 互为受体；介导细胞黏附
CD39	AC2，G28-10	FDC，Ta，B，En，NK，Ep [B]	可能介导 B 细胞黏附、信号转导，外腺苷三磷酸-双磷酸酶
CD40	G28-5，EA-5	FDC，并指细胞，M，B，Ep [B]	B 细胞生长、分化和记忆细胞产生。配体为 CD154（CD40L），T-B 细胞相互作用

续表

CD	常用单克隆抗体或代号	主要表达细胞	主要的生物学功能
CD41	PBM6.4，PL273（整合素 αⅡb）	Meg [Pt]，Pt	血小板凝集和活化，ECM（Fg，vWF）的受体，与 CD61 组成ⅡbⅢa
CD42a	FMC25，GR-P；（GPIX）	Meg [Pt]，Pt	血小板黏附，结合 vWF 和凝血酶
CD42b	PHN89，AN51；（GPIbα）	Meg [Pt]，Pt	血小板黏附，结合 vWF
CD42c	（GPIbβ）	Meg [Pt]，Pt	血小板黏附，结合 vWF
CD42d	（GPV）	Meg [Pt]，Pt	血小板黏附，结合 vWF
CD43	OTH71C5，G19-1；（白细胞唾液素，涎福林蛋白）	M，T，G，NK，Pt [NL]	介导细胞间去黏附作用，某些情况下也介导细胞黏附，与 CD54、CD169 结合
CD44	GRHL1，Hermes（Pgp-1，H-CAM，ECM-RⅢ）	Leu，Ep，Fb，RBC [AS]	黏附 ECM，T 细胞活化，淋巴细胞归巢受体，归巢至 HEV 可结合 CD74
CD44R	FM11，24	Ma，Maca [AS]，Ep	参与淋巴细胞与内皮细胞黏附及淋巴细胞归巢
CD45	T29/33，BMAC1；（T200，B220）	Leu [NL]	PTP 酶，调节信号转导，在 TCR、BCR 介导的细胞活化中发挥重要作用；可因差异性剪切形成多种变构体
CD45RA	G1-15，F8-11-13，Leu18、2H4；（限制性 LCA）	DC [NL]，M，Mac，Tsub，B，NK	在 TCR、BCR 介导的细胞活化中有重要作用；调节信号转导
CD45RB	PT17/26/16；（限制性 LCA）	DC，M，Mac，Tsub，B，G，NK，RBC [NL]	在 TCR、BCR 介导的细胞活化中发挥重要作用；调节信号转导
CD45RC	（限制性 LCA）	DC，M，Mac [NL]，T，B，NK	在 TCR、BCR 介导的细胞活化中发挥重要作用；调节信号转导
CD45RO	UCHL1；（限制性 LCA）	Thy，Tsub，Bsub，（G，M，NK，DC）[NL]	在 TCR、BCR 介导的细胞活化中发挥重要作用，与 CD22 结合，调节信号转导
CD46	HULYM5，J48（MCP）	广泛 [NL]	调节补体活化，裂解 C3b、C4b，膜辅助因子蛋白，可作为麻疹病毒、疱疹病毒受体
CD47	BRIC126，CIKM1，IAP	广泛 [AS]	配体为 TSP 和 SIRPα，诱导细胞凋亡及参加协同刺激作用；黏附分子，TSP 受体
CD47R	（为原 CDw149）MEM-133	广泛 [NL]	
CD48	WM68，LO-MN25；（BLAST-1，OX45，BCM-1）	Leu [NL]	CD2 的配体（小鼠、大鼠）；与 CD244 结合；γδT 细胞识别抗原的辅助分子
CD49a	SR84，IB3.1；（VLA-α1）	Ta，Ba，M，Mac，NKa [AS]	黏附 CO 和 LN
CD49b	Gi94；（VLA-α2，ECMR-Ⅱ）	Leu，Pt，Fb，En [AS]	黏附 CO、LN，人肠道细胞病变孤病毒 1（ECHO 病毒 1）受体
CD49c	J143；（VLA-α3，ECMR-Ⅰ）	M [AS]，T，Bsub	黏附 FN、CO 和 LN
CD49d	B5G10，HP2/1；（VLA-α4，LPAM-2）	DC，M，T，B，Thy，Pt，NK，En [AS]	黏附 FN，结合 VCAM-1（CD106），归巢受体，T-B 细胞黏附
CD49e	2H6，3D3；（VLA-α5，FNRα，ECMR-Ⅳ）	DC，M，T，Bsub，PMN，NK，Pt，En，Ep，RBC [AS]	黏附 FN
CD49f	GOH3；（VLA-α6）	M，Mac，Meg，Tsub，En，Pt，Ep [AS]	黏附 LN
CD50	ICAM 3	Leu，En [AS]	黏附，CD11a-CD11b/CD18 配基，信号转导和协同刺激，结合 DC 上 DC-SIGN（CD209），参与初始 T/DC 相互作用
CD51	13C2，23C6，NK1-M7；（VNRα 链、整合素 αv）	Meg [Pt]，Pt，En	黏附 VN、FN 和 vWF；参与骨代谢和细胞凋亡，可能参与感染
CD52	YTH66.9；（Campath-1）	Leu，Eo，Ep [NL]	补体介导溶解作用的靶分子
CD53	HI36，HD77，MEM-53	Leu，BM [NL]	B 细胞活化，可能参与膜转运
CD54	WEHI-CAMI，OKT27；（ICAM-1）	广泛 [AS]	与 LFA-1、Mac-1 和 CD43 结合，细胞间黏附，鼻病毒受体，En 上 CD54 为恶性疟原虫受体

续表

CD	常用单克隆抗体或代号	主要表达细胞	主要的生物学功能
CD55	143-30，BRIC110，BRIC123，DAF	广泛 [NL]	衰变加速因子，调节补体活化，可与 CD97 结合，可作为柯萨奇、埃可病毒和肠道病毒受体
CD56	Leu19，NKH1；（NCAM）	Tsub [NK]，NK	黏附，诱导杀伤活性，神经细胞黏附分子（N-CAM）
CD57	Leu7，HNK-1	Tsub [NK]，NKsub	参与 NK 细胞活化后的杀伤作用，识别 CD62P、CD62L 和 LN
CD58	G26，BRIC5；（LFA-3）	广泛 [AS]	与 CD2 结合、黏附
CD59	MEM-43，YTH53.1；（TAP，Protectin）	广泛 [NL]	与 CD2 结合，结合 C8、C9，抑制 MAC 形成
CD60a	GD3（R24）	M，Mac，G [CHO]，Tsub，Bsu，b Pt	促 T 细胞活化增殖；诱导凋亡过程中线粒体通透性的改变；恶性黑素瘤的标志
CD60b	9-O-acetyl-GD3（UM4D4，M-T6004）	M，Mac，Tsub，Ba，Ep [CHO]	T 细胞辅助功能，B 细胞活化抗原；与乳腺癌、黑色素瘤等肿瘤有关
CD60c	7-O-acetyl-GD3（U5）	Tsub，Tsub [CHO]	促 T 细胞活化增殖
CD61	Y2/51，CLB-romb/1；（VNR-β链、整合素 β3）	Meg，Pt，En [Pt]	血小板凝集和活化
CD62E	3B7，4D1O；（E 选择素 ELAM-1，LECAM-2）	En [AS]	黏附 L 选择素，中性粒细胞通过结合 CD15s 而与 En 结合，结合 ELS-1
CD62L	Leu8，FMC46；（L 选择素，LAM-1，LECAM-1）	M，T，B，NK，PMN，Eo [AS]	黏附 CD15s、E 选择素、P 选择素，结合 Gly-CAM-1、Mad-CAM-1、CD34 上的 O-连接糖基
CD62P	G2，AK-6；（P 选择素，GMP-140，PADGEM）	Meg，Pt，Ena [Pt]	结合 PMN、M 表面 CD15s、CD15、CD24、CD162（PSGL-1），与 En 和 Pt 黏附
CD63	RUU-SP2.28，CLB，PTLGP40	M，Mac，Pt，（G，T，B），En [Pt]	血小板活化，中性粒细胞-活化内皮细胞黏附
CD64	MAb32.2，MAb22；（FcγRI）	DC，M，Mac，Ga [M]	吞噬，ADCC，Mac 活化
CD65	VIM8，VIM-1	PMN [M]	中性粒细胞活化
CD65s	VIM2	PMN，M [M]	与吞噬作用有关
CD66a	BGP-1（胆汁糖蛋白-1），CEACAM1	G，Ep [M]	同嗜性结合，也可识别 CD62E
CD66b	MF25.1；（P100，原 CD67，CGM6）	G [M]	CEA 家族成员，异嗜性结合，介导跨膜信号
CD66c	NCA，CEACAM6	G，Ep [M]	同嗜性结合
CD66d	CGM1，CEACAM8	G [M]	CEA 家族成员
CD66e	CEACAM5（CEA）	My，G，Ep [M]	黏附，CEA 家族成员
CD66f	PSG（妊娠特异性抗原）	M，Mac，G，Ep [M]	可能与成功妊娠有关，保护胎儿免受母体免疫系统损害；CEA 家族成员
CD67	改为 CD66b		
CD68	EBM11，Ki-M7，Ki-M6	Mac，Tac [M]，γδT，NK Mac，Ta，Ba，	参与细胞摄粒作用和溶酶体运输（胞质内染色）
CD69	Leu23；（VEA，AIM）	Ga，Nka，Pt [NK]	活化诱导分子，参与信号转导，Eo 凋亡，参与 TCRδγ 溶细胞功能
CD70	Ki-24；（CD27L）	Tsub，Ba，RS [NL]	CD27 的配体，淋巴细胞活化
CD71	OKT9；（TfR）	Mac，增殖细胞，En [NL]	转铁蛋白受体，细胞生长；结合 HFE（HLA-H）
CD72	S-HCL2，J3.109，BU-40	DC，M [B]，Mac，B	与 CD5 结合，下调 BCR 介导的信号转导，调节 B 细胞活化、增殖；CD100 低亲和力配体
CD73	7G2.2.11，AD-2	DC，Tsub，Bsub，Ep，En [B]	5′-外切核酸酶，调节 T 细胞活化
CD74	LN2，BU-43，BB1；（Ii，Iγ）	DC，Msub，Ta，B，Ena，Epa [B]	与新合成 MHCⅡ类分子结合，防止 MHC 结合内源肽，可结合 CD44
CD75	乳糖胺	M，Mac，Tsub，B，RBC [CHO]	CD22 配体；介导 B 细胞黏附

附录Ⅱ 人 CD 分子的主要特征与功能

续表

CD	常用单克隆抗体或代号	主要表达细胞	主要的生物学功能
CD75s	α-2，6-唾液酸乳糖胺	M，Mac，T，B，RBC，En，Ep [CHO]	调节 CD95 介导的细胞凋亡；与某些病毒感染有关
CD77	BLA，P^{K}血型抗原	Bac，BL，En，Ep [B]	参与凋亡过程中跨膜信号转导
CDw78	Leu21，Ba 抗原	Macsub [B]，B	B 细胞活化的辅助蛋白
CD79α	Igα，mb-1	B [B]	BCR 复合物组成成分
CD79β	Igβ，B29	B [B]	BCR 复合物组成成分
CD80	B7-1，BB1	DC [B]，Mac，TStr，Ba	活化 B/DC/M，CD28、CTLA-4 配体，提供 T 细胞协同刺激信号
CD81	ID6，5A6；（TAPA-1）	广泛，包括 M [B]，T，B，	增殖抗体靶抗原，与 CD19、CD21 相连，组成 B 细胞复合物，HCV 受体
CD82	1A4，4F9；（R2）	Leu [B]	淋巴细胞活化，信号转导
CD83	HB15	DC，LHC [B]，Ta，Ba	参与 APC 功能和细胞间相互作用
CD84	2G7，152-ID5，GR6	M，Mac，Tsub [B]，B，Pt	可能是一种协同刺激分子，同嗜性结合
CD85	ILT/LIR 家族	DC，Tsub [DC]，B，PC，	抑制或活化白细胞杀伤功能
CD85a	ILT5/LIR3	DC，M，Mac，Tsub，G	
CD85b	ILT8		
CD85c	LIR8		
CD85d	ILT4/LIR2，MIR10	DCsub，M，G	
CD85e	ILT6/LIR4		
CD85f	ILT11		
CD85g	ILT7		
CD85h	ILT1/LIR7		
CD85i	LIR6		
CD85j	ILT2/LIR1，MIR7	DC，M，T，B，NK	
CD85k	ILT3/LIR5	DC，M，G	
CD85l	ILT9		
CD85m	ILT10		
CD86	FUN-1，BU63，GR65；（B7-2）	DC，M，Ta，Ba，En [B]	CD28、CTLA-4 配体，提供 T 细胞协同刺激信号
CD87	uPAR	My，T，NK，En [M]	结合尿激活酶血纤维蛋白溶酶原激活因子；参与白细胞外渗
CD88	S5/1，W17/1；（C5aR）	DC，My，En，Ep [M]	补体 C5a 受体，刺激脱颗粒
CD89	79E6，A3；（FcαR）	My，Tsub，Bsub [M]	IgAFc 段受体，信号转导；诱导吞噬作用和脱颗粒
CD90	5E10；（Thy1.23）	Thy，Pre-B，大脑，Pro-Hem，En [AS]	T 细胞活化、识别、黏附、早期造血干细胞标志
CD91	A11，C2；（α2M-R）	M，Mac，Ep [M]	α2 巨球蛋白受体，与 M、Mac 摄粒作用有关，HSP96、HSP90、HSP70 和钙网蛋白的受体
CDw92	VIM15，GR9，CHTL1	M，Mac，T，B，G，En，PMN，Ep [M]	未知
CD93	VIMD2，GR11	im-DC，M，PMN，NK，En [M]	未知
CD94	HP3Bi；（Kp43）	Tsub [NK]，NK	与 NKG2 家族组成复合物，识别 HLA-E 分子，调节 NK 细胞杀伤活性
CD95	71CC；（Apo-1/Fas）	广泛，包括 Tac [CR]	结合 Fas 配体，CD95L 和抗 CD95 McAb，诱导程序性细胞死亡
CD96	G8.5，TH-111；（TACTILE）	Ta，NKa [NK]	T 细胞活化
CD97	VIM3b，VIM3C；（BL-Ac/F2）	DC，M，Mac，La，G [NL]	可结合 CD55（DAF）

CD	常用单克隆抗体或代号	主要表达细胞	主要的生物学功能
CD98	4F2, 2F3	广泛, M, Ta, Thy, G, 滋养层细胞, NK, Pt, En, Ep [NL]	活化、增殖抗原, 调节细胞内 Ca^{2+} 与 β1 整合素相连, 参与信号转导
CD99	D44, FMC29; (E2, MIC2)	广泛 [T]	有黏附作用; 诱导双阳性胸腺细胞的凋亡
CD99R	HI170, IT4; (E2, MIC2)	M [T], Mac, T, NK	有黏附作用, 诱导双阳性胸腺细胞凋亡
CD100	BD16, BB18, A8	广泛, M, T, Ta, NK, G [NL]	可能参与 B 细胞增殖和 Ig 分泌及 T 细胞分化; CD72 和 Plexin-B1 分别是 CD100 低亲和力和高亲和力配体
CD101	BB27, BA27	DC [M], M, Ma, Ta, G	抑制 T 细胞增殖
CD102	CBR-IC2/1; (ICAM-2)	M, T, B, L, Pt, En [AS]	配体为 LFA-1、Mac-1, 黏附和致炎症作用
CD103	LF61; (HML-1, 整合素 αE)	Tsub, IEL [AS]	αEβ7 结合 E 钙黏着素, 与 T 细胞在小肠上皮细胞的归巢和定位有关
CD104	439-9B; (β4 整合素)	En, Ep, 角朊 [AS]	可能是表皮整联配体蛋白和 LN 配体
CD105	44G4, 1G2; (endoglin, TGF-βRⅢ)	Ma [EC], En	结合 TGF-β1 和 TGF-β3
CD106	1G1; (VCAM-1)	Ena [EC]	VLA-4 和 α4/β7 配体, 参与淋巴细胞黏附、活化和协同刺激
CD107a	H5g11; (LAMP-1)	Ga, Ta, Pta, Ena [Pt]	溶酶体相关膜蛋白
CD107b	H4B4; (LAMP-2)	Ga, Ta, Pta, Ena [Pt]	溶酶体相关膜蛋白, 能激活血小板
CD108	MEM-150, MEM-121	T, B, RBC [NL]	黏附, 促细胞活化
CD109	8A3, 7D1	Tac, En, Pt, Ep [EC]	细胞活化、增殖和信号转导, 血小板活化因子
CD110	MPL, TPOR	Meg, Pt, 造血干细胞祖细胞, En, Ep [Pt]	血小板生成素受体, 参与巨核细胞分化增殖
CD111	PVRL1, PRR1, HevC/Nectin1	广泛 [M]	细胞间黏附分子
CD112	PRR2, HveB, PVRL2, Nectin2	M, Mac, Meg, Neur, Pt, En, Ep [M] [EC]	细胞间黏附分子, 受体为 CD226 (PTA1/DNAM-1), CD112 亦为单纯疱疹突变株 (HveB) 和假性狂犬病毒受体
CD113	PVRL3, Nectin3	胎盘, 睾丸, Ep	Ig 样黏附分子, 与肌动蛋白丝结合蛋白黏蛋白 (afadin) 结合, 参与上皮细胞间黏附与结合
CD114	G-CSFR	M, G, Pt, PMN, En [M]	G-CSF 受体
CD115	CSF-1R, M-CSFR, c-fms	M, Mac, My, 定向 BM [M]	M-CSF 受体, 单核/巨噬细胞生长、活化和信号转导
CD116	DF2714; (GM-CSFRα 链)	DC, (M, G, Mac), My, BM, Ep [CR]	GM-CSF 受体, 促细胞生长和分化
CD117	17F11; (SCF-R, c-kit)	Ma [CR], Pro-Hem	SCF 受体, 促肥大细胞生长, 增强其他细胞因子信号转导
CD118	IFN-α/βR	广泛, Ep [CR]	IFN-α、IFN-β 受体
CDw119	3B1, B8, (IFN-γR)	广泛 [CR]	IFN-γ 受体, 促 Mac 细胞活化和 MHC 抗原表达
CD120a	MR-1; (TNFRⅠ; 55kD)	广泛 [CR]	TNF 受体, 参与细胞毒作用
CD120b	MR-2; (TNFRⅡ; 75kD)	广泛 [CR]	TNF 受体, 促 T 细胞活化
CD121a	hIL-1R1-M1; (IL-1RⅠ型)	T, Thy, En [CR]	IL-1 受体
CD121b	hIL-1R1-M22; (IL-1RⅡ型)	M, Mac [CR], T, B	IL-1 受体, 有负调控作用
CD122	2RB; (IL-2R, 75kDa, IL-2Rβ)	M [CR], T, B, NK	IL-2 受体, 激活 T 细胞、B 细胞和 M 细胞
CD123	IL-3Rα	My (M, G), BM, Meg, En [CR]	IL-3 受体, 祖细胞生长和分化
CD124	hIL-4R-M57, S456c9; (IL-4Rα 和 IL-13Rα)	T, B, Hem, Fb, Ep, Pro-Hem [CR]	与 γc 组成 IL-4 受体, T 细胞生长, B 细胞活化, Th2 分化
CD125	IL-5Rα	Mas, B1 [CR], Eo, Baso	IL-5 受体, 介导信号转导
CD126	B-C22; (IL-6Rα)	T, Ba, PC, Ep [CR]	与 CD130 组成高亲和力 IL-6 受体, 促细胞生长、分化

CD	常用单克隆抗体或代号	主要表达细胞	主要的生物学功能
CD127	H2, hIL-7R-M20;(IL-7R)	M [CR], My, T, Thy, Pro-B, Pre-L	与γc组成IL-7受体, 促细胞生长、分化
CDw128a	即CD181		
CDw128b	即CD182		
CD129	(IL-9R)	Mac, Meg, T, B, Mast, Ep [CR]	IL-9受体, T细胞生长
CD130	AMG4,(gp130SIG)	广泛 [CR]	IL-6、CNTF、CT、IL-11、OSM、LIF 受体信号转导链或配体结合链
CDw131	KH97(IL-3R, IL-5R 和 GM-CSFR β链)	M, G, Eo [CR]	IL-3、IL-5、GM-CSF 受体共同β链, 信号转导
CD132	(IL-2R, IL-4R, IL-7R, IL-9R 和 IL-15Rγ链)	M, Mac, T, B, G, Pre-L, Pt [CR]	IL-2、IL-4、IL-7、IL-9 和 IL-15 受体共有γ链, 介导信号转导
CD133	AC133, PROML1	St, Ep, En 前体 [S/P]	
CD134	OX40	Ta [CR]	OX40L受体, 参与活化T细胞生长及与血管内皮细胞黏附
CD135	SF1.340(Flt3/Flk2)	早期和淋巴样定向祖细胞 [CR]	flt3/flk2 的受体, 参与早期造血细胞生长调节
CD136	MSP-R	M, Ma, G, Mast, Ep [CR]	原癌基因 c-ron 表达产物, 为巨噬细胞刺激蛋白受体
CD137	4-1BB	FDC, M, Mac, Ta, B, Ep [CR]	协同刺激分子, 参与T细胞活化
CD138	Syndecan-1 细胞外基质受体	B, PC, Ep, En [B]	ECM(CO、FN、TSP)受体, 结合bFGF, 介导细胞-基质相互作用
CD139	B-031, Cat13.4G9	FDC, M, Mac, B, G, RBC [B]	
CD140a	PDGFRα	Meg, En, Str, Pt [EC]	与CD140b结合, 发挥PDGF生物学功能
CD140b	PDGFRβ	En, Str, Pt 肾小球细胞 [EC]	与CD140a结合, 发挥PDGF生物学功能
CD141	凝血调节蛋白或凝血酶受体	My, En, 平滑肌细胞 [EC]	下调凝血作用
CD142	组织因子凝血因子Ⅲ	M, En, Ep, 角朊细胞 [EC]	血液凝固抑制因子, 因子Ⅶ和Ⅶa的受体
CD143	ACE(peptidyl-dipeptidase)	Mac [EC], En, Ep	裂解血浆中血管紧张肽Ⅰ和缓激肽
CD144	VE-cadherin, cadherin5	En [EC]	细胞间黏附, 调控内皮细胞通透性、生长、移行和接触抑制
CDw145		En, 基底膜, Str, Ep [EC]	
CD146	MUC180, S-endo	FDC, Ta [EC], En	人黑素瘤相关抗原, 介导内皮细胞-白细胞相互作用, 活化T细胞外渗
CD147	TCSF, EMMPRIN, M6	My, 淋巴样细胞, En, Ep [EC]	参与细胞-细胞或细胞-基质黏附
CD148	HPTP-eta, DEP-1, P260	广泛 [NL]	蛋白酪氨酸磷酸酶, 抑制细胞生长
CDw150	SLAM, IPO-3	DC, T, Thy, B, En [NL]	参与信号转导, 与胞内节点蛋白SAP有关; 在B细胞中可与SHIP和SHP-2结合; 麻疹病毒受体, 与麻疹病毒感染后的免疫抑制状态有关
CD151	PETA-3	Pt, En, Ep, 平滑肌细胞 [Pt]	与整合素发生异型黏附作用, 信号复合物
CD152	CTLA-4, BN13	Ta, Ba [T]	与CD80、CD86结合, 下调T细胞活化
CD153	CD30L	Ma, Maca, T, G [T]	CD30 的配体, 协同刺激分子, 可介导细胞增殖或凋亡
CD154	CD40L, TRAP1, gp39, T-BAM	Ta(CD4+)[T]	CD40 配体, 协同刺激分子, 调节B细胞应答; 参与生发中心形成和抗体类别转换; 调节Th1生成和作用
CD155	PVR	M, Mac, Thy, CNS神经原、某些肿瘤细胞 [M]	脊髓灰质炎病毒受体, 受体为CD226(PTA1/DNAM-1)
CD156a	TACE/ADAM17 CSVP	M, Mac, G [AS]	可能参与白细胞穿出血管
CD156b	TACE/ADAM17	DC, M, Mac, T, PMN, En, G [AS]	剪切 TNF-α 跨膜区, 产生有活性的可溶型 TNF-α

CD	常用单克隆抗体或代号	主要表达细胞	主要的生物学功能
CD156c	ADAM10	M [AS]，Mac	参与细胞黏附，具有蛋白酶活性
CD157	RF3，BST-1，Mo-5	FDC，M，BM，Str，PMN，En，G [M]	ADP核糖基环化酶，支持pre-B生长，CD157抗体对CD3抗体诱导的T祖细胞生长有协同作用
CD158a	KIR2DL1/p58.1	Tsub [NK]，NK	分别识别HLA-Cw2、HLA-Cw4、HLA-Cw5、HLA-Cw6靶细胞，抑制或激活NK
CD158b1/b2	KIR2DL2/p58.2 和 KIR2DL3/p58.3	Tsub [NK]，NK	识别HLA-Cw1、HLA-Cw3、HLA-Cw7、HLA-Cw8靶细胞，抑制或激活NK细胞
CD158c	KIR2DS6/KIRX	Tsub [NK]，NK	HLA特异性尚未鉴定，激活或抑制杀伤活性，诱导细胞因子产生
CD158d	KIR2DL4	NK [NK]	
CD158e1 和 e2	KIR3DL1/p70 和 3DS1/p70	Tsub [NK]，NK	参与抑制NK细胞杀伤活性
CD158f	KIR2DL5	Tsub [NK]，NK	参与抑制NK细胞杀伤活性
CD158g	KIR2DS5	Tsub [NK]，NK	与KARAP/DAP12相连，参与激活NK细胞杀伤活性
CD158h	KIR2DS1/p50.1	Tsub [NK]，NK	与KARAP/DAP12相连，参与激活NK细胞杀伤活性
CD158i	KIR2DS4/p50.3	Tsub [NK]，NK	与KARAP/DAP12相连，参与激活NK细胞杀伤活性
CD158j	KIR2DS2/p50.2	Tsub [NK]，NK	与KARAP/DAP12相连，参与激活NK细胞杀伤活性
CD158k	KIR3DL2/p140	Tsub [NK]，NK	参与抑制NK细胞杀伤活性
CD158z	KIR3DL7/KIRC1		参与抑制NK细胞杀伤活性
CD159a	NKG2A	Tsub [NK]，NK	参与抑制NK细胞杀伤活性
CD159c	NKG2C	NK [NK]	NK细胞活化性受体
CD160	BY55（CⅠ-R2）NK1，NK28	CTL、NK、IEL [T]	CD160交联可激发CD8+T细胞协同刺激信号
CD161	191B8，HP-3G10，DX12；（NKRP-1A）	T [NK]，NK	促进NK细胞溶细胞活性
CD162	3E2-25-5，5D8-8-12；（PSGL-1）	M，T，Bsub [AS]，G	CD62P配体，白细胞滚动受体
CD162R	3H3.32，2G7.13；（PEN5）	NKsub，Neur [NK]	结合L选择素
CD163	GHI/61，Ber-Mac3	M（胞质），Mac [M]	
CD164	105A5，9E10，103B2；（MGC-24）	M，T，B（弱），G，Ep [AS]	参与造血细胞前体与骨髓基质细胞黏附
CD165	AD2，A108，SN2	M，Mac，T，Thy，Pt，NK，Ep [AS]	参与胸腺细胞与胸腺上皮细胞黏附作用
CD166	J3-119，3A6；（ALCAM）	Ma [AS]，Ta，B，En，Ep	CD6配体，参与T细胞增殖、细胞因子产生和信号转导
CD167a	51D6，48B3；（DDR1）	iDC [AS]，B，Ep	胶原刺激后活化
CD167b（DDR2）			
CD168	3T3.5，3T3.9；（RHAMM）	DC，M [AS]，Tsub，Thy，多发性骨髓瘤，B细胞淋巴瘤	结合透明质酸，参与胸腺前体细胞和基质的黏附
CD169	7D2；（Siglec-1）	DC [AS]，M，Macsub	介导细胞间及细胞-基质间相互作用，参与白细胞黏附
CD170	8H2，1A5；（Siglee-5）	DC，M，Ly，髓样白血病 [AS]	细胞黏附分子
CD171	5G3；（NCAM-L1）	M [AS]，T，Thy，B，BM前体细胞，En，神经元	细胞黏附分子，介导神经细胞黏附

续表

CD	常用单克隆抗体或代号	主要表达细胞	主要的生物学功能
CD172a	SE5A4，P3C4；（SIRPα）	DC，M，Tsub，BMsub，G［AS］［M］	胞质区具有 ITIM 结构，为抑制性分子
CD172b	B1D5，B4B6；（S1RP81）	DC［M］，M	SIRPα 的活化异型，与 TYROBP/DAPl2 相互作用，招募酪氨酸激酶 Syk
CD172g	Ox116；（SIRPγ/β2）	T，B，NK	与 CD47 作用，胞质区信号转导结构不详
CD173	MeM-195，MeM-197；（H2 血型）	CD34+ 细胞系，En，E［CHO］	与造血干细胞归巢有关
CD174	A70-C/C8；（Lewis Y）	Ep，BM 前体细胞［CHO］	与造血干细胞归巢有关
CD175	HB-Tn1；（Tn 抗原）	CD34+BM，Ep［CHO］	肿瘤相关性抗原，组织-血型相关碳水化合物抗原
CD175s	HB-STn1；（Sialyl-Tn）	B，En，Ep，BM 前体细胞，某些肿瘤细胞［CHO］	肿瘤相关性抗原，组织-血型相关碳水化合物抗原
CD176	A78-G/A7；（TF）	En，Ep，RBC，BM 前体细胞，上皮肿瘤［CHO］	肿瘤相关性抗原，可能与肿瘤的转移有关
CD177	7D8，MEM166；（NBl）	PMNsub［M］	中性粒细胞特异性抗原
CD178	NOK-1，Alf-1.2；（FasL，TNFSF6）	Ta，NK，G，En，Ep［CK］	诱导 Fas 阳性细胞凋亡
CD179a	VpreB6/7/8；（VPREBl，IGVPB）	Pro-B，Pre-B［B］	参与 B 细胞早期发育
CD179b	HSL1；（Ig lambda5，IGL5）	Pro-B，Pre-B［B］	参与 B 细胞早期发育
CD180	MHR73；（RP105，Bgp95）	DC［B］，M，B	同 MD-1 结合成复合物，调节 B 细胞识别 LPS
CD181（CDw128a）	MAB330；（CXCR1，IL-8Ra）	M，Mac，T，G［CR］	IL-8 受体，趋化和活化多形核细胞
CD182（CDw128b）	MAB331；（CXCR2，IL-8Rβ）	M，Mac，T，G［CR］	IL-8 和 CXCL1 受体，趋化中性粒细胞和少突状 DC
CD183	49801；（CXCR3．GPR9）	Th1（主要为 CD4+ CD45RO+），Tc1，B，NK，G［CK］	配体为 I-TAC、IP-10 和 Mig，促进 Th1 活化和 IFN-γ 产生
CD184	B-P27，12G5，44717；（CXCR4，fusin）	DC，M，T，B，G，En，Meg，Neur［CK］	通过与配体 SDF-1 结合，介导血细胞的移行，协同刺激 pre-B 细胞增殖，可具有诱导凋亡的作用
CD185	51505；（CXCR5）	T，B，Burkitt 淋巴瘤	趋化 B 细胞，决定 B 细胞归巢
CD186	56811；（CXCR6）	Ta，Th1，Tmem，B，NK，NKT	与免疫缺陷病毒感染有关，参与 NKT 细胞的趋化、归巢
CD191	53504；（CCR1）	M，T，Ly	招募免疫效应细胞至炎症部位
CD192	48607；（CCR2）	M，Ta，B，G，En	单核细胞趋化作用，参与炎症性疾病和肿瘤炎性反应中单核细胞的渗出，介导钙离子流动
CD193	61828；（CCR3）	DC，Th2，Eo，Baso，Ep	CCL5、CCL7、CCL11、CCL13 等多种趋化性细胞因子的受体，参与变态反应；为 HIV-1 协同受体
CD194	205410，1G1，（CCR4）	Mac，CLA+ T，Th2，Treg，活化 NK，Baso	配体为 CCL17 和 CCL22，参与记忆淋巴细胞归巢到皮肤；为 HIV-1 协同受体
CD195	2D7，3A9；（CCR5）	DC，M，Mac［CK］，Th1，Tc1，骨肉瘤细胞	配体为 MIP-1、RANTES，调节淋巴细胞的趋化和穿越内皮细胞
CD196	53103；（CCR6）	DC，记忆 T，B	MIP-3 的受体，参与 B 细胞分化和成熟，调节 DC 和 T 细胞的移行和招募
CD197	150503；（CCR7）	DCa［CK］，Tsub，B，ATL	配体为 CCL19，介导 EB 病毒感染 B 细胞，控制 B 细胞向炎症部位的移行，刺激 DC 成熟
CDw198	191704；（CCR8）	Mo-DC，M，Mac，T，Tr1，NK	配体为 I-309、TARC 和 MIP-1β；调节 M 细胞趋化和胸腺细胞凋亡，参与活化 T 细胞的定位

CD	常用单克隆抗体或代号	主要表达细胞	主要的生物学功能
CDw199	112509；（CCR9）	Thy，结肠处的 T 细胞，小肠	配体为 CCL25，参与胃肠道免疫反应
CD200	MRC OX2-104；（MRC，OX2）	DC［NL］，Ta，B，En，神经元	可能调节髓样细胞活性
CD201	RCR-42/252/49；（EPCR）	En，CD34⁺BMsub［EC］	内皮细胞蛋白 C 受体
CD202b	Ang-1/2/4（Tie2，TEK）	EN［EC］	一种 RTK，结合 angiopoietin 1-3，参与新血管形成和成熟
CD203c	97A6；（ENPP3，PDNP3，PD-Iβ）	Bas，Mas，Pre-Bas，Pre-Mas［M］	参与变态反应发生
CD204	MH1，SRA-C6，SRA-C5；（MSR）	Mac［M］	促进 Mac 清除微生物、细胞碎片及凋亡细胞
CD205	DEC-205，MMRI-4；（DEC-205，Ly75）	DCsub，M［DC］，LHC，Mac，T，B，Epsub	抗原提呈
CD206	3.29B1.10，19.2，190.BB3，MR15-2；（MMR）	DC，Mac，En，胎盘	促进吞噬
CD207	DCGM-4；（langerin）	DCa，LHC［DC］	参加 LHC 捕捉抗原和抗原内吞的过程
CD208	DC-LAMP	DCa［DC］	可能参与将抗原肽装配到 MHCII类分子上的过程，DC 成熟的标志
CD209	AZN-D1/2；（DC-SIGN）	DC［DC］	同静止 T 细胞上 ICAM-3 结合，参与免疫应答，为 HIV-1 协同受体
CDw210a	E10FT，3Ft；（IL-10RA）	M，Mac，T，B，NK［CK］	结合 IL-10，抑制 T 细胞、NK 细胞、M 细胞和 Mac 细胞的细胞因子合成，抑制 Mac 细胞的功能；刺激 B 细胞增殖和 Ig 分泌
CDw210b	IL-10RB	M，Mac，T，B，NK	结合 IL-22、IL-26、IL-28A 和 IL-29
CD212	1L-12RB.44，2.4E6；（1L-12Rβ1）	T，NK［CK］	促进 NK 细胞杀伤，促进 T 细胞、NK 细胞分泌 IFNγ，促进 Th1 分化
CD213a1	B-K19，B-B30；（IL-13Ra1）	M，B，NK，Fb，EC，Neur［CK］	刺激 B 细胞增殖分化，促进 IgE 转换；抑制 M/Mac 细胞的炎症因子的产生
CD213a2	B-F30，B-P16；（IL-13Ra2）	iDC，脐血 Ly，Lysub，某些肿瘤细胞［CK］	调节 B 细胞功能
CD217	M204；（IL-17R）	广泛［CK］	诱导成纤维细胞细胞因子分泌，协同刺激活化 T 细胞，促进 T 细胞增殖
CD218a	H44，B-C41；（IL-18Ra，IL-IRRP）	广泛［CK］	与 IL-18 结合后，激活 NF-κB 途径
CD218b	B-P28，B-K31；（IL-18Rβ，IL18RAP）	Ta［CK］	与 IL-18 结合后，激活 NF-κB 途径
CD220	IR83-7，IR18-44；（INSR）	广泛［NL］	具有酪氨酸蛋白激酶活性
CD221	IGFR17-69；（IGF1R）	广泛［NL］	具有酪氨酸蛋白激酶活性
CD222	MEM-238/240；（IGF2R）	广泛［NL］	参与溶酶体酸性水解酶的转运
CD223	17B4；（LAG-3）	Ta，NKa［NL］	结合 MHCII类分子，可能参与 T 细胞和 DC 相互作用
CD224	158；（GGT）	广泛［NL］	维持胞内谷胱甘肽的浓度，维持细胞微环境的稳定
CD225	Leu13；（IFITM1）	Leu，En［NL］	可能参与细胞的相互作用
CD226	LeoA1，FMU1-7，DX11；（PTA1，DNAM-1）	M，T，NK，Pt，Ena［T］	CTL 和 NK 细胞分化和杀伤功能，血小板活化凝集，内皮细胞与 T 细胞黏附，配体为 CD155 和 CD112
CD227	BC-3；（MUC.1，PUM，PEM，EMA）	DCsub［NL］，Ma，Ta，B，Ep，腺体上皮细胞	调节黏附和细胞移行
CD228	96.5；（melanotransferrin）	En，黑色素瘤［NL］	人黑色素瘤相关抗原，可能与铁的摄取有关

附录 II 人 CD 分子的主要特征与功能

CD	常用单克隆抗体或代号	主要表达细胞	主要的生物学功能
CD229	人 Ly9；（Ly9）	T，Thy，B [NL]	作为淋巴细胞分化和成熟的标记，参与 T 细胞的黏附
CD230	3F4；（PrP）	DC，M，T，B，脑 [NL]	
CD231	TALLA-1，（TM4SF2）	Neur，TALL，成神经细胞瘤，En [NL]	肿瘤标志物
CD232	M460；（VESPR，Plexin C1）	M，Bsub，NK [NL]	病毒基因编码的"信号素"受体
CD233	55，BRIC71/90，naM127-3A11；（Band3，Diego 血型抗原，AE1）	RBC [E]	红细胞 CO_2 交换运输
CD234	64-4A8，CBC-512，naM185-2C3；（DARC，Fy 糖蛋白，Duffy 血型抗原）	RBC，毛细血管 En，Ep [E]	趋化因子结合蛋白，参与红细胞移行
CD235a	HIR2，14D5D3F7H8，18D2B1，OSK29；（GPA）	RBC，造血干细胞 [E]	某些疟原虫受体
CD235b	HIR2，14D5D3F7H8，18D2B2，OSK29；（GPB）	RBC [E]	带有 M/N 血型抗原，结合 CD170，流感病毒和恶性疟原虫红细胞结合抗原
CD235ab	血型糖蛋白 A/B 交叉反应单抗	RBC [E]	带有 S/s 血型抗原
CD236	BGRL100，BRAC1；（血型糖蛋白 C/D）	RBC [E]	恶性疟原虫受体
CD236R	BRAC10；（血型糖蛋白 C）	RBC [E]	
CD238	BRIC107，CBC-117；（Kell 血型抗原）	RBC，睾丸 [E]	锌内肽酶
CD239	BRIC221；（B-CAM）	RBC，En，Ep [E]	卢氏血型抗原，LN 受体
CD240CE	703-7；（Rh30CE）	RBC [E]	Rh 血型，具有载体或离子通道作用
CD240D	AB5，BRAD3/5；（Rh30D）	RBC [E]	Rh 血型，具有载体或离子通道作用
CD240DCE	BRIC69；（Rh30D/CE）	RBC [E]	Rh 血型
CD241	LA20.20，LA18.18，LA23.40；（RhAg）	RBC [E]	Rh 血型，具有运载和装配功能
CD242	BS56，BS87；（ICAM-4，LW 血型抗原）	Tsub，Bsub [E]，RBC	LW 血型抗原，参与造血细胞间相互黏附
CD243	U1C2；（MDR-1）	St，肾细胞，肝细胞，肠细胞，某些肿瘤细胞 [S/P]	p-糖蛋白
CD244	158，C1.7.1，PP35；（2B4）	M，Tsub，γδT，NK，Baso [NK]	MHC 非限制性杀伤，与 CD48 结合促进 NK 细胞的溶细胞作用和细胞因子的产生，参与 $CD4^+$ T 细胞发育
CD245	DY12，DY35	M，Ly，G，Pt [T]	参与 T 细胞和 NK 细胞的信号转导和协同刺激
CD246	ALK-1，ALKc；（ALK）	En [T]，t（2；5）阳性细胞，神经细胞	白细胞癌基因蛋白；可能参与细胞的增殖和凋亡和胚胎的神经发育
CD247	2H2D9；（CD3ζ）	T，NK [T]	识别与 TCR 或 CD16 相连的 ζ 链胞质区
CD248	B1/473.10；（TEM1，Endosialin）	肿瘤血管 En	可能参与肿瘤组织血管形成
CD249	2D3；（APA）	广泛	具有氨肽酶、金属肽酶、水解酶活性
CD252	SICD134L-1/3/4/5/6；（OX40L，TNFSF4）	Dc，Ba，En	TNFRSF4/OX4 的配体，参与 T 细胞与 APC 相互作用，介导活化 T 与血管内皮细胞的黏附
CD253	FMU-TRAIL1，B-S23，B-T24；（TRAIL，TNFSF10）	Ma，Ta，Ba	与 CD261、CD262 结合诱导凋亡，与受体 CD263、CD264 结合则阻止其死亡受体结合
CD254	70513；（RANK，TRANCE，TNFSF11）	Ta	CD265 的配体，参与破骨细胞的分化和活化，调节 DC 的存活和 T 细胞依赖的免疫应答

CD	常用单克隆抗体或代号	主要表达细胞	主要的生物学功能
CD255	TWEAK, TNFSF12, APO3L	IFN-γ 活化 M 和 Ly, En, 平滑肌, Fb, CNS, 骨骼肌, 心脏, 胰腺	调节细胞凋亡, 细胞因子的分泌
CD256	FMU-APRIL1-4, Sacha-1, 172724; (APRIL, TNFSF13)	DC, M, Mac, T, G	CD267 和 CD269 的配体, 体外能刺激 T 细胞、B 细胞、肿瘤细胞增殖; 参与 B 细胞发育
CD257	FMU-Blys1/2, Buffy-1, 37314; (BLYS, BAFF, TNFSF13B)	DC, M, Mac, T, G [M]	CD267、CD268 和 CD269 的配体, B 细胞活化因子, 参与 B 细胞的增殖、分化, 促进体液免疫
CD258	FMU-Light1-4, 115520; (LIGHT, TNFSF14)	iDC, Ta	TNFRSF14/HVeM 的配体, 淋巴细胞活化的协同刺激性因子; 调节性 T 细胞介导的免疫应答
CD261	FMU-DcR4, B-K32, B-N28, B-N36; (TRAIL-R1, DR4, TNFRSF10A)	广泛	TRAIL/CD253 的受体, 转导细胞凋亡信号
CD262	FMU-DcR5.1, FMU-DcR5.2, B-B42, B-D37; (TRAIL-R2, DR5, TNFRSF10B)	广泛	TRAIL/CD253 的受体, 转导细胞凋亡信号
CD263	B-D40; (TRAIL-R3, DcR1, TNFRSF10C)	广泛	抑制 TRAIL/CD253 引起的细胞凋亡
CD264	FMU-DcR2.1, B-T32, B-R36; (TRAIL-R4, DcR2, TNFRSF10D)	广泛	抑制 TRAIL/CD253 引起的细胞凋亡
CD265	80704; (TRANCE-R, TNFRSF11A, RANK)	DC, M, Mac, T, Thy, B, NK, G	CD254 的受体, 参与调节 T 细胞与 DC 的相互作用; 参与淋巴结发育
CD266	ITEM-1; (TWEAK-R, TNFRSF12A)	En	TNFSF12/TWEAK 的受体, 调节细胞与胞外基质的黏附; 促进血管形成和内皮细胞增殖
CD267	FMU-TAC12; 165604; (TACI, TNFRSF13B)	T, Thy, B	CD256 和 CD257 的受体, 激活 NF-κB, 调节体液免疫, 与 CAML 相互作用
CD268	FMU-BAFFR1, 11C1; (BAF-FR, TNFRSF13C)	CD4+ T, Thy, B	CD257 的受体, 参与 BAFF 介导的成熟 B 细胞存活, 促进体液免疫
CD269	FMU-BCMA1, Vicky-1; (BC-MA, TNFRSF17)	B	CD256 和 CD257 的受体, 激活 NF-κB, 调节 B 细胞的发育, 与自身免疫应答有关
CD271	C40-1457, NGFR5; (NGFR, TNFRSF16)	DC	NGF 受体
CD272	DTLA9.5; (BTLA)	T	与配体 B7H4/B7X 相互作用, 抑制 T 细胞增殖和 IL-2 的产生
CD273	MIH18, PD-L2; (B7-DC, PD-L2)	DC, Ma, Ta	结合受体 PD-1 (CD279), 抑制 T 细胞增殖和细胞因子产生
CD274	MIH1, SIPD-L1, PD-L1.3; (B7-H1, PD-L1)	DC, Ma, Ta	结合受体 PD-1 (CD279), 抑制 T 细胞增殖和细胞因子产生
CD275	2D3/B7-H2, HIL-131, SIGL50, MIH12; (B7-H2, ICOSL)	DC, Ma, T, B, 活化的 Fb	受体为 ICOS (CD278), 调节活化 T 细胞细胞因子产生, 提供再次免疫应答 T 细胞活化信号; 调节 Th2 功能
CD276	6-311; 7-517; 13-1.241; (B7-H3, 4Ig-B7-H3)	DC, Ma	受体尚未鉴定, 促进 T 细胞增殖和 CTL 分化
CD277	19.5; (BT3.1)	DC, M, T, B, NK	参与脂类代谢
CD278	F44; (ICOS)	Ta, Thy	ICOSL (CD275) 的受体, 调节活化 T 细胞细胞因子产生, 提供再次免疫应答 T 细胞活化信号; 调节 Th2 功能
CD279	J116, PD1.3.1; (PD1)	Ma, Ta, Thy, Ba	配体为 B7H1/PDL1 (CD274) 和 B7DC/PDL2 抑制活化 T 细胞的增殖和细胞因子的产生; 抑制 B 细胞功能, 参与免疫耐受
CD280	E1/183; (ENDO-180, TEM22)	M, Mac, NK, En	胶原酶 3 的受体, 参与造血; 参与组织发育过程中胶原的重塑

CD	常用单克隆抗体或代号	主要表达细胞	主要的生物学功能
CD281	GD2.F4；（TLR1）	M，Mac，G	识别 PAMP，参与炎症反应
CD282	TL2.1；（TLR2）	M，Mac，G	识别 PAMP，介导针对革兰阳性菌及酵母菌的应答，与 TLR6 共同识别 MALP-2、STF 及 Os-pA-L 等
CD283	TLR3.7；（TLR3）	DC，NK，胎盘，胰腺	识别 PAMP，识别与病毒感染相关的 dsRNA，激活 NF-κB，促进 I 型干扰素的产生，从而参与机体抗病毒免疫
CD284	HAT125；（TLR4）	广泛，胎盘［M］	识别 PAMP，参与革兰阴性菌感染中 LPS 引起的信号转导
CD285	TLR5		
CD286	HPer6；（TLR6）	DC，Mo，皮肤小血管内皮细胞	配体为 PSM、MALP-2、PGN 等，胞质区含有 TIR 结构域，通过 MyD88 传递信号
CD287	TLR7		
CD288	44C143；（TLR8）	DC 和 Mac 的内吞体	配体 ssRNA，胞质区含有 TIR 结构域，通过 MyD88 传递信号
CD289	eB72-1665；（TLR9）	DC，Ba	识别 PAMP，介导机体对细菌 DNA 中非甲基化 CpC 二核苷酸的免疫应答
CD290	158C144；（TLR10）	DC，B，Ba，脾，淋巴结，胸腺，扁桃体	配体尚不清，胞质区含有 TIR 结构域，通过 MyD88 传递信号
CD292	87908；（BMPR1A，ALK-3）	骨骼肌	BMP-2 和 BMP-4 的受体，有丝/苏氨酸蛋白激酶活性，参与信号转导，与软骨的骨化和胚胎形成有关
CDw293	88614；（BMPR1B，ALK-6）	Ep，间充质和骨前体细胞，软骨	BMPS/OP-1 的受体，有丝/苏氨酸蛋白激酶活性，参与信号转导，与软骨的骨化和胚胎形成有关
CD294	BM16；（CRTH2）	Th2，G	PGD2 受体，参与信号转导
CD295	52273；（LEPR）	广泛	Leptin 的受体，通过 JAK2/STAT3 参与信号转导，可调节脂肪细胞的代谢
CD296	ART1；（ART1）	T，Ep	参与蛋白质精氨酸残基的 ADP 核糖基化和蛋白质的翻译后修饰
CD297	MIMA52/53；（ART）	Ma，En	为 Dombrock 血型糖蛋白，参与精氨酸代谢
CD298	P-3E10；（Na⁺/K⁺-ATPaseβ3）	广泛	Na^+/K^+ 转运体
CD299	120604；（DC-SIGNR）	肝窦状 En，淋巴结，胎盘 En	ICAM-3 的受体，能结合 HIV-1 gp120
CD300a	CMRF35；（CMRF35H）	M，Tsub，NK，IX2，PMN	胞质区含有 ITIM，可能参与 NK 细胞杀伤活性的调节
CD300c	CMRF35；（CMRF35A）	DC，M，Tsub，NK，PMN	
CD300e	MMRI-1；（CMRF35L1）	M，Mac	可能与 DAP12 相连，传递活化信号
CD301	IB12；（MGL，CL-SF14）	DC	参与细胞黏附，细胞间信号传递，在炎症反应和免疫应答中起作用
CD302	MMRI-20，21；（DCL1）	DC，M，Mac，G	
CD303	AC144，AD5-4B8，AD5-13A11；（BDCA-2，CLE，CSF11）	DC	参与细胞黏附，细胞间信号传递；糖蛋白折叠，调节 DC 的功能
CD304	AD5-17F6；（NRP1）	DC，En	VEGF 和信号素家族成员的受体，参与血管形成及细胞存活、移行、入侵等多种功能
CD305	9.1C3，FMU-LAIR1.1，NK-TA255；（LAIR-1）	Mac［NK］，T，B，NK	传递抑制性信号，调节多种免疫细胞的功能
CD306	FMU-LAIR2.1/2.3；（LAIR-2）		分泌型蛋白，功能不明
CD307	F119，F25，F26；（IRTA2）	Bsub	参与 B 细胞发育

CD	常用单克隆抗体或代号	主要表达细胞	主要的生物学功能
CD309	89106；（VEGFR2，KDR）	En	具有酪氨酸蛋白激酶活性，VEGF 的受体，参与血管形成和细胞的黏附和移行。
CD312	2A1；（EMR2）	DC，M，Mac，Ta，Ba，PMN，G〔M〕	调节细胞黏附
CD314	149810，ID11，ON72；（NKG2D）	NK，T	识别 MICA、MICB 以及 ULBP1-4，NK 细胞活化性受体
CD315	1F11；（SMAP6，CD9P1）	M，Mac，B	蛋白质合成的负性调节因子，抑制前列腺素 F2-α 与其受体结合
CD316	8A12；（IgSF8，EW12）	T，B，NK	参与细胞的移动、增殖、参与肌细胞、神经细胞形成
CD317	HM1.24，RS38E，Y129；（BST2）	DC，M，Mac，T，B，NK	参与 B 细胞的生长发育，与自身免疫病发生有关
CD318	CUB-1/2/4；（CDCP1）	CD34+ 和 CD133+ 细胞，结肠癌及肺癌细胞	与肿瘤细胞转移有关
CD319	162；（CRACC，SLAM7）	DC，CTL，Ba，NK，睾丸〔NK〕	调节 NK 细胞功能，调节淋巴细胞黏附
CD320	8D6，3C8，4G10，BH2	FDC	介导 FDC 对生发中心 B 细胞生长的刺激作用
CD321	F11；（JAM-1）	M，Mac，T，B，NK，G，En，Ep，Pt	细胞紧密连接的组成分子，LFA-1 的配体；参与血小板活化
CD322	H36，D22，H31，H33，F24，F26；D33（JAM-2）	M，T，B，HVE	细胞紧密连接的组成分子，参与调节淋巴细胞归巢
CD324	67A4，NCH-38，Dako；（E-cadherin）	非神经系统的上皮组织，RBC	整合素 αE/β7 的配体，介导细胞黏附；抑制肿瘤细胞的增殖、浸润和转移
CD325	6G11；（N-cadherin）	En，CD34+ 细胞，Str，RBC，中枢神经系统，成骨细胞	介导细胞黏附，参与造血细胞分化的调节
CD326	FMU-EpCAM1-8；9C4；（EpCAM）	Ep	上皮细胞黏附分子
CD327	E20-1232；（siglec6，CD33L）	B，胎盘	介导细胞黏附，胞质区含有 ITAM
CDw328	F023-420.2，6-434，5-386；（siglec7）	G，M，T，NK，胎盘，肝脏，肺，脾	介导细胞黏附，胞质区含有 ITIM，信号转导抑制分子，抑制 TCR 信号转导，抑制 NK 细胞的杀伤作用
CD329	E10-286；（siglec9）	M，T，B，PMN，NK	介导细胞黏附，胞质区含有 ITIM，信号转导抑制分子，抑制 TCR 信号转导
CD331	133105；（FGFR1）	Fb，En，Ep	aFGF、bFGF 和 FGF4 受体
CD332	98739，98725；（FGFR2）	Ep	aFGF、bFGF 和 FGF4/7 受体
CD333	136334，136321；（FGFR3）	Fb，Ep，En	aFGF、bFGF 和 FGF4/9 受体
CD334	137114；（FGFR4）	胚胎肝细胞，St，Ep	aFGF、bFGF 和 FGF6 受体
CD335	900，B28，195314，D2.9A5；（NCR1，NKp46）	NK〔NK〕	NK 细胞的活化受体
CD336	Z231；（NCR2，NKp44）	NK〔NK〕	NK 细胞的活化受体
CD337	Z25，210845，210857；（NCR3，NKp30）	NK〔NK〕	NK 细胞的活化受体
CD338	5D3；（ABCC2，BCRP1）	胎盘，干细胞	作为一种异性转运体，参与多种抗药作用
CD339	188311；（JAG1，Jagged-1）	广泛，Ep	Notch1 的配体，参与造血、心血管发育、成纤维细胞生长
CD340	13A1，24D2，13D1；（HER-2/neu）	上皮性肿瘤，ALL 中 B 淋巴母细胞的一个亚群，CML 和 MSC	胞质区含有 PTK 结构域，其单克隆抗体可抑制某些上皮性肿瘤细胞的生长
CD344	CH3A4A7；（Frizzled-4）	肺，肾脏，脑，肝脏，胎儿神经祖细胞，小肠神经细胞	参与 Wnt 信号转导，与胚胎发育的调节有关，神经干细胞标志

续表

CD	常用单克隆抗体或代号	主要表达细胞	主要的生物学功能
CD349	W3C4E11；（Frizzled-9）	脑，睾丸，眼，骨骼肌，肾脏，骨骼或胎盘 MSC	参与 Wnt 信号转导，与胚胎发育的调节有关
CD350	1/4C4；（Frizzled-10）	胚胎合胞体滋养层细胞、参与 Wnt 信号途径胎儿肾、肺和脑	参与 Wnt 信号转导，与胚胎发育的调节有关

　　B 细胞 [B]、T 细胞 [T]、NK 细胞 [NK]、血小板 [Pt]、髓系细胞 [M]、内皮细胞 [EC]、细胞因子受体 [CK-R]、黏附结构 [AS]、非谱系 [NL]、红细胞 [E]、树突状细胞 [DC]、干细胞/祖细胞 [SP]、糖类和凝集素 [CHO]

ABCG：ATP 结合盒亚家族 G	CR：补体受体
ACE：血管紧张肽转化酶	CTLAa：活化 CTL
ADAM：解整合素样金属蛋白酶	CTLA-4：细胞毒性 T 细胞相关抗原 4
AIM：活化诱导分子	DAF：衰变加速因子
ALCAM：激活白细胞黏附分子	DC：树突状细胞
ALK-1：退行发育淋巴瘤激酶 1	DDR1：discoidin 结构域受体 1
APA：氨肽酶 A	Dep：树突状上皮细胞
APRIL：增殖诱导配体	DNAM-1：DNAX 辅助分子 1
ATL：成人 T 细胞白血病	E：红细胞（分组）
α2M-R：α2 巨球蛋白受体	ECM：细胞外基质
B：B 细胞	ECMR：细胞外基质受体
Ba：活化 B 细胞	ELAM-1：内皮细胞白细胞黏附分子 1
BAFF：B 细胞活化因子	ELS-1：E 选择素配体
Baso：嗜碱粒细胞	EMR：含生长因子样模体黏液样激素样受体
BCMA：B 细胞成熟抗原	En：内皮细胞
BGP-1：胆汁糖蛋白-1	Ena：活化内皮细胞
BL：伯基特淋巴瘤	Ensub：内皮细胞亚群
BLA：伯基特淋巴瘤相关抗原	Eo：嗜酸粒细胞
BL-CAM：B 细胞黏附分子	Ep：上皮细胞
Blys：B 细胞刺激因子	Epsub：上皮细胞亚群
BM：骨髓细胞	Fb：成纤维细胞
Bm：成熟 B 细胞	Fg：血纤维蛋白原
BMPR：骨成形蛋白受体	FGFR：纤维原细胞生长因子受体
BMStr：骨髓基质细胞	FDC：滤泡树突状细胞
BST：骨髓基质细胞抗原	FN：纤连蛋白
Bsub：B 细胞亚群	Fn3：Ⅲ型纤连蛋白
BTLA：B 细胞、T 细胞衰减分子	G：粒细胞
CA：胶原蛋白	GMP 140：颗粒膜蛋白 140
Cadherin：钙黏着蛋白	Gp（GP）：糖蛋白
CALLA：共同型急性淋巴母细胞白血病抗原	GPI：糖基磷脂酰肌醇
CAML：钙调亲环素配基	GPR：G 蛋白偶联受体
CCP：补体调控蛋白	GSL：鞘糖脂
CCL：C-C 基序配体	Hem：造血细胞
CGM：CEA 基因成员	HIV：人类免疫缺陷病毒
CHO：糖类	HVE：高内皮微静脉
CKR-SF：细胞因子受体超家族	HVEM：疱疹病毒进入中介体（herpesvirus entry mediator）
CL-SF：C 型凝集素超家族	IAP：整合素相关蛋白 ICAM：细胞间黏附分子
CMV：巨细胞病毒 CNTF：睫状神经营养因子	ICOS（L）：诱导性共刺激分子（配体）

iDC：不成熟树突状细胞	My：髓样细胞
IEL：上皮内淋巴细胞	NCA：无交叉反应抗原
IGF1R：胰岛素生长因子 1 受体	NCAM：神经细胞黏附分子
IgSF：免疫球蛋白超家族	NCR：自然细胞毒作用触发受体（natural cytotoxicity triggering receptor）
ILR：免疫球蛋白样转录物	NFC：神经内分泌细胞
IRTA：Ig 超家族受体转位相关体	Neur：神经细胞
ITIM：免疫受体酪氨酸抑制基序	NGF：神经生长因子
JAM：连接黏附分子	NK：自然杀伤细胞
KDR：激酶插入结构域受体	NKsub：NK 亚群
KLR（C2）：杀伤细胞凝集素样受体亚家族 C2 成员（killer cell lectin-like receptor subfamily C，member2）	OSM：抑瘤素 M
	P：蛋白质
La：活化淋巴细胞	PADGEM：血小板活化依赖性颗粒外膜
LAG：淋巴细胞活化基因 3	PC：浆细胞
LAIR：白细胞相关 Ig 样受体	PD1：程序性细胞死亡 1
LAM：白细胞黏附分子 1	PDL2：程序性细胞死亡 1 配体 2
LAMP：溶酶体相关膜蛋白	PDGFR：血小板衍生生长因子受体
LBP：LPS 结合蛋白	PDNP3：磷酸二酯酶/核苷酸磷酸酶胞外酶
LC：朗格汉斯细胞	PECAM-1：血小板内皮细胞黏附分子-1
LCA：淋巴细胞共同抗原	PMN：多形核细胞
LECAM-1：白细胞内皮细胞黏附分子 1	Pre-B：前 B 细胞
LECAM-2：白细胞内皮细胞黏附分子 2	Pre-Ly：淋巴细胞前体
LDLR：低密度脂蛋白受体	Pre-My：髓样细胞前体
Leu：白细胞	Pre-T：前 T 细胞
leukosialin：白细胞唾液酸蛋白	Pro-Hem：造血祖细胞
LFA：淋巴细胞功能相关抗原	Pro-Ly：淋巴祖细胞
LHC：表皮朗格汉斯细胞	PrP：朊病毒蛋白
LIF：白血病抑制因子	PSG：妊娠特异性抗原
LIFR：白血病抑制因子受体	PSGL-1：P 选择素糖蛋白配体-1
LIR：白细胞免疫球蛋白样受体	Pt：血小板
LRP：脂蛋白受体相关蛋白	Pta：活化血小板
LN：层黏连蛋白	PTA1：血小板 T 细胞活化抗原 1
LPS：脂多糖	PTK：蛋白酪氨酸激酶
LRR：富含亮氨酸重复序列	PTPase：蛋白酪氨酸磷酸脂酶
Ly：淋巴细胞	PVR：脊髓灰质炎病毒受体
M：单核细胞	RBC：红细胞
Ma：活化单核细胞	RCA：补体激活调节剂
Mac：巨噬细胞	RHAMM：透明质酸结合蛋白受体
MAC：膜攻击复合物	RS：Read-Sternberg 细胞
Maca：活化巨噬细胞	Sialophorin：涎福林蛋白
MAG：髓鞘［磷］脂相关蛋白类似物	SIRPα：信号调节蛋白
Mas：肥大细胞	siglec：结合唾液酸的 Ig 样凝集者
MCP：膜辅助蛋白	SLAM：表面淋巴细胞活化分子
Meg：巨核细胞	St：干细胞
MIP：巨噬细胞炎症蛋白 3	Str：基质细胞
MPL：髓样增殖性白血病病毒癌基因	T：T 细胞
MSR：巨噬细胞清除剂受体	Ta：活化 T 细胞
Msub：单核细胞亚群	TACI：跨膜活化因子和 CAML 相互作用因子
MSR-R：巨噬细胞刺激蛋白受体	TACTILE：T 细胞活化晚期表达增加
MSPR：巨噬细胞刺激蛋白受体	TALLA-1：T 细胞急性淋巴母细胞白血病相关抗原 1

TAP：T 细胞活化蛋白	TM14：十四次跨膜
TAPA-1：增殖抗体的靶抗原-1	Tn：GalNAcα-O
TARC：胸腺活化调节细胞因子	Tns：sialosyl-Tn
T-BAM：T 细胞-B 细胞激活分子	TNFR SF：肿瘤坏死因子受体超家族
TDC：胸腺树突状细胞	TNF SF：肿瘤坏死因子超家族
TEM：肿瘤内皮细胞标志（tumor endothelial marker）	TRAP-1：TNF 相关激活蛋白
TF：组织因子	TSP：血小板应答蛋白
TF：Thomsen-Friedenreich 相关糖类抗原	TStr：胸腺基质细胞
TfR：转铁蛋白受体	Tsub：T 细胞亚群
Thy：胸腺细胞	TRAIL：TNF 相关凋亡诱导配体
Thysub：胸腺细胞亚群	TRANCE：TNF 相关活化诱导细胞因子
TLR：Toll 样受体	uRAR：尿激酶纤溶酶激活物受体
TM2：二次跨膜	VCAM：血管细胞黏附分子
TM3：三次跨膜	VE 钙黏着素：血管内皮钙黏蛋白
TM4-SF：四次跨膜超家族	VESPR：病毒编码的信号素受体
TM5：五次跨膜	VLA：极迟抗原
TM7：七次跨膜	vWF：冯·维勒布兰德因子（von Willebrand factor）
TM10：十次跨膜	

（冯东举　邱　文）

附录 III
APPENDIX III 英汉对照

A

acquired immunodeficiency disease, AIDD 获得性免疫缺陷病

acquired immunodeficiency syndrome, AIDS 获得性免疫缺陷综合征

activation induced cell death, AICD 活化诱导的细胞死亡

activation-induced cytidine deaminase, AID 激活诱导的胞苷脱氨酶

activator protein 1, AP-1 活化蛋白-1

activatory killer receptor, AKR 活化性杀伤细胞受体

acute graft-versus-host reaction, aGVHR 急性移植物抗宿主反应

acute rejection 急性排斥反应

acute vascular rejection 急性血管排斥反应

adaptive regulatory T cell, aTreg 适应性调节 T 细胞

antibody-dependent cell-mediated cytotoxicity, ADCC 抗体依赖细胞介导的细胞毒作用

adenosine deaminase, ADA 腺苷脱氨酶

affinity 亲和力

affinity maturation 亲和力成熟

agglutination 凝集反应

alarmin 警报素

alkaline phosphatase 碱性磷酸酶

allelic exclusion 等位基因排斥

allergen 变应原

allergen-specific immunotherapy, SIT 变应原特异性免疫治疗

allergy 变态反应

allograft transplantation 同种异基因移植

allo-reactive T cell 同种异基因反应性 T 细胞

allotype 同种异型

alpha-fetoprotein, AFP 甲胎蛋白

alternative pathway, AP 旁路激活途径

alternatively activated macrophage, AAMφ 旁路活化的巨噬细胞

anaphylaxis 过敏反应

antibody, Ab 抗体

antigen, Ag 抗原

antigen presenting cell, APC 抗原提呈细胞

antigen-reactive cell clone, ARC 抗原反应性细胞克隆

anti-idiotype antibody, AId 抗独特型抗体

antimicrobial peptide, AMP 抗菌肽

antisense oligonucleotide 反义寡核苷酸

apoptosis 凋亡

arginase I, ARG I 精氨酸酶 I

autograft transplantation 自体移植

autoimmune disease, AD 自身免疫病

avidin 亲和素

B

basophil 嗜碱粒细胞

B cell activating factor of the tumor necrosis factor family, BAFF B 细胞活化因子

B cell activating factor receptor, BAFFR B 细胞活化因子受体

B cell receptor, BCR B 细胞抗原受体

B lymphocyte B 淋巴细胞

biotin 生物素

biological response modifier, BRM 生物应答调节剂

biotin-avidin system, BAS 生物素-亲合素系统

Bruton kinase, Btk Bruton 酪氨酸激酶

BSA 牛血清白蛋白

C

C1 inhibitor, C1INH C1 抑制物

C4 binding protein, C4bp C4 结合蛋白

cancer stem cell, CSC 癌干细胞

cancer-testis, CT 肿瘤-睾丸

carcinoembryonic antigen, CEA 癌胚抗原

cell adhesion molecule, CAM 细胞黏附分子

central memory T cell, TCM 中枢性记忆 T 细胞

chemiluminescence immunoassay, CLIA 化学发光免疫测定技术

chimeric antibody 嵌合抗体

chronic allograft dysfunction, CAD 慢性移植物功能丧失

chronic rejection 慢性排斥反应

class II associated invariant chain, CLIP II 类分子相关恒定链

class swith 类别转换

classical pathway, CP 经典激活途径

classically activated macrophage, CAMφ 经典活化的巨噬细胞

cluster of differentiation, CD 分化群

colony stimulating factor, CSF 集落刺激因子

combined immunodeficiency disease, CID 联合免疫缺陷病

common cytokine-receptor γ-chain, γc 细胞因子共同受体 γ 链

common variable-immunodeficiency disease, CVID 普通变异型免疫缺陷病

complement, C 补体

complement receptor, CR 补体受体

complementary determining region, CDR 互补决定区

host　宿主

host versus graft reaction，HVGR　宿主抗移植物反应

HPV　人乳头瘤病毒

human epidermal growth factor receptor-2，HER-2　人类表皮生长因子受体 2

human immunodeficiency virus，HIV　人类免疫缺陷病毒

human immunodeficiency virus 1，HIV-1　人类免疫缺陷病毒Ⅰ型

human leukocyte antigen，HLA　人类白细胞抗原

humanized antibody　人源化抗体

humoral immunity　体液免疫

hyperacute rejection　超急性排斥反应

hyper-IgM syndrome，HIGMS　高 IgM 综合征

hypersensitivity　超敏反应

hypervariable region，HVR　高变区

I

Ia-associated invariant chain，Ii　Ia 相关恒定链

idiotype　独特型

immature DC，iDC　不成熟树突状细胞

immediate reaction　速发相反应

immune complex，IC　免疫复合物

immune deviation　免疫偏离

immunoblotting　免疫印迹

immunodeficiency　免疫缺陷

immunodeficiency disease，IDD　免疫缺陷病

immunoelectrophoresis　免疫电泳

immunofluorescence technique　免疫荧光技术

immunoglobulin，Ig　免疫球蛋白

immunoglobulin superfamily，IgSF　免疫球蛋白超家族

immunological colloidal gold technique　胶体金标记免疫测定技术

immunological privileged site　免疫豁免区

immunoreceptor tyrosine-based activation motif，ITAM　免疫受体酪氨酸活化基序

immunoreceptor tyrosine-based inhibition motif，ITIM　免疫受体酪氨酸抑制基序

indirect recognition　间接识别

induced pluripotent cell，iPS　诱导的多能干细胞

induced regulatory T cell，iTreg　诱导性调节 T 细胞

inducible costimulator，ICOS　诱导性共刺激分子

inducible nitric oxide synthetase，iNOS　一氧化氮合酶

inhibitory killer receptor，IKR　抑制性杀伤细胞受体

inhibitory receptor cross-link　抑制性受体交联

inhibitory κB，IκB　κB 抑制蛋白

insulin-dependent diabetes mellitus，IDDM　胰岛素依赖型糖尿病

intercellular adhesion molecule，ICAM　细胞间黏附分子

interferon，IFN　干扰素

interleukin，IL　白细胞介素

intraepithelial lymphocyte，IEL　上皮内淋巴细胞

isograft transplantation　同系移植

isotype　同种型

isotypic exclusion　同型排斥

J

janus kinase 3，JAK3　Janus 激酶 3

joining chain　J 链

K

killer immunoglobulin -like receptor，KIR　杀伤细胞免疫球蛋白样受体

killer lectin-like receptor，KLR　杀伤细胞凝集素样受体

L

lactate dehydrogenase，LDH　乳酸脱氢酶

lag phase　潜伏期

laminin，LN　层粘连蛋白

late phase reaction　迟发相反应

leukocyte adhesion deficiency，LAD　白细胞黏附缺陷症

leukotriene　白三烯

light chain　轻链

light-zone　亮区

linker for activating T cell，LAT　T 细胞活化连接蛋白

lipopolysaccharide，LPS　脂多糖

living-related transplantation　亲体移植

lymphocyte cell-specific protein-tyrosine kinase，Lck56　淋巴细胞特异性蛋白酪氨酸激酶

lymphocyte function associated antigen，LFA　淋巴细胞功能相关抗原

lymphocyte homing receptor，LHR　淋巴细胞归巢受体

lymphokine activated killer，LAK　淋巴因子激活的杀伤细胞

lymphotoxin，LT　淋巴毒素

lysozyme　溶菌酶

M

major histocompatibility complex，MHC　主要组织相容性复合体

mannan-binding lectin，MBL　甘露聚糖结合凝集素

mannose　甘露糖

mannose receptor，MR　甘露糖受体

mantle-zone　边缘区

mast cell　肥大细胞

MBL-associated serine protease，MASP　MBL 相关丝氨酸蛋白酶

melanoma antigen-encoding gene，MAGE　黑色素瘤抗原编码基因

membrane attack complex，MAC　攻膜复合物

membrane cofactor protein，MCP　膜辅助蛋白

membrane immunoglobulin，mIg　膜表面免疫球蛋白

membrane inhibitor of reactive lysis，MIRL　膜反应性溶解抑制物

membrane-bound cytokine receptor，mCK-R　膜结合细胞因子受体

memory B cell，Bm　记忆 B 细胞

memory T cell，Tm　记忆 T 细胞

MHC class Ⅰ chain-related moleculesA/B，MIC A/B　MHCⅠ类链相关的 A/B 分子

MHC class Ⅱ compartment，MⅡC　MHCⅡ类区室

minor histocompatibility complex antigen，mHC 抗原　次要组织相容性抗原

mitogen-activated protein kinase，MAPK　丝裂原激活蛋白激酶

mixed lymphocyte culture，MLC　混合淋巴细胞培养

mixed lymphocyte reaction，MLR　混合淋巴细胞反应

molecular mimicry　分子模拟

monoclonal antibody，mAb　单克隆抗体

mucosal addressin cell adhesion molecule-1，MadCAM-1　黏膜地址素细胞黏附分子 1

mucosal associated lymphoid tissue，MALT　黏膜相关淋巴组织

multiple sclerosis，MS　多发性硬化

myasthenia gravis，MG　重症肌无力

mycophenolic acid，MMF　麦考酚酸酯

myelin basic protein，MBP　髓鞘碱性蛋白质

myeloid DC，mDC　髓样 DC

myeloid-derived suppressor cell，MDSC　髓系来源的抑制性细胞

N

N-acetyl-glucosamine，GlcNAc　N-乙酰葡糖胺

natural cytotoxicity receptor，NCR　自然细胞毒性受体

neonatal Fcreceptor，FcRn　新生儿 Fc 受体

neural cell adhesion molecule，NCAM　神经细胞黏附分子

neutralization　中和作用

nitroblue tetrazolium，NBT　硝基四氮唑蓝

nitrocellulose，NC　硝酸纤维素

NOD like receptor，NLR　NOD 样受体

non-obese diabetic　非肥胖型糖尿病

nuclear factor of activated T cell，NF-AT　T 细胞活化核因子

nuclear factor-κB，NF-κB　核因子-κB

O

opsonization　调理作用

orphan nuclear receptor，RORγt　孤独受体

osteopontin，OPN　骨桥蛋白

P

panel reactive antibody，PRA　群体反应性抗体

paroxysmal nocturnal hemoglobinuria，PNH　阵发性睡眠性血红蛋白尿症

pathogen associated molecular pattern，PAMP　病原相关分子模式

pattern recognition receptor，PRR　模式识别受体

peripheral blood mononuclear cell，PBMC　外周血单个核细胞

peripheral lymphonode addressin，PNAD　外周淋巴结地址素

phosphatidylinositol N-acetylglucosaminyltransferase subunit A，PIG-A　磷脂酰肌醇糖苷-A

phosphoinositide-dependent protein kinase，PKC　磷脂依赖性蛋白激酶

phospholipase C-γ，PLC-γ　磷脂酶 C-γ

phycoerythrin，PE　藻红蛋白

phytohemagglutinin，PHA　植物血凝素

plaque forming cell，PFC　空斑形成细胞

plasma cell，PC　浆细胞

plasmacytoid DC，pDC　浆细胞样 DC

plateau phase　平台期

platelet activating factor，PAF　血小板活化因子

polyclonal antibody　多克隆抗体

poly-Ig receptor，pIgR　多聚 Ig 受体

polyvinylidene difluoride，PVDF　聚偏氟乙烯

post-capillary venules，PCV　毛细血管后微静脉

precipitation　沉淀反应

primary immune response　初次免疫应答

primary immunodeficiency disease，PIDD　原发性免疫缺陷病

professional antigen presenting cell，pAPC　专职性 APC

programmed cell death protein 1，PD-1　程序细胞死亡蛋白 1

programmed death ligand，PD-L　程序性死亡配体 1

prostaglandin D2，PGD2　前列腺素 D2

proteasome subunit beta type，PSMP　蛋白酶体亚单位

PSGL-1　P-选择素糖蛋白配体-1

PTA-1　血小板 T 细胞活化抗原 1

R

radioimmunoassay，RIA　放射免疫测定技术

reactive nitrogen intermediates，RNI　反应性氮中间物

reactive oxygen intermediates，ROI　反应性氧中间物

receptor for advanced glycation end-product，RAGE　糖基化终产物受体

recipient　受体

recombination activating gene，RAG　重组激活基因

recombination signal sequence，RSS　重组信号序列

recombination-activating gene，RAG　重组活化基因

regulatory T cell，Treg　调节 T 细胞

relative risk，RR　相对危险值

retinoic acid inducible gene-1，RIG-1　视黄酸诱导基因 1

rheumatoid arthritis，RA　类风湿关节炎

S

S protein　S蛋白

（鲁中谋）

附录Ⅲ　英汉对照